COMMENT VIVRE

Conseils de la Mère donnés dans les Entretiens

Acknowledgements

Tous les textes et photos sont la propriété du
Sri Aurobindo Ashram Trust, Pondichéry..

All texts and photos are the property of
Sri Aurobindo Ashram Trust, Pondicherry.

Book : COMMENT VIVRE - Conseils de la Mère donnés dans les Entretiens

Language : French

Copyright : Prisma, Auroville

Compilation par
Béatrice Baldacchino et Ginevra Viscardi
Compiled by
Béatrice Baldacchino and Ginevra Viscardi

ISBN 978-93-95460-94-1 (print)
ISBN 978-93-95460-85-9 (ebook)

BISAC Code:
OCC026000, BODY, MIND & SPIRIT / Yoga see HEALTH & FITNESS / Yoga
PHI015000, PHILOSOPHY / Mind & Body
REL062000, RELIGION / Spirituality
PSY000000, PSYCHOLOGY / General
EDU000000, EDUCATION / General

Thema Subject Category:
2ADF, French
VX , Mind, body, spirit
VS, Self-help, personal development and practical advice
QRVK, Spirituality and religious experience
Q , Philosophy and Religion
QD, Philosophy
JN , Education
JNC, Educational psychology
JM, Psychology

Cataloging-in-Publication Data for this title is available from the Library of Congress.

Published by:
PRISMA, an imprint of Digital Media Initiatives
PRISMA, Aurelec/ Prayogshala,
Auroville 605101, Tamil Nadu, India
www.prisma.haus

Table des Matières

1. Note sur la mère   v

2. Introduction   vii

3. Liste alphabétique des Thèmes   xi

4. Annexe   543
   Liste des textes de Mère et de Sri Aurobindo
   commentés dans les *Entretiens*

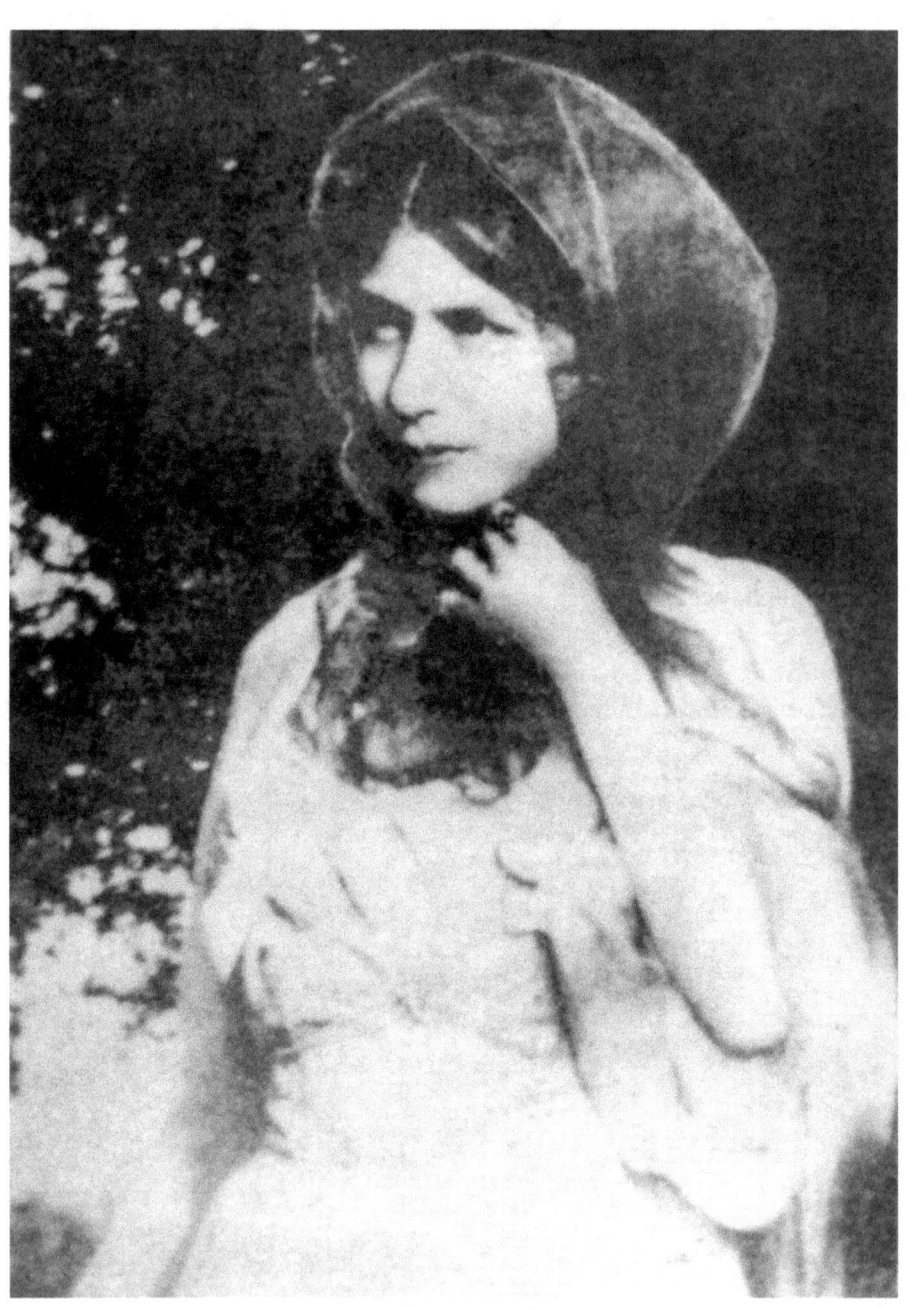

1906, Tlemcen, Algeria

Note sur la Mère

La Mère est née sous le nom de Mirra Alfassa le 21 février 1878 à Paris. Élève de l'Académie Julian, elle devient une artiste accomplie. Douée dès son plus jeune âge d'une capacité d'expérience spirituelle et occulte, elle se rend à Tlemcen, en Algérie, en 1906 et 1907 pour étudier l'occultisme avec l'adepte Max Théon et son épouse.

Entre 1911 et 1913, elle donne un certain nombre de conférences à divers groupes de chercheurs à Paris et commence à consigner sa communion de plus en plus profonde avec le Divin dans le journal qui sera publié plus tard sous le titre Prières et méditations.

En 1914, la Mère se rend à Pondichéry, dans le sud de l'Inde, pour rencontrer le mystique indien Sri Aurobindo. Après un séjour de onze mois, elle est obligée de rentrer en France en raison du déclenchement de la Première Guerre mondiale. Un an plus tard, elle se rend au Japon, où elle reste quatre ans.

En 1920, la Mère rejoint Sri Aurobindo à Pondichéry. Six ans plus tard, lors de la fondation de l'Ashram de Sri Aurobindo, Sri Aurobindo lui en confia la charge matérielle et spirituelle, car il ne la considérait pas comme une disciple mais comme son égale spirituelle et sa collaboratrice. Sous sa direction, l'ashram est devenu une grande communauté spirituelle aux multiples facettes.

Elle a également créé une école, le Centre international d'éducation Sri Aurobindo, en 1952, et la cité internationale d'Auroville en 1968.

Ses enseignements ont été publiés dans les *Oeuvres complètes de la Mère*, qui comptent à ce jour 17 volumes. En outre, dans *l'Agenda de Mère*, un recueil en 13 volumes de ses conversations avec son disciple Satprem, la Mère a également donné un compte rendu détaillé de son exploration de la conscience du corps et de sa découverte d'un "esprit cellulaire" capable de restructurer la nature du corps et les lois de l'espèce.

La Mère est décédée le 17 novembre 1973.

Introduction

Petit historique des *Entretiens*

Les *Entretiens*, tels que nous les connaissons aujourd'hui sous la forme de sept tomes s'échelonnant de 1929 à 1958, ont différentes origines.

Ceux de 1929 proviennent des réponses de Mère à une série de questions posées par une Anglaise qui vivait alors à l'Ashram. Cette série d'entretiens en anglais avait été traduite en français par la Mère et publiée pour la première fois sous le titre "Entretiens avec la Mère".

Ceux de 1930 et 1931 sont issus de nombreux entretiens avec les disciples de l'Ashram. La Mère parlait en anglais. Une partie de ces entretiens fut notée de mémoire par un disciple puis traduite en français.

Quant à ceux qui se succèdent de 1950 à 1958, voici comment les éditions de l'Ashram en décrivent l'origine :

«En 1943 avait été fondée l'École de l'Ashram ; les enfants avaient grandi, appris le français, puis d'autres étaient venus et il n'y avait pas assez de professeurs. La Mère a donc décidé de prendre elle-même trois fois par semaine des "classes de français" pour les élèves les plus avancés.

Elle lisait un texte français de ses propres écrits ou des traductions de Sri Aurobindo*; les enfants et leurs professeurs posaient des questions.

Ainsi sont nés ces Entretiens, que l'on appelait plus familièrement les "classes de Mère". Les questions posées sont donc de tous ordres et de tous les niveaux.»

D'abord sténographiés, ils sont enregistrés sur bandes magnétiques à partir de 1953 et progressivement publiés de 1967 à 1980.

Perspective : Comment vivre sa vie pour suivre le chemin spirituel

Dans un article publié dans le *Bulletin* de novembre 1950 intitulé *La Science de Vivre*, Mère parle de la nécessité d'avoir un but dans la vie :

«*Une vie sans but est une vie sans joie. Ayez tous un but ; mais n'oubliez pas que de la qualité de votre but dépendra la qualité de votre vie. Que votre but soit élevé et vaste, généreux et désintéressé ; ainsi votre vie deviendra précieuse pour vous-mêmes et pour les autres.*»

Elle précisait ensuite :

---

* Voir la liste des textes abordés en Annexe

« *Cependant, quel que soit l'idéal que vous vous proposez d'atteindre, vous ne pourrez le réaliser parfaitement que si vous réalisez la perfection en vous-mêmes.* »

Pour parvenir à cette perfection de soi, il est nécessaire de se connaître.

« *Le premier pas dans ce travail de perfectionnement de soi est de devenir conscients de vous-mêmes, des différentes parties de votre être et de leurs respectives activités. Il faut apprendre à distinguer ces différentes parties l'une de l'autre, afin de vous rendre compte clairement de l'origine des mouvements qui se produisent en vous, des impulsions, des réactions, des velléités diverses qui vous poussent à agir. (…) C'est seulement en observant ces mouvements avec beaucoup de soin, en les faisant passer, pour ainsi dire, devant le tribunal de notre idéal le plus haut, dans une volonté sincère de nous soumettre à son jugement, que nous pouvons espérer éduquer en nous un discernement qui ne se trompe point. (…) C'est ainsi que peu à peu toutes les parties, tous les éléments de notre être peuvent être organisés en un tout homogène autour de notre centre psychique. (…) En même temps que vous poursuivez ce travail de purification et d'unification, il faut prendre grand soin de perfectionner la partie extérieure et instrumentale de votre être.* »

Ainsi émerge la nécessité d'une quadruple discipline : psychique, mentale, vitale et physique dont Mère développera les différents aspects dans une suite d'articles publiés dans le *Bulletin*[*] et qui sont aujourd'hui tous réunis, ainsi que celui de *La Science de Vivre*, dans le livre *Éducation*.

Celui qui peut nous donner le discernement nécessaire pour donner sa juste place à chacune des parties de nous-même, les harmoniser et nous permettre d'unifier notre être, c'est l'être psychique. Aussi est-il important de "devenir conscient de sa présence en nous".

« *Le point de départ sera ce qui peut être appelé la discipline psychique. Nous donnons le nom de 'psychique' au centre psychologique de notre être, le siège en nous de la plus haute vérité de notre existence, ce qui a le pouvoir de connaître et de mettre en mouvement cette vérité. Il est donc d'une importance capitale de devenir conscient de sa présence en nous, de nous concentrer sur cette présence jusqu'à ce qu'elle soit un fait vivant pour nous et que nous puissions nous identifier à elle.* »

---

[*] *L'Éducation physique*, avril 1951 ; *L'Éducation vitale*, août 1951 ; *L'Éducation mentale*, novembre 1951 ; *L'Éducation psychique et l'Éducation spirituelle*, février 1952

Mais... «*Le chemin est long et difficile, semé d'embûches et de problèmes à résoudre, qui exige une détermination à toute épreuve. Cela ressemble à la marche de l'explorateur à travers la forêt vierge, en quête d'une terre inconnue, d'une grande découverte. L'être psychique aussi est une grande découverte, demandant, pour être faite, au moins autant d'intrépidité et d'endurance que la découverte de continents nouveaux. Pour celui qui est résolu à l'entreprendre, un nombre de simples conseils pourront être utiles.*» L'*Éducation psychique*.

Dans les *Entretiens*, Mère donne de nombreuses explications et répond aux multiples questions de ceux qui, élèves et professeurs, s'efforcent de comprendre et de vivre ce qu'elle transmet. C'est pourquoi les commentaires et réponses de Mère abondent en conseils pratiques, nous aidant à parcourir la vie quotidienne en harmonie avec la Présence qui nous habite.

Ce sont tous ces précieux conseils, tous ces "comment faire", extraits de l'ensemble des *Entretiens* qui sont sélectionnés ici.

Le contenu de chacun d'entre eux a été résumé par un titre et ils ont été regroupés par thèmes. Le classement alphabétique de ces thèmes constitue une liste facile à consulter.

Ces extraits sont souvent précédés ou suivis dans le texte par de nombreuses explications éclairantes, trop longues à citer, aussi avons-nous choisi, pour ceux que cela pourrait intéresser, de donner la référence de chaque extrait ; la pagination donnée correspond à la dernière édition des *Entretiens* (voir https://www.sabda.in).

Nous espérons que ce travail pourra accompagner les efforts de tous ceux qui décident de tenter la Grande Aventure.

Liste alphabétique des Thèmes

ACTION
Comment avoir "le repos dans l'action". 1
Comment choisir l'action juste 2
Comment agir d'une façon juste et vraie. 3
Comment accomplir au mieux ce que l'on fait 4
Comment agir avec la même compassion pour tous 5
Comment accomplir l'action véritable. 5

ACTIVITÉS
Comment déterminer les activités qui nous aident à
progresser 7

ADMIRATION
Comment reconnaître la présence du divin grâce
au sentiment d'admiration. 8

AFFINITÉ SPIRITUELLE
Comment, au-delà des sympathies et des antipathies,
sentir les êtres qui ont la même aspiration spirituelle
que nous 9

ÂME
Comment suivre notre âme et non notre mental. 10
Comment percevoir l'âme d'autrui 10
Comment découvrir son âme et apprendre à se regarder
intérieurement. 12

AMOUR
Comment différencier l'amour dans l'aspiration et
l'amour dans le désir 13
Comment conserver l'amour en nous 14
Comment aimer véritablement un autre être humain 14
Comment dépasser l'amour humain et découvrir
le principe d'Amour divin qui est derrière. 15

AMOUR DIVIN
Comment manifester l'amour divin 17
Comment utiliser le vital pour manifester l'amour divin. . . 18
Comment devenir conscient de l'Amour divin 19

ARGENT
Comment savoir si sa manière d'employer l'argent
est en accord avec la Volonté divine 21
Comment se comporter face aux richesses 21
Comment utiliser la force de l'argent 21
Comment manier les forces de l'argent. 22
Comment faire le meilleur usage possible de l'argent 23

ART
Comment exercer l'art véritable 25

ARTISTE
Comment être un véritable artiste. 25

ASPIRATION
Comment différencier l'aspiration du désir. 27
Comment reconnaître les différentes formes
d'aspiration (mentale, vitale, spirituelle) 27

ATMOSPHÈRE SPIRITUELLE
Comment créer sa véritable atmosphère spirituelle. 30

ATTITUDE JUSTE
Comment avoir l'attitude juste. 30
Comment avoir l'attitude juste dans chaque circonstance. . . . 31
Comment avoir l'attitude juste face aux difficultés 32

BEAUTÉ
Comment reconnaître la vraie beauté 33

BONHEUR
Comment être heureux. 34

BUT DIVIN
Comment connaître et réaliser le dessein divin 34

CALME
Comment faire venir le calme 36

CATASTROPHE
Comment faire face à la menace d'une
catastrophe collective. 36

CENSEURS INTÉRIEURS
Comment reconnaître et faire face à nos
"censeurs" intérieurs. 37

CHANGEMENT
Comment agir face à la résistance au changement 38

CHEMIN SPIRITUEL
Comment se former dans la vie pour se préparer
au chemin spirituel 38
Comment savoir que l'on est vraiment sur le chemin 40
Comment faire le premier pas sur le sentier 40
Comment avancer sur le chemin spirituel. 41
Comment parcourir le chemin spirituel en toute sécurité 43

CHOIX
Comment agir en faisant de vrais choix et non selon nos
préférences 44

COLLECTIVITÉ IDÉALE
Comment développer une collectivité mue
par le pouvoir de l'unité. 46

COLLECTIVITÉ SUPRAMENTALE
Comment réaliser une collectivité supramentale 46

COMMUNICATION
Comment communiquer par la vibration 48
Comment se comprendre l'un l'autre 49
Comment se comprendre dans le silence 51

COMPASSION
Comment s'ouvrir à la Compassion universelle. 52

COMPRÉHENSION
Comment élargir la compréhension 53
Comment poser une question claire et assimiler
les réponses 55
Comment comprendre au lieu d'apprendre. 56

CONCENTRATION
Comment développer et utiliser la capacité de
concentration 57
Comment utiliser le pouvoir de la concentration. 58

CONCEPTION d'un enfant
Comment avoir les meilleures conditions
pour concevoir un enfant. 59

CONFIANCE
Comment s'ouvrir à la Force divine grâce à la confiance . . . 60

CONFLIT
Comment faire lorsque nos décisions s'opposent
à celles d'autrui 62

CONNAISSANCE
Comment accéder à la connaissance 64
Comment avoir la vraie connaissance 64
Comment posséder vraiment une connaissance 66

CONNAISSANCE par identification
Comment avoir une connaissance complète
par identification 67

Comment apprendre à connaître par identification. 68
Comment connaître le Divin par identification 72

CONNAISSANCE DE SOI
Comment apprendre à se connaître et à devenir
maître de soi 73

CONSCIENCE
Comment élargir sa conscience. 76
Comment développer la conscience 79
Comment maintenir un niveau élevé de conscience 81
Comment amener la tranquillité dans les niveaux
inférieurs de conscience. 81
Comment vivre différemment les événements
en changeant son état de conscience 82
Comment utiliser la conscience pour se connaître
soi-même et développer le contrôle de soi. 83
Comment éliminer de la conscience les mouvements
inférieurs. 85
Comment obtenir un renversement de la conscience 86

CONSCIENCE PHYSIQUE
Comment sortir de la conscience physique en la
transformant 89
Comment orienter la conscience physique vers
l'aspiration à l'Amour divin. 90
Comment émerger de la conscience ordinaire grâce à
l'aspiration. 91
Comment obtenir paix, égalité et consécration dans la
conscience physique 92

CONSCIENCE DIVINE
Comment laisser agir la Conscience divine en nous 92
Comment gagner la Conscience divine. 93

CONSCIENCE du Divin
Comment avoir la conscience de la Présence divine en toutes choses 93

CONSCIENCE UNIVERSELLE
Comment comprendre le pourquoi et le comment de l'univers 94
Comment développer la conscience universelle. 97
Comment supprimer la séparation qui existe entre la conscience individuelle et la conscience universelle 97
Comment mettre son aspiration au service de l'élévation collective et du retour à l'unité de la Conscience universelle 98

CONSÉCRATION
Comment se consacrer au Divin 99
Comment parvenir à la consécration. 100
Comment vivre la consécration au Divin 101

CONTRADICTION
Comment dépasser les contradictions 102

CORPS
Comment identifier et développer la conscience du corps. 102
Comment assouplir le corps 104
Comment prendre soin du corps selon notre état de conscience 105
Comment éveiller dans le corps l'aspiration au Divin 107
Comment faire la sâdhanâ du corps 109
Comment conserver la confiance naturelle du corps à rester en bonne santé. 110
Comment protéger le corps physique contre les maladies et les accidents. 112
Comment guérir le corps 112
Comment aider les enfants à garder l'équilibre du corps 115
Comment amener la beauté et l'harmonie dans le corps 115

Comment travailler à la beauté, à l'harmonie et à
la possibilité d'immortalité du corps 116
Comment développer harmonieusement
le corps en utilisant la volonté consciente 117
Comment rendre nos mains conscientes............... 119
Comment revenir à la pleine conscience après
une sortie du corps pendant le sommeil 119

COURAGE
Comment être vraiment courageux 120

CRITIQUE
Comment devenir indifférent à la critique 121

DÉFAUTS
Comment considérer nos défauts 123
Comment se guérir d'un défaut...................... 123

DÉPRESSION
Comment chasser la dépression 125

DÉSIRS
Comment différencier besoin et désir 126
Comment se protéger de l'intrusion des désirs 126
Comment dépasser désirs et convoitises 127
Comment dépasser le désir d'avoir l'approbation
des autres.. 128
Comment éradiquer les désirs 130
Comment se guérir de l'instinct, des désirs
et des passions..................................... 130

DÉTACHEMENT
Comment se libérer des attachements................ 131

DIFFICULTÉS
Comment vivre les difficultés rencontrées
sur le chemin....................................... 131

Comment surmonter les impulsions et autres
difficultés sur le chemin. 131
Comment aborder les difficultés 135
Comment rester inébranlable dans la difficulté. 135
Comment ressentir de la joie quand on se trouve
en difficulté. 137
Comment se libérer des difficultés 137
Comment réagir quand on traverse une période
de difficulté. 139

DISCERNEMENT
Comment développer un discernement sûr. 139
Comment choisir ses actes avec discernement 141

DIVIN
Comment favoriser le contact avec le Divin 142
Comment trouver le Divin en nous. 144
Comment sentir que nous appartenons au
Divin et que le Divin est en nous 145
Comment prendre conscience que nous ne sommes
rien d'autre que le Divin 147
Comment s'ouvrir à l'influence du Divin. 147
Comment savoir que l'on vit dans la présence
du Divin 148
Comment faire pour que la quête du Divin
passe toujours en premier 149
Comment faire pour que chaque acte soit
consacré au Divin 149
Comment sentir constamment la Présence divine. 150
Comment rester uni au Divin 152
Comment faire une demande au Divin. 152
Comment apprendre à ne compter que sur le Divin 154
Comment comprendre le Divin 155
Comment développer une conception intégrale
du Divin 155
Comment utiliser l'étude pour se préparer pour
l'Œuvre divine. 155
Comment entrer en contact avec ce que

nous appelons Dieu.................................... 156
Comment améliorer le monde grâce au
contact avec le Divin................................. 158

DON DE SOI
Comment faire le don total de soi au Divin........... 158

DOULEUR
Comment ne plus sentir la douleur physique.......... 160
Comment vivre l'expérience de la douleur
comme une occasion de progrès..................... 164

ÉCOUTE
Comment avoir une véritable écoute de l'autre........ 165

ÉCOUTE INTÉRIEURE
Comment développer l'écoute intérieure.............. 165

ÉDUCATION
Comment donner à un enfant la certitude que
la vérité triomphera................................. 166
Comment aider l'enfant à rester en contact
avec son être psychique............................. 167
Comment enseigner aux enfants la maîtrise
de la nature inférieure grâce à la raison............. 169
Comment élever un enfant en lui apprenant
à surmonter ses désirs.............................. 170
Comment amener les enfants à développer
l'esprit sportif et à être loyaux et honnêtes.......... 172
Comment utiliser la littérature pour progresser...... 173
Comment amener calme et discipline dans une classe... 174
Comment enseigner.................................. 174

EFFORT
Comment faire de l'effort un outil de progrès
et non pas une source de rigidité.................... 175

EGO
Comment se détacher de l'ego dans tout ce que l'on fait 176
Comment sortir de l'ego et développer sa réceptivité 178
Comment se débarrasser de l'ego qui se regarde agir 179
Comment fondre son ego dans le Divin 179
Comment s'oublier soi-même 181
Comment couper le nœud de l'ego 181
Comment perdre son ego 182
Comment faire pour abolir l'ego 183
Comment sortir des limites de son ego et
dépasser la peur du manque 187

ÉNERGIE
Comment avoir un contrôle conscient des énergies 188
Comment renouveler spontanément les énergies 189
Comment entrer en contact avec l'énergie terrestre 189

ENNUI
Comment échapper à l'ennui 190
Comment réagir quand on traverse une vague d'ennui ... 191

ÉPREUVES
Comment utiliser les coups de la vie pour progresser 191

ÊTRE PSYCHIQUE
Comment connaître notre vrai moi 192
Comment entrer en contact avec l'être psychique
en utilisant une visualisation 193
Comment entrer en contact avec l'être psychique
par l'intériorisation 193
Comment rester en lien avec l'être psychique 194
Comment savoir si le psychique "est en avant" 195
Comment allumer le feu psychique 195

EXISTENCE
Comment accepter l'existence terrestre telle qu'elle est 196

EXPÉRIENCES SPIRITUELLES

Comment se préparer à avoir des
expériences spirituelles 196
Comment réagir quand on a une
expérience spirituelle. 200
Comment vivre pleinement une
expérience spirituelle. 203
Comment reconnaître qu'on a fait
l'expérience de l'être subliminal 204
Comment suivre le chemin de
l'expérience spirituelle 204

FAIBLESSE

Comment dépasser ses faiblesses. 205

FOI

Comment reconnaître les parties de notre être qui
sont habitées par la foi en la Grâce divine. 206
Comment garder la foi 207
Comment conserver sa foi et sa certitude malgré
les oppositions. 208
Comment protéger et nourrir la foi. 208
Comment augmenter la foi. 210
Comment développer et exercer la foi intégrale 210
Comment exercer la force de la foi 212

FORCES DIVINES

Comment se préparer à recevoir la descente des
forces divines. 212
Comment s'ouvrir à la Force grâce à la concentration. . . . 213
Comment recevoir la Force 215
Comment conserver les forces que l'on reçoit 217
Comment devenir conscient de la présence de la
Force divine. 218

FORCE SUPRAMENTALE

Comment réagir à l'action de la Force supramentale. 219

FORCES ADVERSES
Comment distinguer les forces adverses et
comment repérer leur action en nous 219
Comment reconnaître la présence de forces adverses 221
Comment faire face aux forces adverses 223
Comment empêcher une force adverse d'entrer
en nous 225
Comment éviter l'action malicieuse des
forces hostiles 225
Comment éradiquer ce qui, en nous,
permet l'attaque des forces adverses 227
Comment avoir la victoire sur les forces adverses 228

FORCES VITALES UNIVERSELLES
Comment se connecter à la force vitale universelle 229
Comment faire bon usage des forces
vitales universelles 231
Comment augmenter la réceptivité aux
forces vitales universelles 232

FORMATION MENTALES
Comment utiliser les formations mentales et une
conscience éveillée pour éviter accidents et maladies. 233
Comment créer des formations heureuses,
lumineuses. 236
Comment utiliser notre pouvoir de formation
pour aider à distance 237
Comment agir face à l'apparition de formations
désagréables. 237

GRÂCE
Comment obtenir l'intervention de la Grâce 238
Comment s'ouvrir à la Grâce. 239
Comment invoquer la Grâce. 240
Comment être en union avec la Grâce
et servir ainsi au mieux l'Œuvre divine 241

GUÉRISON
Comment obtenir une guérison 243
Comment faire pour effacer dans le corps le
souvenir d'une maladie et obtenir la guérison 244
Comment préparer la conscience physique pour
qu'elle reçoive la Force de guérison 245

GUIDANCE
Comment être guidé grâce à l'intensité de l'aspiration . . . 248
Comment recevoir des réponses en ouvrant
un livre au hasard 249

HARMONIE
Comment harmoniser sa nature avec son
aspiration la plus haute 251

HARMONIE UNIVERSELLE
Comment réaliser l'harmonisation de la terre 252

HUMANITÉ
Comment se préparer à la nouvelle étape
évolutive de l'humanité 252

HUMILITÉ
Comment être vraiment humble 253

IMAGINATION
Comment utiliser l'imagination dans le yoga 254
Comment contrôler l'imagination 255

IMMOBILITÉ intérieure
Comment exercer la puissance d'une immobilité totale 257

IMPULSIONS
Comment résister aux impulsions 257
Comment gérer les impulsions sexuelles et autres 260
Comment se purifier des mauvaises impulsions 260

INCONSCIENCE
Comment sortir de l'inconscience 261

INERTIE
Comment transformer l'inertie de la matière 263

INFLUENCE DIVINE
Comment distinguer entre une influence qui vient
du Divin et une influence qui vient d'ailleurs 263
Comment repousser les influences extérieures
et agir selon l'influence divine 264

INSINCÉRITÉ
Comment reconnaître le manque de sincérité 266

INTELLIGENCE
Comment développer l'intelligence 266

INTUITION
Comment développer l'intuition 267

JOIE
Comment développer la joie 270
Comment vivre dans la joie 271
Comment vivre la joie pure 272

JUGEMENT
Comment avoir un jugement correct et connaître
par identité 274
Comment dépasser le jugement 275
Comment devenir indifférent au jugement des autres 276

KARMA
Comment modifier le karma 277

LÂCHETÉ
Comment vaincre la lâcheté 279

LIBÉRATION
Comment libérer la nature humaine de
ses tourments 279
Comment se détacher des besoins du corps
par la libération intérieure 281
Comment se libérer, en dépassant l'autosatisfaction
du mental 282

LIBERTÉ
Comment être libre de la "liberté de l'esprit"
et choisir le Divin 284
Comment être véritablement libre 286

MAHÂKÂLÎ
Comment faire pour recevoir le «coup de Mahâkâlî» 287

MAÎTRISE DE SOI
Comment maîtriser les différentes parties
de l'être et changer sa nature 288
Comment devenir maître de soi et de sa destinée 288
Comment parvenir à la maîtrise de soi et du
corps et devenir un vrai dirigeant 289

MAL DE TÊTE
Comment guérir le mal de tête 290

MAL de DENTS
Comment dépasser la douleur liée au mal de dents 291

MALADIE
Comment bien réagir face à la maladie 291
Comment arrêter une maladie que l'on sent venir 292
Comment empêcher les maladies de traverser le
corps subtil et d'entrer dans le corps physique 293
Comment empêcher les maladies de se produire
et comment les guérir 296
Comment guérir la maladie en rétablissant

    l'équilibre du corps 298
    Comment guérir spirituellement une maladie. 300

MANTRA
    Comment trouver et utiliser son mantra 301

MÉDITATION
    Comment méditer. 302
    Comment méditer sur un sujet 306
    Comment méditer sur une pensée exprimée par
    une phrase. 307
    Comment avoir une méditation dynamique 309
    Comment faire pour que méditation et prière
    restent sincères et ne deviennent pas mécaniques. 309
    Comment méditer individuellement, collectivement
    et pour favoriser le travail de la Force supramentale 311

MÉMOIRE
    Comment développer sa mémoire. 312
    Comment mémoriser ce que nous apprenons 313
    Comment remplacer le phénomène de mémoire
    pure par un phénomène de conscience 313
    Comment garder la mémoire des états de
    conscience non ordinaires 314

MÉMOIRE DE LA TERRE
    Comment accéder à la mémoire de la Terre 315

MENSONGE
    Comment se libérer du mensonge. 319

MENTAL
    Comment élargir la pensée et assouplir le mental 319
    Comment éduquer le mental. 321
    Comment savoir si le mental et les autres parties
    de l'être sont dans le "vrai mouvement" 322
    Comment se libérer des constructions mentales
    et se rendre disponible au service divin 323

Comment empêcher le mental d'intervenir............ 325
Comment dépasser le jugement du mental physique 326
Comment utiliser le pouvoir de formation du mental.... 326
Comment faire pour que le mental et le vital
soient clairs, tranquilles, paisibles 327
Comment utiliser le mental pour le processus de
transformation........................... 327

MÈRE
Comment être plastique au toucher de Mère 329
Comment utiliser les photographies de Mère 329
Comment appeler la Mère dans un juste état d'esprit 330

MONDE
Comment rendre le monde meilleur 330

MONDE NOUVEAU
Comment s'ouvrir à un monde nouveau 331
Comment s'ouvrir aux possibilités à venir 332
Comment participer au monde nouveau............. 333

MORT
Comment repousser la mort 333
Comment dépasser la peur de la mort............... 334
Comment aborder le problème de la mort de
manière positive 336
Comment rester unifié après la mort............... 337
Comment aider ceux qui meurent.................. 339

MOUVEMENTS INTÉRIEURS INDÉSIRABLES
Comment découvrir ses mauvais mouvements
et s'en guérir 340
Comment agir sur les mouvements inférieurs
de notre nature 343
Comment se libérer des mouvements indésirables
ancrés dans le subconscient..................... 343
Comment se débarrasser des mouvements inférieurs 345

    Comment rejeter les mouvements indésirables
    venus de l'extérieur 347

MUSIQUE
    Comment vraiment écouter la musique 347
    Comment utiliser la musique indienne pour être
    dans la conscience psychique. 347

NATURE INFÉRIEURE
    Comment empêcher la nature inférieure de nous
    dominer. 348
    Comment faire le travail sur la Nature inférieure 349

NOURRITURE
    Comment gérer son rapport à la nourriture 351

NOUVELLE NAISSANCE
    Comment savoir si l'on a vécu "la nouvelle naissance". . . . 352

OBJETS
    Comment faire bon usage des objets. 354

ORDRE INTÉRIEUR
    Comment mettre de l'ordre à l'intérieur de soi-même. . . . 356

PAIX INTÉRIEURE
    Comment trouver la paix intérieure et se libérer
    des influences extérieures 360

PARESSE
    Comment gérer la paresse. 361

PAROLE
    Comment éviter de parler inutilement 361

PENSÉE(S)
    Comment utiliser correctement la pensée pour le
    progrès spirituel. 362

Comment utiliser la pensée comme outil de création
positive 362
Comment communiquer ses pensées 363
Comment avoir le contrôle sur les pensées 364
Comment se débarrasser de pensées désagréables
qui nous troublent. 366
Comment se libérer des mauvaises pensées. 367

PERCEPTIONS
Comment harmoniser les différentes perceptions 369

PERSÉVÉRANCE
Comment se maintenir dans une conscience élevée
et agir sur la vie matérielle par la persévérance 370

PEUR
Comment se libérer de toute peur. 371
Comment s'insinue la peur et comment s'en guérir. 372
Comment différencier la peur vitale de la peur
physique et comment les traiter. 373
Comment guérir de la peur. 374
Comment dépasser la peur 376
Comment dépasser les peurs liées aux mouvements
physiques issus de la pression du Yoga. 377

PLAISIR
Comment renoncer au plaisir 377

POUVOIRS
Comment faire bon usage des pouvoirs. 378

POUVOIR spirituel
Comment aider les autres et le monde en devenant
un centre de pouvoir rayonnant. 378

PROBLÈMES DE LA VIE
Comment aborder et résoudre les problèmes 379

PROGRÈS

Comment avoir l'attitude juste dans la recherche
du progrès 380
Comment utiliser les difficultés et les épreuves en
occasions de progrès 382
Comment favoriser son propre progrès 383
Comment mettre l'esprit de compétition au service
du progrès 385
Comment garder la souplesse nécessaire au progrès 386
Comment savoir si l'on a vraiment progressé 388
Comment vivre la joie du progrès 389
Comment conserver les progrès faits, d'une vie à l'autre . . 390

PROTECTION

Comment développer une protection autour de soi 390
Comment créer un filtre protecteur contre toutes les
influences indésirables 391
Comment se protéger des êtres du monde vital
pendant une sortie du corps et pendant le sommeil 394
Comment protéger à distance quelqu'un qui est
en difficulté 394

QUERELLES

Comment dépasser les querelles 395

RAISON

Comment développer la raison 396
Comment utiliser la raison 396

RÉALISATIONS MATÉRIELLES ET SPIRITUELLES   **398**

Comment faire pour que les désirs et les
aspirations spirituelles se réalisent 398
Comment avoir les réalisations les plus parfaites
possible 399
Comment vivre la réalisation spirituelle selon le
Yoga intégral 401
Comment se préparer à la réalisation intégrale 402

RÉCEPTIVITÉ
Comment augmenter la réceptivité de notre être 403
Comment augmenter la réceptivité du mental 404
Comment utiliser la réceptivité des pierres et
des fleurs 405

RÈGLES DE VIE
Comment utiliser les règles de vie pour
rester dans le droit chemin 405

RENAISSANCE SPIRITUELLE
Comment parvenir à la renaissance spirituelle 406

RENONCEMENT
Comment avoir la bonne attitude face à l'idée du
renoncement 407

RÉPULSION
Comment dépasser les mouvements de répulsion 407

RÉSISTANCES
Comment traiter les parties en nous qui résistent 409
Comment ouvrir à la Force la partie de notre nature
qui résiste 410
Comment persuader les parties récalcitrantes de
notre nature de se soumettre 412

RESPONSABILITÉ
Comment guider aux mieux ceux dont on
est responsable 412

RESSENTIMENT
Comment se débarrasser du ressentiment quand
on se sent blessé 414

RÊVES
Comment se souvenir de ses rêves. 415
Comment interpréter les rêves 417
Comment interpréter un rêve où l'on se voit mort 419
Comment distinguer les rêves symboliques des autres . . . 419
Comment avoir le contrôle de ses rêves. 420
Comment changer le cours de ses rêves par la
volonté consciente. 421
Comment utiliser le rêve conscient 422

SÂDHÂNÂ
Comment favoriser la sâdhânâ 423
Comment utiliser la régularité des rythmes individuels
pour la sâdhânâ. 423

SENS
Comment éduquer nos sens pour qu'ils deviennent
un moyen de connaissance 424

SILENCE
Comment utiliser le silence intérieur pour
dépasser les difficultés. 431
Comment établir un silence stable dans le mental 432

SINCÉRITÉ
Comment être parfaitement sincère 434
Comment reconnaître le manque de sincérité. 440
Comment développer la sincérité mentale 442
Comment traiter les parties de nous qui ne
sont pas sincères 444
Comment réussir à guérir et à se purifier
grâce à la sincérité. 444

SOMMEIL
Comment se préparer au sommeil. 445
Comment avoir un sommeil conscient 447

SOMNAMBULISME
Comment se guérir du somnambulisme 448

SOUFFRANCE
Comment dépasser la souffrance dans l'âme,
le corps et la vie. 449
Comment faire disparaître la majorité des
souffrances humaines 450

SOUMISSION
Comment faire sa soumission totale au Divin. 450
Comment distinguer l'offrande et la soumission et
comment vivre la vraie soumission 451
Comment vivre la vraie soumission. 453
Comment intégrer la volonté au chemin de
la soumission. 456
Comment savoir si la soumission est totale. 457
Comment rendre la soumission heureuse 457

SOURIRE
Comment se protéger grâce au sourire 457

SPIRITUALITÉ
Comment vivre la vraie spiritualité,
capable de sauver l'humanité. 458

SPONTANÉITÉ
Comment être vraiment spontané. 459

SPORT
Comment pratiquer le sport pour accomplir
l'Œuvre divine. 461

SUGGESTIONS
Comment se libérer des suggestions 461

SUPRAMENTAL
Comment s'approcher de la vie supramentale. 463

Comment favoriser la manifestation du Supramental.... 464
Comment réagir à l'action de la Force supramentale..... 465
Comment réaliser une collectivité supramentale........ 465

SURHOMME
Comment être un apprenti-surhomme................ 467

SYNTHÈSE
Comment faire une synthèse....................... 468
Comment faire la synthèse des opposés 468

SYSTÈME NERVEUX
Comment avoir des nerfs solides.................... 468

TEMPS
Comment faire de son temps un ami 469
Comment mieux gérer son temps 469
Comment gagner du temps grâce à la concentration 470
Comment faire de son mieux quand on est pressé 471

TRANQUILLITÉ
Comment vivre la véritable tranquillité............... 472

TRANSFORMATION INDIVIDUELLE
Comment transformer notre caractère 474
Comment transformer l'être extérieur................ 476
Comment obtenir une transformation individuelle alors que nous sommes interdépendants avec la collectivité 477

TRANSFORMATION SUPRAMENTALE
Comment se préparer à la transformation supramentale... 478
Comment arriver à la transformation physique......... 478

TRAVAIL
Comment considérer le travail 479
Comment utiliser le travail pour cristalliser le pouvoir mental 480

Comment travailler sur soi permet d'avoir une action
dans le monde 481

UNIFICATION
Comment travailler à l'unification de l'être 482

UNION avec le Divin
Comment réaliser l'union avec la Conscience et
la Volonté divines 487
Comment vivre l'union avec le Divin par l'offrande 489

UNITÉ
Comment intégrer le sens de "l'Unité dans la multiplicité" 491
Comment savoir si l'on perçoit l'Unité 492

VERBE
Comment exprimer le Verbe. 493

VÉRITÉ
Comment collaborer à faire descendre la Vérité 494
Comment dépasser les limites de l'Ignorance
pour trouver la Vérité 495

VIE
Comment devenir maître de sa vie 496

VIE QUOTIDIENNE
Comment organiser sa vie quotidienne. 496

VIE SPIRITUELLE
Comment savoir si l'on est vraiment entré
dans la vie spirituelle. 497
Comment passer de la perfection morale
à la vie spirituelle vraie 499
Comment réorienter la vie spirituelle pour
permettre la réalisation supramentale 500

VIES ANTÉRIEURES
Comment connaître la vérité sur nos vies antérieures 501

VIE DIVINE
Comment se consacrer à la vie divine 502
Comment sortir du mensonge pour pouvoir
entrer en contact avec la vie divine 503

VIE sur TERRE
Comment changer les conditions de la vie sur terre 505

VITAL
Comment considérer la force vitale................. 505
Comment utiliser le vital....................... 505
Comment convertir et transformer le vital 507
Comment sortir des crises du vital (découragement,
méchanceté) 515
Comment traverser au mieux les désirs et les passions ... 516
Comment faire pour que le mental et le vital
soient clairs, tranquilles, paisibles 516
Comment agir si l'on a l'impression que quelqu'un
est une incarnation vitale ou sous influence vitale....... 517
Comment faire face aux êtres dans le monde vital 518
Comment se protéger des créatures du monde vital 519

VOLONTÉ
Comment avoir une volonté ferme 521
Comment fortifier sa volonté 523
Comment sentir la "volonté centrale" en soi 523
Comment faire pour que notre volonté soit
l'expression de la volonté divine................... 524
Comment faire l'offrande de sa volonté au Divin 525

VOLONTÉ DIVINE
Comment faire pour connaître la Volonté divine 527
Comment savoir que c'est la Volonté divine que
l'on perçoit................................... 527

Comment savoir que c'est la volonté divine qui
nous fait agir 528

YOGA
Comment suivre la voie du yoga intégral 531
Comment savoir si l'on est prêt pour le yoga. 532
Comment se préparer au yoga. 532
Comment avancer sur le sentier du yoga. 534
Comment affronter les difficultés sur le chemin 536
Comment éviter les dangers du yoga. 539

YOGA-SHAKTI
Comment éveiller la Yoga-Shakti 540

ACTION

Comment avoir "le repos dans l'action"*

Cela vient d'une sorte de certitude du choix intérieur. On aspire à quelque chose, mais si en même temps on sait que l'aspiration sera entendue et qu'il y sera répondu de la meilleure manière possible, cela établit une tranquillité dans l'être, une tranquillité dans ses vibrations. Tandis que s'il a un doute, une incertitude, qu'il ne sait pas ce qui peut l'amener au but, si jamais il y arrivera, s'il y a un moyen de le faire, et ainsi de suite, alors il s'agite et cela crée généralement une sorte de petit tourbillon autour de l'être, qui l'empêche de recevoir la vraie chose. Tandis que si l'on a une foi tranquille, que l'on aspire et qu'on sache qu'il n'y a pas d'aspiration (sincère naturellement) qui reste sans réponse, alors on est tranquille. On aspire avec autant de ferveur que l'on peut, mais on n'est pas là à trépider pour se demander pourquoi l'on n'obtient pas immédiatement ce qu'on a demandé. On sait attendre. J'ai dit quelque part : « Savoir attendre, c'est gagner du temps. » C'est tout à fait vrai. Parce que si l'on s'agite, on perd tout son temps : on perd son temps, on perd son énergie, on perd ses mouvements. Être bien tranquille, calme, paisible, avec une foi que ce qui est vrai se produira, et que si on le laisse se produire, il se produira d'autant plus vite. Alors, dans cette paix-là, les choses vont beaucoup mieux.

16 décembre 1953 - p. 435

*

De la minute où l'on cesse d'avancer, on recule. Du moment où l'on est satisfait et où l'on n'aspire plus, on commence à mourir. La vie, c'est le mouvement, c'est l'effort, c'est la marche en avant, c'est l'escalade de la montagne, c'est gravir vers les révélations, vers les réalisations futures. Rien n'est plus dangereux que de vouloir se reposer. C'est dans l'action, c'est dans l'effort, c'est dans la marche en avant qu'il faut trouver le repos, le vrai repos de la confiance totale dans la Grâce divine, de l'absence de désirs, de la victoire sur l'égoïsme.

---

* Expression utilisée par Mère dans son article La Science de Vivre publié dans le *Bulletin* de l'Ashram.

Le vrai repos, c'est celui de l'élargissement, de l'universalisation de la conscience. Devenez vastes comme le monde et vous serez toujours dans le repos. En pleine action, en pleine bataille, en plein effort, vous aurez le repos de l'infini et de l'éternité.

20 mars 1957 - pp. 74-75

Comment choisir l'action juste

On peut tâcher de percevoir quelle est la chose la plus vraie à faire, mais ce n'est pas avec une discussion mentale ou un problème mental que l'on peut résoudre ces choses. C'est justement avec une attitude intérieure qui *crée* u — d'harmonie progressive — dans laquelle tout ce que l'on fera sera nécessairement, dans les circonstances données, la meilleure chose qui pouvait être faite. Et l'idéal serait une attitude assez totale pour que l'acte soit spontané, dicté par quelque chose d'autre que par une raison extérieure. Mais cela, c'est un idéal — auquel on doit aspirer et que l'on peut réaliser au bout d'un certain temps. Jusque-là, le soin de garder toujours l'attitude vraie, l'aspiration vraie, est beaucoup plus important que de décider si l'on fera la marche gymnastique ou si on ne la fera pas et si l'on ira dans une certaine classe ou si l'on n'ira pas. Parce que ces choses n'ont pas d'importance véritable en elles-mêmes, elles n'ont qu'une importance tout à fait relative, la seule chose importante étant justement de garder l'orientation vraie dans son aspiration et la volonté vivante de progrès.

En règle générale, et pour que l'expérience ait son plein profit, quand on a entrepris quelque chose, il faut le faire avec persistance, sans se soucier des obstacles et des difficultés, jusqu'à ce qu'un événement absolument irréfutable vous fasse savoir que vous n'avez plus à le faire. Ceci arrive très rarement. Généralement, les choses suivent leur courbe, et quand elles arrivent à un aboutissement — ou qu'elles sont terminées ou qu'elles ont apporté le résultat voulu —, on s'aperçoit de la raison pour laquelle on les a faites. Mais les obstacles, les contradictions (ou les encouragements) ne doivent pas être considérés comme des signes irréfutables qu'il faille suivre, parce que ces choses peuvent avoir une signification très différente suivant les cas, et ce n'est pas du tout sur ces événements extérieurs qu'il faut juger de la validité de son entreprise.

Quand on est très attentif et très sincère, on peut avoir une indication, pour ainsi dire intérieure, mais perceptible, de la valeur de ce que l'on a entrepris ou de l'action que l'on est en train de faire. Vraiment, pour celui qui est entièrement de bonne volonté, c'est-à-dire qui veut en toute sincérité, avec toute la partie consciente de son être, faire la vraie chose de la vraie manière, il y a toujours une indication ; si pour une raison quelconque on s'embarque dans une action plus ou moins funeste, on sent toujours un malaise dans la région du plexus solaire — un malaise qui n'est pas violent, qui ne s'impose pas dramatiquement, mais qui est très perceptible pour celui qui est attentif, quelque chose comme une sorte de regret, comme un manque d'adhésion. Cela peut aller jusqu'à une sorte de refus de collaborer. Mais j'insiste : sans violence, sans affirmation brutale ; cela ne fait pas de bruit, cela ne fait pas mal, c'est tout au plus un petit malaise. Et si vous passez outre, si vous ne faites pas attention, si vous n'y attachez pas d'importance, au bout d'un certain temps cela disparaîtra complètement et il n'y aura plus rien.

Ce n'est pas que cela grandisse avec l'erreur croissante ; au contraire, cela disparaît et la conscience se voile.

Par conséquent, on ne peut pas donner cela comme un signe certain, parce que si vous avez désobéi plusieurs fois à cette petite indication, eh bien, elle ne se produira plus. Mais je dis que si en toute sincérité vous y êtes très attentifs, alors ce sera un guide très sûr et très précieux.

Mais s'il y a un malaise, il se produit au début, presque immédiatement ; et lorsqu'il ne se manifeste pas, eh bien, quoi que ce soit que l'on ait commencé, il est préférable de le faire jusqu'au bout pour que l'expérience soit complète, à moins que l'on ne reçoive, comme je l'ai dit, une indication absolument précise et catégorique que cela ne doit pas se faire.

30 janvier 1957 - pp. 35-37

Comment agir d'une façon juste et vraie

Il n'y a qu'une façon d'agir d'une façon vraie, c'est à chaque minute, à chaque seconde, dans chaque mouvement, d'essayer de n'exprimer que la vérité la plus haute que l'on puisse percevoir, et en même temps savoir que cette perception doit être progressive et que ce qui vous paraît le plus vrai maintenant ne le sera plus demain, et qu'une vérité plus haute devra s'exprimer de plus en plus à travers vous. Ça ne laisse plus de place pour s'endormir dans un tamas confortable ; il faut être toujours éveillé — je ne parle pas d'un sommeil physique —, il faut être toujours éveillé, toujours conscient et toujours plein d'une réceptivité éclairée et plein de bonne volonté. Vouloir toujours le mieux, toujours le mieux, toujours le mieux ; et ne jamais se dire : « Oh ! c'est fatigant ! Si on se reposait, si on se délassait ! Ah ! je vais arrêter mon effort », alors on est sûr de tomber dans un trou immédiatement et de faire une grosse bêtise !

Le repos, ça ne doit pas être un repos qui descend dans l'inconscience et dans le tamas. Le repos, ça doit être une ascension dans la Lumière, dans la Paix parfaite, dans le Silence total, un repos qui surgit hors de l'ombre. Alors c'est un vrai repos, un repos qui est une ascension.

31 août 1955 - p. 315

*

Il faut savoir exécuter et agir sans désir — il y a un homme sur mille qui peut le faire. Presque tous sont anxieux du résultat ou ont l'ambition d'obtenir un résultat. Il ne faut pas se soucier des résultats ; simplement, faire une chose parce qu'on a vu que c'est cela qui doit être fait, se dire : « Je fais cela parce que c'est la chose à faire, et quoi qu'il arrive après, je ne m'en soucie pas. »

C'est là évidemment un idéal, et jusqu'à ce qu'il soit atteint, l'action sera toujours mélangée ; donc, à moins que vous ne soyez mus par une vision claire de la Vérité, il faut prendre pour règle de faire toujours ce que vous avez à faire parce que c'est cela et rien d'autre qu'il faut faire.

28 décembre 1950 - pp. 15-16

Comment accomplir au mieux ce que l'on fait

Quand la conscience est développée derrière, quand on a le pouvoir de la concentrer, alors on peut faire n'importe quoi, cette conscience agira[*]. Ce n'est certainement pas la mécanique corporelle qui vous fait agir ; la mécanique est simplement un instrument, pas plus. Le jour où vous attrapez cela (c'est invisible mais on peut le saisir), quand on attrape cela et qu'on le met dans son mouvement, ce mouvement devient conscient et on fait bien tout ce que l'on fait. Le jour où on ne l'attrape pas, cela vous échappe comme de l'eau à travers les doigts ; et alors vous êtes maladroit, vous ne comprenez pas, vous ne savez pas ce qu'il faut faire.

---

[*] Au moment de la première publication de cet Entretien, en 1968, Mère a ajouté le commentaire suivant : « Ce qui est important, c'est de garder la conscience de la Présence, c'est-à-dire que la Présence doit être concrète ; et alors tout ce que l'on fait et tout ce que l'on dit — quoi que ce soit que l'on fasse et quoi que ce soit que l'on dise —, c'est cette présence qui s'exprime. »

Par conséquent ce n'est pas la mécanique physique qui compte, c'est ce qui est derrière.

27 mai 1953 - pp. 79-80

Comment agir avec la même compassion pour tous

Vous pouvez — ou vous devriez si vous ne pouvez pas — aspirer à avoir la même attitude profonde, de compréhension, d'unité, d'amour, de compassion parfaite pour tout ce qui est dans l'univers ; mais cette même attitude s'appliquera dans chaque cas d'une façon différente, selon la vérité du cas et la nécessité du cas. Ce que l'on pourrait appeler le mobile, ou plutôt l'origine de l'action est la même, mais l'action peut être même totalement et diamétralement opposée suivant les cas et la vérité profonde du cas. Mais pour cela justement, il faut avoir l'attitude la plus haute, la plus profonde, la plus vraie essentiellement, celle qui est libérée de toutes les contingences extérieures. Alors on peut percevoir à chaque minute non seulement la vérité essentielle, mais aussi la vérité de l'action ; et dans chaque cas elle est différente. Et pourtant, ce que nous pouvons appeler le « sentiment » (quoique ce soit un mot incomplet) ou l'état de conscience dans lequel on agit est essentiellement le même.

Mais cela ne peut se comprendre que si l'on entre dans la profondeur essentielle des choses et qu'on les voie depuis la hauteur supérieure. Et alors, c'est comme un centre de lumière et de conscience, qui est assez haut ou assez profond pour pouvoir voir toutes les choses en même temps, non pas dans leur essence seulement, mais dans leur manifestation ; et quoique le centre de conscience soit unique, l'action sera aussi diverse que la manifestation est diverse : c'est la réalisation de la Vérité divine dans sa manifestation. Autrement, c'est supprimer toute la diversité du monde et le ramener à l'Unité essentielle non manifestée, parce que c'est seulement dans la non-manifestation que l'Un se manifeste par l'Un. Mais dès que l'on entre dans la manifestation, l'Un se manifeste par la multiplicité, et la multiplicité implique la multitude d'action et de moyens. (…)

L'action doit être faite suivant la vérité de la multiplicité de la manifestation.

26 décembre 1956 - pp. 454-455

Comment accomplir l'action véritable

Si vous êtes un avec la conscience divine, il est de fort peu d'importance que la chose à réaliser prenne, d'après l'évaluation humaine, des milliers d'années ou seulement une année ; car alors vous avez quitté les choses de la nature humaine pour entrer dans l'infinité et l'éternité de la nature divine. Alors, vous échappez à cette sensation d'extrême impatience qui obsède les hommes parce qu'ils veulent voir les choses accomplies. L'agitation, la hâte, l'inquiétude ne mènent nulle part. C'est l'écume sur la mer, beaucoup d'embarras ne produisant rien. Les hommes ont la sensation qu'ils ne font rien s'ils ne courent pas tout le temps, de tous côtés, en se précipitant dans des accès d'activité fiévreuse, en fondant des groupes, des sociétés, des mouvements. C'est une illusion de croire que tous ces soi-disant mouvements changent quelque chose. Cela revient à prendre une tasse et à agiter l'eau qu'elle contient ; l'eau se déplace, mais n'est en aucune façon changée par cette agitation.

Cette illusion de l'action est l'une des plus grandes illusions de la nature humaine. Elle nuit au progrès, parce qu'elle incite à se jeter constamment dans quelque mouvement turbulent. Si seulement on pouvait se rendre compte de l'illusion, de l'inutilité de tout cela, voir à quel point cela ne change rien ! Nulle part on ne peut accomplir quelque chose de cette manière. Ceux qui courent ainsi, de-ci, de-là, sont des jouets de forces qui les font danser pour leur propre amusement, et ce ne sont certes pas des forces de la meilleure qualité.

Tout ce qui a été fait dans le monde, l'a été par le petit nombre de ceux qui se tiennent en dehors de l'action, dans le silence, car ce sont eux qui sont les instruments du Pouvoir divin. Ils sont ses agents dynamiques, ses intermédiaires conscients ; ils font descendre les forces qui transforment le monde. C'est ainsi que les choses peuvent être faites, non par une activité agitée. Dans la paix, le silence et le calme, le monde a été construit ; et de même, chaque fois que quelque chose est à construire véritablement, c'est dans la paix, le silence et le calme que cela doit être fait. C'est une grande ignorance de croire que l'on doit courir du matin au soir et travailler à toutes sortes de choses futiles, afin d'accomplir quelque chose pour le monde.

Il suffit de faire un pas hors de ces forces tourbillonnantes et d'entrer dans les régions tranquilles pour voir combien grande est l'illusion ! De là, l'humanité apparaît comme une masse de créatures aveugles, se précipitant en tous sens, sans savoir ce qu'elles font ni pourquoi elles le font, se heurtant constamment et trébuchant l'une contre l'autre. Et c'est cela qu'elles appellent action et vie ! Ce n'est que vaine agitation ; ce n'est certes pas une action réelle, ni une vie vraie.

J'ai dit, une fois, que pour parler utilement dix minutes on devrait rester silencieux pendant dix jours. Je pourrais ajouter que pour agir utilement une journée, il faudrait se tenir tranquille pendant un an. Il va de soi que je ne parle pas des actions ordinaires de la vie quotidienne, car elles sont nécessaires au maintien de cette vie ; je parle pour ceux qui ont, ou croient avoir quelque chose à faire pour le monde. Et le silence dont je parle est cette quiétude intérieure que ceux-là seuls possèdent qui peuvent agir sans être identifiés à leur action, submergés par elle, aveuglés et assourdis par la forme et le bruit de leur propre mouvement. Tenez-vous en dehors de votre action ; montez jusqu'à un sommet qui domine ces mouvements temporels ; entrez dans la conscience de l'éternité. Alors vous saurez ce qu'est l'action véritable.

26 mai 1929 - pp. 75-77

ACTIVITÉS

Comment déterminer les activités qui nous aident à progresser

Chacun doit trouver les activités qui augmentent son aspiration, sa conscience, sa connaissance profonde des choses, et puis celles qui, au contraire, le mécanisent et le ramènent plus complètement à une relation purement matérielle avec les choses.

Il est difficile de faire une règle générale. (...)

À vrai dire, cela dépend plus de la manière de faire la chose que de la chose elle-même.

Vous prenez un travail tout à fait matériel, comme de nettoyer un parquet ou d'enlever la poussière dans une chambre, eh bien, il me semble, moi, que ce travail-là peut conduire vers une conscience très profonde s'il est fait avec un certain sens de la perfection et du progrès ; tandis que d'autres travaux qui sont réputés d'ordre supérieur, comme par exemple des travaux d'études ou des travaux littéraires et artistiques, s'ils sont faits pour la recherche de la gloire ou d'une satisfaction d'amour-propre ou d'un bien matériel, ils ne vous aident pas à progresser. Alors, cela fait déjà un genre de classification qui dépend plus de l'attitude intérieure que du fait extérieur. Mais cette classification-là peut s'appliquer à tout.

30 mai 1956 - p. 180

ADMIRATION

Comment reconnaître la présence du divin grâce au sentiment d'admiration

Les gens mettent tant de mauvaise volonté à reconnaître tout ce qui peut exprimer le Divin, qu'ils sont toujours à l'affût pour trouver à redire, découvrir des défauts apparents et ramener ainsi à leur propre niveau ce qui est supérieur. (...)

Ce désir de trouver à redire, cette passion malveillante qui critique et qui doute alors qu'en vous-même quelque chose vous dit que c'est une réalité supérieure, voilà la marque distinctive de l'humanité, c'est une caractéristique bien humaine. Par contre, partout où il y a une admiration spontanée pour ce qui est vrai, ce qui est beau, noble, c'est que quelque chose de divin s'exprime. Vous devriez savoir, avoir la certitude que c'est avec l'être psychique, l'âme en vous, que votre conscience physique entre en contact lorsque votre cœur s'élance pour adorer et admirer ce que vous sentez être d'une origine divine.

Au moment où vous vous trouvez en présence de ce que vous sentez être divin, vous devriez verser des larmes de joie. Ce sont les gens mesquins qui s'arrêtent pour réfléchir : « Oui, il y a là quelque chose de grand mais cela vaudrait la peine d'être admiré si cela m'arrivait à moi, si j'étais l'heureux possesseur de cette qualité, l'instrument de cette manifestation supérieure. » Pourquoi s'occuper de son propre ego quand la chose principale est que le Divin se révèle partout où il choisit de se révéler et comme il l'entend ? Vous devriez vous sentir comblé quand il s'exprime ainsi, vous devriez être capable de briser les étroites limites de votre misérable personnalité et vous élancer dans une joie sans égoïsme. Cette joie est le signe véritable que votre âme s'est éveillée et a senti la vérité. C'est à partir de ce moment-là seulement que vous pouvez vous ouvrir à l'influence de la vérité qui descend et être façonné par elle. Je me souviens de certaines occasions où j'étais émue jusqu'aux larmes en voyant des enfants, et même des bébés, faire des choses qui étaient divinement belles et simples. Sentez cette joie et vous pourrez profiter de la Présence divine qui est parmi nous.

1931 - s.d. pp. 177-178

AFFINITÉ SPIRITUELLE

Comment, au-delà des sympathies et des antipathies, sentir les êtres qui ont la même aspiration spirituelle que nous

Il existe une perception intérieure basée sur une conscience psychique qui vous fait sentir quels sont ceux qui ont une même aspiration, un même but, et qui peuvent être des compagnons sur la route, et cette perception vous rend clairvoyant aussi pour ceux qui suivent un chemin très différent ou qui ont en eux des forces qui vous sont adverses et qui peuvent vous nuire dans votre développement. Mais pour arriver à une telle perception, il faudrait, soi-même, être exclusivement occupé de son progrès spirituel et de sa réalisation intégrale. Or, ce n'est pas souvent le cas. Et généralement aussi, quand on est arrivé à cette clairvoyance intérieure, cela ne se traduit pas par une attraction et une répulsion, mais par une connaissance très « objective », pourrait-on dire, et une sorte de certitude intérieure qui vous fait agir d'une façon calme et raisonnée, mais pas avec des attractions et des répulsions.

Par conséquent, on peut dire d'une façon générale et presque absolue, que ceux qui ont des sympathies et des antipathies très précises et impulsives, c'est qu'il vivent dans une conscience vitale. (…)

Mais je dis qu'il y a un moment, quand on est exclusivement occupé de sa sâdhanâ, où l'on peut sentir (mais d'une façon à la fois beaucoup plus subtile et beaucoup plus tranquille) que tel contact est favorable à la sâdhanâ et que tel autre contact est nuisible. Mais cela prend toujours une forme beaucoup plus « détachée », pour ainsi dire, et c'est souvent même en contradiction avec les soi-disant attractions et répulsions du vital ; très souvent, cela n'a rien à voir avec elles.

Alors, le mieux est de regarder cela d'un peu loin et de se sermonner un peu sur la futilité de ces choses. (…)

Alors, au fond, si l'on veut se développer dans le sens spirituel, la première chose à faire est de surmonter ses antipathies… et ses sympathies. Regardez tout cela avec un sourire.

11 septembre 1957 - pp. 200-202

ÂME

Comment suivre notre âme et non notre mental
La première condition, c'est de recevoir des inspirations de l'âme (…), parce que si l'on n'en reçoit pas, comment peut-on suivre son âme ? La première condition est d'être un peu conscient de son âme et de recevoir ses inspirations. Alors naturellement, il va de soi qu'il faut obéir à cela au lieu d'obéir à l'intellect raisonneur.

Mais comment le faire, par quel procédé ?... C'est une chose purement personnelle. Chacun doit trouver son procédé propre. Le principe est là ; si on veut l'appliquer, pour chacun le procédé est différent. Tout dépend de la mesure dans laquelle on est conscient des inspirations de l'âme, du degré d'identité que l'on a avec elle.

Alors on ne peut pas donner un remède pour tout le monde.
20 juin 1956 - p. 218

Comment percevoir l'âme d'autrui
[Il n'y a pas de] compartiments à cloisons étanches entre l'âme et le mental, le vital, et même le physique. Il y a une infiltration de l'âme dans le mental. Chez certaines personnes, elle est même assez grande, elle est perceptible. Alors cette partie du mental qui a une sorte d'appréhension, de contact subtil avec l'être psychique, est capable de sentir chez autrui la présence de l'âme.

Ceux qui ont la capacité d'entrer, dans une certaine mesure, dans la conscience des autres au point de pouvoir voir ou sentir directement leur pensée, leur activité mentale, qui peuvent entrer dans l'atmosphère mentale des autres sans avoir besoin de se servir de mots pour se faire comprendre, ceux-là peuvent bien faire la différence entre celui qui a une âme active et celui dont l'âme est endormie. L'activité de l'âme donne à l'activité mentale une coloration spéciale — elle est plus légère, plus compréhensive et plus lumineuse —, alors cela, on peut le sentir. Par exemple, en regardant les yeux de quelqu'un, on peut dire avec une certaine certitude que cette personne a une âme vivante, ou que l'on ne voit pas son âme dans ses yeux. Il y a beaucoup de personnes qui peuvent sentir (« beaucoup », je veux dire parmi les gens évolués), qui peuvent dire cela. Mais naturellement, pour savoir exactement à quel point l'âme de quelqu'un est éveillée et active, à quel point elle domine dans l'être, elle est la maîtresse, il faut avoir soi-même la conscience psychique, parce qu'elle seule peut juger d'une façon définitive. Mais il n'est pas tout à fait impossible d'avoir cette sorte de vibration intérieure qui vous fait dire : « Oh ! cette personne a une âme. »

Maintenant évidemment, le plus souvent, ce que les gens (à moins qu'ils ne soient initiés) appellent « âme », c'est l'activité vitale. Quand quelqu'un a un vital fort, actif, volontaire, qui domine les activités du corps, qui a un contact très vivant ou intense avec les gens et les choses et les événements, quand il a un goût prononcé pour l'art, pour toute expression de beauté, on est généralement tenté de dire et de croire : « Oh ! il a une âme vivante », mais ce n'est pas son âme, c'est son être vital qui est vivant et qui domine l'activité corporelle. Ça, c'est la première différence entre quelqu'un qui commence à être développé et ceux qui sont encore dans l'inertie et le *tamas* de la vie purement matérielle. Cela donne, d'abord à l'apparence mais aussi à l'activité, une sorte de vibration, d'intensité de vibration, qui souvent crée l'impression que c'est une personne qui a une âme vivante ; mais ce n'est pas cela, c'est son vital qui est développé, qui a une capacité spéciale, qui est plus fort que l'inertie physique et qui donne une intensité de vibration et de vie et d'action que ceux qui n'ont pas d'être vital développé ne possèdent pas. Ça, cette confusion entre l'activité vitale et l'âme, est une confusion très fréquente... La vibration vitale est beaucoup plus facilement perceptible pour la conscience humaine que la vibration de l'âme.

Pour percevoir l'âme dans quelqu'un, généralement il faut avoir le mental très tranquille — très tranquille parce que, quand il est actif, ce sont ses vibrations que l'on voit, ce n'est pas la vibration de l'âme.

Et alors, quand on regarde quelqu'un qui est conscient de son âme et qui vit dans son âme, si l'on regarde comme cela, l'impression que l'on a, c'est de descendre, d'entrer profondément, profondément, profondément dans la personne, loin, loin, loin, loin dedans ; tandis que généralement, quand on regarde dans les yeux, on rencontre assez vite une surface qui vibre et qui répond au regard, mais on n'a pas cette impression de descendre, descendre, descendre, descendre, descendre profondément comme dans un trou et très loin, très loin, très loin, très loin dedans, alors on a... une petite réponse, très tranquille. Autrement, généralement, on entre — il y a des yeux où l'on n'entre pas, c'est fermé comme une porte —, mais enfin il y a des yeux qui sont ouverts, on entre et puis on rencontre, assez près derrière, quelque chose qui vibre là, comme ça, qui brille quelquefois, qui vibre. Et alors c'est cela, si l'on se trompe, on dit : « Oh ! il a une âme vivante » — ce n'est pas cela, c'est son vital.

Pour trouver l'âme, il faut aller comme ça *(geste de plongée)*, comme ça, se reculer de la surface, se retirer profondément, et entrer, entrer, entrer, descendre, descendre, descendre dans un trou très profond, silencieux, immobile, et alors là, il y a comme une... quelque chose qui est chaud, tranquille, riche de contenu, et très immobile, et très plein, comme une douceur — ça, c'est l'âme.

9 avril 1958 - pp. 343-345

Comment découvrir son âme et apprendre à se regarder intérieurement

Pour trouver l'âme, il faut aller comme ça (geste de plongée), comme ça, se reculer de la surface, se retirer profondément, et entrer, entrer, entrer, descendre, descendre, descendre dans un trou très profond, silencieux, immobile, et alors là, il y a comme une... quelque chose qui est chaud, tranquille, riche de contenu, et très immobile, et très plein, comme une douceur — ça, c'est l'âme.

Et si l'on insiste et que soi-même on soit conscient, alors il se produit comme une sorte de plénitude qui donne l'impression d'une chose complète et qui contient des profondeurs insondables dans lesquelles on sent que si l'on entrait, alors il y aurait des secrets qui se révéleraient... comme une réflexion dans une eau très paisible de quelque chose qui est éternel. Et on ne se sent plus limité par le temps.

On a l'impression d'avoir toujours été et d'être pour l'éternité.

Ça, c'est quand on a touché le centre de l'âme.

Et si le contact a été assez conscient et complet, cela vous libère de l'esclavage de la forme extérieure ; on ne sent plus que l'on ne vit que parce que l'on a un corps. Ça, c'est généralement la sensation ordinaire de l'être, d'être lié à cette forme extérieure au point que quand on pense « moi », on pense « le corps ». C'est la chose ordinaire. La réalité personnelle, c'est la réalité corporelle. Ce n'est que si l'on a fait un effort de développement intérieur et que l'on a essayé de trouver un point un peu plus stable dans son être, qu'alors on peut commencer à sentir que c'est ce « quelque chose » qui est conscient d'une façon permanente à travers tous les âges et tous les changements, c'est ce quelque chose-là qui doit être « moi ». Mais cela, ça demande déjà une étude assez... assez approfondie. Autrement, si tu penses « je vais faire ceci », « j'ai besoin de cela », c'est toujours ton corps, un petit peu d'une sorte de volonté qui est un mélange de sensations, de réactions sentimentales plus ou moins confuses et de pensées encore plus confuses qui font un mélange et qui sont animées par une impulsion, une attraction, un désir, une volonté quelconque, et c'est cela qui devient momentanément « moi » — mais pas directement parce que l'on ne conçoit pas ce « moi » indépendant de la tête, du torse, des bras, des jambes et de tout ça qui bouge, c'est très étroitement lié.

C'est seulement après avoir beaucoup réfléchi, beaucoup regardé, beaucoup étudié, beaucoup observé, que l'on commence à se rendre compte que l'un est plus ou moins indépendant de l'autre et que cette volonté par-derrière peut, ou le faire agir, ou ne pas le faire agir, et ne pas s'identifier complètement au mouvement, à l'action, à la réalisation — qu'il y a un flottement. Mais il faut beaucoup regarder pour voir cela.

Et puis, il faut encore beaucoup plus regarder pour voir que ça, cette seconde chose qui est là, cette sorte de volonté active consciente, c'est mis en mouvement par « quelque chose d'autre » qui regarde, qui juge, qui décide et qui essaye de baser ses décisions sur une connaissance — cela, ça arrive encore beaucoup plus tard. Et alors, quand on commence à voir ce « quelque chose d'autre », on commence à voir que ça a le pouvoir de mettre en mouvement la seconde chose qui est une volonté active, et non seulement cela, mais que ça a une action très directe et très importante sur les réactions, les sentiments, les sensations, et que finalement ça peut avoir un contrôle sur tous les mouvements de l'être, cette partie qui regarde, qui observe, qui juge et qui décide.

Cela, c'est le commencement du contrôle.

Quand on devient conscient de ça, on a saisi le fil, et quand on parle de contrôle, on peut savoir : « Ah ! oui, c'est ça qui a le pouvoir de contrôler. »

C'est comme cela que l'on apprend à se regarder.

9 avril 1958 - pp. 345-347

AMOUR

Comment différencier l'amour dans l'aspiration et l'amour dans le désir

La différence essentielle entre l'amour dans l'aspiration et l'amour dans le désir, est que l'amour dans l'aspiration se donne entièrement et ne demande rien en échange — il ne réclame pas ; tandis que l'amour dans le désir se donne aussi peu que possible, demande autant que possible, il tire à soi et il réclame toujours.

22 février 1951- p. 152

Comment conserver l'amour en nous

Quand l'entourage, les circonstances, l'atmosphère, le genre de vie, et surtout l'attitude intérieure, sont d'un ordre tout à fait bas, vulgaire, grossier, égoïste, sordide, l'amour ne vient qu'à regret, c'est-à-dire qu'il a toujours une hésitation à se manifester, et généralement il ne reste pas longtemps.

Il faut donner une demeure de beauté pour que l'amour puisse rester. Je ne parle pas de choses extérieures — d'une vraie maison, d'un vrai meuble ni de tout cela —, je parle d'une attitude intérieure, de quelque chose au-dedans, qui est beau, noble, harmonieux, désintéressé. Là, il y a une chance que l'amour vienne et qu'il reste. Mais quand immédiatement, dès qu'il essaye de se manifester, il est mélangé à des choses si basses, si laides, il ne reste pas, il s'en va. C'est ce que dit Sri Aurobindo : il ne naît qu'« à regret » — on pourrait dire qu'il regrette immédiatement d'être né. Les hommes se plaignent toujours que l'amour ne reste pas avec eux, mais c'est entièrement de leur faute. Ils donnent à cet amour une vie si sordide, mélangée de tas d'horreurs et d'une telle vulgarité, de choses si basses, si égoïstes, si malpropres, que le pauvre, il ne peut pas rester. S'ils ne réussissent pas à le tuer tout à fait, ils le rendent tout à fait malade. Alors la seule chose qu'il puisse faire, c'est de s'enfuir. Les gens se plaignent toujours que l'amour soit impermanent et passager. À dire vrai, ils devraient être très reconnaissants qu'il se soit manifesté en eux malgré la sordidité de la demeure qu'ils lui donnent.

12 mai 1951 - pp. 443-444

Comment aimer véritablement un autre être humain

J'ai dit [Les quatre Austérités et les quatre Libérations] que si l'on veut savoir ce qu'est l'amour, il faut aimer le Divin. Alors il y a une chance de savoir ce qu'est l'amour. J'ai dit que l'on ressemble à ce que l'on aime. Alors si l'on aime le Divin, petit à petit, par cet effort d'amour, on ressemble de plus en plus au Divin, et alors on peut s'identifier à l'amour divin et savoir ce que c'est, autrement on ne peut pas.

Nécessairement un amour entre deux êtres humains, quel qu'il soit, est toujours fait d'ignorance, d'incompréhension, d'impuissance et de ce terrible sens de la séparation. C'est comme si l'on voulait entrer dans la présence d'une Splendeur unique et que, la première chose que l'on fasse, c'est de mettre un rideau, deux rideaux, trois rideaux, entre soi et cette Splendeur, et on est très étonné de n'avoir qu'une vague impression et pas du tout la chose elle-même. La première chose à faire, c'est de supprimer le rideau, de les enlever tous, de passer au travers, et de se trouver en présence de la Splendeur. Et alors vous saurez ce que c'est que la Splendeur. Mais si vous accumulez les voiles entre vous et elle, vous ne la verrez jamais. On pourra avoir une sorte de petite, de vague impression comme ça : « Oh ! il y a quelque chose », mais c'est tout.

Naturellement il y a tous ceux qui ne se soucient pas de la Splendeur, qui lui tournent le dos et qui vivent dans leur instinct, qui sont des animaux un petit peu perfectionnés. Ceux-là, n'en parlons pas. Il n'y a qu'à les laisser faire ce qu'ils veulent, cela n'a aucune espèce d'importance. Ils ne nous concernent pas. Ce n'est pas pour eux que j'ai écrit ces choses.

Pour savoir aimer vraiment, faut-il que la nature soit transformée ?

La qualité de l'amour est en proportion de la transformation de ta conscience. (...)

Si tu as la conscience d'un animal, tu aimeras comme un animal. Si tu as la conscience d'un homme ordinaire, tu aimeras comme un homme ordinaire. Si tu as la conscience d'un être d'élite, tu aimeras comme un être d'élite, et si tu as la conscience de la divinité, tu aimeras comme la divinité. C'est simple ! (...) Et alors, si par un effort de progrès et de transformation intérieurs, par aspiration et par développement, on passe d'une conscience à l'autre et que sa conscience devienne de plus en plus vaste, eh bien, l'amour qu'on éprouvera sera de plus en plus vaste.

14 avril 1954 - pp. 113-114

Comment dépasser l'amour humain et découvrir le principe d'Amour divin qui est derrière

Passer au travers, voir ce qui est derrière lui, ne pas s'arrêter à l'apparence, ne pas se satisfaire de la forme extérieure, chercher le principe qui est derrière cet amour, et ne se satisfaire que quand on a trouvé l'origine du sentiment en soi. Alors, la forme extérieure tombera d'elle-même et vous serez en contact avec l'Amour divin qui est derrière tout.

C'est la meilleure façon.

Vouloir rejeter l'un pour trouver l'autre est très difficile. C'est presque impossible. Parce que la nature humaine est si limitée, si pleine de contradictions et si exclusive dans ses mouvements que si l'on veut rejeter l'amour sous sa forme inférieure, c'est-à-dire l'amour humain tel que les êtres humains l'éprouvent, si l'on fait des efforts intérieurs pour rejeter cela, généralement on rejette entièrement la capacité de sentir l'amour et on devient comme une pierre. Et alors, quelquefois il faut attendre des années, ou des siècles, pour que se réveille en soi la capacité de recevoir et de manifester l'amour.

Par conséquent, le meilleur moyen quand l'amour vient, sous quelque forme que ce soit, c'est de tâcher de percer à travers son apparence extérieure pour aller trouver le Principe divin qui est derrière et qui le fait exister. Naturellement, c'est plein de pièges et de difficultés, mais c'est plus efficace. C'est-à-dire qu'au lieu de cesser d'aimer parce qu'on aime mal, il faut cesser d'aimer mal et vouloir aimer bien.

Par exemple, l'amour entre créatures humaines, sous toutes les formes, l'amour des parents pour les enfants, des enfants pour les parents, des frères et sœurs, des amis et des amants, est tout entaché d'ignorance, d'égoïsme et de tous les autres défauts qui sont les défauts ordinaires de l'homme. Alors au lieu de cesser d'aimer complètement — ce qui est d'ailleurs très difficile comme Sri Aurobindo le dit, ce qui simplement dessécherait le cœur et ne servirait à rien —, il faut apprendre à mieux aimer : aimer dans le dévouement, dans le don de soi, dans l'abnégation, et lutter, non contre l'amour lui-même, mais contre ses formes déformées. Contre toutes les formes d'accaparement, d'attachement, de possession, de jalousie, et tous les sentiments qui accompagnent ces choses principales. Ne pas vouloir posséder, dominer ; et ne pas vouloir imposer sa volonté, ses caprices, ses désirs ; ne pas vouloir prendre, recevoir, mais vouloir donner ; ne pas insister sur la réponse de l'autre, mais se satisfaire dans son propre amour ; ne pas chercher son intérêt et sa joie personnelle et l'accomplissement de son désir personnel, mais se satisfaire dans le don de son amour et de son affection ; et ne pas demander de réponse. Simplement être heureux d'aimer, rien de plus.

Si l'on fait cela, on a avancé d'un grand pas et on peut, à travers cette attitude, petit à petit, avancer plus loin dans le sentiment lui-même, et s'apercevoir un jour que l'amour n'est pas une chose personnelle, que l'amour est un sentiment divin universel, qui se manifeste à travers vous plus ou moins bien, mais qui dans son essence est une chose divine.

Le premier pas, c'est de cesser d'être égoïste. Pour tout le monde c'est la même chose, non seulement pour ceux qui veulent faire un yoga, mais dans la vie ordinaire : si on veut savoir aimer, il ne faut pas s'aimer soi-même d'abord et surtout d'une façon égoïste ; il faut se donner à l'objet de l'amour, sans exiger rien en réponse. C'est cette discipline-là qui est élémentaire pour se surmonter soi-même et mener une vie qui ne soit pas une vie tout à fait grossière.

Pour le yoga, on peut y ajouter quelque chose d'autre ; c'est comme je l'ai dit en commençant, la volonté de percer à travers cette forme limitée et humaine de l'amour pour découvrir le principe d'Amour divin qui est derrière. Alors on est sûr d'arriver à un résultat. Cela vaut mieux que de se dessécher le cœur. C'est peut-être un peu plus difficile, mais c'est meilleur de toute façon, parce que comme cela, au lieu de faire souffrir les autres égoïstement, eh bien, on peut les laisser tranquilles dans leur mouvement propre, et ne faire effort que pour se transformer soi-même — sans imposer sa volonté aux autres, ce qui même dans la vie ordinaire est un pas vers quelque chose d'un peu supérieur et d'un peu plus harmonieux.

19 septembre 1956 - pp. 335-337

AMOUR DIVIN

Comment manifester l'amour divin

Pour manifester l'amour divin, on doit être capable de le recevoir. Car ceux-là seuls peuvent le manifester, qui sont ouverts à son mouvement essentiel. Plus est vaste et claire l'ouverture en eux, plus ils manifestent l'amour divin dans sa pureté originelle ; plus, au contraire, il se mélange en eux aux sentiments humains inférieurs, plus grande devient la déformation.

Celui qui n'est pas ouvert à l'amour dans son essence et sa vérité ne peut approcher le Divin. Même ceux qui le cherchent par le chemin de la connaissance arrivent à un point au-delà duquel, s'ils veulent aller plus loin, ils sont obligés d'entrer en même temps dans l'amour et de sentir les deux comme un : la connaissance, lumière de l'union divine, et l'amour, âme même de cette connaissance. Il y a un moment du progrès de l'être où les deux se rencontrent et où l'on ne peut plus les distinguer l'un de l'autre. La division, la distinction que l'on fait entre les deux, sont une création du mental ; dès qu'on s'élève à un plan supérieur, elles disparaissent. (…)

Lorsque l'homme parle d'amour, il l'associe à une faiblesse émotive et sentimentale. Mais l'intensité divine de l'oubli de soi, cette capacité de se donner entièrement, sans réserves ni restrictions, sans rien demander en échange, n'est guère connue des êtres humains. Et quand elle se manifeste sans aucun mélange émotif de faiblesse sentimentale, elle est accusée par les hommes de dureté et de froideur ; ils ne peuvent pas reconnaître en elle le plus haut, le plus intense pouvoir d'amour.

2 juin 1929 - pp. 79-80

Comment utiliser le vital pour manifester l'amour divin

En lui-même, le vital est un élément aussi important pour la manifestation de l'amour divin que pour toute autre manifestation dans l'univers. Il n'y a aucune possibilité de mouvement progressif sans l'intermédiaire du vital. Mais parce que ce pouvoir de la nature a été si terriblement déformé, certains préfèrent croire qu'il doit être complètement arraché et rejeté de l'être et du monde. Pourtant, c'est seulement à travers le vital que la matière peut être touchée par la puissance transformatrice de l'esprit. Si le vital n'était pas là pour infuser son dynamisme et sa force vivante, la matière resterait morte ; car les plus hautes parties de l'être, ne pouvant pas entrer en contact avec la terre et être concrétisées dans la vie, se retireraient insatisfaites et disparaîtraient.

L'amour divin dont je parle est un amour qui se manifeste ici, sur cette terre physique, dans la matière ; cependant, il doit être gardé pur de toutes les perversions humaines pour qu'il accepte de s'incarner. En ceci, comme en toute manifestation, le vital est un agent indispensable ; mais ainsi qu'il arrive toujours, à cause même de sa valeur, les puissances adverses s'en sont emparées. C'est l'énergie du vital qui pénètre la morne et insensible matière pour la faire répondre et vivre. Mais les forces hostiles ont déformé cette énergie ; elles l'ont changée en un champ de violence, d'égoïsme, de désirs et de tous genres de laideurs, et ainsi elles l'ont empêchée de prendre sa place dans l'œuvre divine. La seule chose à faire est de la transformer, non de supprimer ses mouvements ni de la détruire. Car sans elle, aucune intensité n'est possible nulle part. Le vital, dans sa nature même, est en nous ce qui peut se consacrer généreusement. Justement parce qu'il a toujours l'impulsion et la force de prendre, il est aussi capable de se donner à l'extrême ; parce qu'il sait comment posséder, il sait aussi s'abandonner sans réserve. Le vrai mouvement vital est l'un des plus beaux, des plus magnifiques ; mais il a été tourné et tordu en le plus laid, le plus corrompu, le plus répugnant de tous.

Partout où, dans une histoire humaine d'amour, s'est trouvé même un atome d'amour pur et qu'il lui ait été permis de se manifester sans trop de déformation, nous sommes en présence de quelque chose de vrai et de beau. Et si le mouvement ne dure pas, c'est qu'il n'est pas conscient de son but véritable ; il ignore que ce n'est pas l'union d'un être avec un autre qu'il veut obtenir, mais l'union de tous les êtres avec le Divin.

2 juin 1929 - pp. 82-83

Comment devenir conscient de l'Amour divin

D'abord, pour devenir conscient de quoi que ce soit, il faut le vouloir. Et quand je dis « vouloir », je ne veux pas dire : « Oh ! je voudrais bien » un jour, puis deux jours après c'est complètement oublié.

Le vouloir est une aspiration constante, soutenue, concentrée, une occupation presque exclusive de la conscience. C'est le premier pas. Il y en a beaucoup d'autres : une observation très attentive, une analyse très soutenue, un discernement très aigu entre ce qui est pur dans un mouvement et ce qui ne l'est pas. Si vous avez une faculté imaginative, vous pouvez essayer d'imaginer et voir si votre imagination concorde avec la réalité. Il y a des gens qui s'imaginent qu'il suffit de se réveiller un jour d'une certaine humeur et de dire : « Ah ! comme je voudrais être conscient de l'Amour divin, comme je voudrais manifester l'Amour divin »... Notez, je ne sais pas combien de millions de fois on sent en soi un petit soubresaut de l'instinct humain et l'on s'imagine que, si l'on avait à sa disposition l'Amour divin, de grandes choses pourraient être faites, et l'on se dit : « Je vais essayer de trouver l'Amour divin et on verra le résultat. » C'est la plus mauvaise manière. Parce que, avant même d'avoir touché le premier commencement de la réalisation, vous avez pourri le résultat. Il faut aborder votre recherche avec une pureté d'aspiration et de soumission qui sont déjà difficiles à obtenir en elles-mêmes. Il faut avoir beaucoup travaillé sur soi pour être seulement prêt à aspirer à l'Amour. Si vous vous regardez très sincèrement, d'une façon très droite, vous verrez que, dès que vous commencez à penser à l'Amour, c'est toujours votre petit tourbillon intérieur qui commence à marcher. Tout ce qui aspire en vous désire certaines vibrations. Il est à peu près impossible, à moins d'être très avancé sur le chemin yoguique, de séparer l'essence vitale, la vibration vitale, de votre conception de l'amour. Ce que je dis est fondé sur une expérience assidue des êtres humains. Eh bien, pour vous, dans l'état où vous vous trouvez, tels que vous êtes, si vous aviez un contact avec l'Amour divin pur, il vous paraîtrait plus froid que la glace, ou si lointain, si escarpé, que vous ne pourriez pas respirer ; ce serait comme le sommet d'une montagne où vous vous sentiriez gelé et ayant de la peine à respirer, tellement ce serait loin de ce que vous sentez normalement. L'Amour divin, s'il n'est pas revêtu d'une vibration psychique ou vitale, est difficile à percevoir pour un être humain. On peut avoir l'impression d'une Grâce ; d'une Grâce qui est quelque chose de si loin, de si haut, de si pur, de si impersonnel que... oui, on peut avoir l'impression d'une Grâce, mais on a difficilement l'impression de l'Amour.

Mais alors peut-on dire que la vibration psychique soit la vibration de l'Amour divin ?

Chacun d'entre vous devrait être capable de se mettre en rapport avec son être psychique, ce n'est pas une chose inaccessible. Vous avez justement un être psychique pour vous mettre en rapport avec les forces divines. Et si vous êtes en contact avec votre être psychique, vous commencez à sentir, à avoir une sorte de perception de ce que peut être l'Amour divin. Comme je viens de le dire, il ne suffit pas qu'un matin vous vous réveilliez en disant : « Oh ! je voudrais être en rapport avec l'Amour divin », ce n'est pas comme cela. Si, par un effort soutenu, une grande concentration, un grand oubli de soi, vous arrivez à entrer en rapport avec votre être psychique, il ne vous viendra pas à l'idée de penser : « Oh ! je voudrais être en contact avec l'Amour divin » — vous êtes dans un état où tout vous paraît être cet Amour divin, et pas autre chose. Et encore, ce n'est qu'un revêtement, mais un revêtement d'une belle qualité.

Donc il ne faut pas chercher à connaître l'Amour divin en dehors de l'être psychique ?

Non, trouvez votre être psychique et vous comprendrez ce qu'est l'Amour divin. N'essayez pas d'entrer en rapport direct avec l'Amour divin, parce que ce sera encore un désir vital qui vous pousse ; vous n'en serez peut-être pas conscient, mais ce sera un désir vital.

Il faut faire un effort pour entrer en contact avec votre être psychique, pour devenir conscient et libre dans la conscience de votre être psychique, et alors, tout naturellement, spontanément, vous saurez ce qu'est l'Amour divin.

24 mars 1951 - pp. 269-271

ARGENT

Comment savoir si sa manière d'employer l'argent est en accord avec la Volonté divine
Il faut d'abord savoir quelle est la Volonté divine. Mais il y a un plus sûr moyen, c'est de le soumettre à l'Œuvre divine, si l'on n'est pas sûr soi-même. « Divinement », cela veut dire au service du Divin — cela veut dire de ne pas utiliser l'argent pour sa propre satisfaction mais de le mettre au service du Divin.

3 mai 1951 - p. 412

Comment se comporter face aux richesses
Quand on est riche, quand on a beaucoup d'argent à dépenser, généralement on le dépense pour les choses que l'on trouve agréables, et l'on prend l'habitude de ces choses, on devient attaché à ces choses, et si un jour l'argent vous quitte, cela vous manque, on est malheureux, on est misérable et on se sent tout perdu parce que l'on n'a plus ce que l'on avait l'habitude d'avoir. C'est un lien, un attachement de faiblesse. Celui qui est tout à fait détaché, quand il vit dans ces choses, c'est bien ; quand ces choses s'en vont de lui, c'est bien, cela lui est totalement indifférent. C'est la vraie attitude : quand c'est là, il s'en sert ; quand ce n'est pas là, il s'en passe. Et pour sa conscience intérieure, cela ne fait aucune différence. Cela vous étonne, mais c'est comme cela.

3 mai 1951 - p. 413

Comment utiliser la force de l'argent
L'argent est une force, ce n'est rien d'autre que cela. Et c'est pourquoi personne n'a le droit de le posséder personnellement, parce que c'est seulement une force, au même degré que toutes les autres forces de la Nature et de l'univers. Si vous prenez la lumière comme une force, il ne viendra jamais à l'idée de personne de dire : « Je possède la lumière », et de vouloir l'enfermer dans sa chambre et ne pas la donner aux autres ! (…)

C'est la force qui est derrière cela, la puissance d'échange qu'est l'argent. Cela n'appartient à personne. Ça appartient à tout le monde. C'est une chose qui n'est vivante que si elle circule. Si vous voulez en faire un tas, ça pourrit. C'est comme si vous vouliez enfermer de l'eau dans un vase et la garder toujours : au bout d'un certain temps votre eau serait absolument pourrie. L'argent, c'est la même chose. (...)

Il faut avoir le pouvoir d'accumuler pour avoir le pouvoir de répandre. Si vous avez seulement l'un des deux, cela fait un déséquilibre. Et alors c'est là que cela devient de l'avarice et du gaspillage. Il faut avoir les deux dans un mouvement rythmique balancé — l'équilibre dont nous parlions tout à l'heure. Parce qu'il serait assez facile de prouver que, en effet, à l'heure actuelle, c'est l'équilibre qui est la vraie chose : ce que le Bouddha appelait le « chemin du milieu ». Le chemin du milieu, c'est le chemin de l'équilibre. Et alors, il faut savoir faire comme quand on marche sur la corde raide avec un bâton pour tenir en équilibre.

Mais le plus généreux du monde ne pourrait rien donner s'il n'avait pas eu d'abord. Par conséquent, si ce n'est pas lui qui a accumulé, c'est quelqu'un d'autre qui a accumulé pour lui. Mais s'il n'a rien dans sa poche, il ne peut pas distribuer quelque chose ! C'est évident. Et le pouvoir d'accumulation est aussi important que le pouvoir de distribution. C'est seulement quand ces deux choses-là deviennent égoïstes qu'elles sont déformées, tout à fait déformées, et elles perdent toute leur valeur.

11 novembre 1953 - pp. 392-393

Comment manier les forces de l'argent

Quand on pense à de l'argent on pense à des billets de banque, ou à des pièces de monnaie, ou à des richesses quelconques, des choses précieuses. Mais cela, c'est seulement l'expression physique d'une force que l'on peut manier vitalement et qui, quand on la possède et qu'on la contrôle, amène presque automatiquement ces expressions plus matérielles de l'argent. Et cette chose-là est une sorte de puissance. C'est une puissance d'attraction pour certaines vibrations très matérielles, et qui a une capacité d'utilisation qui augmente sa puissance — qui fait comme un exercice physique, n'est-ce pas —, cela augmente cette puissance par l'utilisation. (...)

La vraie manière d'être dans le courant de cette force de l'argent, c'est (...) un sens d'absolue impersonnalité, le sens que ce n'est pas une chose que vous possédez, qui est à vous, mais que c'est une force que vous pouvez manier pour la diriger là où elle doit aller afin de faire son œuvre la plus utile. Et c'est par ces mouvements, par cette action constante que le pouvoir augmente — le pouvoir d'attraction, un certain pouvoir d'organisation aussi. C'est-à-dire que même quelqu'un qui n'aurait aucun moyen physique, qui ne serait pas dans des conditions matérielles où il pourrait manier matériellement l'argent, s'il est en possession de cette force, il peut la faire agir, la faire circuler, et si jamais il le juge nécessaire, recevoir d'elle autant de pouvoir qu'il en a besoin, sans que, extérieurement, il n'y ait ni aucun signe ni aucune raison pour que l'argent s'approche de cette personne. Elle peut se trouver dans des conditions tout à fait contraires aux richesses habituelles, et pourtant manier cette force et avoir toujours à sa disposition tous les biens nécessaires pour continuer à faire son action. (...)

La force de l'argent appartient à un monde qui a été créé déformé. C'est une chose qui appartient au monde vital, (...) aux mondes vital et matériel. Et alors de tout temps, de tout temps, cela a été sous le contrôle des forces âsouriques ; et ce qu'il faut faire, c'est justement le reconquérir aux forces âsouriques.

C'est pour cela que dans le temps, tous les gens qui voulaient faire un yoga, ou suivre une discipline, disaient qu'il ne fallait pas toucher à l'argent, parce que c'était une chose — disaient-ils — diabolique, ou âsourique, ou enfin tout à fait contraire à la vie divine. Mais l'univers tout entier, dans toute sa manifestation, est le Divin même et, par conséquent, Lui appartient entièrement ; et c'est sur ce terrain-là qu'il [Sri Aurobindo] dit que les forces de l'argent appartiennent au Divin. Il faut les reconquérir pour les Lui donner. Elles ont été sous l'influence des forces âsouriques : il faut les reconquérir afin de les mettre à la disposition du Divin pour qu'Il puisse s'en servir pour Son œuvre de transformation. (...)

Mais celui qui est capable, justement, d'attirer cela et de l'utiliser pour le bien, pour augmenter le bien de ce monde, le bien et le bien-être dans le monde, celui-là manie la force de l'argent, c'est-à-dire, la force qui est derrière l'argent.

28 juillet 1954 - pp. 278-282

Comment faire le meilleur usage possible de l'argent

La première chose à faire quand on a de l'argent, c'est de le donner. Mais comme il est dit qu'il ne faut pas le donner sans discernement, n'allez pas le donner comme les gens qui font de la philanthropie, parce que ça les remplit du sens de leur bonté, de leur générosité et de leur importance. Il faut agir d'une façon sâttvique, c'est-à-dire en faire le meilleur usage possible. Et alors, chacun doit trouver dans sa conscience la plus haute, quel est le meilleur usage possible de l'argent que l'on a. Et l'argent, vraiment il n'a de valeur que s'il circule. Pour chacun et pour tout le monde, l'argent ne vaut que quand on l'a dépensé. Si on ne le dépense pas... Je vous dis, les hommes ont soin de choisir des choses qui ne se détériorent pas, c'est-à-dire l'or — qui ne pourrit pas. Autrement, au point de vue moral, ça pourrit. Et maintenant qu'on a remplacé l'or par des papiers, si vous conservez des papiers pendant longtemps sans en prendre soin, vous verrez, quand vous ouvrirez votre tiroir, qu'il y a des petits poissons d'argent qui se sont régalés avec vos roupies en papier. Alors, ils auront laissé des dentelles que la banque vous refusera...

Il y a des pays et il y a des religions qui disent toujours que Dieu rend pauvres ceux qu'Il aime. Je ne sais pas si c'est vrai ; mais il y a une chose qui est vraie, c'est que certainement quand quelqu'un est né riche, ou est devenu très riche, enfin qu'il possède beaucoup au point de vue des richesses matérielles, ce n'est certainement pas un signe que le Divin l'a choisi pour Sa Grâce divine, et il faut qu'il fasse amende honorable s'il veut marcher sur la route, la vraie route, vers le Divin.

La richesse est une force — je vous l'ai déjà dit une fois —, une force de la Nature ; et elle devrait être un moyen de circulation, un pouvoir en mouvement, comme l'eau qui coule est un pouvoir en mouvement. C'est quelque chose qui peut servir à produire, à organiser. C'est un moyen commode, parce qu'au fond ce n'est qu'un moyen de faire circuler les choses pleinement et librement.

Il faudrait que cette force soit entre les mains de ceux qui savent en faire le meilleur usage possible, c'est-à-dire, comme j'ai dit au commencement, des gens qui ont aboli en eux, ou qui se sont débarrassés d'une façon quelconque de tout désir personnel et de tout attachement. Il faudrait y ajouter une vision assez vaste pour comprendre les besoins de la terre, une connaissance assez complète pour savoir organiser tous ces besoins et se servir de cette force par ces moyens-là. Si, en plus, ces êtres ont une connaissance supérieure spirituelle, alors ils peuvent utiliser cette force pour construire petit à petit sur la terre ce qui sera capable de manifester la Puissance, la Force et la Grâce divines. Et alors cette force d'argent, de richesse, cette puissance financière, dont je viens de parler, qui était comme une malédiction, deviendrait une suprême bénédiction pour le bien de tous.

16 février 1955 - pp. 58-59

ART

Comment exercer l'art véritable
(...) L'art véritable est l'expression de la beauté dans le monde matériel ; et dans un monde entièrement converti, c'est-à-dire exprimant totalement la Réalité divine, l'art doit servir de révélateur et d'instructeur de cette beauté divine dans la vie ; c'est-à-dire qu'un artiste devrait être capable d'entrer en communion avec le Divin et de recevoir l'inspiration de ce que doit être la forme, ou les formes, pour exprimer matériellement la beauté divine. Et alors, étant cela, l'art peut être un instrument de réalisation de beauté, et en même temps un instructeur de ce que doit être la beauté, c'est-à-dire que l'art devrait être un élément d'éducation du goût des gens, petits et grands, et c'est l'instruction de la beauté véritable, c'est-à-dire la beauté essentielle qui exprime la Vérité divine. Telle est la raison d'être de l'art. Maintenant, entre cela et ce qui se fait, il y a une grande différence, mais c'est la vraie raison d'être de l'art.

28 octobre 1953 - pp. 363-364

ARTISTE

Comment être un véritable artiste
Si vous voulez que votre art soit le plus haut et le plus vrai, il doit exprimer un monde divin qu'il aura fait descendre dans le monde matériel. Tous les vrais artistes ont un sentiment de ce genre : l'impression qu'ils sont des intermédiaires entre un monde supérieur et l'existence physique.

Si vous le considérez sous ce jour, l'art n'est pas très différent du yoga. Il va de soi que, le plus souvent, l'artiste n'a qu'une sensation indéfinissable ; il n'a pas la connaissance. Pourtant, j'en ai connu qui l'avaient ; ils travaillaient consciemment à leur art, sachant ce qu'ils faisaient. Dans leur création, ils ne poussaient pas en avant leur personnalité comme le facteur le plus important ; ils considéraient leur travail comme une offrande au Divin ; ils essayaient d'y exprimer leur relation avec le Divin. (...)

La discipline de l'art, à son centre, possède le même principe que la discipline du yoga. Dans les deux, le but est de devenir de plus en plus conscient ; dans les deux, on doit apprendre à voir et à sentir quelque chose qui est au-delà de la vision et de la sensation ordinaires, à se retirer au-dedans de soi pour faire surgir de là des choses plus profondes. Pour accroître la conscience de leurs yeux, les peintres ont à suivre une discipline qui, en elle-même, est presque un yoga. Les vrais artistes essayent de voir au-delà des apparences, afin d'utiliser leur art pour exprimer un monde interne ; et, par cette concentration, ils développent une conscience qui est semblable à la conscience donnée par le yoga. (…)

Si un vrai artiste, celui qui cherche son inspiration dans un monde plus élevé, se tourne vers le yoga, il s'apercevra que son inspiration devient plus directe et plus puissante, et son expression plus claire et plus profonde. Chez ceux qui ont une valeur véritable, le pouvoir du yoga augmentera leur valeur ; mais chez ceux qui n'ont qu'une fausse apparence d'art, cette apparence elle-même disparaîtra, ou en tout cas, perdra tout son attrait pour eux.

La première et simple vérité qui frappe celui qui est sincère dans le yoga, est la relativité de ce qu'il fait en comparaison de la manifestation universelle, tandis qu'un artiste est généralement vaniteux et se considère comme un personnage de haute importance, une sorte de demi-dieu dans le genre humain. Beaucoup d'artistes disent que s'ils ne croyaient pas à l'importance capitale de ce qu'ils font, ils ne pourraient rien faire. Et pourtant, j'en ai connu dont l'inspiration venait d'un monde supérieur et qui ne pensaient tout de même pas que ce qu'ils faisaient était d'une si immense importance. Cette dernière attitude est plus proche du véritable esprit artistique. Si un homme est vraiment amené à s'exprimer par un art, c'est que le Divin a choisi ce moyen de se manifester à travers lui, et, dans ce cas, le yoga améliorera son art et ne lui fera rien perdre. (…)

De même qu'un yogi, un artiste digne de ce nom entre en profonde contemplation pour atteindre et recevoir son inspiration. Pour créer une chose vraiment belle, il doit d'abord la voir avec les yeux intérieurs, composer son ensemble dans sa conscience profonde. C'est seulement après l'avoir ainsi trouvée, vue, possédée au-dedans de lui, qu'il peut l'exécuter extérieurement ; sa création est l'épanouissement objectif de sa vision conceptive interne.

C'est aussi un genre de discipline yoguique ; car ainsi l'artiste entre en communion intime avec les mondes intérieurs. Un homme comme Léonard de Vinci n'était rien autre qu'un yogi.

28 juillet 1929 - pp. 118-125

ASPIRATION

Comment différencier l'aspiration du désir
Quand on a éprouvé les deux, on peut facilement faire la distinction. Il y a dans l'aspiration ce que je pourrais appeler une flamme désintéressée, qui n'existe pas dans le désir. Votre aspiration n'est pas un retour sur soi — le désir est toujours un retour sur soi. Du point de vue purement psychologique, l'aspiration est un don de soi, toujours, tandis que le désir est toujours quelque chose que l'on tire à soi ; l'aspiration est quelque chose qui se donne, pas nécessairement dans la forme de la pensée, mais dans le mouvement, dans la vibration, dans l'élan vital.

L'aspiration vraie ne vient pas de la tête ; même quand elle se formule par une pensée, elle s'élance comme une flamme du cœur. Je ne sais pas si vous avez lu les articles que Sri Aurobindo a écrit sur les Védas. Quelque part il explique que ces hymnes n'avaient pas été écrits avec la tête, qu'ils n'étaient pas, comme on le pense, des « prières », mais l'expression d'une aspiration qui était un élan, comme une flamme qui venait du cœur (bien que ce ne soit pas le « cœur », mais le centre psychologique de l'être, pour employer les mots exacts). Ce n'était pas « pensé », les mots n'étaient pas mis sur l'expérience ; l'expérience venait toute formulée, avec les mots précis, exacts, indiscutables — ils ne pouvaient pas être changés. C'est le caractère même de l'aspiration : vous ne cherchez pas à la formuler, elle jaillit de vous comme une flamme toute prête. Et s'il y a des mots (parfois il n'y en a pas), ils ne peuvent pas être changés : on ne peut pas remplacer un mot par un autre, chaque mot est celui qui convient. Quand l'aspiration est formulée, elle l'est catégoriquement, absolument, sans possibilité de changement. Et c'est toujours quelque chose qui s'élance et qui se donne, tandis que le caractère même du désir est de tirer à soi.

22 février 1951 - pp. 151-152

Comment reconnaître les différentes formes d'aspiration (mentale, vitale, spirituelle)
Une aspiration mentale, c'est le pouvoir de penser qui aspire à avoir la connaissance, par exemple, ou bien à avoir le pouvoir de s'exprimer bien, ou bien à avoir les idées claires, un raisonnement logique. On peut aspirer à beaucoup de choses : que toutes les facultés, toutes les capacités

mentales soient augmentées et mises au service du Divin. C'est une aspiration mentale.

Ou bien tu peux avoir une aspiration dans le vital ; si tu as des désirs ou des tourments, des orages, des difficultés intérieures, tu peux aspirer à avoir la paix, à être tout à fait impartial, sans désir et sans préférence, à être un bon instrument docile qui n'ait pas de caprices personnels, qui soit toujours à la disposition du Divin. Ça, c'est une aspiration vitale. Tu peux avoir une aspiration physique aussi, que le corps sente qu'il faut qu'il obtienne une sorte d'équilibre où toutes les parties de l'être seront bien balancées, et que l'on ait le pouvoir de tenir la maladie à distance ou de la vaincre rapidement si elle entre par malice, et que le corps fonctionne toujours normalement, harmonieusement, dans une parfaite santé. Ça, c'est une aspiration physique.

Une aspiration spirituelle, c'est d'avoir un intense besoin de s'unir au Divin, de se donner totalement au Divin, de ne pas exister en dehors de la Conscience divine, que ce soit le Divin qui soit tout pour vous dans votre être intégral, et que vous ayez le besoin d'une communion constante avec Lui, du sens de sa présence, de sa direction dans tout ce que vous faites, et de son harmonisation de tous les mouvements de l'être. (…)

Chaque partie de l'être peut avoir son aspiration propre.

7 octobre 1953 - pp. 320-321

*

L'aspiration donne toujours de la joie, n'est-ce pas ?

Plutôt un sentiment de plénitude — « joie » est un mot qui trompe ; un sentiment de plénitude, de force, de flamme intérieure qui vous remplit. L'aspiration peut vous donner de la joie, mais une joie très spéciale, qui n'a rien d'excité.

22 février 1951 - p. 152

*

Dès que la présence de la conscience psychique est unie à l'aspiration, l'intensité prend un caractère tout différent et comme rempli de l'essence même d'une joie inexprimable. Cette joie est comme quelque chose qui est le contenu de tout le reste. Quelle que soit la forme extérieure de l'aspiration, quels que soient les difficultés ou les obstacles qu'elle rencontre, cette joie est là comme si elle remplissait tout, et elle vous porte en dépit de tout.

Cela, c'est le signe certain de la présence psychique. C'est-à-dire que vous avez établi un contact avec votre conscience psychique, plus ou moins complet, plus ou moins constant, mais à cette minute-là, c'est l'être psychique, la conscience psychique qui remplit votre aspiration, qui lui donne son vrai contenu. Et c'est cela qui se traduit par la joie.

Quand ce n'est pas là, l'aspiration peut venir de différentes parties de l'être ; elle peut venir principalement du mental, elle peut venir principalement du vital, elle peut venir même du physique, elle peut venir de l'union des trois — elle peut venir de toutes sortes de combinaisons. Mais généralement, pour que l'intensité soit là, il faut la présence vitale. C'est le vital qui donne l'intensité ; et comme le vital est en même temps le lieu de la majorité des difficultés, des obstacles, des contradictions, alors c'est la friction entre l'intensité de l'aspiration et l'intensité de la difficulté qui crée cette angoisse.*

Ce n'est pas une raison pour arrêter son aspiration.

Il faut savoir, il faut comprendre la raison de cette angoisse. Et alors, si l'on peut faire intervenir juste un élément de plus dans l'aspiration, c'est-à-dire la confiance en la Grâce divine, la confiance dans la Réponse divine, cela contrebalance toutes les angoisses possibles et on peut aspirer sans trouble et sans crainte.

1er août 1956 - pp. 280-281

---

* Mère confirme qu'on peut trouver « deux modes différents dans l'intensité de l'aspiration vers le Divin : dans l'un de ces mouvements il y a une sorte d'angoisse, comme une douleur poignante ; dans l'autre, il y a une anxiété, mais en même temps une grande joie ».

ATMOSPHÈRE SPIRITUELLE

Comment créer sa véritable atmosphère spirituelle

Par la discipline intérieure ; vous pouvez créer votre atmosphère en contrôlant vos pensées, en les tournant exclusivement vers la sâdhanâ, en contrôlant vos actions, en les tournant exclusivement vers la sâdhanâ, en abolissant tout désir et toute activité futile, extérieure, ordinaire, en vivant d'une vie intérieure plus intense, et en vous séparant des choses ordinaires, des pensées ordinaires, des réactions ordinaires, des actions ordinaires ; alors, vous créez une sorte d'atmosphère autour de vous.

Par exemple, si au lieu de lire n'importe quoi, et de bavarder, et de faire n'importe quoi, si vous lisez seulement ce qui vous aide à suivre le chemin, si vous n'agissez que conformément à ce qui peut vous mener vers la réalisation divine, si vous abolissez en vous tous les désirs et toutes les impulsions tournés vers les choses extérieures, si vous calmez votre être mental, si vous apaisez votre être vital, si vous vous fermez aux suggestions du dehors, et que vous deveniez insensible à l'action des gens qui vous entourent, vous créez une atmosphère spirituelle telle que rien ne peut y toucher, et que cela ne dépend plus du tout des circonstances, ni avec qui vous vivez, ni dans quelles conditions vous vivez, parce que vous êtes enfermé dans votre propre atmosphère spirituelle.

Et c'est comme ça qu'on l'obtient : c'est en s'occupant seulement de la vie spirituelle, en ne lisant que ce qui peut vous aider dans la vie spirituelle, en ne faisant que ce qui vous conduit vers la vie spirituelle, et ainsi de suite. Alors vous créez votre atmosphère. Mais naturellement, si vous ouvrez toutes les portes, que vous écoutez ce que les gens vous disent, que vous suivez les avis de celui-là et les inspirations de celui-ci, et que vous êtes plein de désirs pour les choses du dehors, vous ne pouvez pas vous créer une atmosphère spirituelle. Vous aurez une atmosphère ordinaire comme tout le monde.

6 octobre 1954 - pp. 395-396

ATTITUDE JUSTE

Comment avoir l'attitude juste.

Si, en présence de circonstances qui sont sur le point de se dérouler, vous pouvez prendre l'attitude la plus haute possible, c'est-à-dire si vous mettez votre conscience en contact avec la plus haute conscience qui soit à votre portée, vous pouvez être absolument certain, en ce cas, que ce qui vous arrivera sera ce qui pouvait arriver de mieux. (...)

J'ai vu d'innombrables exemples du pouvoir de l'attitude juste. J'ai vu des foules sauvées de la catastrophe par une seule personne qui gardait l'attitude juste. Mais cette attitude juste ne doit pas rester quelque part très haut tandis que le reste du corps est abandonné à ses réactions habituelles. Si vous restez comme cela dans les hauteurs en disant : « Que la volonté de Dieu soit faite », vous risquez de vous faire tuer quand même, car votre corps tout tremblant de peur n'est peut-être pas divin du tout. Il faut pouvoir garder la conscience vraie jusque dans le corps lui-même et ne pas avoir la moindre peur, il faut être rempli de la paix divine. Alors, vraiment, il n'y a pas de danger. Non seulement vous pouvez parer les attaques des hommes, mais vous pouvez aussi agir sur les bêtes et même sur les éléments.

Je peux vous donner un petit exemple. Vous vous souvenez de la nuit du grand cyclone, lorsqu'il y avait ce bruit épouvantable et ces cataractes de pluie partout sur la ville. J'ai pensé que je devrais aller dans la chambre de Sri Aurobindo pour l'aider à fermer ses fenêtres. J'entrouvris sa porte et le trouvai tranquillement assis à son bureau, en train d'écrire. Il y avait dans cette chambre une paix si solide que personne n'aurait imaginé qu'un cyclone faisait rage dehors. Les fenêtres étaient grandes ouvertes, pas une goutte de pluie n'entrait.

1931 - s.d. pp. 173-174

Comment avoir l'attitude juste dans chaque circonstance

L'esprit qui convient, c'est la volonté de se perfectionner, ou la volonté d'être calme, ou… cela dépend, n'est-ce pas, cela dépend des circonstances. (…) Cela veut dire que, dans chaque circonstance, il y a un esprit qui est l'esprit convenable, qui est celui que l'on doit avoir, l'attitude que l'on doit prendre intérieurement. Cela dépend des cas.

Par exemple, n'est-ce pas, dès que l'on sent une vague de déséquilibre physique, de mauvaise santé qui vient, eh bien, se concentrer dans l'esprit qui convient, c'est se concentrer dans un calme intérieur, une confiance en la Grâce divine, et une volonté de rester en équilibre physique et en bonne santé. Ça, c'est l'esprit qui convient. Dans un autre cas, on sent comme une vague de colère et d'emportement qui arrive du dehors ; alors on doit se retirer dans un calme intérieur, dans un détachement des choses superficielles, dans une volonté de n'exprimer que ce qui vient d'en haut et d'être toujours docile à la Volonté divine. Ça, c'est l'esprit qui convient. Et dans chaque cas, c'est quelque chose comme ça. Naturellement, cela revient toujours au même sens : qu'il faut se souvenir du Divin, et se mettre à Sa disposition et vouloir ce qu'Il veut.

Mais dans un cas on peut vouloir le calme, dans l'autre cas on peut vouloir la force, dans un autre cas on peut vouloir la santé, dans un autre, n'est-ce pas, quelque chose qui résiste à la pression du dehors.

Quand on est embarrassé, que l'on a un choix à faire, que l'on ne sait pas quelle est la vraie chose à faire — n'est-ce pas, on a à choisir entre deux ou trois ou quatre décisions possibles, et on ne sait pas quelle est la bonne décision —, alors il faut, autant que possible, se mettre en contact avec son être psychique et la Présence divine en soi, présenter le problème à cette conscience psychique et demander la vraie lumière, la vraie décision, celle qui est la plus conforme à la Volonté divine, et essayer d'écouter, de recevoir l'inspiration.

Dans chaque cas, n'est-ce pas, c'est l'attitude qui convient.

29 septembre 1954 - pp. 376-377

Comment avoir l'attitude juste face aux difficultés

Plus les choses sont difficiles, plus il faut être tranquille, et plus il faut avoir une foi inébranlable. C'est de toutes les choses la plus importante.

Généralement, les êtres humains, dès que les choses deviennent difficiles, ils s'agitent, ils s'énervent, ils entrent dans une grande excitation et ils rendent les difficultés dix fois plus difficiles. Alors je vous préviens tout de suite que ce n'est pas à faire, qu'il faut faire le contraire ; et ce que je vais vous lire, c'est justement ce qu'il faut que vous vous répétiez dès que vous sentez qu'il y a au-dedans de vous une anxiété ou une inquiétude ; vous vous souviendrez de ce que je vous dis aujourd'hui et vous en souviendrez toute l'année. Vous pouvez vous le répéter soir et matin avec profit.

31 décembre 1954 - pp. 502-503

BEAUTÉ

Comment reconnaître la vraie beauté

Il faut avoir une conscience universelle pour la voir et la reconnaître. Si vous êtes dans une conscience locale, c'est-à-dire une conscience nationale (la conscience d'un pays), ce qui est beau dans un pays n'est pas beau dans un autre pays. Le sens de la beauté est différent. (…)

Il n'y a que ceux qui ont justement développé un peu le goût artistique et qui ont beaucoup voyagé et qui ont vu beaucoup de choses, ceux-là ont élargi leur conscience et ils ne sont plus si sectaires. Mais il est très difficile de sortir un être des goûts spécialisés de sa race — je ne parle même pas du pays maintenant, je parle de la race. C'est très difficile. C'est là, n'est-ce pas, caché tout au fond dans le subconscient, et puis ça vous revient sans même que vous vous en aperceviez, tout à fait spontanément, tout naturellement. (…) Alors, il faut vous élever au-dessus de cela. Je ne parle même pas des gens qui, en dehors de leur famille ou de leur caste, trouvent que tout le reste est très laid et très mauvais. Je ne parle même pas de ceux-là. Je ne parle même pas de ceux pour qui un pays est beaucoup plus beau qu'un autre. Et pourtant, ce sont des gens qui se sont déjà élevés au-dessus de la notion tout à fait ordinaire. Je ne parle même pas d'une question de race… C'est très difficile, il faut aller tout au fond, tout au fond de soi dans le subconscient — et même plus loin — pour découvrir la racine de ces choses-là. Par conséquent, si vous voulez avoir le sens de la beauté en elle-même — qui est tout à fait indépendante de ces goûts-là, du goût de l'espèce —, il faut que vous ayez une conscience universelle. Autrement comment pouvez-vous faire ? Vous aurez toujours des préférences. Même si ce ne sont pas des préférences actives et conscientes, ce sont des préférences subconscientes, des instincts. Alors, pour connaître la vraie beauté indépendante de toute forme, il faut s'élever au-dessus de toute forme. Et une fois que vous l'avez connue au-delà de toute forme, vous pouvez la reconnaître dans n'importe quelle forme, indifféremment. Et cela devient très intéressant.

21 octobre 1953 - pp. 361-362

BONHEUR

Comment être heureux

On n'est malheureux que quand on n'a pas de générosité — si l'on a une nature généreuse, qui se donne sans compter, on n'est jamais malheureux. Ce sont ceux qui se replient sur eux-mêmes et qui veulent toujours tirer les choses à eux, qui ne voient les choses et le monde qu'à travers eux-mêmes, ce sont ceux-là les malheureux. Mais quand on se donne généreusement, sans compter, on n'est jamais malheureux, jamais. C'est celui qui veut prendre, qui est malheureux ; celui qui se donne ne l'est jamais.

12 mai 1951 - p. 445

✵

Il est si bon d'être simple, simplement de bonne volonté, de faire ce que l'on peut faire de mieux, et de la meilleure manière possible ; de ne rien bâtir de considérable, mais seulement d'aspirer au progrès, à la lumière, à une paix pleine de bonne volonté, et laisser Ce qui sait dans le monde décider pour vous de ce que vous deviendrez, et de ce que vous aurez à faire. On n'a plus de soucis, et on est parfaitement heureux !

21 juillet 1954 - p. 277

BUT DIVIN

Comment connaître et réaliser le dessein divin

Ce qui arrive le plus souvent lorsqu'on fait l'effort intérieur nécessaire pour découvrir son âme, s'unir à elle et lui permettre de gouverner la vie, c'est une sorte d'enchantement merveilleux de cette découverte, qui fait que le premier instinct est de se dire : « Maintenant, j'ai ce qu'il me faut, j'ai trouvé la joie infinie ! » et de ne plus s'occuper d'autre chose.

C'est en fait ce qui est arrivé à presque tous ceux qui ont fait la découverte, et il y en a même qui ont érigé cette expérience en principe de réalisation et qui ont dit : « Quand vous avez fait ça, tout est fait, il n'y a plus rien d'autre à faire ; vous êtes arrivés au but et au bout du chemin. »

Au fond, il faut un grand courage pour aller plus loin, il faut que cette âme que l'on découvre, soit une âme de guerrier intrépide, qui ne se satisfasse point de sa propre joie intérieure en se consolant du malheur des autres par cette idée que tôt ou tard tout le monde y arrivera, et que l'effort que l'on a fait, il est bon que les autres le fassent, ou, au mieux, que de cet état de sagesse intérieure, on peut, avec une « grande bienveillance » et une « profonde compassion », aider les autres à y parvenir, et que lorsque tout le monde en sera là, eh bien, ce sera la fin du monde et c'est tant mieux pour ceux qui n'aiment pas souffrir !

Mais... il y a un « mais ». Est-on bien sûr que tel a été le but et l'intention du Suprême lorsqu'il s'est manifesté ?

Toute la création, toute cette manifestation universelle apparaît comme, au mieux, une très mauvaise plaisanterie si c'est pour en arriver là. Pourquoi commencer si c'est pour en sortir ! À quoi sert d'avoir tant lutté, tant souffert, d'avoir créé quelque chose qui, au moins dans son apparence extérieure, est si tragique et dramatique, si c'est simplement pour vous apprendre à en sortir — il aurait mieux valu ne pas commencer.

Mais si l'on va tout au fond des choses, si, dépouillé non seulement de tout égoïsme mais aussi de l'ego, on se donne totalement, sans réserve, de cette façon si complète et si désintéressée qui vous rend capable de connaître le dessein du Seigneur, alors on sait que ce *n'est pas* une mauvaise plaisanterie, que ce *n'est pas* un chemin tortueux pour en revenir, un peu meurtri, au point de départ. C'est tout au contraire pour apprendre à la création totale la joie d'être, la beauté d'être, la grandeur d'être, la majesté d'une vie sublime, et le développement perpétuel, perpétuellement progressif, de cette joie, de cette beauté, de cette grandeur. Alors, tout a un sens, alors on n'a plus de regret d'avoir lutté, d'avoir souffert, on n'a plus que cet enthousiasme de réaliser le but divin, et on se précipite dans la réalisation avec la *certitude* du but et de la victoire.

Mais pour savoir cela, il faut cesser d'être égoïste, d'être un être séparé qui se replie sur lui-même et qui se coupe de l'Origine suprême. C'est cela qu'il faut faire : se dépouiller de son ego. Alors on peut connaître le but véritable — et c'est le seul moyen !

Se dépouiller de son ego, le laisser tomber là comme un vêtement inutile.

Le résultat vaut les efforts qu'il faut faire. Et puis, on n'est pas tout seul sur le chemin. On est aidé, si on a confiance.

Si on a eu seulement une seconde de contact avec la Grâce — cette Grâce merveilleuse qui vous emporte, qui vous fait courir, qui vous fait même oublier que vous avez à courir —, si on a eu seulement une seconde le contact avec ça, alors on peut faire effort pour ne pas oublier. Et avec la candeur d'un enfant, la simplicité de l'enfant pour lequel il n'y a pas de complications, se donner à cette Grâce, et La laisser faire.

Ce qu'il faut, c'est ne pas écouter ce qui résiste, ne pas croire à ce qui contredit — avoir confiance, une vraie confiance, une confiance qui fait qu'on s'abandonne sans calcul, sans marchandage. Confiance ! Enfin confiance, dire : « Fais, fais ça pour moi, je Te laisse faire. »

Ça, c'est le meilleur moyen.

12 novembre 1958 - pp. 476-478

CALME

Comment faire venir le calme
Simplement, comme quand tu veux appeler quelqu'un, tu l'appelles, non ? C'est la même chose. Tu restes aussi calme que tu peux et tu désires le calme, tu aspires au calme, tu appelles le calme, comme ça, en restant aussi calme que tu peux à ce moment-ci. Demander à être encore plus calme. Vouloir le calme. Mais tout cela avec calme ; parce que si tu le veux avec agitation, le calme ne viendra pas.

20 octobre 1954 - p. 417

CATASTROPHE

Comment faire face à la menace d'une catastrophe collective
Pour nous, il nous reste une possibilité (je vous en ai déjà parlé plusieurs fois) : même si, en dehors, les choses se gâtent tout à fait et que la catastrophe ne puisse pas être évitée, il nous reste à nous (je veux dire, ceux pour qui la vie supramentale n'est pas un vain rêve, ceux qui ont la foi en sa réalité et l'aspiration de la réaliser ; je ne veux pas dire nécessairement ceux qui sont réunis ici à Pondichéry, dans l'Ashram, mais ceux qui ont entre eux le lien de la connaissance que Sri Aurobindo a donnée et de la volonté de vivre selon cette connaissance), il leur reste la possibilité d'intensifier leur aspiration, leur volonté, leur effort, de rassembler leurs énergies et de raccourcir le temps de la réalisation. Il leur reste la possibilité de faire ce miracle individuel (et collectif dans une petite mesure) de conquérir l'espace, la durée, le temps nécessaires pour cette réalisation ; de remplacer le temps par l'intensité de l'effort,

et d'aller assez vite et assez loin dans la réalisation, pour se libérer des conséquences de la situation terrestre actuelle ; de faire une concentration de force, de puissance, de lumière, de vérité, telle que par cette réalisation même on soit au-dessus et à l'abri de ces conséquences, qu'on jouisse de la protection octroyée par la Lumière et la Vérité, par la Pureté — la Pureté divine par la transformation intérieure — et que l'orage puisse passer sur le monde sans qu'il arrive à détruire ce grand Espoir de l'avenir proche ; que l'ouragan n'emporte pas ce commencement de réalisation.

Au lieu de s'endormir dans une quiétude facile et de laisser les choses s'accomplir selon leur rythme propre, si l'on tend sa volonté, son ardeur, son aspiration et que l'on surgisse dans la lumière, alors on peut avoir la tête plus haute ; on peut avoir, dans une région supérieure de conscience, de la place pour vivre, pour respirer, pour croître et se développer au-dessus du cyclone qui passe.

C'est possible. Dans une toute petite mesure, cela a été déjà fait au moment de la dernière guerre, quand Sri Aurobindo était là. Cela peut se refaire. Mais il faut le vouloir et que chacun fasse son propre travail aussi sincèrement et aussi complètement qu'il le peut.

7 août 1957 - pp. 188-189

CENSEURS INTÉRIEURS

Comment reconnaître et faire face à nos "censeurs" intérieurs

Chacun promène avec soi, dans son atmosphère, ce que Sri Aurobindo a appelé les "Censeurs" ; ce sont en quelque sorte des délégués permanents des forces adverses. Leur rôle est de critiquer impitoyablement chaque acte, chaque pensée, le moindre mouvement de la conscience, et de vous mettre devant les ressorts les plus cachés de votre conduite, de mettre en évidence la moindre vibration inférieure qui accompagne vos pensées ou vos actes apparemment les plus purs, les plus hauts. (...)

Ils vous obligent à une sincérité absolue, ils dépistent la plus subtile hypocrisie et vous mettent à chaque instant en face de vos vibrations les plus secrètes. Et ils sont intelligents ! d'une intelligence qui dépasse infiniment la nôtre : ils connaissent tout, ils savent retourner contre vous la moindre pensée, le moindre argument, la moindre action, avec une subtilité vraiment merveilleuse. Rien ne leur échappe. Mais ce qui donne une coloration adverse à ces êtres, c'est qu'ils sont d'abord et avant tout des défaitistes. Ils vous présentent toujours le tableau sous son jour le plus noir, au besoin ils défigurent vos propres intentions. Ce sont vraiment des instruments de sincérité. Mais ils oublient toujours une chose, volontairement, quelque chose qu'ils rejettent loin derrière comme si cela n'existait pas : c'est la Grâce divine. Ils oublient la prière, cette prière spontanée qui jaillit tout d'un coup du fond de l'être, comme un appel intense, et qui fait descendre la Grâce, et qui change le cours des choses.

Et chaque fois que vous avez accompli un progrès, que vous êtes passé à un niveau supérieur, ils vous remettent en présence de tous les actes de votre vie passée, et en quelques mois, quelques jours ou quelques minutes, ils vous font repasser tous vos examens, à un niveau supérieur. Et il ne suffit pas d'écarter la pensée, de dire : « Oh ! je sais », et de jeter un petit manteau pour ne pas voir. Il faut faire face et vaincre, garder sa conscience pleine de lumière, sans le moindre tremblement, sans rien dire, sans la moindre vibration dans les cellules du corps, et alors l'attaque se dissout.

19 février 1958 - pp. 311-313

CHANGEMENT

Comment agir face à la résistance au changement

Chaque fois que l'on veut réaliser quelque chose, la première difficulté que l'on rencontre, c'est l'opposition de tout ce qui n'était pas actif auparavant et qui s'éveille à la résistance. Tout ce qui ne veut pas admettre ce changement, naturellement se réveille et se révolte. Mais cela n'a aucune importance. C'est la même chose [pour l'individualité collective] que dans l'être individuel : quand vous voulez faire un progrès, la difficulté que vous voulez vaincre, immédiatement décuple d'importance et d'intensité dans votre conscience. Il n'y a qu'à persévérer, c'est tout. Ça passera.

21 août 1957 - p. 194

CHEMIN SPIRITUEL

Comment se former dans la vie pour se préparer au chemin spirituel

Il y a deux lignes qui sont très différentes ; elles peuvent converger parce qu'on peut tout faire converger (…). L'une, c'est un choix perpétuel, non pas seulement de ce que l'on lit, mais de ce que l'on fait, de ce que l'on pense, de toutes ses activités, de ne faire strictement que ce qui peut vous aider sur le chemin spirituel ; cela n'a pas besoin nécessairement d'être très étroit et limité, mais cela doit être sur un plan un peu plus élevé que la vie ordinaire, et avec une concentration de volonté et d'aspiration qui ne permet pas d'errer sur le chemin, d'aller de droite et de gauche inutilement. Ça c'est austère ; c'est difficile à adopter quand on est très jeune, parce qu'on a l'impression que l'instrument que l'on est n'est pas assez formé ni assez riche pour se permettre de rester tel qu'il est, sans s'accroître et progresser. Alors, d'une façon générale, excepté pour un très petit nombre, ça vient plus tard, après un certain développement et une certaine expérience de la vie.

L'autre chemin, c'est celui du développement aussi complet, aussi intégral que possible, de toutes les facultés humaines, de tout ce que l'on porte en soi, de toutes ses possibilités, en éventail, aussi largement que possible dans toutes les directions, pour remplir sa conscience de toutes les possibilités humaines, pour connaître le monde et la vie et les hommes et leur œuvre telle qu'elle est maintenant, pour faire une base vaste et riche à l'ascension future.

Généralement, c'est ce que l'on attend des enfants ; excepté (...) des cas tout à fait rares, exceptionnels, d'enfants qui portent en eux un être psychique qui a déjà fait toutes les expériences avant de s'incarner cette fois-ci, et qui n'a plus besoin d'expériences, qui veut seulement réaliser le Divin et Le vivre. Mais ça, n'est-ce pas, ce sont des cas... d'un sur des millions. Autrement, jusqu'à un certain âge, tant qu'on est très jeune, il est bon de se développer, de se déployer autant qu'on peut dans tous les sens, de tirer de soi tout ce que l'on contient de potentialités, pour en faire des choses exprimées, conscientes, actives, de façon à avoir une assise assez solide pour l'ascension. Autrement, c'est un peu pauvre.

C'est pour cela qu'il faut apprendre, aimer apprendre, toujours apprendre, mais pas perdre son temps à ... n'est-ce pas, à se remplir de choses inutiles, ou à faire des choses inutiles. Il faut que tout soit fait avec ce but-là, d'enrichir ses possibilités, de développer celles que l'on a, d'en acquérir de nouvelles, et de devenir un être humain aussi complet, aussi parfait que l'on peut. C'est-à-dire que même sur cette ligne-là, il faut prendre la chose sérieusement, pas simplement passer son temps parce qu'on est ici, et le gaspiller autant qu'on peut parce qu'il faut le passer d'une façon quelconque.

21 septembre 1955 - pp. 343-344

Comment savoir que l'on est vraiment sur le chemin

Le premier symptôme (ce n'est pas le même pour tout le monde, mais par ordre chronologique), je crois, c'est que tout le reste vous paraît absolument sans importance. Toute votre vie, toutes vos activités, tous vos mouvements continuent, si les circonstances sont telles, mais ils vous semblent tout à fait sans importance, ce n'est plus cela la raison de vivre. Je crois que c'est le premier symptôme.

Il peut y avoir autre chose ; par exemple, le sentiment que tout est différent, de vivre différemment, d'une lumière dans l'esprit que l'on n'avait pas auparavant, d'une paix dans le cœur que l'on n'avait pas auparavant. Cela fait un changement ; mais le changement positif, d'habitude, vient après, c'est rare qu'il vienne d'abord, sauf dans un éclair au moment de la conversion, quand on a décidé d'adopter la vie spirituelle. Quelquefois, cela commence comme une grande illumination, une grande joie entre en vous ; mais généralement, après, cela passe à l'arrière-plan, car il y a trop d'imperfections qui persistent en vous... Ce n'est pas un dégoût, ce n'est pas un mépris, mais tout vous paraît si peu intéressant que cela ne vaut vraiment pas la peine que l'on s'en occupe. Par exemple, quand vous vous trouvez dans certaines conditions matérielles, désagréables ou agréables (les deux extrêmes se touchent), vous vous dites : « C'était pour moi si important tout cela ? Mais cela n'a aucune importance ! » Vous avez l'impression que vraiment vous vous êtes tourné de l'autre côté.

12 février 1951 - pp. 114-115

Comment faire le premier pas sur le sentier

Ta conscience physique, ou ta conscience de physique subtil, ta conscience vitale, ou la conscience de ton vital inférieur ou supérieur, ta conscience psychique, ta conscience mentale, chacune est tout à fait différente ! Alors quand tu dors, tu as une conscience ; et quand tu es réveillée, tu en as une autre. Dans ton état de veille tu regardes les choses projetées en dehors de toi, dans ton état de sommeil tu les regardes intériorisées. Alors c'est comme si, dans un cas, tu étais toute poussée hors de toi, en avant, et dans l'autre cas, c'est comme si tu te regardais dans un miroir intérieur.

Bien, c'est une chose qu'il faut apprendre à distinguer, ses états de conscience, parce qu'autrement on vit dans une confusion perpétuelle.

Au fond, c'est le premier pas sur le sentier, c'est le commencement du fil, si on ne tient pas le bout du fil, on se perd en route.

27 avril 1955 - p. 145

Comment avancer sur le chemin spirituel

Quand vous êtes parti, il faut aller jusqu'au bout. Quelquefois, n'est-ce pas, les gens qui viennent à moi dans un enthousiasme, je leur dis : « Réfléchissez, ce n'est pas un chemin facile, il faudra du temps, il faudra de la patience, il faudra beaucoup d'endurance, beaucoup de persévérance et du courage, et une inlassable bonne volonté. Regardez si vous êtes capable d'avoir ça, et alors partez. Mais une fois que vous êtes parti, c'est fini, on ne recule plus ; il faut aller jusqu'au bout. » (…) Il faut aller jusqu'au bout, coûte que coûte ; même si c'est très difficile, il faut aller jusqu'au bout. (…) Si vous avez un petit recul, ou un petit arrêt, vous pouvez repartir. Mais c'est dix fois plus difficile qu'avant. (…) Parce que vous avez accumulé en vous les obstacles par votre lâcheté et votre faiblesse. Toutes ces difficultés qu'il faut vaincre, ce sont comme des examens spirituels que vous devez passer. Et si vous manquez votre examen, eh bien, le suivant sera beaucoup plus difficile. (…)

Et notez que dans les conditions actuelles vous n'êtes pas prévenu, ce qui fait que l'examen est beaucoup plus difficile à passer. (…)

Il y a des gens qui sentent instinctivement qu'ils sont en présence d'une décision à prendre, d'un effort spécial à faire, et qui font cet effort au-dedans d'eux-mêmes et franchissent ce pas. Ceux-là, ils ont une force beaucoup plus grande pour franchir le pas suivant. Quand on a remporté une petite victoire sur son être inférieur, la fois suivante on a une force beaucoup plus grande pour faire le pas suivant. Au contraire, si on est aveugle, ignorant ou stupide, ou de mauvaise volonté, et qu'au lieu de dire oui à l'épreuve qui se présente, on se révolte ou on la refuse, alors, n'est-ce pas, cela se traduit par « on n'a pas passé son examen, on a échoué à son examen ». Mais la fois suivante on est obligé, non pas seulement de faire un effort pour remporter cela, mais de faire encore un bien plus grand effort pour réparer le mal que l'on s'est fait à soi-même. Alors c'est beaucoup plus difficile.

Mais ça, ce sont des choses qui se passent pour tout le monde sur le chemin, tout le temps, peut-être même quotidiennement. Il y a des petites choses, il y a des choses un peu plus grosses. Les petites, on peut, n'est-ce pas, par chance tourner du bon côté. Les grosses, il faut d'abord avoir une sorte d'instinct. Il faut faire attention, et puis faire la vraie chose de la vraie manière. Mais il y a encore d'autres choses. Quand on est à un moment critique de son développement, et qu'alors il faut absolument franchir le pas pour pouvoir avancer, à ce moment-là, il y a toujours deux possibilités : celle de franchir le pas, et alors, immédiatement, on fait un progrès formidable ; ou bien de se laisser aller, et alors ça, c'est plus qu'un arrêt, c'est même plus qu'un recul, cela peut être une chute très grave dans un précipice. Il y a des précipices dont on ne se relève pas ; et alors, dans ce cas, c'est une vie perdue.

Mais si on a en soi, en plus de la partie qui a fléchi et qui est tombée, si on a quelque part une flamme très ardente, qu'on est prêt à tout, toutes les souffrances possibles, tous les efforts possibles, tous les sacrifices possibles pour réparer ce que l'on a fait, pour regrimper du fond du précipice, pour retrouver la route, on peut le faire. Cette flamme-là, elle a la capacité d'appeler la Grâce. Et avec la Grâce, il n'y a rien d'impossible. Mais il faut que ce soit vraiment une flamme, quelque chose de formidable, parce que quand on est au fond du trou, ce n'est pas facile d'en sortir. Entre le premier qui, simplement, est un petit arrêt sur la route et qui fait que ça sera un petit peu plus difficile la fois suivante, et le dernier dont je parle, il y a beaucoup d'échelons ; et alors on ne peut pas dire que « si on quitte la route, c'est pour la vie ». Ça, c'est l'extrême.

Mais si on quitte la route, c'est même très difficile de la retrouver. Ce qui est étrange, c'est qu'en la quittant on la perd. (...)

Mais quand on est sur la route, je l'ai dit — je viens de le dire —, quand on est sur la route, ne la quittez jamais. Hésitez, vous pouvez hésiter tant que vous voulez avant de la prendre ; mais de la minute où vous avez mis le pas dessus, c'est fini, ne la quittez pas. Parce que cela a des conséquences qui peuvent même s'étendre sur plusieurs vies. C'est d'une grande gravité. C'est pour cela, d'ailleurs, que je ne pousse jamais personne à prendre le chemin.

[Une fois qu'on s'est décidé] il faut avancer coûte que coûte et essayer de ne pas s'arrêter trop souvent en route ; parce que c'est plus facile de continuer même si c'est dur, que de recommencer quand on s'est arrêté. Il faut un effort beaucoup plus grand pour se relever que pour continuer le chemin. (...)

Ne réagissez jamais avec votre être inférieur. Chaque fois qu'il vous est dit de faire quelque chose ou de ne pas faire quelque chose — on ne vous le dit pas très souvent, mais chaque fois qu'on vous le dit —, avant de réagir, réfléchissez, tâchez de trouver en vous-même quelle est la partie qui réagit. Ne réagissez pas comme cela avec ce qu'il y a de plus ordinaire en vous. Rentrez en vous-même, tâchez de trouver le meilleur de vous-même, et c'est avec cela qu'il faut réagir. C'est très important. C'est très important.

Il y a des gens qui piétinent pendant des années parce qu'ils n'ont pas fait ça. Il y en a d'autres, il semble qu'ils volent, tellement ils vont vite, parce qu'ils font attention à cela. Et ceux qui ne le font pas, ils jettent toujours le blâme sur le Divin. Ils accusent la Grâce. (...) Et alors, naturellement, ils aggravent leur cas, parce qu'ils repoussent même l'aide qu'ils auraient pu avoir dans leur difficulté. (...)

En tout cas, si vous pouvez garder en vous, justement, une confiance, une confiance candide qui ne discute pas, et le sens de... oui, c'est vraiment une sorte de confiance que ce qui est fait pour vous, malgré toutes les apparences, c'est toujours la meilleure chose pour vous conduire le plus vite possible hors de toutes vos difficultés et vers le but... si vous pouvez garder ça solide en vous, eh bien, vous faciliterez votre chemin d'une façon formidable. (...)

Si vous pouvez vous dire : "Bien, peut-être que la Grâce divine mérite qu'on lui fasse confiance", simplement ça, pas autre chose, vous vous éviterez beaucoup de difficultés, beaucoup. En fait cela évite beaucoup de difficultés même dans la vie ordinaire. (...) Vous verrez des choses qui vous paraissaient formidablement difficiles et qui se dissolvent tout d'un coup comme des nuages.

22 décembre 1954 - pp. 490-493

*

Vous avez un guide sur un morceau de chemin, mais quand vous avez passé ce morceau de chemin, laissez le chemin, et le guide, et allez plus loin !

2 octobre 1957 - p. 222

Comment parcourir le chemin spirituel en toute sécurité

Si l'on veut être en sécurité sur le chemin, il me semble que la recherche de la paix, de la tranquillité parfaite, de l'égalité parfaite, de l'élargissement de la conscience, de la compréhension plus vaste et de la libération de tout désir, de toute préférence, de tout attachement est certainement une condition préliminaire indispensable.

C'est la garantie de l'équilibre, intérieur et extérieur.

Et sur cet équilibre, sur cette fondation qui doit être *très solide*, alors on peut bâtir tout ce que l'on veut. Mais il faut que la fondation soit là, inébranlable, d'abord.

17 octobre 1956 - pp. 365-366

CHOIX

Comment agir en faisant de vrais choix et non selon nos préférences

Il faut être dans un état de choix perpétuel ; à chaque minute de votre vie il faut faire un choix entre ce qui vous tire en bas et ce qui vous tire en haut, entre ce qui vous fait progresser et ce qui vous fait aller en arrière ; mais moi, je n'appelle pas cela avoir des préférences, j'appelle cela faire un choix — faire un choix, choisir. À chaque minute il faut choisir, et c'est indispensable, et encore infiniment plus que de choisir une fois pour toutes entre la propreté et la saleté, morale ou physique. Le choix : à chaque seconde le choix est devant vous, et vous pouvez faire un pas vers le bas ou faire un pas vers le haut, faire un pas en arrière ou faire un pas en avant ; et cet état de choix doit être constant, perpétuel, vous ne devez jamais vous endormir. (…)

Les préférences, c'est justement de ne pas choisir. Il y a une chose pour laquelle vous avez de la sympathie ou de l'antipathie, de la répulsion ou de l'attrait, et aveuglément, sans raison, vous vous attachez à cette chose ; ou bien quand vous avez un problème à résoudre, la solution de ce problème ou de cette difficulté, vous préférez qu'elle soit de cette façon ou de cette autre. Mais cela, ce n'est pas du tout choisir — n'est-ce pas, la chose la plus vraie, il n'en est pas question, il est question d'avoir une préférence. Pour moi, le mot a un sens très clair : une préférence, c'est une chose aveugle, c'est une impulsion, un attachement, un mouvement qui est inconscient, et qui est généralement terriblement obstiné.

Vous êtes mis en présence de certaines circonstances ; il peut arriver une chose ou une autre et vous-même, vous avez une aspiration, vous demandez à être guidé, mais au-dedans de vous il y a quelque chose qui préfère que la réponse soit comme cela, que l'indication soit comme cela, ou que l'événement se produise d'une façon plutôt que d'une autre ; mais cela, ce n'est pas une question de choix, c'est une préférence. Et cette préférence fait que, quand la réponse à votre aspiration ou à votre prière n'est pas en accord avec votre désir, vous vous sentez malheureux, vous avez de la difficulté à l'accepter, il faut que vous vous battiez pour l'accepter. Tandis que si vous êtes sans préférences, quelle que soit la réponse à votre aspiration, au moment où elle vient, joyeusement, spontanément vous adhérez, dans un élan sincère. Autrement, vous êtes obligé de faire un effort pour accepter ce qui arrive, la décision qui vient en réponse à votre aspiration ; vous voulez, vous désirez, vous préférez que les choses soient comme ceci et non comme cela. Mais cela, ce n'est pas un choix. Le choix, c'est à chaque minute ; à chaque minute vous êtes mis en présence d'un choix : le choix de monter ou le choix de descendre, le choix de progresser ou de reculer. Mais ce choix n'implique pas que vous préfériez que les choses soient comme ceci ou comme cela : c'est un fait de chaque minute, une attitude que vous prenez.

Le choix est une décision et une action. La préférence, c'est un désir. Le choix est fait et doit être fait, et si c'est vraiment un choix, il est fait sans se soucier des conséquences, sans attendre aucun résultat. Vous avez choisi ; vous avez choisi selon votre vérité intérieure, selon votre conscience la plus haute ; quoi qu'il arrive, cela ne vous regarde pas, vous avez fait votre choix, le vrai choix, et ce qu'il en arrivera, cela ne vous concerne pas. Tandis qu'au contraire, si vous avez des préférences, c'est la préférence qui vous fera choisir d'une manière ou d'une autre, c'est la préférence qui déformera votre choix : ce sera le calcul, ce sera le marchandage, vous agirez avec l'idée que telle chose doit arriver, parce que c'est cela que vous préférez et non parce que c'est cela la vérité, la chose vraie à faire. La préférence s'attache au résultat, agit en vue d'un résultat, veut que les choses soient de telle manière et agit pour qu'elles soient de telle manière ; et alors cela ouvre la porte à n'importe quoi. Le choix est indépendant du résultat. Et certainement, à chaque minute on peut choisir, on est mis devant la nécessité de choisir à chaque seconde. Et on ne choisit vraiment bien, en toute sincérité, que quand c'est la vérité du choix qui vous intéresse, et non le résultat de votre choix. Si vous choisissez en vue d'un résultat, cela fausse votre choix.

26 décembre 1956 - pp. 452-454

COLLECTIVITÉ IDÉALE

Comment développer une collectivité mue par le pouvoir de l'unité

Il y a la collectivité d'un ensemble d'individus qui se sont groupés autour d'un idéal, ou d'un enseignement ou d'une action qu'ils veulent accomplir, et qui ont un lien organisateur entre eux, le lien du même but, de la même volonté et de la même foi. Ceux-là peuvent s'assembler d'une façon méthodique pour pratiquer en commun la prière ou la méditation, et si leur but est élevé, leur organisation bien faite, leur idéal puissant, ces groupes peuvent avoir, par leurs prières ou par leurs méditations, un effet considérable sur les événements du monde, ou sur leur propre développement intérieur et sur leur progrès collectif. Ces groupes-là sont nécessairement très supérieurs aux autres, mais ils n'ont pas cette aveugle puissance qu'ont les foules, l'action collective des foules. Ils remplacent cette véhémence, cette intensité, par la puissance d'une organisation voulue et consciente. (...)

Il y a une organisation idéale qui, si elle était menée à bien totalement, pourrait créer une sorte d'unité très puissante, composée d'éléments ayant tous le même but et la même volonté et suffisamment développés intérieurement pour pouvoir donner un corps très cohérent à une unité intérieure de but, de mobile, d'aspiration et d'action. (...)

Si l'unité collective pouvait arriver à la même cohésion que celle de l'unité individuelle, elle multiplierait la puissance et l'action de l'individu.

D'habitude, si l'on met ensemble plusieurs individus, la valeur collective du groupe est très inférieure à la valeur individuelle de chacun pris en particulier, mais avec une organisation suffisamment consciente et coordonnée, on pourrait au contraire multiplier la puissance de l'action individuelle.

6 août 1958 - pp. 411-413

COLLECTIVITÉ SUPRAMENTALE

Comment réaliser une collectivité supramentale

C'est l'un des types les plus courants de collectivité humaine : se grouper, se lier, s'unir autour d'un idéal commun, d'une action commune, d'une réalisation commune, mais d'une façon tout à fait artificielle. À l'encontre de cela, Sri Aurobindo nous a dit qu'une communauté vraie —

ce qu'il appelle une communauté gnostique ou supramentale — ne peut exister que sur la réalisation intérieure de chacun de ses membres, chacun réalisant son unité et son identité réelles, concrètes, avec tous les autres membres de la communauté, c'est-à-dire que chacun ne doit pas se sentir comme un membre uni d'une façon quelconque à tous les autres, mais comme tous en un, en lui-même. Pour chacun, les autres doivent être lui-même autant que son propre corps, et non pas d'une façon mentale et artificielle, mais par un fait de conscience, par une réalisation intérieure.

Cela veut dire qu'avant d'espérer réaliser cette collectivité gnostique, il faudrait que chacun devienne d'abord (ou tout au moins commence à devenir) un être gnostique. C'est évident, le travail individuel doit marcher en avant et le travail collectif suivre ; mais il se trouve que spontanément, sans aucune intervention arbitraire de la volonté, la marche individuelle est pour ainsi dire contrôlée ou enrayée par l'état collectif. Il y a, entre la collectivité et l'individu, une interdépendance dont on ne peut pas se libérer totalement, même si l'on essaye. Et même celui qui, dans son yoga, essayerait de se libérer totalement de l'état de conscience terrestre et humain serait, dans son subconscient tout au moins, lié à l'état de l'ensemble, qui freine, qui tire en arrière. On peut essayer d'aller beaucoup plus vite, on peut essayer de laisser tomber tout le poids des attaches et des responsabilités, mais malgré tout, la réalisation, même de celui qui est tout en haut et le tout premier dans la marche de l'évolution, est dépendante de la réalisation du tout, dépendante de l'état dans lequel se trouve la collectivité terrestre. Et cela, ça tire en arrière, au point qu'il faut parfois attendre des siècles pour que la Terre soit prête, afin de pouvoir réaliser ce qui est à réaliser.

Et c'est pourquoi Sri Aurobindo a dit aussi (…) qu'un double mouvement était nécessaire, et qu'à l'effort de progrès et de réalisation individuels doit s'unir un effort pour essayer de soulever l'ensemble et lui faire faire un progrès indispensable pour permettre le progrès plus grand de l'individu : un progrès de la masse, pourrait-on dire, qui permettrait à l'individu de faire un pas de plus en avant.

Et maintenant, je vous dirai que c'est pour cela que j'avais pensé qu'il était utile d'avoir quelques méditations en commun, pour travailler à la création d'une atmosphère commune un peu plus organisée (…)

Ainsi, le meilleur emploi que l'on puisse faire de ces méditations (…) c'est d'aller trouver au fond de soi, aussi loin que l'on peut aller, l'endroit où l'on peut sentir, percevoir, et peut-être même créer, une atmosphère d'unité dans laquelle une force d'ordre et d'organisation pourra mettre chaque élément à sa place et faire surgir un monde nouveau, coordonné, hors du chaos qui existe en ce moment.

3 juillet 1957 - pp. 158-159

COMMUNICATION

Comment communiquer par la vibration

Les mots ne sont bons et ne sont utiles que si, par une grâce spéciale, ils vous mettent en contact avec la Chose, mais en eux-mêmes ils n'ont aucune valeur.

En fait, la condition idéale (qui est déjà partiellement réalisée par certains individus) est de transmettre l'idée essentielle, et même quelque chose qui est supérieur à l'idée : l'état — l'état de conscience, l'état de connaissance, l'état de perception —, directement, par la vibration. Quand vous pensez, la substance mentale vibre d'une certaine façon suivant la forme que votre conscience donne à votre pensée, et c'est cette vibration qui doit être perçue par l'autre cerveau, s'il est bien accordé.

Au fond, les mots ne servent qu'à attirer l'attention de l'autre conscience, ou de l'autre centre de conscience, pour qu'il soit attentif à la vibration et qu'il la reçoive, mais s'il n'est pas attentif et s'il n'a pas cette capacité de réception dans un silence relatif, vous pouvez déverser des kilomètres de mots sans du tout vous faire comprendre. Et il y a un moment où, le cerveau étant très actif dans son émanation de certaines vibrations, il ne peut recevoir que les vibrations qui sont claires et précises, autrement c'est une sorte de mélange vague de quelque chose de confus, d'imprécis et qui donne l'impression d'une masse nuageuse, cotonneuse, et qui n'évoque pas une idée. Alors on parle, on entend bien le son, mais cela n'apporte rien — ce n'est pas une question de bruit, c'est une question de précision dans les vibrations.

Si vous pouvez émaner votre pensée d'une façon tout à fait précise, si c'est une chose vivante et *consciente* qui émane de votre conscience pour aller trouver l'autre conscience, si, pour ainsi dire, vous savez ce que vous voulez dire, alors ça arrive avec cette précision, ça éveille la vibration correspondante, et avec la vibration correspondante vient ou la pensée ou l'idée ou l'état de conscience correspondant, et on se comprend ; mais si ce qui est émané est cotonneux, imprécis, que vous ne sachiez pas très bien ce que vous voulez dire, que vous essayiez vous-même de comprendre ce que vous voulez dire, et que d'autre part l'attention de l'autre ne soit pas suffisamment éveillée ou qu'il soit occupé et actif ailleurs, eh bien, vous pouvez vous parler pendant des heures, vous ne vous comprendrez pas du tout !

Et en fait, c'est ce qui se produit le plus souvent. Quand vous êtes capable de voir dans la conscience des autres le résultat de ce que vous avez essayé de communiquer, cela vous fait toujours l'effet... vous savez, les miroirs déformants ? Vous n'avez jamais vu des miroirs déformants ? Ceux qui vous allongent, ceux qui vous élargissent, ceux qui grossissent un morceau et en réduisent un autre, enfin vous avez en face de vous une caricature grotesque de vous-même — eh bien, c'est exactement ce qui se produit, vous avez dans la conscience de l'autre une caricature tout à fait grotesque de ce que vous avez dit. Et on s'imagine que l'on s'est compris parce que l'on a entendu le bruit des mots, mais on n'a pas communiqué.

Alors, si vous voulez avoir le moindre effet sur la substance mentale, la première chose est d'apprendre à penser clairement, et non pas une pensée verbale qui dépende du mot, mais une pensée qui peut se passer de mots, qui se comprend elle-même en dehors des mots, qui correspond à un *fait*, à un fait d'état de conscience ou à un fait de connaissance. Essayez un peu de penser sans mots, vous verrez où vous en êtes.

Vous n'avez jamais essayé cela ? Eh bien, essayez.

Vous avez une compréhension tout à fait claire et précise de ce que vous voulez communiquer aux autres — ça vibre d'une façon spéciale, ça a le pouvoir de mettre en forme la substance mentale ; et alors, *après*, par une concession aux habitudes humaines, on organise un certain nombre de mots autour de ça pour essayer (là, beaucoup plus bas) de donner une forme verbale à la vibration de conscience. Mais la forme verbale est tout à fait secondaire. C'est comme une sorte de revêtement, un peu grossier, du pouvoir de penser.

5 mars 1958 - pp. 320-322

Comment se comprendre l'un l'autre

Les définitions et les distinctions intellectuelles sont trop superficielles et rigides pour saisir la totale vérité des choses. Et pourtant, à moins que l'on n'ait une grande habitude de se parler l'un à l'autre, il devient presque indispensable de définir le sens des mots employés, si l'on veut se faire comprendre. La condition idéale pour une conversation est que les esprits soient si bien accordés que les mots servent seulement de support à une compréhension mutuelle spontanée, ce qui évite d'avoir à expliquer à chaque pas le sens de ce que l'on dit. C'est l'avantage de parler toujours aux mêmes personnes ; un accord harmonieux s'établit entre les esprits, leur permettant de saisir immédiatement la signification des paroles prononcées.

Il y a un monde des idées sans forme ; c'est là que vous devez entrer si vous voulez saisir ce qui se trouve derrière les mots. Tant qu'il vous faut fonder votre compréhension sur des formes verbales, vous avez grande chance de vous tromper souvent sur le sens véritable ; mais si, dans le silence mental, vous pouvez vous élever jusqu'au monde d'où les idées descendent pour prendre forme, de suite vous atteindrez à la compréhension. Pour être sûr de se comprendre l'un l'autre, il faut pouvoir se comprendre dans le silence. Il arrive que deux esprits soient si parfaitement accordés et harmonisés qu'ils peuvent réciproquement percevoir leurs pensées sans qu'aucune parole soit nécessaire. Mais si cet accord n'est pas établi, le sens de vos paroles sera toujours déformé, parce que, à ce que vous dites, votre interlocuteur substituera sa propre manière de comprendre. Par exemple, je donne à un mot un certain sens ou une certaine nuance de sens ; vous êtes habitué à mettre en lui un autre sens ou une autre nuance ; il est évident que quand je m'en servirai, vous ne comprendrez pas le sens exact que je lui donne, mais ce que le mot signifie pour vous. Ceci est vrai, non seulement de ce que l'on entend, mais aussi de ce que l'on lit. Pour comprendre un livre contenant un enseignement profond, il faut pouvoir le lire dans un complet silence mental ; il faut attendre et laisser l'expression s'enfoncer profondément au-dedans de soi, jusqu'à la région où les mots sont absents ; de là, elle reviendra lentement jusqu'à la conscience externe et à sa compréhension de surface. Si vous laissez les mots sauter dans votre mental extérieur et que vous essayiez de les ajuster l'un à l'autre, leur vrai sens et leur pouvoir vous échapperont totalement. Il ne peut y avoir aucune compréhension parfaite, excepté dans l'union avec le mental inexprimé qui se trouve derrière le centre de l'expression.

Nous avons déjà parlé des esprits individuels comme d'autant de mondes distincts, séparés l'un de l'autre ; chacun est enfermé en lui-même et n'a presque pas de points de contact directs avec les autres. Mais c'est la région du mental inférieur, où l'on est emprisonné dans ses propres formations ; on ne peut pas plus sortir d'elles qu'on ne peut sortir de soi-même ; on ne peut comprendre que soi et sa propre réflexion dans les choses. Mais dans la région plus haute, sur les pures altitudes du mental inexprimé, on est libre ; quand on y entre, on sort de soi-même et on pénètre dans le plan du mental universel où chaque monde mental individuel est plongé comme dans une mer immense. Là, vous pouvez comprendre complètement ce qui se passe en un autre et lire dans son mental comme si c'était le vôtre, parce que là, aucune séparation ne divise un mental d'un autre. C'est seulement lorsque vous vous unissez aux autres dans cette région, que vous pouvez les comprendre ; autrement, vous n'êtes pas accordés, vous n'avez pas de contact, vous n'avez aucun moyen de savoir avec précision ce qui se passe dans un autre mental que le vôtre. Le plus souvent, quand vous êtes en présence d'un autre, vous ignorez tout à fait ce qu'il pense et sent ; mais si vous êtes capable d'aller au-delà et au-dessus de ce plan externe d'expression, si vous pouvez entrer dans un autre plan où une communion silencieuse est possible, alors vous pouvez lire l'un en l'autre comme vous le feriez en vous-même. Alors les mots dont vous vous servez pour vous exprimer n'ont plus que très peu d'importance, parce que la pleine compréhension se trouve au-delà d'eux, en quelque chose d'autre, et un minimum de mots suffit à rendre claire votre intention. De longues explications ne sont plus nécessaires ; vous n'avez plus besoin de donner à une pensée son expression complète, car vous possédez la vision directe de ce qu'elle signifie.

26 mai 1929 - pp. 73-75

Comment se comprendre dans le silence

C'est seulement dans le silence que l'on peut se comprendre. Il arrive souvent que deux êtres parlent d'un certain sujet et, tout d'un coup, pour une raison quelconque, tous deux se taisent pendant un certain temps ; puis, soudain, l'un dit un mot qui correspond exactement à ce que l'autre pensait. Ce sont des gens qui se comprennent dans le silence. Ils ont suivi la même courbe, ils sont arrivés au même résultat, et l'un complète la pensée de l'autre. Cela arrive souvent à ceux qui ont vécu longtemps ensemble et développé une sorte d'affinité mentale qui leur permet vraiment de se comprendre derrière les mots. J'ai connu des gens qui appartenaient à des pays différents — et vous savez que la façon de penser est très différente suivant les pays, la façon dont les idées se suivent est différente, contraire même à celle d'un autre pays —, mais j'ai eu des expériences avec des personnes de races très éloignées qui avaient réussi à s'accorder si bien mentalement qu'elles se comprenaient ainsi, sans mots.

Si l'un est silencieux et l'autre ne l'est pas, peut-on se comprendre ?

C'est possible. Peut-être que celui qui est silencieux comprendra celui qui ne l'est pas !... Mais quand il y a ce plein accord, même s'il n'est pas permanent, quand on se trouve avec quelqu'un et que l'on suit une pensée assez loin pour sortir de l'agitation extérieure, si l'autre aussi a suivi la même pensée, on peut tout d'un coup se trouver d'accord sans avoir parlé ou sans avoir fait d'effort pour cela. Généralement, le silence arrive aux deux en même temps, ou presque — c'est comme si l'on glissait dans le silence. Bien sûr, il se peut aussi que l'un continue à faire du bruit dans sa tête, tandis que l'autre s'est arrêté, mais celui qui s'est arrêté aura beaucoup plus de chances de comprendre ce qui arrive à l'autre !

19 mars 1951- pp. 251-252

COMPASSION

Comment s'ouvrir à la Compassion universelle

L'état de compassion du Divin se traduit dans la conscience psychique par une douleur qui n'est pas égoïste, une douleur qui est l'expression de l'identification par sympathie avec la douleur universelle. (...) Même quand on pleure sur la misère d'une autre personne, il y a toujours un mélange. Il y a un mélange, mais dès que le psychique est mêlé à la douleur, il y a un élément de 'compassion renversée' (...) qui se produit dans l'être, et si on peut démêler les deux, se concentrer là-dessus, sortir de son ego et s'unir à cette compassion renversée, par là on peut arriver au contact avec la grande Compassion universelle qui est une chose immense, vaste, calme, puissante, profonde, d'une paix parfaite et d'une douceur infinie. Et c'est cela que j'entends quand je dis que si on sait juste aller approfondir sa douleur, aller tout au fond, dépasser la partie qui est égoïste et personnelle, et aller plus profondément, on peut ouvrir la porte d'une grande révélation. Ce n'est pas qu'il faut chercher la douleur pour la douleur, mais quand elle est là, quand elle vient sur vous, toujours, si on arrive à dépasser l'égoïsme de sa douleur — apercevoir d'abord quelle est la partie égoïste, qu'est-ce qui vous fait souffrir, quelle est la raison égoïste de votre souffrance, et puis dépasser ça et aller au-delà, vers quelque chose d'universel, vers un principe profond —, alors on entre dans cette Compassion infinie, et là, vraiment, c'est une porte psychique qui s'ouvre (…). On peut ouvrir la porte et avoir toute l'expérience, qui est une expérience très unique, et qui vous laisse une marque très profonde dans la conscience. Généralement ça ne s'efface jamais. Même si la porte se referme, si on redevient ce que l'on est dans ses mouvements ordinaires, ça, ça reste derrière et on peut s'y rapporter dans des moments de concentration intense ; on peut s'y rapporter et on sent encore cette immensité d'une douceur infinie, d'une grande paix et qui comprend tout, mais pas intellectuellement, qui compatit à tout, qui peut tout embrasser, et alors tout guérir.

26 mai 1954 - pp. 161-163

COMPRÉHENSION

Comment élargir la compréhension

Ce qui, pour vous, est incompréhensible aujourd'hui sera tout à fait clair dans quelque temps. Et notez qu'il n'est pas nécessaire que vous vous donniez mal à la tête tous les jours et à chaque minute pour essayer de comprendre ! Il suffit d'une chose très simple : d'écouter aussi bien que vous le pouvez, d'avoir une sorte de volonté ou d'aspiration ou, vous pouvez même dire, de désir de comprendre, et puis c'est tout. Vous faites une petite ouverture dans votre conscience pour laisser ça entrer ; et votre aspiration fait cette ouverture, comme une petite échancrure là-dedans, un petit trou quelque part dans ce qui est fermé, et puis vous laissez entrer. Ça travaillera. Et cela construira au-dedans de votre cerveau les éléments nécessaires pour s'exprimer. Vous n'avez plus besoin d'y penser. Vous essayez de comprendre quelque chose d'autre, vous travaillez, vous étudiez, vous réfléchissez, vous pensez à toutes sortes de choses ; et puis au bout de quelques mois — ou peut-être une année, peut-être moins, peut-être plus — vous ouvrez de nouveau le livre et vous lisez la même phrase, et cela vous paraît aussi clair que de l'eau de roche ! Simplement, parce que ce qui était nécessaire à la compréhension s'est construit dans votre cerveau.

Alors ne venez jamais me dire : « Je suis inapte à cette étude, je ne comprendrai jamais la philosophie ou je ne saurai jamais faire des mathématiques ou… » C'est de l'ignorance, c'est tout à fait de l'ignorance. Il n'est rien que vous ne puissiez comprendre, si vous donnez à votre cerveau le temps de s'élargir et de se compléter. Et vous pouvez passer d'une construction mentale à une autre (ce qui correspond à des études), d'une étude à une autre (et les études, cela veut dire des langages), d'un langage à un autre, et construire une chose après l'autre au-dedans de vous, et contenir tout cela et bien d'autres choses encore, très harmonieusement, si vous le faites avec soin et que vous en preniez le temps. Parce que chacune de ces connaissances correspond à une formation intérieure, et que vous pouvez multiplier les formations indéfiniment, si vous en prenez le temps et le soin.

12 décembre 1956 - pp. 431-432

*

Je dis là* qu'il faut prendre des sujets d'étude très variés. Je crois que c'est cela. Par exemple, si vous êtes à l'école, étudier tous les sujets possibles. Si vous lisez chez vous, ne pas lire seulement un genre de choses, lire toutes sortes de choses différentes. (...)

Moi, on me grondait tout le temps parce que je faisais beaucoup de choses différentes ! Et on me disait toujours que je ne serais jamais bonne à rien. Je faisais des études, je faisais de la peinture, je faisais de la musique, et puis je m'occupais encore d'autres questions. Et on m'a dit que ma musique ne vaudrait rien, ma peinture ne vaudrait rien, et que mes études seraient tout à fait incomplètes. C'est probablement tout à fait vrai, mais enfin j'ai trouvé que cela avait des avantages — justement les avantages dont je parle, d'élargir, d'assouplir son cerveau et la compréhension. (...)

Spontanément, les gens qui veulent garder leur équilibre se reposent d'une activité en en prenant une autre. (...)

Mais si l'on veut mener une vie plus haute et plus profonde, je crois que l'on peut atteindre à des capacités peut-être beaucoup plus grandes par d'autres moyens que des moyens de restriction et de limitation. Il y a un avantage considérable à se débarrasser de ses limites, sinon du point de vue de la réalisation active, du moins de la réalisation spirituelle.

10 février 1954 - pp. 20-22

*

---

* *Éducation*, L'Éducation mentale.

C'est en augmentant la conscience, c'est en allant au-delà du mental, en élargissant sa conscience, en approfondissant sa conscience, en touchant des régions qui sont par-delà le mental.

Au moment de la première publication de cet Entretien, en 1962, Mère a ajouté le commentaire suivant :

J'ajouterais maintenant une chose : c'est l'expérience. Changer la connaissance en expérience. Et l'expérience vous conduit automatiquement à une autre expérience.

Mais par « expérience », j'entends tout autre chose que ce que l'on entend d'habitude. Ce n'est pas faire l'expérience de ce que l'on sait — ça, c'est entendu —, mais au lieu de savoir et de connaître (même une connaissance très supérieure à la connaissance mentale, même une connaissance très intégrale), c'est devenir le pouvoir qui fait que ça est. Au fond, c'est devenir le *Tapas* des choses — le *Tapas* de l'univers.

On dit toujours qu'au début de la Manifestation, il y a *Satchidânanda*, et on le met dans cet ordre : d'abord Sat, c'est-à-dire l'Existence pure ; puis *Chit*, la prise de Conscience de cette Existence ; et *Ânanda*, la Joie de l'Existence, qui fait que ça continue. Mais entre ce *Chit* et cet Ânanda, il y a Tapas, c'est-à-dire le *Chit* qui se réalise. Et quand on devient ce *Tapas*-là, le *tapas* des choses, alors on a la connaissance qui donne le pouvoir de changer. Le *tapas* des choses, c'est ce qui gouverne leur existence dans la Manifestation.

Quand on est là, on a le sentiment d'une puissance si formidable ! C'est la puissance universelle. On a le sentiment de la maîtrise totale de l'univers.

28 mars 1956 - pp. 114-115

Comment poser une question claire et assimiler les réponses

Il faut bien réfléchir et bien se concentrer et voir très clairement ce que l'on veut demander avant de demander. Autrement, ce n'est pas la partie du mental qui peut comprendre qui demande. C'est juste une surface qui est dans un mouvement perpétuel de mots qui s'associent plus ou moins bien, qui vont, qui viennent, qui passent, et c'est ça qui parle, c'est ça qui demande ; et ça, ça ne peut pas comprendre.

Combien de fois je vous ai dit des choses, la même chose, et si je vous la demande quelquefois même seulement une semaine après, vous ne vous en souvenez pas ! Combien de fois vous me posez la même question ! parce que vous avez posé la question, mais vous n'étiez pas du tout en état de comprendre la réponse. Rien ne reste dedans, ce sont seulement des mots qui passent, comme ça. C'est comme quand vous apprenez une leçon par cœur : ce sont seulement des mots qui passent, comme ça. Il n'y a rien, il n'y a rien qui entre dedans, qui s'établisse quelque part dans la pensée vraie, et alors cela ne fait pas d'effet et cela ne vous fait rien comprendre du tout. La preuve, que de fois je vous ai demandé, je vous ai dit : « Mais enfin, je vous ai dit ça ! » — vous ne vous en souvenez même pas !

Il m'est arrivé, n'est-ce pas (mais cela, avec des tout petits enfants et même, mon Dieu, parmi vous, c'est arrivé aussi), une personne m'a posé une question, j'ai répondu. Une autre personne me pose la même question avec d'autres mots. Si vous aviez écouté ce que je viens de vous dire, j'ai déjà répondu à ce que vous me demandez ! Tout cela, ça se passe comme ça, vous savez, tout à fait comme ça, tout à fait dans une pensée superficielle, rien qui entre dedans et qui s'établisse dans une compréhension intérieure. C'est pour cela qu'on ne peut pas poser de questions : c'est parce qu'on ne pense pas... Seulement des mots qui jouent.

30 juin 1954 - pp. 223-224

Comment comprendre au lieu d'apprendre

Vous ne pouvez pas vous imaginer comme c'est amusant quand on veut vraiment apprendre, si l'on veut comprendre pourquoi c'est comme cela ; au lieu de mettre simplement dans sa mémoire, de se souvenir, si l'on veut comprendre : « Qu'est-ce que ces mots qui sont mis là ? Pour quelle idée, quelle connaissance vraie, sont-ils mis là ? Qu'est-ce qu'ils représentent ? » N'importe quelle règle est tout simplement une formule mentale humaine de quelque chose qui existe en soi. Prenez n'importe quelle règle, quelle qu'elle soit, c'est tout simplement quelques cerveaux qui ont fait un effort pour formuler de la façon qui, pour eux, était la plus claire, la plus condensée, quelque chose qui existe en soi. Alors si l'on se met derrière les mots à rechercher ce quelque chose — la chose qui existe en elle-même, qui est là, derrière les mots —, comme cela devient intéressant ! C'est palpitant, c'est passionnant ! C'est comme de traverser la jungle pour trouver un pays nouveau, comme on fait une exploration au pôle nord ! Et alors, si vous faites cela avec un théorème de grammaire, je vous assure que rien au monde ne peut vous ennuyer après.

Comprendre au lieu d'apprendre.

J'avoue que cela demande une très grande concentration. Cela demande une concentration qui est capable de pénétrer, de creuser un trou dans la carapace mentale et de passer de l'autre côté. Et après, cela vaut la peine... On est poussé contre quelque chose qui est froid, rigide, dur, sans élasticité. Puis on se concentre, concentre, concentre suffisamment jusqu'à ce que... tout à coup on est de l'autre côté. Et alors on émerge dans une lumière et on comprend : « Ah ! ça, c'est épatant ! Là, j'ai compris. » Une toute petite chose, cela vous donne une grande joie.

10 juin 1953 - pp. 114-115

CONCENTRATION

Comment développer et utiliser la capacité de concentration

Quoi que l'on veuille faire dans la vie, une chose est absolument indispensable et à la base de tout, c'est la capacité de concentration de l'attention. Si l'on arrive à rassembler les rayons de l'attention et de la conscience sur un point, et que l'on soit capable de maintenir cette concentration avec une volonté persistante, il n'y a rien qui puisse résister — quoi que ce soit, depuis le développement physique le plus matériel jusqu'au développement spirituel le plus élevé. Mais cette discipline doit être suivie d'une façon constante et pour ainsi dire imperturbable ; non pas qu'il faille toujours être concentré sur la même chose — ce n'est pas cela que je veux dire, je veux dire apprendre à se concentrer.

Et matériellement, pour les études, pour les sports, pour tout développement physique ou mental, c'est absolument indispensable. Et la valeur de l'individu est proportionnelle à sa valeur d'attention.

Et au point de vue spirituel, c'est encore plus important. Il n'y a pas d'obstacle spirituel qui résiste à une puissance de concentration pénétrante. Par exemple, la découverte de l'être psychique, l'union avec le Divin intérieur, les ouvertures sur les sphères supérieures, tout peut s'obtenir par un pouvoir de concentration intense et obstiné — mais il faut apprendre à le faire.

Il n'y a aucune chose dans le domaine humain et même surhumain dont la clef ne soit pas le pouvoir de concentration.

Vous pouvez être le meilleur athlète, vous pouvez être le meilleur élève, vous pouvez être un génie artistique, littéraire ou scientifique, vous pouvez être le plus grand saint avec cette faculté-là. Et chacun possède en soi un tout petit commencement — c'est donné à tout le monde, mais on ne le cultive pas.

23 juillet 1958 - pp. 401-402

Comment utiliser le pouvoir de la concentration.

C'est exactement comme si tu avais ce qu'on appelle en anglais « torchlight », un petit phare dans ta tête, à la place de l'observation. Les savants qui veulent faire un travail tournent le phare d'une certaine manière, ils le mettent toujours là, et le phare reste comme cela : ils le tournent vers la matière, vers les détails de la matière. Mais les gens imaginatifs le tournent vers le haut, parce que là-haut, il y a tout, n'est-ce pas, toutes les inspirations des choses artistiques et littéraires : cela vient d'un autre domaine. Cela vient d'un domaine beaucoup plus subtil, beaucoup moins matériel. Alors eux, ils se tournent vers le haut et veulent recevoir la lumière d'en haut. Mais c'est le même instrument. Les autres le tournent vers le bas, et c'est tout simplement un manque de gymnastique. C'est le même instrument. C'est le même pouvoir d'un rayon lumineux sur quelque chose. Mais parce qu'on a pris l'habitude de le concentrer dans une certaine direction, on n'est plus souple, on perd l'habitude de faire autrement.

Mais vous pouvez à n'importe quel moment faire les deux. Quand vous faites de la science, vous le tournez dans une direction, et quand vous faites de la littérature et de l'art, vous le tournez dans l'autre direction ; mais c'est le même instrument : tout dépend de l'orientation. Si vous avez de la concentration, vous pouvez promener ce pouvoir de concentration d'une place à l'autre, et dans tous les cas ce sera efficace. Si vous vous occupez de science, vous l'utilisez d'une façon scientifique, et si vous voulez faire de l'art, vous l'utilisez d'une façon artistique. Mais c'est le même instrument et c'est le même pouvoir de concentration. C'est simplement parce que les gens ne savent pas cela qu'ils se limitent eux-mêmes. Alors les gonds se rouillent, ils ne tournent plus. Autrement, si on garde l'habitude de les faire tourner, ils continuent à tourner. D'ailleurs, même au point de vue ordinaire, il n'est pas rare de voir un savant qui ait comme passe-temps une occupation artistique quelconque — et l'inverse aussi. C'est parce qu'ils ont découvert que l'un ne nuisait pas à l'autre et que c'était la même faculté qui pouvait s'appliquer dans les deux cas.

Au fond, au point de vue général, surtout au point de vue intellectuel, la capacité d'attention et de concentration est la chose la plus importante, celle qu'il faut travailler à développer. Au point de vue de l'action (de l'action matérielle), c'est la volonté : il faut travailler pour se construire une volonté inébranlable. Au point de vue intellectuel, il faut travailler pour se construire une concentration que rien ne peut ébranler. Et si vous avez les deux, la concentration et la volonté, vous êtes un être génial et rien ne vous résistera.

24 juin 1953 - pp. 139-140

CONCEPTION d'un enfant

Comment avoir les meilleures conditions pour concevoir un enfant

Ce qui est possible, c'est qu'au lieu de faire la chose comme un animal poussé par un instinct ou un désir, et sans même le vouloir la plupart du temps, [les parents] le fassent volontairement, avec une aspiration, qu'ils se mettent eux-mêmes dans un état d'aspiration et presque de prière, n'est-ce pas, pour que l'être qu'ils vont former soit une forme convenable pour revêtir une âme qu'ils peuvent appeler à s'incarner dans cette forme. J'ai connu des gens (ils n'étaient pas nombreux, cela n'arrive pas souvent, mais enfin j'en ai connu) qui choisissaient des circonstances spéciales, se préparaient par des conditions de concentration et de méditation et d'aspiration spéciales, et cherchaient à faire venir dans le corps qu'ils allaient former un être exceptionnel.

Dans le pays de l'ancien temps, et encore maintenant dans certains pays, la femme qui allait avoir un enfant était mise dans des conditions spéciales de beauté, d'harmonie, de paix et de bien-être, dans des conditions physiques tout à fait harmonieuses, afin que l'enfant formé le soit dans les meilleures conditions possibles. C'est évidemment ce que l'on devrait faire, parce que c'est dans la mesure de la possibilité humaine. Les êtres humains sont assez développés pour que ce ne soit pas une chose tout à fait exceptionnelle. C'est pourtant une chose tout à fait exceptionnelle, parce que très peu de gens y pensent, tandis qu'il y a une in-nom-bra-ble quantité de gens qui font des enfants sans même le vouloir.

27 juin 1956 - p. 224

CONFIANCE

Comment s'ouvrir à la Force divine grâce à la confiance

La Conscience divine travaille toujours, partout, et de la même manière. La Grâce divine est active partout, et en toutes circonstances de la même manière. Et ainsi de suite. Mais, selon votre attitude personnelle, vous produisez au-dedans de vous les conditions pour recevoir ce qui se fait, ou pour ne pas le recevoir. Et la confiance — justement la confiance en la Vérité, la confiance en la Grâce, la confiance en la Connaissance divine —, cela vous met dans un état de réceptivité tel que vous pouvez recevoir ces choses. Tandis que si vous n'avez pas confiance... Vous pouvez tout de même essayer de recevoir quelque chose — il y a des gens, par exemple, qui font une sorte de défi, ils lancent un défi au Divin, ils lui disent : « Voilà la situation telle qu'elle est, je suis dans ces conditions qui me paraissent, à moi, inextricables, il est impossible de s'en sortir. Mais si le Divin me tire d'embarras, j'aurai confiance en Lui. » Il y a beaucoup de gens (ils ne le formulent pas comme cela), mais beaucoup le sentent et le pensent comme cela. Eh bien, c'est la pire des conditions possibles. Généralement cela vous met dans un trou complet. Et c'est justement le phénomène le plus opposé à la confiance. Et par-dessus le marché c'est un marchandage tout à fait vulgaire : « Si tu fais ça pour moi, j'aurai confiance que tu existes. Je vais essayer pour voir si vraiment tu existes et si tu es ce que l'on dit. Fais ça, et puis nous allons bien voir si tu réussis. Alors j'aurai confiance en toi. » Et beaucoup de gens font cela, même sans s'en apercevoir. Quantité de gens disent : « Comment puis-je avoir confiance en le Divin ? J'ai une vie si lamentable et malheureuse ! » C'est-à-dire qu'ils limitent la Conscience divine à leurs petits besoins personnels.

Si on a confiance, l'aide vient automatiquement ?

Il suffit même d'un atome de sincérité, et ça vient. Et si, vraiment, si l'on appelle très sincèrement (pas appeler et en même temps dire : « On va bien voir si ça va réussir » — ça naturellement, ce n'est pas une très bonne condition), mais si l'on appelle très sincèrement et que sincèrement on ait besoin de la réponse, on attend et ça vient toujours. Et si l'on peut faire taire son mental et être un peu calme, alors on perçoit même l'arrivée de l'aide et quelle forme elle prend.

25 novembre 1953 - pp. 407-408

✶

La condition la plus importante est une confiance presque enfantine, la confiance candide d'un enfant, qui est sûr que cela viendra, qui ne se le demande même pas ; quand il a besoin de quelque chose, il est sûr que cela va venir. Eh bien ça, cette espèce de confiance-là, ça, c'est la condition la plus importante.

Aspirer, c'est indispensable. Mais il y a des gens qui aspirent avec un tel conflit au-dedans d'eux entre la foi et l'absence de foi, la confiance et la méfiance, et puis l'optimisme qui est sûr de la victoire et un pessimisme qui se demande quand viendra la catastrophe, comme ça... Alors si ça, c'est dans l'être, vous pouvez aspirer, mais vous n'obtenez rien. Et vous dites : « J'ai aspiré, mais je n'ai rien eu. » C'est parce que vous démolissez votre aspiration tout le temps par votre manque de confiance. Mais si vous avez vraiment confiance... Les enfants, quand ils sont laissés à eux-mêmes, et qu'ils ne sont pas déformés par les grandes personnes, ils ont une si grande confiance que tout ira bien ! Par exemple, quand il leur arrive un petit accident, jamais ils ne pensent que ça va être quelque chose de grave : ils sont spontanément convaincus que ça va être bientôt fini, et ça aide si puissamment pour que ce soit fini !

Eh bien, quand on aspire à la Force, quand on demande l'aide au Divin, si on le demande avec la certitude inébranlable que cela viendra, qu'il est impossible que cela ne vienne pas, alors, c'est sûr de venir. C'est cette espèce... oui, ça, c'est vraiment une ouverture intérieure, cette confiance. Et il y a des gens qui sont dans cet état-là d'une façon constante. Quand il y a quelque chose à recevoir, ils sont toujours là pour le recevoir. Il y a d'autres gens, quand il y a quelque chose à avoir, une force qui descend, ils sont toujours absents, ils sont toujours fermés à ce moment. Tandis que ceux qui ont cette confiance enfantine, ils se trouvent toujours là au bon moment.

Et c'est curieux, n'est-ce pas, extérieurement il n'y a pas de différence. Ils peuvent avoir exactement la même bonne volonté, la même aspiration, le même désir de bien faire ; mais ceux qui ont cette confiance souriante au-dedans d'eux, qui ne questionnent pas, qui ne se demandent pas s'ils l'auront ou s'ils ne l'auront pas, si le Divin répondra ou non : la question ne se pose pas, c'est une affaire entendue. « La chose dont j'ai besoin, on me la donnera ; si je fais une prière, sûrement on me répondra ; si je suis dans une difficulté et que je demande qu'on m'aide, l'aide viendra — et non seulement viendra, mais elle arrangera tout. » Si la confiance est là, spontanée, candide, sans discussion, cela travaille mieux que n'importe quoi, et les résultats sont merveilleux. C'est avec les contradictions et les doutes du mental qu'on abîme tout, avec cette espèce de notion qui vient quand on a des difficultés : « Oh, c'est impossible ! Je n'en viendrai jamais à bout ! Et si ça va s'aggraver ? Si cette condition dans laquelle je me trouve, dont je ne veux pas, va être encore pire ? Si je continue à dégringoler ? Si, si, si, si... », comme ça, et on bâtit un mur entre soi et la Force qu'on veut recevoir. L'être psychique a cette confiance, il l'a d'une façon merveilleuse, sans une ombre, sans une discussion, sans une contradiction. Et quand c'est comme ça, il n'y a pas de prière à laquelle il ne soit répondu, pas d'aspiration qui n'aboutisse pas.

17 novembre 1954 - pp. 445-447

CONFLIT

Comment faire lorsque nos décisions s'opposent à celles d'autrui

Si c'est simplement une décision extérieure et superficielle basée sur la petite connaissance que l'on a, et les petites qualités, les petits défauts que l'on a, alors, naturellement, si l'on vient en conflit avec d'autres volontés, qui sont d'une qualité identique, n'est-ce pas — les volontés peuvent différer, mais les qualités sont identiques —, alors on doit décider suivant les circonstances, et suivant le résultat intérieur que l'on veut obtenir. C'est très difficile à dire, dans chaque cas la décision doit être différente.

Mais si l'on est de ceux qui n'agissent que quand ils sentent en eux que c'est un ordre de la Conscience de Vérité supérieure, que : « Ça, j'ai décidé de le faire, parce que ça doit être fait, quelles que soient les conséquences », alors, si l'on entre en conflit avec les préférences, les volontés, les oppositions d'autres personnes, on doit tout simplement faire comme ça (*mouvement de Mère comme pour tourner le dos*), et continuer son chemin. Mais c'est simplement dans ce cas-là qu'on a le droit de le faire.

Quand c'est simplement un mouvement qui est un mouvement personnel, mû par ses préférences personnelles, ses désirs personnels, ou même ses conceptions personnelles, eh bien, dès que l'on rencontre des oppositions, il faut alors peser le problème, voir les choses, et agir selon la meilleure bonne volonté que l'on a, la meilleure perception que l'on a.

Et cela dépend absolument de ce que l'on voulait faire, et des oppositions que l'on rencontre. Alors, il est impossible de faire un jugement d'ordre général.

Il n'y a qu'une chose qui vous donne le droit de marcher droit sur votre chemin sans se soucier de rien, c'est si vous avez été mis en mouvement par la Vérité supérieure. Mais il faut en être sûr. Il ne faut pas prendre votre désir pour la Vérité supérieure, n'est-ce pas, parce que l'on se trompe très facilement. Il faut le savoir avec des preuves solides à l'appui, et que c'est une chose, généralement, qui ne vous touche pas personnellement. Si vous y êtes le moins du monde intéressé, d'une façon ou de l'autre, méfiez-vous et réfléchissez deux fois avant d'être convaincu que c'est la Volonté supérieure et que c'est l'expression d'une vérité.

Mais enfin, il y a des cas où c'est comme ça. « C'est ça qui doit être fait ; ça, c'est la vérité. » Et alors, quelle que soit l'opposition, on marche droit sur son chemin, sans se soucier des circonstances, ni des conséquences. Mais c'est seulement dans ce cas-là qu'on a le droit de le faire ; c'est-à-dire, au moment où le Divin agit en vous, vous ne devez plus vous soucier de rien que de la Volonté divine. Mais si ce n'est pas la Volonté divine, chaque problème doit se résoudre suivant les cas, les circonstances et...

Par exemple, on a décidé de ne pas bavarder, alors...

On rencontre quelqu'un qui bavarde ?
On lui tourne le dos et on s'en va ! (*rires*) Très simple !
Alors l'autre sera très fâché.
Tant pis pour lui ! (*rires*) Tant pis pour lui. Ça, c'est justement le cas, c'est un des cas dont je parle : ne pas se soucier. On peut — si on aime beaucoup la personne, et qu'on ne veut pas trop lui déplaire —, on peut lui dire gentiment : « Non, je t'en prie, ne bavardons pas, c'est mauvais pour tout le monde. » C'est tout. Si c'est quelqu'un dont on ne se soucie pas, ou qui n'a pas d'importance, il n'y a qu'à lui tourner le dos et s'en aller, spécialement si c'est un camarade, si c'est quelqu'un qui doit savoir comme soi-même que l'on ne devrait pas le faire.

Dans ce cas-là il faut être catégorique. Si c'est quelqu'un qui, par un ensemble de circonstances, doit savoir comme vous-même que c'est une chose qui ne doit pas être faite, et qu'il commence à le faire en dépit de ça, c'est un malhonnête homme. Parce que, quand on fait quelque chose qu'on ne doit pas faire, on devient malhonnête à cette minute-là ; et vous n'avez aucune considération à avoir pour cette personne. Il n'y a qu'à lui tourner le dos et s'en aller ; et s'il est fâché, c'est tant pis pour lui. Il n'aura qu'à... Le résultat, c'est qu'il devra surmonter sa fâcherie. C'est tout. Ça lui fera peut-être du bien.

13 octobre 1954 - pp. 409-412

CONNAISSANCE

Comment accéder à la connaissance

Il faut entrer dans la connaissance qui appartient au domaine supramental. (…)

Chaque fois qu'il y a quelque chose qui attire cette connaissance (et qui est évidemment prêt à la recevoir), elle vient.

Ça descend dans le mental. Dans une partie supérieure du mental ou bien dans le psychique. On peut avoir la connaissance du psychique — quoiqu'elle soit d'une autre nature et ne se formule pas comme dans le mental. C'est une sorte de certitude intérieure qui vous fait faire la vraie chose au vrai moment et de la vraie manière, sans nécessairement passer par le raisonnement ni la formation mentale.

Par exemple, on peut agir avec une connaissance parfaite de ce qui doit être fait et sans intervention — sans la moindre intervention — du raisonnement mental. Le mental est silencieux : simplement il regarde et il écoute pour enregistrer les choses, et n'agit pas.[*]

23 décembre 1953 - p. 422

Comment avoir la vraie connaissance

Perdre l'illusion de l'absolue valeur des savoirs, c'est-à-dire du savoir humain et de l'activité mentale. D'abord, sortir de l'illusion qu'ils ont vraiment une valeur concrète et absolue.

Et vous remarquerez que c'est la chose peut-être la plus difficile ; c'est le pas le plus difficile parce que, quand vous étudiez des questions générales, comme les sciences, les différentes branches de la science, ou la philosophie et toutes les activités similaires, quand vous les étudiez

---

[*] «La connaissance appartient à un domaine beaucoup plus élevé que celui de la mentalité humaine, bien au-dessus de la région des idées pures.» *Éducation*, La Science de Vivre.

un peu sérieusement et à fond, vous arrivez assez facilement au sens de la relativité de cette connaissance. Mais quand vous redescendez d'un degré, juste au degré suivant de l'activité mentale, et que vous regardez les différents problèmes de la vie — par exemple, ce qu'il faut faire dans un cas ou un autre, les conditions pour réaliser une chose, un métier que l'on veut apprendre, ou même les différentes nécessités de la vie, les conditions de la vie, de la santé —, vous vous apercevez que, généralement, un être raisonnable, ou en voie d'être raisonnable, se forme un ensemble d'idées, qui sont vraiment des savoirs : telle chose produira tel effet, ou pour obtenir telle chose il faut faire telle autre, etc., et vous avez toute une construction en vous, mentale, faite d'observations, d'études, d'expériences ; et plus vous avancez en âge, plus ce nombre d'expériences et de résultats d'études et d'observations augmente. Vous vous faites une sorte de construction mentale dans laquelle vous vivez. Et à moins que vous ne soyez puissamment intelligent avec une ouverture vers des mondes supérieurs, vous avez une conviction innée, spontanée, inébranlable, de la valeur absolue de vos observations, et sans même que vous ayez besoin de réfléchir, cela agit automatiquement dans votre être : par une sorte d'habitude, telle chose amène forcément tel résultat. Alors pour vous, quand le phénomène s'est reproduit assez souvent, naturellement l'habitude d'association des deux mouvements crée en vous le sentiment de la valeur absolue de vos idées ou de vos savoirs sur vous-même et votre vie. Et là, c'est in-fi-ni-ment plus difficile d'arriver à comprendre la relativité — l'incertitude qui va jusqu'à l'illusion — de cette connaissance-là. Vous ne vous en apercevez que si, avec une volonté de discipline et de progrès spirituels, vous regardez ces choses avec un sens critique profond et que vous vous apercevez de l'espèce d'esclavage dans lequel vous vous êtes mis, et qui agit sans que vous ayez besoin d'intervenir, automatiquement, avec le support du subconscient et cette sorte d'automatisme des réflexes qui fait que les causes et les effets se suivent selon l'ordre habituel sans que vous en soyez le moins du monde conscient.

Eh bien, si vous voulez atteindre à la connaissance, la première chose, le premier pas indispensable, c'est de ne plus croire à la validité de ces choses-là. Et si vous vous observez, vous vous rendrez compte que cette croyance en la validité de ces observations et de ces déductions est en vous presque absolue. Cela se traduit par toutes sortes de notions qui raisonnablement vous paraissent évidentes, et qui sont justement les limitations qui vous empêchent d'atteindre à la connaissance par identité. Par exemple que, si un homme se jette dans l'eau sans savoir nager, il se noiera ; que, s'il y a un vent assez puissant, il renverse les choses ; que, quand il pleut, cela vous mouille, etc. — n'est-ce pas, il y en a, à chaque seconde c'est comme cela. Et cela vous paraît tellement évident que quand on vous dit : « Eh bien, non, c'est une connaissance relative, c'est comme cela, mais ça peut être autrement », celui qui vous dit cela vous paraît à priori un demi-fou. Et vous dites : « Mais enfin ces choses-là sont concrètes ! Ce sont les choses que nous pouvons voir, que nous pouvons toucher, que nous pouvons sentir, ce sont les preuves que nous donnent nos sens à chaque minute, et si nous ne nous basons pas là-dessus, nous sommes sûrs de dévier et d'entrer dans le déraisonnable. »

Alors, si vous vous rappelez ce que Sri Aurobindo a dit, vous comprendrez que la première condition pour avoir la connaissance, c'est de dépasser la raison. C'est pour cela qu'il dit : la raison fut une aide — oui, pendant toute la période d'enfance de l'humanité et pendant toute la période de développement de l'être individuel —, mais si vous voulez dépasser l'être humain, la condition humaine ordinaire, eh bien, il faut que vous dépassiez la raison ; et ces choses qui vous paraissent si évidentes qu'elles sont indiscutables, que vous puissiez comprendre, sentir du dedans de vous-même qu'elles sont ab-so-lu-ment relatives et que ce qui paraît complètement semblable, identique dans les expériences de tous, ces mêmes choses, si on les regarde du haut d'une conscience supérieure, deviennent absolument subjectives et relatives et ne sont que des formations individuelles adaptées au besoin et à la conscience individuels, et qu'au lieu d'avoir une réalité absolue, elles n'ont qu'une réalité tout à fait relative, qui disparaît totalement dès que l'on s'élève à une hauteur supérieure.

21 novembre 1956 - pp. 402-405

Comment posséder vraiment une connaissance

Il ne faut pas être impatient, et (...) il faut savoir que pour posséder vraiment une connaissance, quelle qu'elle soit, il faut la mettre en pratique, c'est-à-dire maîtriser sa nature afin de pouvoir exprimer cette connaissance en actes.

Vous tous qui êtes venus ici, on vous a dit beaucoup de choses ; vous avez été mis en rapport avec un monde de vérité, vous vivez là-dedans, l'air que vous respirez en est plein ; et pourtant, combien peu d'entre vous savent que ces vérités n'ont de valeur que si elles sont mises en pratique, et qu'il ne sert à rien de parler de conscience, de connaissance, d'égalité d'âme, d'universalité, d'infini, d'éternité, de vérité suprême, de présence divine et... de toutes sortes de choses comme cela, si vous ne faites pas effort en vous-mêmes pour vivre ces choses et les sentir en vous concrètement. Et ne vous dites pas : « Oh ! je suis ici depuis tant d'années ! Oh ! je voudrais bien avoir un résultat à mes efforts ! » Il faut savoir que des efforts très persistants, une endurance très obstinée, sont nécessaires pour maîtriser la moindre faiblesse, la moindre petitesse, la moindre mesquinerie de la nature. À quoi sert-il de parler d'Amour divin si l'on ne sait pas aimer sans égoïsme ? À quoi sert-il de parler d'immortalité si l'on est attaché obstinément au passé et au présent et qu'on ne veut rien donner pour tout recevoir ?

Vous êtes encore très jeunes, mais tout de suite il faut apprendre que, pour arriver au but, il faut savoir payer le prix, et que, pour comprendre les vérités suprêmes, il faut les mettre en pratique dans sa vie quotidienne.

22 mars 1957 - pp. 80-81

CONNAISSANCE par identification

Comment avoir une connaissance complète par identification

La conscience est la faculté de percevoir toute chose, quelle qu'elle soit, en s'identifiant à elle. La conscience divine, non seulement perçoit, mais connaît et réalise. Car une simple perception n'est pas une connaissance. Percevoir une vibration, par exemple, ne veut pas dire que vous la connaissiez entièrement. C'est seulement lorsque la conscience participe à la conscience divine qu'elle possède une complète connaissance par identification avec l'objet. (...)

Votre conscience ordinaire est toute mélangée d'inconscience ; elle tâtonne, fait de grands efforts et subit des échecs ; tandis que par unité avec le Suprême vous partagez la nature du Suprême et vous arrivez à la connaissance complète chaque fois que vous vous mettez à observer un objet, quel qu'il soit, et que vous vous identifiez à lui. (...)

Si, par exemple, vous vous identifiez à un arbre, vous arrivez à percevoir les choses à la façon dont un arbre perçoit, et cependant vous n'arrivez pas à connaître tout ce qui concerne l'arbre, pour la simple raison que l'arbre lui-même n'a pas cette connaissance. Vous partagez les sentiments intérieurs de l'arbre mais vous ne pouvez sûrement pas comprendre la vérité qu'il représente, pas plus qu'il ne suffit d'être conscient de votre propre moi naturel pour posséder aussitôt la réalité divine que vous êtes secrètement. Mais, par contre, si vous êtes un avec la conscience divine, vous connaissez la vérité qui est derrière l'arbre mieux qu'il ne la sent lui-même ; bref, vous connaissez tout, parce que la conscience divine connaît tout.

En fait, il y a de nombreux moyens d'atteindre à cette unité. On peut y arriver par aspiration ou don de soi, ou par d'autres méthodes. Chacune d'elles, si elle est suivie avec persistance et sincérité, conduit à l'unité. L'aspiration est cet élan dynamique de votre nature tout entière, c'est elle qui est derrière votre résolution d'atteindre au Divin. Quant au don de soi, on peut le définir comme un abandon des limites de son ego. Se donner au Divin, c'est renoncer à ses propres limites étroites et se laisser envahir par lui, devenir un centre de son jeu. Mais souvenez-vous bien que la Conscience Universelle tant aimée des yogis n'est pas le Divin ; vous pouvez briser vos limites dans le sens horizontal si vous voulez, mais vous feriez tout à fait erreur si vous preniez pour le Divin ce sentiment d'élargissement et de multiplicité cosmique. Car, après tout, le mouvement universel est un mélange de mensonge et de vérité, si bien que s'arrêter là, c'est être imparfait. Vous pouvez donc fort bien participer à la conscience cosmique sans jamais atteindre à la Vérité transcendante. Par contre, aller au Divin, c'est aussi atteindre à la réalisation universelle, mais en évitant le mensonge.

1931- s.d. pp. 189-191

Comment apprendre à connaître par identification

Il y a beaucoup de procédés. Je vais vous en raconter un.

Quand j'étais à Paris, j'allais dans beaucoup d'endroits où il y avait des réunions de tous genres et des gens qui faisaient toutes sortes de recherches spirituelles (soi-disant spirituelles), occultes, etc. Et une fois, on m'avait invitée à rencontrer une jeune dame (je crois qu'elle était suédoise) qui avait trouvé un procédé de connaissance, justement un procédé pour apprendre. Et alors elle nous a expliqué cela. Nous étions trois ou quatre (ce n'était pas du très bon français, mais enfin elle était très convaincue !) ; elle a dit : « Voilà, vous prenez un objet, ou vous mettez un signe sur un tableau noir, ou vous prenez un dessin — cela n'a pas d'importance, prenez ce qui vous est le plus commode. Supposez, par exemple, que je vous fasse... (elle avait un tableau noir)... je vous fais un dessin. » Elle a fait une espèce de dessin semi-géométrique. « Alors, vous vous asseyez en face du dessin et vous concentrez toute votre attention sur ce dessin qui est là. Vous vous concentrez, concentrez, sans permettre à rien d'autre d'entrer dans votre conscience, que cela. Vos yeux sont fixés sur le dessin et ils ne s'en vont plus. Vous êtes pour ainsi dire hypnotisé par le dessin. Vous regardez (et alors elle était comme cela, à regarder), vous regardez, vous regardez, regardez... Je ne sais pas, cela prend plus ou moins longtemps, mais enfin pour quelqu'un qui a l'habitude, cela va assez vite. Vous regardez, regardez, regardez, vous devenez ce dessin que vous regardez. Il n'y a plus rien au monde qui existe, excepté le dessin, et puis, tout d'un coup, vous passez de l'autre côté ; et quand vous passez de l'autre côté, vous entrez dans une nouvelle conscience, et vous savez. »

Nous avons beaucoup ri, parce que c'était amusant. Mais c'est très vrai, c'est une excellente façon de pratiquer. Naturellement, au lieu de prendre un dessin ou un objet, vous pouvez prendre, par exemple, une idée, quelques mots. Vous avez un problème qui vous préoccupe, vous ne savez pas la solution du problème ; eh bien, vous objectivez votre problème dans votre mental, vous le mettez dans les mots les plus précis, les plus exacts, les plus succincts que vous puissiez, et puis vous vous concentrez, vous vous efforcez ; vous vous concentrez seulement sur ces mots et, si possible, sur l'idée qu'ils représentent, c'est-à-dire sur le problème — vous vous concentrez, concentrez, concentrez jusqu'à ce que plus rien n'existe, que cela. Et il est vrai que, tout d'un coup, on a l'impression de quelque chose qui s'ouvre — et on est de l'autre côté. L'autre côté de quoi ?... C'est-à-dire que vous avez ouvert une porte de votre conscience, et vous avez instantanément la solution de votre problème. C'est une excellente méthode pour apprendre à s'identifier.

Par exemple, vous êtes avec quelqu'un. Cette personne vous dit une chose, vous lui dites le contraire (comme cela arrive d'habitude, simplement par esprit de contradiction) et vous commencez à discuter. Naturellement vous n'arriverez jamais à rien, qu'à une dispute si vous avez mauvais caractère. Mais si, au lieu de faire cela, au lieu de continuer à être dans votre tête ou dans vos mots, vous vous dites : « Tiens, je vais essayer de voir pourquoi elle m'a dit cela ? Hein, pourquoi m'a-t-elle dit cela ? » Et vous vous concentrez : « Pourquoi, pourquoi, pourquoi ? » Vous êtes là, comme cela, à essayer. La personne continue de parler, n'est-ce pas, et très contente parce que vous ne la contredisez plus ! Elle parle avec abondance et sûre qu'elle vous a convaincu. Alors vous vous concentrez de plus en plus sur ce qu'elle dit, et avec l'impression que, petit à petit, à travers ses mots, vous entrez dans sa tête. Quand vous entrez dans sa tête, tout d'un coup vous entrez dans sa manière de penser, et puis figurez-vous que vous comprenez pourquoi elle vous parle comme cela ! Et alors, si vous avez l'intelligence un peu prompte et que vous mettiez en présence de ce que vous venez de comprendre ce que vous compreniez avant, vous avez les deux manières ensemble, et puis vous pouvez trouver la vérité qui concilie les deux. Et là, vous avez fait vraiment un progrès. Et c'est la meilleure façon d'élargir sa pensée.

Si vous commencez une discussion, taisez-vous tout de suite, instantanément. Il faut se taire, ne plus rien dire, et puis essayer de voir la chose comme l'autre personne la voit — cela ne vous fera pas oublier votre manière de voir, à vous, mais vous pouvez les mettre toutes les deux ensemble. Et vous aurez fait vraiment un progrès, un vrai progrès.

C'est la même chose pour tout. Tout ce que vous faites avec d'autres personnes, si vous n'êtes pas d'accord, prenez-le comme une grâce divine, une occasion merveilleuse qui vous est donnée d'arriver à faire un progrès. Et c'est simple : au lieu d'être ici, vous êtes là ; au lieu de vous regarder vous-même, vous entrez dans l'autre et vous regardez. Il faut avoir un tout petit peu d'imagination, un peu plus de contrôle sur sa pensée, sur ses mouvements. Mais ce n'est pas très difficile. Quand on a essayé un petit peu, au bout d'un certain temps on s'aperçoit que c'est très facile. Il ne faut pas regarder, puis faire un effort mental en se disant : « Pourquoi est-ce comme cela et comme cela ? Pourquoi fait-elle cela, ou pourquoi dit-elle cela ? » Vous n'arriverez jamais à rien. Vous ne comprendrez pas, vous imaginerez toutes sortes d'explications qui ne vaudront rien et qui ne vous apprendront rien du tout, sinon à vous dire : « Cette personne-là est stupide, ou bien elle est méchante », des choses qui ne mènent à rien. Tandis que si vous faites seulement ce petit mouvement-là et qu'au lieu de regarder ça comme un objet étranger à vous, vous tâchiez d'entrer là-dedans, vous entrez là-dedans, dans cette petite tête-là qui est en face, et puis tout d'un coup vous vous trouvez de l'autre côté, vous vous regardez vous-même et vous comprenez très bien ce qu'elle dit — tout est clair, le pourquoi, le comment, la raison, le sentiment qui est derrière le tout... C'est une expérience que vous avez cent fois par jour l'occasion de faire.

D'abord, vous ne réussirez pas très bien, mais si vous persistez, vous finirez par réussir admirablement. Ça ajoute beaucoup d'intérêt à la vie. Et puis c'est un travail qui vous fait faire vraiment des progrès parce qu'il vous fait sortir de votre petite cuirasse-là, comme cela, où vous êtes bien enfermé, où vous vous cognez contre tout. Vous savez, les papillons qui se cognent contre la lumière ?... La conscience de chacun est comme cela, elle va cogner ici, cogner là, parce que ce sont des choses qui lui sont étrangères. Mais si, au lieu de cogner, on entre dedans, alors ça commence à faire partie de vous-même. On s'élargit, on a de l'air à respirer, on a de la place pour bouger, on ne se cogne pas, on entre, on pénètre, on comprend. Et on vit dans beaucoup d'endroits en même temps. C'est très intéressant, on le fait automatiquement.

Par exemple, quand vous lisez un livre qui vous intéresse beaucoup, un merveilleux roman plein d'aventures excitantes, quand vous êtes tout entier dans l'histoire, vous en oubliez quelquefois l'heure de la classe, ou même l'heure du dîner, ou l'heure de vous coucher. On est tout entier dans ce qu'on lit. Eh bien, c'est un phénomène d'identification. Et si vous le faites avec une certaine perfection, vous arrivez à comprendre d'avance ce qui va arriver. Il y a un moment où, quand vous êtes tout entier dans l'histoire, vous arrivez à savoir (sans essayer de chercher) vers quel but l'auteur vous conduit, comment il va dérouler son histoire et arriver à sa conclusion. Parce que vous vous êtes identifié à la pensée créatrice de l'auteur. Vous le faites plus ou moins bien, sans savoir que vous le faites, mais ce sont des phénomènes d'identification. (…)

Seulement ils sont involontaires. Et c'est même l'un des procédés que l'on emploie maintenant pour guérir les maladies nerveuses. Quand quelqu'un ne peut pas dormir, ne peut pas se reposer parce qu'il est trop excité nerveusement et que ses nerfs sont malades et affaiblis par excès d'agitation, on lui dit de s'asseoir en face d'un aquarium, par exemple — un aquarium, c'est très joli, n'est-ce pas —, devant un aquarium avec des jolis petits poissons dedans, des poissons dorés, et puis de s'asseoir, de s'installer sur une chaise longue, et d'essayer de ne penser à rien (surtout pas à ses soucis) et de regarder les poissons. Alors on regarde les poissons bouger, aller, venir, nager, glisser, tourner, se rencontrer, se dépasser, se poursuivre indéfiniment, et puis l'eau qui bouge lentement et les poissons qui vont. Au bout d'un moment, on a la vie des poissons : on va, on vient, on nage, on glisse, on joue. Et puis au bout d'une heure, on a les nerfs en parfait état et on est tout à fait reposé !

Mais la condition, c'est de ne pas penser à ses soucis : il faut seulement regarder les poissons.

12 août 1953 - p. 240-244

Comment connaître le Divin par identification

Vous savez, la seule façon de connaître le Divin, c'est de s'identifier à Lui. Il n'y en a pas d'autre, il n'y en a qu'une, une seule manière. Par conséquent, une fois que vous êtes maître de ce procédé d'identification, vous pouvez vous identifier. Alors vous choisissez votre objet d'identification, vous vous identifiez au Divin. Mais tant que vous ne savez pas vous identifier, il y aura toujours cent et une choses qui viendront en travers vous tirer par ici, vous tirer par là, vous éparpiller, et vous ne vous identifierez pas à Lui. Mais si vous avez appris à vous identifier, alors vous n'avez qu'à orienter l'identification, la placer à l'endroit où vous voulez, et puis vous en tenir là jusqu'à ce que vous ayez un résultat. Il viendra très vite si vous êtes maître de votre pouvoir d'identification. Ça viendra très vite. Râmakrishna disait que cela pouvait varier entre trois jours, trois heures ou trois minutes. Trois jours pour les gens qui étaient très lents, trois heures pour ceux qui étaient un peu plus prompts, trois minutes pour ceux qui avaient l'habitude. (…)

Évidemment vous ne pouvez pas rester trois jours assis immobile sans rien faire — vous seriez déjà arrivé à un degré de perfection extraordinaire si vous pouviez faire cela, oublier tous vos besoins et rester immobile pendant trois jours. Non, ce n'est pas cela qu'il veut dire : la pensée uniquement concentrée sur le Divin. Et lui, le faisait en trois minutes. Et il l'a fait devant la personne, pour lui montrer, lui prouver que ce qu'il disait était vrai. Cela ne lui prenait pas plus de trois minutes.

Mais justement, ce qui empêche l'expérience, c'est l'absence de pratique de concentration, et puis l'absence (en anglais on dit *one-pointedness*) d'unicité dans la volonté. On « veut » pendant une minute, deux minutes, dix minutes, un quart d'heure, une heure, et après, on veut beaucoup d'autres choses… On « pense » pendant quelques secondes, et après on pense à des milliers d'autres choses. Alors naturellement cela peut vous prendre une éternité. Parce que même, on ne peut pas faire une addition : si cela pouvait s'accumuler comme des grains de sable, qu'à chaque pensée que vous donnez au Divin vous déposiez un petit grain de sable quelque part, au bout d'un certain temps cela ferait une montagne. Mais ce n'est pas comme cela, ça ne reste pas. Il n'y a pas d'effet. Ça ne s'accumule pas, vous ne pouvez pas faire des additions, progresser dans la quantité — vous pouvez progresser dans l'intensité, progresser dans la qualité. Vous pouvez, oui, apprendre au-dedans à le faire ; mais ce que vous avez fait ne compte que de cette manière-là. Ça ne s'accumule pas comme des grains de sable sur la dune. Autrement, il suffirait d'être très habile et de se dire : « Eh bien, je donnerai au moins une dizaine de pensées au Divin tous les jours. » Et puis, par petits points comme cela, au bout d'un certain temps on a une colline...

12 août 1953 - pp. 246-248

CONNAISSANCE DE SOI

Comment apprendre à se connaître et à devenir maître de soi

Être conscient de sa vérité intérieure, conscient des différentes parties de son être et de leur fonctionnement respectif. Il faut savoir pourquoi on fait ceci, pourquoi on fait cela : il faut connaître ses pensées, connaître ses sentiments, connaître toutes ses activités, tous ses mouvements, ce dont on est capable, etc. Et se connaître n'est pas suffisant : il faut que cette connaissance amène un contrôle conscient. Se connaître parfaitement, c'est se contrôler parfaitement.

Mais il faut une aspiration de tous les instants.

Il n'est jamais trop tôt pour commencer, jamais trop tard pour continuer. C'est-à-dire que même quand vous êtes tout petit, vous pouvez commencer à vous étudier vous-même et à vous connaître, et, peu à peu, à vous contrôler. Et même quand vous êtes ce que l'on appelle « vieux », quand vous avez un grand nombre d'années, il n'est pas trop tard pour faire l'effort de vous connaître de mieux en mieux et de vous contrôler de mieux en mieux. C'est cela la Science de vivre.

Pour se perfectionner, il faut d'abord devenir conscient de soi. Je suis sûre, par exemple, que la chose suivante vous est arrivée bien des fois dans votre vie ; quelqu'un vous demande subitement : « Pourquoi avez-vous fait cela ? », eh bien, la réponse spontanée est : « Je ne sais pas. » Si quelqu'un vous demande : « À quoi pensez-vous ? », vous répondez : « Je ne sais pas. » « Pourquoi êtes-vous fatigué ? » — « Je ne sais pas. » « Pourquoi êtes-vous content ? » — « Je ne sais pas », et ainsi de suite. Je peux prendre, n'est-ce pas, une cinquantaine de personnes et leur demander tout d'un coup, sans préparation : « Pourquoi avez-vous fait cela ? » et si elles ne sont pas intérieurement "éveillées" elles répondront toutes : « Je ne sais pas » (naturellement, je ne parle pas ici de ceux qui ont fait une discipline pour se connaître et suivre leurs mouvements jusqu'à l'extrême limite ; ceux-là peuvent, naturellement, se ressaisir, se concentrer et donner la réponse juste, mais seulement au bout de quelque temps). Vous verrez que c'est comme cela si vous regardez bien votre journée. Vous dites quelque chose et vous ne savez pas pourquoi vous le dites — c'est seulement quand les mots sont sortis de votre bouche, que vous vous apercevez que ce n'était pas tout à fait ce que vous vouliez dire. Par exemple, vous allez voir quelqu'un, vous préparez d'avance les paroles que vous allez dire, mais une fois devant la personne en question, vous ne dites rien, ou ce sont d'autres paroles qui sortent de votre bouche. Êtes-vous capable de dire jusqu'à quel point l'atmosphère de l'autre personne vous a influencé et vous a empêché de dire ce que vous aviez préparé ? Combien de gens sont-ils capables de le dire ? Ils ne perçoivent même pas que la personne était dans tel ou tel état et que c'est pour cela qu'ils n'ont pas pu lui dire ce qu'ils avaient préparé. Naturellement, il y a des cas très évidents où vous trouvez les gens de si méchante humeur que vous ne pouvez rien leur demander. Je ne parle pas de cela. Je parle de la perception claire des influences réciproques : ce qui agit et réagit sur votre nature ; c'est cela que l'on n'a pas. Par exemple, on est tout d'un coup mal à l'aise ou content, mais combien de gens peuvent dire : « C'est cela » ? Et c'est difficile de savoir, ce n'est pas facile du tout. Il faut être très éveillé ; il faut être constamment dans un état d'observation très attentif. (…)

Pour être dans cet état d'observation attentive, il faut avoir, pour ainsi dire, des antennes partout, qui sont en contact constant avec votre centre de conscience vrai. Vous enregistrez tout, vous organisez tout et, de cette façon, vous ne pouvez pas être pris à l'improviste, vous ne pouvez pas être déçu, trompé, et vous ne pouvez pas dire autre chose que ce que vous vouliez dire. Mais combien de gens vivent-ils dans cet état d'une façon normale ? C'est cela que je veux dire, précisément, quand je parle de "devenir conscient". Si vous voulez tirer le plus grand profit des conditions et des circonstances dans lesquelles vous vous trouvez, il faut être pleinement éveillé ; il ne faut pas être pris par surprise, il ne faut pas faire les choses sans savoir pourquoi, il ne faut pas dire des choses sans savoir pourquoi. Il faut être constamment éveillé.

Il faut comprendre aussi que vous n'êtes pas des individualités séparées, que la vie est un constant échange de forces, de consciences, de vibrations, de mouvements de toutes sortes. C'est comme dans une foule, n'est-ce pas : quand tout le monde pousse, tous avancent, et quand tous reculent, tout le monde recule. C'est la même chose dans le monde intérieur, dans votre conscience. Il y a constamment des forces et des influences qui agissent et réagissent sur vous, c'est comme un gaz dans l'atmosphère, et à moins que vous ne soyez tout à fait éveillé, ces choses entrent en vous, et c'est seulement quand c'est bien entré en vous et que cela sort comme si cela venait de vous, que vous vous en apercevez. Combien de fois les gens rencontrent des personnes nerveuses, en colère, de mauvaise humeur, et ils deviennent eux-mêmes nerveux, en colère, de mauvaise humeur, comme cela, sans savoir bien pourquoi. Comment se fait-il que, quand vous jouez contre certaines personnes, vous jouez très bien, mais quand vous jouez contre d'autres, vous ne pouvez plus jouer ? Et ces gens bien tranquilles, pas méchants, qui tout à coup deviennent furieux quand ils se trouvent dans une foule furieuse. Et l'on ne sait pas qui a commencé : c'est quelque chose qui a passé et qui a balayé la conscience. Il y a des gens qui sont capables de déclencher des vibrations comme cela, et les autres répondent, sans savoir pourquoi. Tout est ainsi, depuis les plus petites choses jusqu'aux plus grandes.

Pour être individualisé dans une collectivité, il faut être absolument conscient de soi. Et de quel soi ? Le Soi qui est au-dessus de tout mélange, c'est-à-dire ce que j'appelle la Vérité de votre être. Et tant que vous n'êtes pas conscient de la Vérité de votre être, vous êtes mû par toutes sortes de choses, sans vous en rendre compte du tout. La pensée collective, la suggestion collective est une influence formidable, qui agit constamment sur la pensée individuelle. Et ce qui est extraordinaire, c'est que l'on ne s'en aperçoit pas. On pense qu'on pense "comme ça", mais en réalité c'est la collectivité qui pense "comme ça". La masse est toujours inférieure à l'individu. Prenez des individus de qualité analogue, de catégorie analogue, eh bien, lorsqu'ils sont seuls, ces individus sont d'au moins deux degrés supérieurs aux gens de la même catégorie qui se trouvent dans une foule. Il y a un mélange des obscurités, un mélange des inconscients, et forcément on glisse dans cet inconscient. Pour échapper à cela, il n'y a qu'un moyen : devenir conscient de soi ; de plus en plus conscient et de plus en plus attentif.

Essayez de faire ce petit exercice : au commencement de la journée, dire : « Je ne parlerai pas sans penser à ce que je dis. » Vous croyez, n'est-ce pas, que vous pensez tout ce que vous dites ! Ce n'est pas du tout le cas, vous verrez que tant de fois le mot que vous ne voulez pas dire est prêt à sortir, et que vous êtes obligé de faire un effort conscient pour l'empêcher de sortir.

J'ai connu des gens qui avaient grand scrupule à ne pas dire de mensonges, mais tout de suite, quand ils se trouvaient en groupe, au lieu de dire le vrai, ils disaient spontanément des mensonges ; ils n'avaient pas l'intention de le faire, ils n'y pensaient pas une minute avant de le faire, mais cela venait "comme ça". Pourquoi ? Parce qu'ils se trouvaient avec des menteurs ; il y avait une atmosphère de mensonge, et ils avaient tout simplement attrapé leur maladie !

C'est ainsi que, petit à petit, lentement, avec persévérance, avec tout d'abord grand soin et beaucoup d'attention, on devient conscient, on apprend à se connaître et, ensuite, à devenir maître de soi.

13 janvier 1951- pp. 39-43

CONSCIENCE

Comment élargir sa conscience

Il y a beaucoup de moyens pour cela.

Le moyen le plus facile, c'est de s'identifier avec quelque chose de vaste. Par exemple, quand vous sentez que vous êtes enfermé dans une pensée, une volonté, une conscience tout à fait étroites, limitées, que vous vous sentez comme dans une coquille, alors, si vous vous mettez à penser à quelque chose de très vaste, comme, par exemple, à l'immensité de l'eau d'un océan, et que vraiment vous pensez à cet océan, et comment il s'étend loin, loin, loin, loin, dans tous les sens, comme ça (*Mère étend les bras*), par rapport à vous, que c'est si loin, si loin que vous ne pouvez pas voir les bords, vous ne pouvez pas arriver aux extrémités, n'est-ce pas, ni en arrière, ni en avant, ni à gauche, ni à droite... c'est grand, grand, grand, grand... Vous pensez à cela, et puis alors, vous avez l'impression que vous flottez sur cette mer, comme ça, et qu'il n'y a pas de limites... Ça, c'est très commode. Alors, vous élargissez un peu votre conscience.

Il y a d'autres gens qui, par exemple, commencent à regarder le ciel ; et alors, ils s'imaginent, n'est-ce pas, tous ces espaces entre toutes ces étoiles, et tout... cette sorte d'infinité d'espaces, où la terre est un petit point, et vous, vous êtes un tout petit point, plus petit qu'une fourmi, sur la terre. Et alors, vous regardez ce ciel, et puis vous avez l'impression que vous flottez dans ces espaces infinis, entre les planètes, et vous êtes de plus en plus large pour aller de plus en plus loin. Il y a d'autres gens qui réussissent avec cela.

Il y a un moyen qui consiste à essayer de s'identifier avec toutes les choses de la terre. Par exemple, quand on a une petite vision étroite de quelque chose, et qu'on est gêné par la vision des autres et le point de vue des autres, il faut commencer par déplacer sa conscience, essayer de la mettre dans les autres, et essayer petit à petit de s'identifier avec toutes les façons de penser de tous les autres. Ça, c'est un petit peu plus... comment dire... dangereux. Parce que s'identifier avec la pensée et la volonté des autres, c'est s'identifier avec un tas de stupidités (*Mère rit*) et de mauvaises volontés, et que cela peut amener des résultats qui ne sont pas très bons. Mais enfin, il y a des gens qui font cela plus facilement. Par exemple, quand ils sont en désaccord avec quelqu'un, pour arriver à élargir leur conscience, ils essayent de se mettre à la place des autres, et de voir la chose non pas par leur propre point de vue, mais par les points de vue des autres. Cela élargit la conscience, mais pas autant que par les premières choses que j'ai dites, qui sont, celles-là, très innocentes. Elles ne vous font aucun mal, elles vous font beaucoup de bien. Elles vous rendent très paisibles.

Il y a des tas de moyens intellectuels d'élargir sa conscience. Mais en tout cas, quand on est ennuyé par quelque chose, qu'il y a une chose qui vous est pénible, ou très désagréable, si l'on se met à penser à l'éternité du temps et à l'immensité de l'espace, si l'on pense à tout ce qui s'est passé avant, et tout ce qui se passera après, et que cette seconde de l'éternité n'est vraiment que, n'est-ce pas, un souffle qui passe, et que l'on se sent si profondément ridicule d'être bouleversé par quelque chose qui dans l'éternité du temps est... on n'a même pas le temps de s'en apercevoir, cela n'a aucune place, aucune importance, parce que, qu'est-ce que c'est qu'une seconde dans l'éternité ?... si l'on arrive à se rendre compte de cela, à... comment dire... visualiser, se faire un tableau de la petite personne que l'on est, dans la petite terre où l'on est, et la petite seconde de la conscience qui en ce moment vous fait mal, ou vous est désagréable — qui est elle-même seulement une seconde dans votre existence —, que vous avez été vous-même beaucoup de choses avant, que vous serez encore beaucoup de choses après, que ce qui vous affecte maintenant, dans dix ans vous l'aurez probablement complètement oublié, ou si vous vous en souviendrez, vous vous direz : « Comment se fait-il que j'aie attaché de l'importance à cela ? », si vous pouvez d'abord réaliser cela, et puis réaliser votre petite personne qui est une seconde dans l'éternité, même pas une seconde, n'est-ce pas, imperceptible, un fragment de seconde dans l'éternité, que tout le monde s'est déroulé auparavant et qu'il se déroulera encore, indéfiniment — en avant, en arrière —, et que... alors on a tout d'un coup le sens du ridicule profond de l'importance que l'on attache à ce qui vous est arrivé. *Vraiment* on a le sens... à quel point c'est grotesque d'attacher de l'importance à sa vie, à soi-même, et à ce qui vous arrive. Et en l'espace de trois minutes, si on fait la chose proprement, on est balayé de tous les désagréments. On peut même être balayé d'une douleur très profonde. Simplement une concentration comme ça, et se situer dans l'infini et dans l'éternité. Tout s'en va. On sort de là nettoyé. On peut se débarrasser de *tous* les attachements, et même, je dis, des douleurs les plus profondes — de tout — comme ça, si on sait le faire convenablement. Cela vous sort immédiatement de votre petit ego.

29 septembre 1954 - pp. 381-384

✹

Tenez, prenons cet exemple. Quand il y a un tremblement de terre, il y a des îles qui s'engouffrent et des millions de gens qui sont tués. On dit : « Cette Nature est monstrueuse. » Du point de vue humain, cette Nature est monstrueuse. Qu'est-ce qu'elle fait ? Elle fait le cataclysme. Mais figurez-vous qu'en sautant ou en courant ou en faisant n'importe quoi, vous vous donniez un bon coup, ce qu'on appelle un bleu, n'est-ce pas, que cela devienne bien noir. C'est la même chose pour nos cellules qu'un tremblement de terre ; vous détruisez une quantité formidable de cellules ! C'est la proportion. Pour nous, pour notre petite conscience, toute petite comme ça, cela paraît quelque chose de formidable, mais au fond, c'est tout simplement une contusion quelque part sur la terre (et même pas dans l'univers). Nous ne parlons que de la terre : qu'est-ce que c'est ? Rien du tout, un tout petit jouet dans l'univers. Si nous parlons de l'univers, alors la disparition des mondes, ce sont des contusions. Ce n'est rien.

Il faut, si on peut, agrandir sa conscience.

J'ai connu quelqu'un qui voulait agrandir sa conscience ; il disait qu'il avait trouvé un moyen, c'était de se coucher sur le dos dans la nuit, dehors, et de regarder les étoiles et de tâcher de s'identifier à elles, et de s'en aller là-dedans dans un monde immense, et alors de perdre tout à fait le sens de la proportion, de l'ordre de la terre et de toutes ces petites choses, et de devenir vaste comme le ciel — on ne peut pas dire comme l'univers parce que nous n'en voyons qu'un tout petit morceau, mais vaste comme le ciel avec toutes les étoiles. Et alors, vous savez, les petites saletés pendant ce temps-là, elles tombaient, et on comprenait les choses à une très grande échelle.

C'est un bon exercice.

8 juillet 1953 - pp. 166-167

Comment développer la conscience

Il faut établir cette volonté d'être conscient d'une façon constante, et puis changer la volonté mentale en une aspiration. Il faut avoir ce mouvement. Et puis ne jamais oublier. Il faut regarder, se regarder, et alors se regarder vivre avec cette sincérité de ne pas se tromper, ne jamais se tromper. Oh ! comme c'est difficile !

Est-ce qu'il t'est arrivé d'avoir spontanément — spontanément, sans effort — la perception que tu t'es trompé ? Je ne parle pas d'une réaction extérieure qui te donne un coup, tout à coup te réveille, et tu dis : « Ah ! diable, qu'est-ce que j'ai fait là ! » Je ne parle pas de cela. Quand tu fais une chose, quand tu sens une chose, quand tu dis une chose — prends simplement les petites querelles comme j'en entends au moins une douzaine tous les jours (au moins), idiotes (je me demande comment, ayant sa raison, on peut se quereller pour des choses pareilles), eh bien, est-ce qu'au moment où l'on prononce des mots que l'on ne devrait pas prononcer, qui sont des inepties, est-ce que l'on se rend compte qu'on est vraiment stupide — pour ne pas dire pire — spontanément ?... On se donne toujours une excuse. On a toujours le sentiment que l'autre a tort et que l'on a raison et que, ma foi, il faut bien lui dire qu'il a tort, hein ? Autrement, il ne le saurait jamais ! Non ? Je le mets d'une façon un peu grossière, là, comme sous un petit microscope pour que cela se voie un petit peu plus gros. Mais c'est comme cela. Et tant que c'est comme cela, on est à des millions de lieues de la conscience véritable. Quand on ne peut pas immédiatement, instantanément faire un pas en arrière, se mettre à la place de l'autre, comprendre pourquoi il a ce sentiment, avoir un peu la vision de sa propre faiblesse, comparer les deux, et en venir à la conclusion : « Eh bien, c'est cela, la vraie chose », c'est que l'on est encore très loin derrière. Quand on peut faire cela spontanément, instantanément, que cela ne prenne pas de temps, que cela soit le mouvement naturel, alors là, on peut être satisfait qu'on a fait un petit progrès... Tu as l'expérience combien de fois dans ta journée ?

Même si l'on n'en vient pas à une querelle prononcée, combien de fois il y a la réaction dans la tête, là, quelque chose qui saute dans la tête, au lieu de cette sagesse égale qui, au moment même où les choses se passent et quand elle les voit, comprend comment elles se passent et pourquoi c'est comme cela — et d'une façon suffisamment impersonnelle pour pouvoir toujours sourire et ne jamais avoir de réaction violente, jamais.

Et même, si l'on perçoit la Vérité, qui est bien au-delà et bien au-dessus, la Vérité qui n'est pas réalisée et que l'on veut réaliser, si on en a la vision claire et que l'on puisse voir d'une façon constante la différence entre ce qui est vrai et qui devrait être, et ce qui est faux et déformé et qui devrait céder la place à l'autre, la voir d'une façon si claire, il n'y a plus de réactions, et même les choses qui vous paraissent les plus stupides, les plus idiotes, les plus obscures, les plus ignorantes, les plus vulgaires, les plus grossières, peuvent vous faire sourire, parce que l'on voit tout le chemin qu'il faut parcourir pour que Cela qui est là-haut vienne ici. Et si l'on avait des réactions violentes, il y a longtemps qu'il n'y aurait plus de monde. Parce que, vraiment, si le monde ne devait exister que s'il était vrai, il y a longtemps qu'il n'existerait plus ! Parce qu'il n'a jamais été vrai jusqu'à maintenant.

Mais si l'on reste dans cette conscience-là et qu'on regarde, alors on peut commencer à comprendre quelque chose de la vérité. Et cette conscience doit être si totale que même si les choses viennent directement contre vous, même le mouvement matériel de quelqu'un qui vient pour vous battre (il ne faut pas se laisser tuer, non ; il faut peut-être faire ce qu'il faut pour ne pas être tué), mais si l'on est soi-même dans cette conscience parfaite et que l'on n'ait plus de réaction personnelle, eh bien, moi, je garantis que l'autre ne peut pas vous tuer. Il ne pourra pas, même s'il essaye. Il ne pourra pas vous battre, même s'il essaye. Seulement, il ne faut pas que vous ayez seulement une vibration violente ou fausse, n'est-ce pas : s'il y a une petite vibration fausse, cela ouvre la porte, cela rentre dedans et tout va de travers. Il faut que vous soyez en pleine conscience, dans la pleine connaissance, la parfaite maîtrise de tout, la vision claire de la Vérité — et une paix parfaite.

Il faut faire un effort tout le temps.

20 mai 1953 - pp. 68-70

✺

Faites attention et devenez conscient. Si l'on est très attentif, on devient conscient. Il faut être très concentré et très attentif, alors on devient conscient.

9 décembre 1953 - p. 425

Comment maintenir un niveau élevé de conscience

Maintenir sa conscience dans un état supérieur, c'est l'élever au-dessus des niveaux inférieurs dans l'être, c'est la maintenir dans la lumière, dans la paix, dans la connaissance et dans l'harmonie supérieure ; c'est-à-dire, placer sa conscience aussi haut que l'on peut dans son être, là où on est libéré de tous les mouvements inférieurs. Alors, naturellement, si la conscience est là, les pensées qu'elle reçoit sont des pensées d'un ordre supérieur. Et la pensée n'est qu'une forme d'activité de la conscience, ce n'est pas l'étoffe de la conscience. Il y a une conscience sans pensée, il y a un état de conscience très supérieur où il n'y a pas de pensées. C'est une conscience qui peut avoir une connaissance très parfaite des choses, sans que ce soit exprimé en pensées et en mots. (…)

N'est-ce pas, si vous vous ouvrez aux régions supérieures de la conscience, et que la force descende du haut, tout naturellement elle établit un silence dans les régions inférieures, parce qu'elles sont dominées par cette puissance supérieure qui descend. Cela vient des régions supérieures du mental et d'au-delà, même du Supramental. Alors quand cette force et cette conscience descendent et entrent dans les consciences d'un plan inférieur, ces consciences deviennent naturellement tranquilles, parce qu'elles sont comme envahies, comme inondées par cette lumière supérieure qui les transforme. »

22 septembre 1954 - p. 364

Comment amener la tranquillité dans les niveaux inférieurs de conscience

Il existe un état où une simple conversation qui vous oblige à rester au niveau de la vie ordinaire vous donne mal à la tête, vous tourne sur l'estomac et, si elle continue, peut vous donner de la fièvre. Je parle naturellement de conversations du genre «potins». Je crois qu'à part quelques exceptions, tout le monde se livre à cet exercice et parle de choses qu'il devrait taire ou bavarde sur les autres. Cela devient si naturel que vous n'en souffrez pas. Mais si vous continuez ainsi, vous empêchez complètement votre conscience de s'élever ; vous vous attachez avec des chaînes de fer à la conscience ordinaire et le travail du subconscient ne se fait pas ou n'est même pas commencé. Ceux qui veulent s'élever ont déjà bien assez de difficultés sans chercher des encouragements dehors.

Naturellement, l'effort pour maintenir la conscience à un niveau élevé fatigue au commencement, comme les exercices que vous faites pour développer vos muscles. Mais vous n'abandonnez pas la gymnastique pour autant. Alors, mentalement, il faut faire la même chose. Il ne faut pas permettre à votre mentalité de s'abaisser ; le «potinage» vous dégrade et, si vous voulez faire un yoga, il faut vous en abstenir, c'est tout.

L'état de conscience dont je parle (…) est très difficile à atteindre ; c'est une discipline qui demande des années et c'est une réalisation qui n'est pas à la portée de tout le monde. Il y a pourtant un état intermédiaire par lequel il faut passer : celui où l'on coupe la connexion entre soi-même et tout ce que l'on ne veut pas entendre ou voir. (…)

Tout vient de ce «besoin» de délassement ; et qu'est-ce que cela veut dire pour la plupart des gens ? Cela veut dire, toujours, descendre à un niveau inférieur. Ils ne savent pas que pour vraiment se délasser, il faut monter d'un degré de plus, il faut s'élever au-dessus de soi-même. Si l'on descend, c'est une fatigue de plus et c'est aussi un abrutissement. En outre, chaque fois que l'on descend, on augmente le fardeau du subconscient — cet énorme fardeau subconscient qu'il faut nettoyer et nettoyer si l'on veut monter, et qui est comme un boulet aux pieds.

26 février 1951 - pp. 169-170 et 173

Comment vivre différemment les événements en changeant son état de conscience

Si l'on change d'état de conscience et que l'on s'identifie au Divin, cela change la nature même des choses. Par exemple, ce qui paraît une douleur ou une peine ou une misère, on s'aperçoit tout au contraire que c'est l'occasion pour le Divin de devenir plus proche de vous, et que l'on peut extraire de cet événement une joie peut-être encore plus grande que la joie que l'on éprouve à quelque chose de satisfaisant. Seulement, il faut le comprendre comme cela, dans cet esprit-là et avec cette conscience-là, parce que, autrement, si on le comprend d'une façon ordinaire, c'est la contradiction même du principe que tout est divin.

La même chose, exactement la même vibration, suivant la façon dont elle est reçue et dont on répond, amène une joie intense ou un désespoir considérable, exactement la même, suivant l'état de conscience dans lequel on se trouve. Alors il n'est rien dont on puisse dire : c'est un malheur. Il n'est rien que l'on puisse appeler une souffrance. Tout ce qu'il faut, c'est changer son état de conscience. C'est tout. Seulement (j'ai écrit cela quelque part, je ne sais plus où), si vous réussissez, vous, à changer votre état de conscience et que vous entriez dans cette condition de béatitude, vous pouvez voir les autres qui sont en train de se quereller, de se disputer, d'être malheureux, de souffrir et d'être misérables, et on sent soi-même que tout est si harmonieux, si merveilleux, si doux, si agréable, et vous dites : « Eh bien, pourquoi ne font-ils pas comme moi ? » Mais le malheur est que tout le monde n'est pas prêt à faire comme cela ! Et pour ceux qui restent dans la conscience ordinaire, pour eux la souffrance est une chose très réelle.

9 décembre 1953 - p. 423

Comment utiliser la conscience pour se connaître soi-même et développer le contrôle de soi

Ça, c'est une des choses les plus indispensables à faire, si on veut arriver à avoir un contrôle sur soi, et une connaissance même limitée de soi-même : c'est de pouvoir localiser sa conscience, et la promener dans les différentes parties de son être, de façon à distinguer sa conscience de sa pensée, de ses sentiments, de ses impulsions, se rendre compte de ce que c'est que la conscience en elle-même. Et ainsi on peut apprendre à la déplacer : on peut mettre la conscience dans le corps, on peut mettre la conscience dans le vital, on peut mettre la conscience dans le psychique (c'est la meilleure place pour la mettre), on peut mettre la conscience dans le mental, on peut élever sa conscience au-dessus du mental, et avec sa conscience on peut aller dans toutes les régions de l'univers.

Mais d'abord il faut savoir ce que c'est que sa conscience, c'est-à-dire devenir conscient de sa conscience, la localiser. Et il y a beaucoup d'exercices pour ça. Mais il y en a un qui est très connu, c'est de s'observer et de se regarder vivre, et alors de voir si c'est vraiment le corps qui est la conscience de l'être, ce que l'on appelle « moi » ; et puis quand on s'est aperçu que ce n'est pas du tout le corps, que le corps traduit quelque chose d'autre, alors on cherche dans ses impulsions, ses émotions, pour voir si c'est ça, et puis on s'aperçoit aussi que ce n'est pas ça ; et puis alors, on cherche dans ses pensées, si la pensée, c'est vraiment soi, ce que l'on appelle "moi", et au bout de très peu de temps on s'aperçoit : « Non, je pense, par conséquent "moi", c'est différent de mes pensées. » Et alors, ainsi, par éliminations progressives, on arrive à entrer en contact avec quelque chose, quelque chose qui vous donne l'impression d'être : « Oui, ça c'est "moi". Et ce quelque chose, je peux le promener, je peux le promener de mon corps à mon vital, à mon mental, je peux même, si je suis très... comment dire... très habitué à le promener, je peux le promener dans d'autres gens, et c'est comme ça que je peux m'identifier aux choses et aux gens. Je peux, à l'aide de mon aspiration, le faire sortir de ma forme humaine, s'élever au-dessus, vers des régions qui ne sont plus du tout ce petit corps et ce qu'il contient. »

Et alors, on commence à comprendre ce que c'est que sa conscience ; et c'est après cela qu'on peut dire : « Bon, j'unirai ma conscience à mon être psychique, et je la laisserai là, afin qu'elle soit en harmonie avec le Divin, et qu'elle puisse se soumettre entièrement au Divin. » Ou alors : « Si par cet exercice de s'élever au-dessus de mes facultés de penser et de mon intellect, je peux entrer dans une région de lumière pure, de connaissance pure... », alors on peut mettre sa conscience là, et vivre comme ça, dans une splendeur lumineuse qui est au-dessus de la forme physique.

Mais d'abord il faut que cette conscience soit mobile, et qu'on sache la distinguer des autres parties de l'être qui sont, en fait, ses instruments, ses modes d'expression. Il faut que la conscience se serve de ces choses, mais non pas que vous confondiez la conscience avec ces choses. Vous mettez la conscience dans ces choses, alors vous devenez conscient de votre corps, vous devenez conscient de votre vital, vous devenez conscient de votre mental, vous devenez conscient de toutes vos activités par votre volonté d'identification ; mais pour cela il faut que d'abord votre conscience ne soit pas complètement embrouillée, mélangée, combinée pour ainsi dire avec toutes ces choses, qu'elle ne les prenne pas pour elle, qu'elle ne se trompe pas.

Quand on pense à soi (évidemment, sur des millions d'hommes il n'y en a peut-être pas dix qui sont autrement), on pense : « Moi, c'est mon corps, c'est ça que j'appelle "moi", ce qui est comme ça. Et alors, je suis comme ça ; et puis mon voisin, c'est aussi le corps. Quand je parle d'une autre personne, je parle de son corps. » Et alors, tant qu'on est dans cet état-là, on est le jouet de tous les mouvements possibles, et on n'a aucun contrôle sur soi-même.

Le corps, c'est le dernier instrument, et c'est pourtant ça que l'on appelle "moi", la plupart du temps, à moins qu'on n'ait commencé à réfléchir.

27 juillet 1955 - pp. 278-280

Comment éliminer de la conscience les mouvements inférieurs

Par l'aspiration, le rejet des mouvements inférieurs, l'appel d'une force supérieure. Si l'on n'accepte pas certains mouvements, naturellement, quand ils sentent qu'ils ne peuvent pas se manifester, petit à petit ils diminuent en force et ils arrêtent de se produire. Si l'on se refuse à exprimer tout ce qui est d'une nature inférieure, petit à petit, la chose elle-même disparaît, et la conscience se vide des choses inférieures. C'est par le refus de la manifestation — je veux dire, non pas seulement dans l'action, mais aussi dans la pensée, dans le sentiment. Quand les impulsions, les pensées, les émotions viennent, si on se refuse à les manifester, si on les écarte et que l'on reste dans un état d'aspiration intérieure et de calme, alors, petit à petit, elles perdent leur force et elles cessent de venir. Alors la conscience se vide de ses mouvements inférieurs.

Mais, par exemple, quand il vient des pensées qui ne sont pas désirables, si vous les regardez, si vous les observez, si vous vous plaisez à les suivre dans leurs mouvements, jamais elles ne cesseront. La même chose quand vous avez ou des sentiments ou des sensations qui ne sont pas désirables : si vous vous occupez d'eux, si vous vous concentrez sur eux, ou si même vous les regardez avec une certaine indulgence, ils ne cesseront jamais. Mais si vous vous refusez absolument à les recevoir et à les manifester, au bout d'un certain temps, cela cesse. Il faut être patient, et très obstiné.

Dans une grande aspiration, si vous pouvez vous mettre en contact avec quelque chose de supérieur, quelque influence de votre être psychique ou quelque lumière d'en haut, et que vous arriviez à la mettre en contact avec ces mouvements inférieurs, naturellement ils s'arrêtent plus vite. Mais avant même de pouvoir, par l'aspiration, attirer ces choses-là, vous pouvez déjà, par un refus très obstiné et très patient, vous pouvez empêcher ces choses de se manifester en vous. Quand il vient des pensées que vous n'aimez pas, si simplement vous les écartez et vous ne vous occupez pas d'elles du tout, au bout d'un certain temps elles ne viendront plus. Mais il faut le faire d'une façon très obstinée et très régulière.

22 septembre 1954 - pp. 365-366

✱

Il y a toujours plus sombre, plus inconscient, plus mauvais, plus ignorant que soi. Alors l'état qui pour vous est intolérable, que vous ne pouvez plus garder, qui doit s'en aller, serait peut-être très lumineux pour ceux qui sont à des échelons en bas. De quel droit allez-vous dire : « C'est mauvais. » On peut seulement dire : « Je n'en veux plus. Je n'en veux plus, ça ne va pas avec ma manière d'être actuelle, moi je veux aller à un endroit où ces choses n'ont plus de place ; elles ne sont plus à leur place, qu'elles aillent prendre une place ailleurs ! » Mais on ne peut pas juger. Il est impossible de dire : « C'est mauvais. » On peut tout au plus dire : « C'est mauvais pour moi, ce n'est plus à sa place avec moi, ça doit s'en aller. » C'est tout. Et on le laisse tomber sur le chemin.

Et cela facilite beaucoup, beaucoup le progrès, de penser et de sentir comme cela, au lieu de s'asseoir en désespoir et de se dire toutes sortes de choses lamentables, et comment on est et la misère que l'on porte et les défauts que l'on a et les impossibilités qui vous assaillent et tout cela. On dit : « Non, non, ces choses-là ne sont plus à leur place ici, qu'elles s'en aillent ailleurs, là où elles seront à leur place et les bienvenues. Moi, j'avance, je vais gravir un échelon, j'irai vers une lumière plus pure, et meilleure, et plus totale ; et alors toutes ces choses qui aiment l'obscurité, elles doivent s'en aller. » Mais c'est tout.

Chaque fois que l'on voit en soi quelque chose qui nous paraît vraiment vilain, eh bien, cela prouve que l'on a fait un progrès. Alors au lieu de se lamenter et de se désespérer, on doit être content, on dit : « Ah ! c'est bon, je marche. »

4 janvier 1956 - pp. 6-7

Comment obtenir un renversement de la conscience

N'essayez pas de guérir vos défauts un par un, de surmonter vos faiblesses une par une, cela ne mène pas très loin. C'est la conscience tout entière qui doit changer, c'est un renversement de la conscience qu'il faut obtenir, c'est surgir de l'état dans lequel on est vers un état supérieur d'où l'on domine toutes les faiblesses que l'on veut guérir, et d'où l'on a une vision d'ensemble de l'œuvre à accomplir. (…)

Naturellement il y a beaucoup de moyens, mais chacun doit le faire par le "bout" qui lui est accessible ; et l'indication du moyen vient généralement spontanément, par quelque chose comme une expérience inattendue. Et pour chacun, elle se présente d'une façon un peu différente.

Par exemple, on peut avoir la perception de la conscience ordinaire, qui est répandue en surface, d'une façon horizontale, et qui travaille sur un plan qui est en même temps une surface des choses et qui a un contact avec l'extérieur superficiel des choses, des gens, des circonstances ; et puis tout d'un coup, pour une raison quelconque (je dis, pour chacun c'est différent), il y a un déplacement vers le haut et, au lieu de voir les choses horizontalement, d'être au même niveau qu'elles, tout d'un coup on les domine et on les voit d'en haut, dans leur ensemble, au lieu de ne percevoir qu'un petit nombre de choses qui sont immédiatement proches ; c'est comme si quelque chose vous tirait en haut et vous faisait voir comme du haut d'une montagne, ou d'un aéroplane. Et au lieu de voir le détail et de le voir à son niveau, on voit l'ensemble comme une unité, et de très haut.

Il y a beaucoup de manières d'avoir cette expérience, mais généralement cela vous arrive comme par hasard, un jour.

Ou bien, on peut avoir une expérience qui est presque opposée et qui revient au même. Tout d'un coup, on s'enfonce dans une profondeur, on s'éloigne de la chose que l'on percevait, elle vous paraît lointaine, superficielle, indifférente ; on entre dans un silence intérieur, ou un calme intérieur, ou une vision interne des choses, un sentiment profond, une perception plus intime des circonstances et des choses, où les valeurs changent. Et l'on s'aperçoit d'une sorte d'unité, d'identité profonde, qui est unique malgré les apparences diverses.

Ou bien, tout d'un coup aussi, le sens de la limite disparaît et on entre dans la perception d'une sorte de durée indéfinie, qui n'a ni commencement ni fin, de quelque chose qui a toujours été et qui sera toujours.

Ces expériences-là vous viennent tout d'un coup pour un éclair, une seconde, un moment de votre vie, on ne sait pas pourquoi ni comment... Il y a d'autres moyens, il y a d'autres expériences — elles sont innombrables, elles varient suivant les gens ; mais c'est avec cela, une minute, une seconde de l'existence comme cela, qu'on attrape la queue de la chose. Alors il faut se souvenir de cela, il faut tâcher de le revivre, aller au fond de l'expérience, la rappeler, aspirer, se concentrer. C'est le point de départ, c'est le bout du fil conducteur. Pour tous ceux qui sont destinés à trouver leur être intérieur, la vérité de leur être, il y a toujours au moins un moment de leur vie où ils n'ont plus été les mêmes, peut-être comme un éclair — mais cela suffit. Cela indique le chemin que l'on doit prendre, c'est la porte ouverte sur ce chemin. Et alors il faut passer par la porte, et avec une persévérance, une obstination à toute épreuve, chercher à renouveler un état qui vous mènera vers quelque chose de plus réel et de plus total.

On a toujours donné beaucoup de moyens ; mais un moyen que l'on vous a appris, un moyen que l'on a lu dans les livres ou que l'on a entendu d'un instructeur, n'a pas la valeur efficace d'une expérience spontanée qui est venue sans raison apparente, et qui est tout simplement l'épanouissement de l'éveil de l'âme, une seconde de contact avec son être psychique qui vous indique quel est le meilleur chemin pour vous, quel est celui qui est le plus à votre portée, et qu'il vous faudra suivre alors avec persévérance pour arriver au but — une seconde qui vous indique comment aller, le commencement... Certains ont cela la nuit en rêve ; certains ont cela à une occasion quelconque : quelque chose que l'on voit et qui éveille en vous cette conscience nouvelle, quelque chose que l'on entend, un beau paysage, une belle musique, ou bien simplement quelques mots qu'on lit, ou bien l'intensité de concentration dans un effort — n'importe, il y a mille raisons et mille moyens de l'avoir. Mais je le répète, tous ceux qui sont destinés à réaliser ont eu cela au moins une fois dans leur vie. Cela peut être très fugitif, cela peut être quand ils étaient tout petits, mais toujours on a, une fois dans sa vie au moins, l'expérience de ce que c'est que la vraie conscience. Eh bien, cela, c'est l'indication la meilleure du chemin à suivre.

On peut chercher en soi, on peut se souvenir, on peut observer ; il faut remarquer ce qui se passe ; il faut faire attention, c'est tout. Quelquefois, quand on voit un acte généreux, quand on entend parler de quelque chose d'exceptionnel, quand on est le témoin d'un héroïsme ou d'une générosité ou d'une grandeur d'âme, quand on rencontre quelqu'un qui fait montre d'une capacité spéciale ou qui agit d'une façon exceptionnelle et belle, il y a une sorte d'enthousiasme ou d'admiration, ou de gratitude qui s'éveille tout d'un coup dans l'être et qui ouvre la porte à un état, un état de conscience nouveau, une lumière, une chaleur, une joie que l'on ne connaissait pas. Cela aussi, c'est une façon d'attraper le fil conducteur. Il y a mille façons, il faut seulement être en éveil et observer.

Il faut d'abord concevoir la nécessité de ce changement de conscience, adopter l'idée que c'est cela le chemin qui doit mener vers le but ; et une fois qu'on accepte le principe, alors il faut observer. Et on trouvera, on trouve. Et une fois qu'on a trouvé, alors il faut se mettre à marcher, sans hésitation.

Au fond, le point de départ, c'est de s'observer soi-même, de ne pas vivre dans une nonchalance continue, un laisser-aller continu ; il faut être attentif.

26 décembre 1956 - pp. 448-452

CONSCIENCE PHYSIQUE

Comment sortir de la conscience physique en la transformant

Il y a une quantité considérable de moyens.

Il y a des moyens intellectuels, des moyens que l'on pourrait appeler sentimentaux, des moyens artistiques et des moyens spirituels. Et généralement, il est préférable pour chacun de prendre le moyen qui lui est le plus facile, parce que si l'on veut commencer tout de suite par le plus difficile, on n'arrive à rien du tout. Et nous en revenons toujours à la même chose, à ce que Sri Aurobindo décrit dans *La Synthèse des Yogas* : c'est le moyen de la connaissance, ou le moyen de la dévotion, ou le moyen des œuvres. Mais le moyen des œuvres, c'est justement celui qui vous maintient dans la vie physique et qui vous fait vous libérer en elle ; et peut-être est-ce le moyen de tous le plus efficace, mais aussi le plus difficile.

Pour la plupart des aspirants, le moyen de la méditation, de la concentration, de l'abstraction de la vie physique, du rejet des activités physiques est certainement plus facile que le moyen de l'action. Mais ils laissent la conscience physique telle qu'elle est, sans jamais la changer, et à moins que l'on ne devienne comme le sâdhu ou l'ascète qui sort de toute vie active et reste dans une concentration ou une méditation constantes, on n'arrive à rien du tout. C'est-à-dire que toute une partie de l'être n'est jamais transformée. Et pour eux, la solution n'est pas du tout de la transformer, c'est simplement de la rejeter, de sortir de leur corps aussi vite que possible. C'était comme cela que l'on concevait le yoga dans le temps, parce que, évidemment, c'est beaucoup plus facile. Mais ce n'est pas ce que nous voulons.

Ce que nous voulons, c'est la transformation de la conscience physique, ce n'est pas son rejet.

Et alors, dans ce cas-là, ce que Sri Aurobindo a préconisé comme le moyen le plus direct et le plus total, c'est la soumission au Divin ; une soumission que l'on fait de plus en plus intégrale, progressivement, y compris la conscience physique et les activités physiques. Et si l'on réussit cela, alors le physique, au lieu d'être un obstacle, devient une aide.

19 septembre 1956 - pp. 333-334

Comment orienter la conscience physique vers l'aspiration à l'Amour divin

Voici une fleur que nous avons appelée "Aspiration du Physique à l'Amour Divin "*. Par le "Physique", j'entends la conscience physique, la conscience la plus ordinaire et la plus tournée vers l'extérieur, la conscience normale de la plupart des êtres humains, celle qui attache tant de prix au confort, à la bonne nourriture, aux beaux habits, aux relations heureuses, etc., au lieu d'aspirer aux choses plus élevées. L'aspiration dans le physique à l'Amour divin suppose que le physique ne demande rien d'autre que de sentir combien l'aime le Divin. Il comprend que toutes ses satisfactions habituelles sont absolument insuffisantes. Mais il ne peut pas y avoir de compromis : si le physique veut l'Amour divin, il ne doit vouloir que cela et ne pas dire : « J'aurai l'Amour divin et, en même temps, je garderai mes autres attachements, mes besoins, mes plaisirs... »

C'est le centre psychique qui est le siège fondamental de l'aspiration ; de là, celle-ci rayonne ou se manifeste dans l'une ou l'autre des parties de l'être. Quand je parle d'aspiration dans le physique, je veux dire que la conscience elle-même qui en vous recherche avidement le confort matériel et le bien-être devrait d'elle-même, sans y être contrainte par les parties supérieures de votre nature, demander exclusivement l'Amour divin. D'ordinaire, vous devez lui montrer la Lumière à l'aide des parties supérieures de votre être, et il faut le faire vraiment avec persistance, sinon le physique n'apprendrait jamais et il faudrait attendre la ronde habituelle de la Nature pendant des âges avant qu'il ne comprenne les choses de lui-même. En fait, cette ronde de la Nature est destinée à lui montrer toutes sortes de satisfactions possibles et, en les épuisant, à le convaincre qu'aucune d'elle ne peut vraiment le satisfaire et que ce qu'il cherche au fond, c'est une satisfaction divine. Par le yoga, nous accélérons ce lent processus de la Nature et nous insistons pour que la conscience physique voie elle-même la vérité et qu'elle apprenne elle-même à la reconnaître, à la vouloir. Mais comment lui montrer la Vérité ? Eh bien, de la même façon que vous apportez une lumière dans une pièce obscure. Illuminez

---

* *Russelia equisetiformis*

l'obscurité de votre conscience physique avec l'intuition et l'aspiration des parties plus affinées de votre être et persistez à le faire jusqu'à ce qu'elle réalise l'insuffisance et la vanité de sa soif pour les choses inférieures et ordinaires, et jusqu'à ce qu'elle se tourne spontanément vers la vérité. Et si elle se tourne vraiment, toute votre vie en sera changée — l'expérience est décisive.

1931 - s. d. pp. 149-150

Comment émerger de la conscience ordinaire grâce à l'aspiration

Il faut surtout ne pas être violent, car si vous êtes violent, vous sortirez de là fatigué, épuisé et sans résultat. Il faut concentrer toutes les puissances d'aspiration. Si vous êtes conscient de la flamme intérieure, il faut mettre dans cette flamme tout ce que vous pouvez avoir de plus fort comme aspiration, comme appel, et vous tenir aussi tranquille que vous pouvez, avec un appel, dans une très grande confiance que la réponse viendra ; et quand vous êtes dans cet état, avec votre aspiration et votre force concentrées, avec votre flamme intérieure, doucement faites une pression sur cette espèce de croûte extérieure, sans violence, mais avec insistance, aussi longtemps que vous pouvez, sans être agité, irrité ou excité. Il faut être parfaitement tranquille et pousser dans un appel.

Cela ne réussira pas la première fois. Il faut recommencer autant de fois qu'il est nécessaire, mais tout d'un coup, un jour... vous êtes de l'autre côté ! Alors, vous émergez dans un océan de lumière.

Si vous vous battez, si vous vous agitez, si vous vous débattez, vous n'aurez rien du tout ; et si vous vous énervez, vous aurez seulement mal à la tête, et c'est tout.

C'est cela, rassembler tout votre pouvoir d'aspiration, en faire quelque chose d'intensément concentré, dans une tranquillité absolue, être conscient de votre flamme intérieure et y mettre tout ce que vous pouvez pour qu'elle brûle de plus en plus, de plus en plus, et alors faites un appel avec conscience, et, lentement, poussez. Voilà. Vous êtes sûr de réussir un jour.

12 février 1951 - pp. 111-112

Comment obtenir paix, égalité et consécration dans la conscience physique

Il faut le vouloir, puis aspirer ; et puis chaque fois qu'on fait quelque chose qui est contraire à cet idéal, le mettre en face de soi et mettre dessus la lumière et la volonté de changer. Chaque fois qu'on fait un mouvement égoïste — ou de ces choses qui ne doivent pas être faites —, il faut immédiatement l'attraper comme si on l'attrapait par le cou, et puis le mettre en présence de son idéal et de sa volonté de progrès, et mettre dessus la conscience et la lumière pour que cela change.

Attraper chaque chose qui ne doit pas être faite, l'attraper comme ça, et puis la tenir ferme, en face de la lumière, jusqu'à ce que la lumière puisse agir sur elle pour la transformer. C'est un travail qu'on peut faire tout le temps. Quoi qu'on fasse, on peut toujours faire ce travail-là. Chaque fois qu'on s'aperçoit qu'il y a quelque chose qui ne va pas bien, il faut toujours l'attraper comme ça, l'empêcher de se cacher — parce que ça essaye de se cacher —, l'attraper et puis le garder comme ça, devant la lumière de sa volonté consciente, et puis mettre la lumière dessus pour que cela change.

9 mars 1955 - p. 81

CONSCIENCE DIVINE

Comment laisser agir la Conscience divine en nous

L'immense majorité des gens ne sont même pas conscients de l'action de la Force divine en eux. Si on leur parle de cela, ils vous regardent avec des yeux ronds, ils croient que vous êtes à moitié fou, ils ne savent pas de quoi vous parlez. C'est l'immense majorité des êtres humains. Et pourtant, la Conscience est à l'œuvre et travaille tout le temps. Elle les pétrit du dedans, qu'ils le veuillent ou non. Mais alors, quand on en devient conscient, il y a des êtres que cela révolte, qui sont tellement bêtes qu'ils commencent par se révolter en disant : « Ah ! non, je veux que ce soit moi ! » Moi, c'est-à-dire un imbécile qui ne sait rien. Et puis cela passe aussi. Enfin il y a un moment où l'on collabore, et l'on dit : « Oh ! quel bonheur ! » Et on se donne, et on se veut aussi passif, aussi réceptif que possible afin de ne pas faire obstacle à cette Volonté divine, à cette Conscience divine qui agit. On devient de plus en plus attentif, et à mesure justement que l'on est plus attentif et plus sincère, on sent dans quelle direction, dans quel mouvement agit cette Conscience divine, et on se donne tout entier. Cela mûrit plus vite. Et on peut faire vraiment en quelques minutes, de cette façon-là, le travail qui prendrait des années autrement.

20 mai 1953 - p. 67

Comment gagner la Conscience divine
Pourquoi, lorsqu'on entre sur le chemin du yoga, voit-on les êtres chers nous quitter ? On perd tous les biens de ce monde, tous ses attachements ; parfois même, on perd sa position, et pour gagner quoi ? — la chose la plus importante, la seule chose qui ait de la valeur : la Conscience divine. Et pour gagner cela, il faut savoir perdre tous les biens de ce monde, laisser partir toutes ses possessions, tous les désirs, tous les attachements, toutes les satisfactions ; il faut savoir perdre tout cela si l'on veut gagner la Conscience divine.

26 mars 1951 - p. 273

CONSCIENCE du Divin

Comment avoir la conscience de la Présence divine en toutes choses
Cette conscience* a la capacité de changer tout en une extase perpétuelle, parce que, au lieu de voir les choses dans leur apparence discordante, on ne voit plus que la Présence, la Volonté et la Grâce divines partout ; et chaque événement, chaque élément, chaque circonstance, chaque forme se change en une manière, un détail à travers lequel on peut s'approcher plus intimement et plus profondément du Divin. Les discordances disparaissent, les laideurs s'évanouissent ; il n'y a plus que la splendeur de la Présence divine dans un Amour rayonnant en toutes choses.

Il est évident qu'au point de vue pratique, il faut être capable de rester dans une hauteur constante et inébranlable pour pouvoir être dans cet état-là sans s'exposer à des conséquences assez fâcheuses. C'est probablement pour cela que ceux qui voulaient vivre cet état se retiraient du monde et trouvaient le contact universel à travers la Nature... Je dois dire, sans vouloir être désagréable pour les hommes, qu'il est infiniment plus facile de réaliser cet état de conscience quand on est entouré d'arbres, de fleurs, de plantes et même d'animaux que d'êtres humains. C'est plus facile, mais

---

* *"(...) capacité de trouver l'Ânanda en toutes choses par l'identification avec la Présence divine unique et le don total de soi à cette Présence."*

ce n'est pas indispensable. Et si l'on veut que l'état soit vraiment intégral, il faut pouvoir l'avoir à tout moment, en présence de n'importe qui et de n'importe quoi. (…)

J'ai moi-même l'expérience tout à fait tangible que, si en présence d'un danger, d'un ennemi, d'une mauvaise volonté, vous êtes capable de rester dans cette condition et de voir le Divin en toutes choses, eh bien, le danger n'aura pas d'effet, la mauvaise volonté ne pourra rien vous faire, et l'ennemi, ou il sera transformé ou il s'enfuira. C'est un fait certain.

Mais j'ajoute un petit mot qui est assez important. Il ne faut pas chercher cet état ou cette conscience avec un mobile, le chercher parce que c'est une protection ou une aide. Il faut l'avoir sincèrement, spontanément, constamment ; il faut que ce soit une manière d'être normale, naturelle, sans effort. Alors c'est efficace. Mais si vous essayez d'imiter le moins du monde le mouvement avec l'idée que vous obtiendrez tel ou tel résultat, cela ne réussit pas. Le résultat n'est pas du tout obtenu. Et alors, dans votre ignorance, vous direz peut-être : « Oh ! mais on m'avait dit cela, mais ce n'est pas comme cela ! » C'est parce qu'il y avait une insincérité quelque part.

Autrement, si vous êtes vraiment sincère, c'est-à-dire si c'est une expérience intégrale et spontanée, elle est toute-puissante. Si, en regardant dans les yeux de quelqu'un, vous pouvez y voir spontanément la Présence divine, les pires mouvements s'évanouissent, les pires obstacles disparaissent ; et la flamme d'une joie infinie s'éveille, parfois dans l'autre aussi bien qu'en soi-même. S'il y a dans l'autre la moindre possibilité ou une toute petite faille dans la mauvaise volonté, ça resplendit.

18 juillet 1956 - pp. 249-251

CONSCIENCE UNIVERSELLE

Comment comprendre le pourquoi et le comment de l'univers

Pour pouvoir comprendre, il faut devenir. Si vous voulez comprendre le pourquoi et le comment de l'univers, il faut vous identifier à l'univers. Ce n'est pas impossible, mais ce n'est pas une chose très facile, surtout pour les enfants. (…)

Il y a une seule, unique solution au problème, c'est de ne pas faire de distinction d'origine entre Dieu et l'univers. L'univers est le Divin projeté dans l'espace, et Dieu est l'univers dans son origine. C'est la même chose, sous un aspect ou sous un autre. Et vous ne pouvez pas les diviser.

C'est la conception opposée à celle du "créateur" et de son "œuvre". Seulement, parler du créateur et de l'œuvre, c'est très commode, ça rend les explications très faciles et l'enseignement très élémentaire. Mais ce n'est pas vrai. Et alors, vous dites : « Comment se fait-il que Dieu, qui est tout-puissant, ait permis que le monde soit comme cela ? » Mais c'est votre propre conception ! C'est parce qu'il se trouve que, vous, vous êtes dans un certain ensemble de circonstances qui vous paraît désagréable, alors vous projetez cela sur le Divin et vous Lui dites : « Pourquoi as-Tu fait un monde comme ça ? » — « Je ne l'ai pas fait. C'est toi-même. Et si vous redevenez Moi-même, vous ne sentirez plus comme vous sentez. Ce qui vous fait sentir comme vous sentez, c'est que vous n'êtes plus Moi-même. » C'est cela qu'Il pourrait vous répondre. Et le fait est que, quand on arrive à unir sa conscience à la Conscience divine, il n'y a plus de problème. Tout paraît tout à fait naturel et simple, et très bien, et exactement ce que cela devait être. Mais quand vous vous coupez de l'Origine et que vous vous mettez en face de Lui, alors, à vrai dire, tout va mal, rien ne peut aller bien !

Mais si vous voulez une logique qui pousse les choses jusqu'au bout, comment se fait-il que le Divin ait toléré que des parties de Lui-même se soient séparées de Lui et que tout ce désordre ait été créé ? Vous pouvez dire cela. Et alors, moi, je vous répondrai : « Si vous voulez savoir, il vaut mieux vous unifier au Divin, parce que c'est la seule façon de savoir pourquoi Il a fait les choses — ce n'est pas en Le questionnant mentalement, parce que votre mental ne peut pas comprendre. » Et je vous le répète, quand on arrive à cette identification, tous les problèmes sont résolus. Et cette sensation que les choses ne sont pas bien et qu'elles devraient être autrement, c'est justement parce qu'il y a cette Volonté divine d'un déroulement constant dans un progrès perpétuel, et que les choses qui étaient doivent laisser la place aux choses qui seront, et qui seront mieux que les autres n'étaient. Et le monde, qui était bien la veille, n'est plus bien le lendemain. Le monde tout entier, qui pouvait paraître absolument harmonieux et parfait en un certain temps, eh bien, maintenant, il est discordant, il n'est plus harmonieux, parce que nous concevons et nous voyons la possibilité d'un monde meilleur. Si nous le trouvions très bien, nous ne ferions pas ce que nous devons faire, c'est-à-dire l'effort pour qu'il devienne meilleur.

Il y a un moment où toutes ces conceptions paraissent tellement enfantines ! Et cela vient uniquement de ce que l'on reste au-dedans de soi. Avec cette conscience qui vous est propre, qui est comme un grain de sable dans l'immensité, vous voulez connaître et juger de l'immensité ? C'est impossible. Il faut d'abord sortir de soi, et, après, s'unir à l'immensité, et après on peut commencer à comprendre ce que c'est, mais pas avant. Vous projetez votre conscience — ce que vous êtes, les pensées que vous avez, la capacité de comprendre que vous avez —, vous la projetez sur le Divin, et puis vous dites : « Ça ne va pas. » Je comprends ! Mais il n'y a aucune possibilité de savoir, à moins de s'identifier. Je ne vois pas le moyen, par exemple, qu'une goutte d'eau vous dise comment est l'océan.

14 octobre 1953 - pp. 340-343

✻

L'aspiration est comme une flèche, comme ça (*geste*). Alors tu aspires, tu veux *très* fortement comprendre, savoir, entrer dans la vérité, hein ? Et alors avec cette aspiration tu fais comme cela : ton aspiration monte, monte, monte, monte, monte, monte tout droit, très fort, et puis ça bat contre une espèce de... comment dire... de casque qui est là, qui est dur comme du fer et extrêmement épais, et ça ne passe pas. Et alors tu dis : « Voilà, à quoi ça sert d'aspirer ? Ça ne donne rien du tout. Je rencontre quelque chose de dur, et ça ne peut pas passer ! » Mais tu sais, la goutte d'eau qui tombe sur le rocher, elle finit par faire un précipice : ça coupe le rocher du haut en bas. Ton aspiration, c'est une goutte d'eau qui, au lieu de tomber, monte. Alors à force de monter, elle bat, elle bat, elle bat, et un jour ça fait un trou, à force de monter ; et quand ça fait le trou, tout d'un coup ça jaillit en dehors de ce casque et ça entre dans une immensité de lumière, et tu dis : « Ah ! maintenant je comprends. »

C'est comme ça. Alors il faut être très persistant, très obstiné et avoir une aspiration qui monte tout droit, c'est-à-dire qui ne va pas vagabonder ici et là, cherchant toutes sortes de choses. Seulement ça : comprendre, comprendre, comprendre, savoir, connaître, être.

Quand on arrive tout en haut, alors il n'y a plus à comprendre, il n'y a plus à savoir, on *est*, et c'est quand on *est* qu'on comprend et qu'on sait.

13 juillet 1955 - p. 261

Comment développer la conscience universelle

Il faut d'abord commencer par savoir [ce qu'est la conscience cosmique]. La conscience cosmique, c'est : au lieu de sentir, se sentir comme un être tout à fait séparé, isolé, différent de tout le reste, on se sent seulement comme une partie d'un immense ensemble, et qui est en relation avec tout l'ensemble, qui reçoit les mouvements et les vibrations de tous les autres, et qui transmet à tous les autres ses vibrations ; que les mouvements de conscience, toutes les vibrations psychologiques ne s'arrêtent pas dans un petit individu enfermé en lui-même et qui est comme dans une carapace, sans contact avec le reste ; les forces passent à travers, allant de l'un à l'autre, touchant l'un, touchant l'autre, et ces forces sont tellement complexes et multiples que l'on ne sait plus où cela commence et où cela finit. On a tout à fait l'impression d'un immense ensemble qui se meut au-dedans de lui-même. C'est quelque chose comme cela, la conscience cosmique.

Alors, d'abord, il faut penser cela ; il faut d'abord se rendre compte qu'on est un point dans l'immensité universelle, et pas isolé, tout joint. Et puis alors, il faut s'étudier, s'observer. On a tout de suite l'occasion de voir les vibrations qui viennent du dehors, qui passent à travers vous, qui ne sont pas "générées" en vous-même, que vous recevez, que vous exprimez. Alors, petit à petit, en étudiant, en regardant, en observant, on s'aperçoit de ce qui n'est pas purement limité. C'est comme cela qu'on arrive à acquérir la conscience universelle ou cosmique. Cosmique et universelle, c'est la même chose.

8 décembre 1954 - pp. 463-464

Comment supprimer la séparation qui existe entre la conscience individuelle et la conscience universelle

Perdre l'ignorance, entrer dans la connaissance.

D'abord il faut savoir (…) qu'on fait partie du tout, que ce tout fait partie d'un plus grand tout, et que ce plus grand tout fait partie encore d'un plus grand tout, jusqu'à ce que ça ne forme qu'une seule totalité. Une fois que tu sais ça, tu commences à te rendre compte qu'au fond il ne doit pas y avoir de séparation entre toi et quelque chose qui est plus grand que toi, dont tu es la partie. Ça, c'est le commencement. Alors il faut arriver non seulement à penser cela, mais à le sentir et même à le vivre, et alors le mur d'ignorance tombe : on sent cette unité partout et on réalise qu'on est seulement une partie plus ou moins fragmentaire d'un ensemble beaucoup plus vaste que soi, qui est l'univers. Alors on commence à avoir une conscience plus universelle.

13 juillet 1955 - p. 259

Comment mettre son aspiration au service de l'élévation collective et du retour à l'unité de la Conscience universelle

Si vous pouviez sentir profondément qu'il n'y a pas de division entre ce quelque chose que vous appelez Dieu et ce quelque chose que vous appelez la création, si vous vous disiez : « C'est exactement la même chose », et si vous arriviez à sentir que ce que vous appelez Dieu (peut-être est-ce simplement un mot), ce que vous appelez Dieu, quand vous souffrez il souffre, quand vous ignorez il ignore, et que c'est à travers toute cette création, petit à petit, pas à pas, qu'il se retrouve lui-même, qu'il s'unit à lui-même, qu'il se réalise lui-même, qu'il s'exprime lui-même, et que ce n'est pas du tout quelque chose qu'il a voulu d'une façon arbitraire et qu'il a fait d'une façon autocratique, mais que c'est l'expression croissante, se développant de plus en plus, d'une conscience qui s'objective à elle-même... Alors il n'y a plus autre chose que le sens d'une avance collective vers une réalisation plus totale, une prise de connaissance-conscience de soi — pas autre chose que cela —, une prise de connaissance-conscience de soi progressive, dans une unité totale qui reproduira intégralement la Conscience première.

Cela change le problème.

Seulement, c'est un peu difficile à comprendre, et puis il faut faire un progrès de plus. Au lieu d'être comme le petit enfant qui se met à genoux, qui joint les mains et qui dit : « Mon Dieu, je T'en prie, fais-moi bien sage pour que je ne fasse jamais de peine à ma maman. » Ça, c'est très facile et, ma foi, je ne peux pas dire que ce soit mauvais. C'est très bon. Seulement il y a des enfants avec qui cela ne marche pas, parce qu'ils disent : « Pourquoi est-ce que je Te demande que je sois sage ? Tu devrais me faire sage sans que j'aie besoin de Te le demander. Autrement Tu n'es pas gentil ! »... C'est très bon quand on a le cœur simple et que l'on ne pense pas beaucoup, mais quand on commence à penser, cela devient plus difficile. Mais si vous aviez à côté de vous quelqu'un pour vous dire : au lieu de cela, au lieu d'allumer une bougie et de te mettre à genoux devant avec tes mains comme ça, allume une flamme dans ton cœur, et puis aie une grande aspiration vers « quelque chose de plus beau, de plus vrai, de plus noble, de meilleur que tout ce que je connais ; je demande que demain, toutes ces choses, je commence à les connaître, tout ce que je ne peux pas faire, je commence à le faire — et tous les jours un peu plus ». Et alors, si l'on objective un peu, si, pour une raison quelconque, on a été mis en présence de beaucoup de misères dans le monde, si on a des amis qui sont malheureux ou des parents qui souffrent, ou des difficultés, n'importe quoi, alors on demande que toute la conscience puisse s'élever ensemble vers cette perfection qui doit se manifester, et que toute cette ignorance qui a rendu le monde si malheureux puisse se changer en une connaissance éclairée, et que toute cette mauvaise volonté puisse s'illuminer et se transformer en bienveillance. Et alors, dans la mesure de ce que l'on peut, de ce que l'on comprend, on souhaite de tout son cœur ; et ma foi, cela peut prendre la forme d'une prière, on peut demander — demander à quoi ? — demander à ce qui sait, demander à ce qui peut, demander à tout ce qui est meilleur et plus puissant que soi, d'aider à ce que ce soit comme cela. Et comme ces prières-là seraient jolies !

15 juillet 1953 - pp. 178-180

CONSÉCRATION

Comment se consacrer au Divin

« Quand votre résolution a été prise, quand vous avez décidé que votre vie entière serait consacrée au Divin, il vous reste encore à vous en souvenir à chaque moment et à la mettre à exécution dans tous les détails de votre existence. Vous devez sentir à chaque pas que vous appartenez au Divin ; vous devez avoir constamment l'expérience que, dans tout ce que vous pensez et faites, c'est toujours la Conscience divine qui agit à travers vous. Dorénavant, vous n'avez plus rien que vous puissiez appeler vôtre ; vous sentez que toutes choses viennent du Divin, et qu'il vous faut les retourner à leur source. Quand vous êtes à même de comprendre et d'éprouver cela, alors, même la plus petite chose, à laquelle vous n'attachiez auparavant que peu ou pas d'importance et de soin, cesse d'être triviale ou insignifiante ; elle devient pleine de sens et ouvre devant vous un vaste horizon d'observation et d'étude. »

(Entretien du 28 avril 1929)

Le moindre détail de la vie et de l'action, chaque mouvement de la pensée, de la sensation même, du sentiment, qui sont normalement de peu d'importance, de la seconde où on les considère en se demandant : « Est-ce que j'ai pensé cela comme une offrande au Divin, est-ce que j'ai senti cela comme une offrande au Divin ?... », si l'on se rappelle cela à toute minute de la vie, l'attitude est toute différente de celle que l'on avait avant. Cela devient très vaste ; c'est une chaîne d'innombrables petites choses qui chacune ont leur place, tandis qu'avant on les laissait passer sans s'en apercevoir. Cela élargit le champ de la conscience. Si vous prenez une demi-heure de votre vie et la considérez avec cette question : « Est-ce une consécration au Divin ? », vous verrez que les petites choses deviennent une grande chose et vous aurez l'impression que la vie s'agrandit et s'illumine.

22 février 1951 - p. 148

Comment parvenir à la consécration

La soumission est la décision prise de remettre au Divin la responsabilité de votre vie. Sans cette décision, rien n'est possible ; si vous ne faites pas votre soumission, le yoga est entièrement hors de question. Le reste vient ensuite naturellement, car tout le cours du yoga débute par la soumission. Vous pouvez faire votre soumission, soit à l'aide de la connaissance, soit à l'aide de la dévotion. Vous pouvez avoir une forte intuition que seul le Divin est la Vérité, et une conviction lumineuse que sans Lui vous ne pouvez rien faire. Ou vous pouvez avoir un sentiment spontané que ce chemin est le seul qui mène vers le bonheur, un fort élan psychique pour appartenir exclusivement au Divin : « Je ne m'appartiens pas à moi-même », dites-vous, et vous donnez à la Vérité la responsabilité de votre être. Ensuite vient le don de soi : « Me voici, une créature de qualités diverses, bonne et mauvaise, sombre et illuminée. Je m'offre à Toi tel que je suis ; accepte-moi avec tous mes hauts et mes bas, mes impulsions et mes tendances contradictoires ; fais de moi ce que Tu veux. » Au cours de l'offrande que vous faites de vous-même, vous débutez par l'unification de votre être autour de ce qui a pris la première décision : la volonté psychique centrale. Tous les éléments discordants de votre nature doivent être harmonisés ; ils doivent être pris l'un après l'autre et unifiés à l'être central. Vous pouvez vous offrir au Divin dans un mouvement spontané ; mais il n'est pas possible de vous donner effectivement sans cette unification. Plus vous êtes unifié, plus vous êtes capable de réaliser le don de soi. Et quand le don de soi est complet, la consécration suit ; c'est le couronnement du processus entier de réalisation, le dernier pas de l'ascension après lequel il n'y a plus de difficultés et tout se déroule aisément. Mais vous ne devez pas oublier que vous ne pouvez pas être tout de suite intégralement consacré. Car il arrive souvent qu'on soit l'objet d'une semblable illusion. Pendant un jour ou deux, vous sentez en vous une grande ardeur de consécration, et cela vous conduit à espérer que votre être tout entier suivra automatiquement le mouvement. Mais, en fait, si vous avez la moindre suffisance, vous retardez votre marche en avant. Car votre être est plein de tendances innombrables en guerre les unes avec les autres ; nous pouvons dire que ce sont presque des personnalités différentes. Quand l'une d'entre elles se donne au Divin, les autres se lèvent et refusent leur adhésion : « Nous ne nous sommes pas données », protestent-elles, et elles commencent à crier, à réclamer leur indépendance et leur expression propre. Alors vous leur ordonnez de se tenir tranquilles et vous leur montrez la vérité. Vous devez patiemment faire le tour de tout votre être, explorant tous les replis, tous les recoins, affrontant tous ces éléments anarchiques qui attendent au-dedans de vous le moment psychologique favorable pour venir à la surface. Et c'est seulement quand vous aurez fait le tour complet de votre nature mentale, vitale et physique, quand vous aurez persuadé le tout de se donner au Divin, et que vous aurez ainsi accompli une consécration unifiée absolue, que vous aurez mis fin à toutes vos difficultés. Alors, en vérité, votre marche vers la transformation devient glorieuse ; car vous n'avancez plus de l'obscurité vers la connaissance, mais de connaissance en connaissance, de lumière en lumière, de bonheur en bonheur. Sans aucun doute, la consécration totale n'est pas chose facile, et elle pourrait prendre un temps presque infini si vous aviez à l'accomplir tout seul, par votre propre effort indépendant. Mais il n'en est pas tout à fait ainsi quand la Grâce divine est avec vous. Avec de temps en temps un petit coup de main du Divin, dans une direction ou dans l'autre, le travail devient comparativement facile. Bien entendu, le temps nécessaire dépend de chaque individu, mais il peut être considérablement raccourci, si votre résolution est ferme.

La résolution est la chose requise, la résolution est la clef qui ouvre toutes les portes.

1931 - s. d. pp. 145-146

Comment vivre la consécration au Divin

La condition à laquelle il faut tendre, le réel accomplissement du yoga, la perfection et l'acquisition finales, dont tout le reste n'est qu'une préparation, est un état de conscience dans lequel il est impossible de faire quoi que ce soit sans le Divin ; car, sans le Divin, la source même de votre action disparaît ; connaissance, pouvoir, tout est parti. Mais tant que vous croyez vôtres les pouvoirs que vous utilisez, vous ne vous sentez pas privé par l'absence du soutien Divin.

Au commencement du yoga, on est sujet à oublier très souvent le Divin. Mais par une constante aspiration, le souvenir est augmenté et l'oubli diminué. Pourtant, le maintien de cette aspiration ne doit pas être comme une discipline sévère, un devoir rigoureux ; le mouvement doit être plein d'amour et de joie. Alors, très vite on atteint une condition où, si l'on n'est pas conscient de la présence du Divin à chaque moment et en tout ce que l'on fait, on se sent immédiatement isolé, triste et misérable.

Toutes les fois que vous vous apercevrez que vous pouvez faire quelque chose sans percevoir la présence du Divin, et pourtant rester parfaitement confortable, vous devez comprendre que dans cette partie-là de votre être, vous n'êtes pas consacré. C'est ainsi que vit l'homme ordinaire, qui ne sent pas du tout la nécessité du Divin ; mais il ne peut en être de même de celui qui recherche la Vie Divine. Et lorsque vous avez réalisé une complète unité avec le Divin, alors, si le Divin se retirait de vous, ne serait-ce que pour une seconde, vous tomberiez mort, tout simplement ; car le Divin est devenu la Vie de votre vie, votre existence entière, votre unique et complet support. Si le Divin n'est pas là, il ne reste rien.

28 avril 1929 - pp. 29-30

CONTRADICTION

Comment dépasser les contradictions
Quand les choses vous paraissent contradictoires, c'est toujours parce que vous êtes resté à un plan trop bas. Si vous savez monter quelques échelons de l'échelle, toutes les contradictions disparaissent, tout devient complémentaire.

16 novembre 1955 - p. 410

CORPS

Comment identifier et développer la conscience du corps
Tant que c'est le mental qui pense, ton physique est quelque chose aux trois quarts inerte et qui n'a pas de conscience propre. Il y a une conscience physique propre, une conscience du corps ; le corps est conscient de lui-même, et il a sa propre aspiration. Tant que l'on pense à son corps, on

n'est pas dans sa conscience physique. Le corps a une conscience qui lui est tout à fait personnelle et très indépendante du mental. Le corps a complètement conscience de son fonctionnement propre, ou de son équilibre propre, ou déséquilibre, et il devient absolument conscient d'une façon tout à fait précise s'il y a un désordre à un endroit ou à un autre, et... comment dirai-je... il est en relation avec cela et il le sent très exactement, même s'il n'y a pas de manifestations extérieures. Le corps a conscience si tout le fonctionnement est harmonieux, bien balancé, bien régulier, se produisant comme il faut ; il a cette espèce de plénitude, de sens de plénitude, de joie et de force — quelque chose comme une joie de vivre, d'agir, de se mouvoir dans un équilibre plein de vie et d'énergie. Ou alors, le corps peut être conscient qu'il est maltraité par le vital et par le mental et que cela nuit à son équilibre propre, et il en souffre. Cela peut produire un complet déséquilibre en lui. Et ainsi de suite.

On peut développer sa conscience physique au point que, même si l'on est totalement extériorisé, si le vital sort complètement du corps, le corps a une conscience personnelle, indépendante, qui fait qu'il peut se mouvoir, il peut faire toutes sortes de choses très simples sans que le vital soit là, tout à fait indépendamment. Le corps peut apprendre à parler : le mental et le vital peuvent être en dehors de lui, très loin, occupés ailleurs, mais par le lien qui les réunit à la matière, ils peuvent encore s'exprimer par un corps où il n'y a plus ni mental ni vital, et qui cependant peut apprendre à parler et à répéter ce que les autres disent. Le corps peut bouger — je ne veux pas dire qu'il puisse faire des efforts considérables, mais il peut se mouvoir. Il peut faire des petites choses très simples. Il peut, par exemple, écrire, apprendre à écrire, comme il peut apprendre à parler. Il parle. C'est une façon un peu... comment dire... lente, un peu difficile, mais enfin il peut parler clairement (suffisamment clairement) pour que l'on puisse comprendre. Et pourtant, le mental et le vital peuvent être tout à fait sortis, complètement à l'extérieur. Il y a une conscience du corps.

Et alors, quand on a développé cette conscience du corps, on peut avoir la perception très claire de la contradiction entre les différentes consciences. Quand le corps a besoin d'une chose et qu'il est conscient que c'est cela qu'il lui faut, et que le vital en veut une autre, et que le mental en veut une autre, eh bien, il peut y avoir très bien une discussion entre eux, des contradictions et des conflits. Et on peut très bien discerner quel est l'équilibre du corps, le besoin du corps tout seul, et de quelle manière le vital intervient, et détruit cet équilibre le plus souvent et nuit beaucoup au développement, parce qu'il est ignorant. Et quand le mental arrive, il fait encore un autre désordre qui vient s'ajouter à celui entre le vital et le physique, introduisant ses idées, ses normes, ses principes, ses règles, ses lois et le reste, et comme il ne se rend pas compte exactement des besoins de l'autre (du corps), il veut faire ce que tout le monde fait. Les êtres humains sont d'une santé beaucoup plus fragile et incertaine que les animaux, parce que leur mental intervient et dérange l'équilibre. Le corps, livré à lui-même, a un instinct très sûr. Par exemple, jamais le corps livré à lui-même ne mangera quand il n'a pas besoin de manger, ou ne prendra quelque chose qui lui fera du mal. Ou bien, il dormira quand il a besoin de dormir, il agira quand il a besoin d'agir. L'instinct du corps est un instinct très sûr. C'est le vital et le mental qui le dérangent : l'un par ses désirs, ses volontés capricieuses ; l'autre par ses principes, ses dogmes, ses idées, ses lois. Et malheureusement, dans la civilisation telle qu'elle est comprise, avec l'éducation qui est donnée aux enfants, cet instinct si sûr du corps est complètement annulé : c'est le reste qui domine. Et il arrive ce qui arrive : on mange des choses qui font du mal, on ne se repose pas quand on en a besoin, ou l'on se repose trop quand on n'en a pas besoin, ou l'on fait des choses que l'on ne doit pas faire, et on abîme sa santé complètement.

7 octobre 1953 - pp. 321-323

Comment assouplir le corps

Quand vous faites de la gymnastique, est-ce que ce n'est pas pour rendre votre corps moins rigide ? Et vous progressez : ce que vous ne pouvez pas faire la première année, au bout de quelques années vous pouvez le faire. Il y a des gens qui arrivent à une souplesse presque totale, comme, par exemple, ceux qui font des âsanas. On peut arriver à une souplesse presque complète. Tandis qu'un homme ordinaire, s'il essayait de faire ces exercices, se casserait quelque chose. Eh bien, c'est comme cela. Mentalement c'est la même chose. C'est par la gymnastique que l'on s'assouplit. C'est une question de discipline, de développement.

16 septembre 1953 - p. 293

Comment prendre soin du corps selon notre état de conscience

La méthode que nous emploierons pour nous occuper de notre corps, pour le maintenir, l'entretenir, l'améliorer et le conserver en bonne santé, dépendra *exclusivement* de l'état de conscience dans lequel nous nous trouvons ; parce que notre corps est un instrument de notre conscience et que c'est cette conscience qui peut agir directement sur lui et obtenir de lui ce qu'elle veut.

Si, donc, vous vous trouvez dans une conscience physique ordinaire, que vous voyiez les choses avec les yeux de la conscience physique ordinaire, que vous les pensiez avec la conscience physique ordinaire, ce seront les moyens physiques ordinaires qu'il faudra que vous employiez pour agir sur votre corps. Ces moyens physiques ordinaires sont toute la science accumulée pendant les millénaires de l'existence humaine. Cette science est très complexe, ses procédés sont innombrables, compliqués, incertains, souvent contradictoires, toujours progressifs, et d'une relativité presque absolue. Pourtant, on est arrivé à des résultats très précis ; depuis que l'on s'occupe intensivement de culture physique, on a accumulé un certain nombre d'expériences, d'études, de remarques qui font que l'on peut régler l'alimentation, l'activité, les exercices, toute l'organisation extérieure de la vie, et que l'on a une base suffisante pour que ceux qui prennent le soin d'étudier et de se conformer strictement à ces choses aient une chance de pouvoir maintenir leur corps en bonne santé, corriger les défauts qu'il peut avoir et améliorer sa condition générale, et même arriver à des résultats qui sont parfois très remarquables. (…)

Ainsi, pour tous ceux qui vivent sur le plan physique, dans la conscience physique, ce sont les moyens et les procédés physiques qui doivent être employés quand on s'occupe de son corps. Et comme l'immense majorité des êtres humains, même à l'Ashram, vit dans une conscience sinon exclusivement physique, du moins physique dans sa dominante, il est tout à fait naturel que l'on suive et que l'on obéisse à tous les principes donnés par la science physique pour s'occuper de son corps.

Maintenant, selon ce que Sri Aurobindo nous enseigne, ce n'est pas une réalisation ultime, ni l'idéal vers lequel nous voulons nous élever. Il y a une condition supérieure à celle-là, où la conscience, tout en restant encore principalement mentale ou partiellement mentale dans son fonctionnement, est déjà ouverte à des régions supérieures dans une aspiration vers la vie spirituelle, et ouverte à l'influence supramentale.

Dès que cette ouverture se produit, on passe de l'état où la vie est purement physique (quand je dis physique, j'inclus toute la vie mentale et intellectuelle et toutes les réalisations humaines, même les plus remarquables ; je parle d'un physique qui est le sommet des capacités humaines, d'une vie terrestre et matérielle où l'homme peut exprimer des valeurs d'ordre supérieur au point de vue mental et intellectuel), on peut dépasser cet état, s'ouvrir à la Force supramentale qui agit maintenant sur la terre et entrer dans une zone de transition où les deux influences se rencontrent et s'interpénètrent, où la conscience est encore mentale et intellectuelle dans son fonctionnement, mais suffisamment pénétrée de Puissance et de Force supramentales pour pouvoir être l'instrument d'une vérité supérieure.

À l'heure qu'il est, cet état-là est réalisable sur la terre pour ceux qui se sont préparés à recevoir la Force supramentale qui se manifeste. Et dans cet état-là, dans cet état de conscience, le corps peut bénéficier d'une condition très supérieure à la condition dans laquelle il se trouvait auparavant. Il peut être mis directement en rapport avec la vérité essentielle de son être, au point que, spontanément, à chaque minute, il sache d'une façon instinctive, ou intuitive, quelle est la chose à faire et qu'il puisse la faire.

Je dis, cette condition-là, maintenant, est réalisable pour tous ceux qui prennent la peine de se préparer à recevoir la Force supramentale, à l'assimiler et à lui obéir.

Naturellement, il y a un état supérieur à celui-là, c'est l'état dont Sri Aurobindo parle comme de l'idéal à accomplir : la vie divine dans un corps divin. Mais il nous dit lui-même que cela prendra du temps ; c'est une transformation intégrale qui ne peut pas s'effectuer en un moment. Cela prendra même beaucoup de temps. Mais lorsque ce sera fait, lorsque la conscience sera devenue une conscience supramentale, alors, l'action ne sera plus à chaque minute déterminée par un choix mental ni subordonnée à la capacité physique : c'est le corps tout entier qui sera spontanément, intégralement, l'expression parfaite de la vérité intérieure.

Cela, c'est l'idéal que l'on doit garder devant soi, vers la réalisation duquel il faut tendre ; mais il ne faut pas s'illusionner et croire que ce puisse être une transformation rapide, miraculeuse, immédiate, merveilleuse, sans effort et sans travail.

Pourtant, ce n'est plus seulement une possibilité, ce n'est même plus seulement une promesse pour un avenir lointain : c'est quelque chose qui est en voie d'exécution. Et l'on peut déjà non seulement prévoir, mais sentir le moment où le corps, comme l'a fait déjà l'esprit intérieur, pourra répéter intégralement l'expérience de la partie spirituelle de l'être, et lui-même, dans sa conscience corporelle, se trouver devant la Réalité suprême, se tourner intégralement vers elle et dire, en toute sincérité, dans un don total de toutes les cellules : « Être Toi — exclusivement, parfaitement — Toi, infiniment, éternellement... tout simplement. »

29 mai 1957 - pp. 122-125

Comment éveiller dans le corps l'aspiration au Divin

Il y a naturellement beaucoup de manières de le faire, et en fait, chacun doit trouver la sienne. Mais le point de départ peut être très différent, presque opposé dans son apparence.

Dans le temps, quand le yoga était une fuite hors de la vie, il était d'usage courant qu'à part quelques prédestinés, les gens ne pensaient au yoga que quand ils étaient vieux, qu'ils avaient beaucoup vécu, qu'ils avaient connu toutes les péripéties de la vie, ses plaisirs, ses chagrins, ses joies, ses misères, ses responsabilités, ses désillusions, enfin tout ce que la vie apporte généralement aux êtres humains, et naturellement cela les avait un peu désabusés de l'illusion des joies de l'existence ; alors il était mûrs pour songer à autre chose, et leur corps, s'il n'était pas plein d'un enthousiasme juvénile (!), en tout cas n'était pas encombrant, parce que, ayant connu la satiété, il n'exigeait plus grand-chose... Prendre les choses par ce bout est très bien quand on veut quitter la vie spirituellement et que l'on n'attend d'elle aucune collaboration à la transformation. C'est évidemment le moyen le plus facile. Mais il est évident aussi que, si l'on veut que cette existence matérielle participe à la vie divine, qu'elle soit le champ d'action et de réalisation, il est préférable de ne pas attendre que l'usure permette au corps d'être suffisamment... tranquille pour ne pas gêner le yoga. Il vaut mieux, au contraire, le prendre tout jeune quand il est plein de toutes ses énergies et qu'il peut mettre une ardeur et une intensité suffisantes dans son aspiration. Dans ce cas-là, au lieu de s'appuyer sur une fatigue qui ne demande plus rien, il faut s'appuyer sur une sorte d'enthousiasme intérieur vers l'inconnu, le nouveau, la perfection. Et si l'on a la bonne fortune d'être dans des conditions où l'on peut recevoir une aide et une direction dès l'enfance, essayer, tout petit, de discerner entre les joies fugitives et les plaisirs superficiels que peut donner la vie, et cette chose merveilleuse que serait la vie, l'action, la croissance dans un monde de perfection et de vérité où toutes les limites ordinaires, toutes les incapacités ordinaires seraient abolies. (...)

Il faut cultiver en soi cette certitude que *c'est ça* qui est essentiellement vrai et que c'est ça qui doit se réaliser. Alors, la foi s'éveille dans les cellules du corps. Et vous verrez que vous trouverez une réponse dans votre corps lui-même. Lui-même, il sentira que si la volonté intérieure aide, fortifie, dirige, conduit, eh bien, toutes ses limitations petit à petit disparaîtront.

Et alors, quand vient la première expérience, qui quelquefois commence très jeune, le premier contact avec la joie intérieure, avec la beauté intérieure, avec la lumière intérieure, le premier contact avec ça qui vous fait tout d'un coup sentir : « Oh ! c'est ça que je veux », il faut le cultiver, ne jamais l'oublier, le remettre devant soi, se dire : « Je l'ai senti une fois, par conséquent je peux le sentir encore. Ça a été vrai pour moi, même pendant l'espace d'une seconde, mais c'est ça que je vais ramener à moi. » Et encourager le corps à le chercher — à le chercher en ayant *confiance* qu'il porte en lui-même cette possibilité, et que s'il l'appelle elle reviendra, elle se réalisera encore.

C'est cela qu'il faut faire quand on est jeune. C'est cela qu'il faut faire chaque fois qu'on a l'occasion de se rassembler, de se recueillir, de se chercher soi-même.

Et alors, vous verrez. Quand on est normal, c'est-à-dire pas gâté par de mauvais enseignements et de mauvais exemples, quand on naît, quand on vit dans un milieu sain et relativement équilibré et normal, le corps, spontanément, sans que vous ayez besoin d'intervenir mentalement ni même vitalement, a la certitude que si quelque chose ne va pas, cela guérira. Le corps porte en lui la certitude de la guérison, que la maladie ou le dérangement sont sûrs de disparaître. C'est seulement par la fausseté de l'éducation, du milieu, que petit à petit on enseigne au corps qu'il y a des maladies irréparables, des accidents irréparables, et qu'il y a un vieillissement qui se produit, et toutes ces histoires qui lui enlèvent sa foi et sa confiance. Mais normalement, un corps d'enfant normal (le corps, je ne parle pas de la pensée), le corps lui-même sent, quand il y a quelque chose qui ne va pas, que c'est sûr que ça ira bien. Et s'il n'est pas comme cela, ça veut dire qu'il a déjà été faussé. Il lui paraît *normal* d'être en bonne santé, il lui paraît tout à fait anormal que quelque chose se dérange et qu'il soit malade ; et dans son instinct, son instinct spontané, il est sûr que tout s'arrangera. Ce n'est que la fausseté de la pensée qui enlève cela ; à mesure qu'on grandit, la pensée se fausse de plus en plus, il y a toute la suggestion collective, et alors, petit à petit, le corps perd sa confiance en lui-même, et naturellement, perdant sa confiance en lui-même, il perd aussi cette capacité spontanée de rétablir l'équilibre quand l'équilibre a été faussé.

Mais si, tout petit, dès la plus jeune enfance, on a commencé à vous enseigner toutes sortes de choses décevantes, déprimantes — décomposantes, je pourrais dire, désagrégeantes —, alors ce pauvre corps, il fait de son mieux, mais on l'a perverti, on l'a faussé et il n'a plus le sens de sa puissance intérieure, de sa force intérieure, de son pouvoir de réagir.

Si l'on prend soin de ne pas le fausser, le corps porte en lui la certitude de la Victoire. C'est seulement le mauvais usage que l'on fait de la pensée et de son influence sur le corps, qui lui enlève cette certitude de la Victoire. Alors, la première chose à faire, c'est de cultiver cette certitude au lieu de la détruire ; et avec elle, ce n'est plus un effort qui est nécessaire pour aspirer, c'est tout simplement un épanouissement, un déploiement de cette certitude intérieure de la Victoire.

Le corps porte en lui-même le sens de sa divinité.

Voilà. C'est cela qu'il faut essayer de retrouver en soi si on l'a perdu.

31 juillet 1957 - pp. 179-180

Comment faire la sâdhanâ du corps

Quand on s'attaque au développement du corps — développement matériel, physique —, que l'on veut que le corps physique fasse une sâdhanâ, (...) on commence par essayer toutes sortes de choses sans précision, sans exactitude, sans savoir par quel bout commencer, et on a l'impression qu'on tâtonne, qu'on cherche, qu'on tourne et qu'on ne va nulle part. Et puis, petit à petit, une chose se montre ou une autre, et c'est seulement très longtemps après qu'il commence à y avoir comme un programme qui s'élabore. Et (...) quand le but de l'évolution jaillit et devient perceptible, combien de soin il faut prendre pour que ce ne soit pas de nouveau englouti par l'Inconscience première !

Et c'est pourquoi le travail a l'air... interminable. Et pourtant, c'est la seule manière dont on puisse le faire. Le chemin à parcourir entre l'état habituel du corps, cette inconscience presque totale à laquelle nous sommes habitués parce que c'est "comme cela" que nous sommes, et puis l'éveil parfait de la conscience, la réponse de toutes les cellules, de tous les organes, de tous les fonctionnements... entre les deux, il semble qu'il y ait des siècles de travail. Pourtant, si l'on a appris à s'ouvrir, à aspirer, à s'abandonner, et que l'on puisse se servir de ces mêmes mouvements dans le corps, apprendre aux cellules à faire la même chose, alors ça va beaucoup plus vite. Mais beaucoup plus vite, ça ne veut pas dire vite ; c'est encore un long et lent travail. Et chaque fois qu'il y a un élément qui n'était pas entré dans le mouvement de la transformation et qui s'éveille pour y entrer, on a l'impression que tout est à recommencer — tout ce que l'on croyait avoir fait, il faut le refaire. Mais ce n'est pas vrai, ce n'est pas la même chose que l'on refait, c'est une chose semblable dans un nouvel élément qui avait été ou bien oublié ou bien laissé de côté parce qu'il n'était pas prêt, et qui, étant prêt, s'éveille et veut prendre sa place. Il y a beaucoup d'éléments comme cela. (…)

La sâdhanâ de tous les êtres intérieurs, les domaines intérieurs, a été faite par beaucoup de gens, a été longuement expliquée, systématisée par certains, ce sont des étapes et des chemins qui ont été tracés, et on va d'une étape à l'autre sachant que c'est comme cela que ça doit être ; mais dès que l'on descend dans le corps, c'est la forêt vierge… Et tout est à faire, tout est à élaborer, tout est à construire. Alors, il faut s'armer de beaucoup de patience, *beaucoup* de patience, et ne pas croire que l'on n'est bon à rien parce que cela prend *beaucoup* de temps. Il ne faut jamais se décourager, jamais se dire : « Oh ! ça, ce n'est pas pour moi ! » Chacun peut le faire, s'il y met le temps, le courage, l'endurance et la persévérance voulus. Mais il faut tout ça. Et surtout, surtout, ne jamais se décourager, être prêt à recommencer dix fois, vingt fois, cent fois la même chose — jusqu'à ce que ce soit vraiment fait.

Et on a souvent l'impression qu'à moins que tout ne soit fait, que le travail ne soit fini, eh bien, c'est comme si l'on n'avait rien fait.

25 juin 1958 - pp. 388-390

Comment conserver la confiance naturelle du corps à rester en bonne santé

Si vous vivez normalement, dans des conditions tout à fait normales — pas avec des idées extravagantes et une éducation déprimante —, eh bien, pendant toute la jeunesse et généralement jusqu'à une trentaine d'années, on a une confiance absolue dans sa vie. Si, par exemple, vous n'êtes pas entourés de gens qui, dès que vous avez un rhume de cerveau, se mettent à l'envers et se précipitent chez le docteur et vous donnent des médicaments, si vous êtes dans un milieu normal et si vous attrapez quelque chose — un accident ou une petite maladie —, il y a dans le corps cette certitude, cette confiance absolue que ça ira bien : « Ce n'est rien, ça va passer. C'est sûr de passer. Je serai tout à fait bien demain, ou dans quelques jours. C'est sûr de guérir », quoi que ce soit que l'on attrape. Ça, c'est la condition normale du corps. Une confiance absolue qu'il a toute la vie devant lui et que tout ira bien. Et cela aide énormément. On guérit neuf fois sur dix, on guérit extrêmement rapidement avec cette confiance : « Ce n'est rien, qu'est-ce que c'est que ça ? C'est un accident, ça va passer, ce n'est rien. » Et il y a des gens qui gardent cela pendant très longtemps, très longtemps, une sorte de confiance — rien ne peut leur arriver. Leur vie est là, devant eux, totale, et rien ne peut leur arriver. Et ce qui leur arrivera n'a aucune espèce d'importance : tout ira bien forcément, ils ont toute la vie devant eux. Naturellement, si vous vivez dans un milieu où il y a des idées morbides et que l'on passe son temps à vous raconter des choses désastreuses et catastrophiques, alors vous pouvez penser mal. Et si vous pensez mal, cela réagit sur votre corps. Autrement, le corps tel qu'il est peut garder cela jusqu'à quarante ans, cinquante ans (cela dépend des gens : ceux qui savent vivre d'une vie équilibrée et normale). Mais le corps est tout à fait confiant dans sa vie. C'est seulement si la pensée vient et qu'elle arrive avec toutes sortes d'imaginations, comme j'ai dit, morbides et malsaines, alors cela change tout. J'ai vu des cas comme cela, d'enfants qui avaient de ces petits accidents que l'on a quand on court, quand on s'amuse : ils n'y pensaient même pas, ça s'en allait tout de suite. J'en ai vu d'autres auxquels la famille avait seriné, dès qu'ils pouvaient comprendre, que tout est dangereux, qu'il y a des microbes partout, qu'il faut faire très attention, que la moindre blessure peut devenir désastreuse, qu'il faut absolument veiller soigneusement à ce que rien de grave ne se produise... Alors il faut qu'on les panse, il faut qu'on les lave avec du désinfectant, et ils sont là à se demander : « Qu'est-ce qui va m'arriver ? Oh ! je vais peut-être avoir le tétanos, une fièvre septique... » Naturellement dans des cas comme ceux-là, on perd confiance en la vie et le corps s'en ressent, beaucoup. Les trois quarts de sa résistance s'en vont. Mais normalement, naturellement, c'est le corps qui sait qu'il doit être en bonne santé, et il sait qu'il a le pouvoir de réagir. Et si quelque chose arrive, il dit à ce quelque chose : « Ce n'est rien, ça va s'en aller, ne t'en occupe pas, c'est fini. » Et ça s'en va.

7 octobre 1953 - pp. 324-326

Comment protéger le corps physique contre les maladies et les accidents

Le corps vital entoure le corps physique d'une sorte d'enveloppe qui a, à peu près, la densité de ces vibrations de chaleur que l'on observe quand il fait très chaud. Et c'est cela qui est l'intermédiaire entre le corps subtil et le corps vital le plus matériel. C'est cela qui protège le corps contre toutes les contagions, les fatigues, les surmenages, et même les accidents. Alors, si cette enveloppe est complètement intacte, elle vous protège de tout, mais il suffit d'une émotion un peu trop forte, d'une fatigue, d'un mécontentement, d'un choc quelconque pour qu'elle soit comme égratignée, et une toute petite égratignure permet n'importe quelle intrusion. La science médicale aussi s'est aperçue que si l'on est en parfait équilibre vital, on n'attrape pas de maladies, ou en tout cas on a une sorte d'immunité aux contagions. Si vous avez cet équilibre, cette harmonie intérieure qui garde l'enveloppe intacte, elle vous protège de tout. Il y a des gens ainsi qui mènent une vie tout à fait ordinaire, qui savent dormir comme il faut, manger comme il faut, et leur enveloppe nerveuse est si intacte qu'ils passent à travers tous les dangers comme si cela ne les regardait pas. C'est une capacité que l'on peut éduquer en soi. Si l'on devient conscient du point faible de son enveloppe, il suffit parfois de quelques minutes de concentration, d'appel de force, de paix intérieure, pour que cela s'arrange, se guérisse et que la chose malencontreuse disparaisse.

27 janvier 1951 - pp. 70-71

Comment guérir le corps

Dans la majorité des cas, l'emploi de médicaments (quand il est fait dans une mesure raisonnable, c'est-à-dire quand on ne s'empoisonne pas en prenant des médicaments), c'est simplement pour aider le corps à avoir confiance. C'est le corps qui guérit. Quand il veut guérir, il guérit. Et c'est une chose tout à fait reconnue maintenant ; même les docteurs les plus traditionalistes vous disent : « Oui, nos médecines aident, mais ce ne sont pas les médecines qui guérissent, c'est le corps qui décide de guérir. » Bien, alors quand on dit au corps : « Prends ça », il se dit : « Maintenant, je vais guérir », et comme il se dit : « Je vais guérir », eh bien, il guérit !

Dans presque tous les cas, il y a des choses qui aident — un peu — pourvu que ce soit dans une mesure raisonnable. Si ce n'est plus dans une mesure raisonnable, vous êtes sûr de vous détraquer complètement.

Vous guérissez une chose, mais vous en attrapez une autre, qui est pire généralement. Mais enfin, une petite aide, comme cela, un petit quelque chose qui donne confiance à votre corps : « Maintenant ça va aller, maintenant j'ai pris cela, ça va aller bien », ça l'aide beaucoup et il décide de guérir, et il guérit.

Là aussi, il y a toute l'échelle des possibilités, depuis le yogi qui est dans un état si parfait de contrôle intérieur qu'il pourrait prendre un poison sans que cela l'empoisonne, jusqu'à celui qui, au moindre bobo, se précipite chez le médecin et qui a besoin de toutes sortes de drogues spéciales pour pouvoir obtenir de son corps le mouvement nécessaire pour guérir. Il y a toute l'échelle possible, de la maîtrise totale, suprême, jusqu'à l'esclavage, total aussi, à tous les adjuvants extérieurs et tout ce que vous absorbez du dehors — un esclavage et une libération parfaite. Il y a toute l'échelle. Alors tout est possible. C'est comme un grand clavier, très complexe et très complet, sur lequel on peut jouer, et le corps est l'instrument. (...)

Une résolution mentale ne suffit pas, non. Il y a dans votre corps des réactions subtiles qui n'obéissent pas à la résolution mentale, cela ne suffit pas. Il faut quelque chose d'autre.

Il faut toucher à d'autres régions. Il faut un pouvoir supérieur au pouvoir mental.

Et de ce point de vue, tout ce qui est dans le mental est toujours sujet à discussion intérieure. Tu prends une résolution, mais tu es sûr qu'il y aura toujours quelque chose qui viendra, et qui peut-être ne combattra pas ouvertement cette résolution, mais mettra en doute son efficacité. Il suffit, n'est-ce pas, d'être l'objet du moindre doute, pour que ta résolution perde la moitié de son effet. Si, en même temps que tu dis : « Je veux », il y a quelque part, en sourdine, là, derrière, dans l'arrière-plan, quelque chose qui se demande : « Quel sera le résultat ? », cela suffit pour tout démolir.

Ce jeu du fonctionnement mental est extrêmement subtil et aucun moyen humain ordinaire ne peut arriver à le contrôler parfaitement. Par exemple, c'est une chose tout à fait reconnue chez les gens qui pratiquent le yoga et qui veulent maîtriser leur corps : si, par un travail yoguique assidu, ils sont arrivés à maîtriser quelque chose en eux — une faiblesse particulière du corps, une ouverture à un certain déséquilibre —, s'ils y sont arrivés et qu'il y a un résultat, par exemple l'absence de ce déséquilibre pendant fort longtemps, des années, eh bien, si un jour, à un moment donné, tout d'un coup, leur pensée, leur cerveau est traversé par la pensée :

« Ah ! maintenant c'est fait », la minute d'après, ça revient. Cela suffit. Parce que cela prouve qu'on est entré en rapport avec les vibrations de la chose qu'on avait rejetée, sur un plan où l'on est vulnérable, le plan de la pensée, et qu'il y a une raison quelconque dans le jeu des forces qui fait que l'on est ouvert, et ça revient.

C'est une chose très connue dans le yoga. Le seul fait de constater la victoire que l'on a remportée — la constater mentalement, n'est-ce pas, la penser — suffit à démolir l'effet du yoga, qui peut avoir existé pendant des années. Un silence mental suffisant pour empêcher toutes les vibrations du dehors de s'introduire est indispensable. Eh bien cela, c'est une chose tellement difficile à obtenir qu'il faut vraiment avoir passé de ce que Sri Aurobindo appelle "l'hémisphère inférieur" à "l'hémisphère supérieur", exclusivement spirituel, pour que cela ne se produise pas. (...)

Mentalement, on obtient très peu de résultat, et c'est toujours mélangé. Il faut autre chose. Il faut passer du mental au domaine de la foi, ou d'une conscience supérieure, pour pouvoir agir avec sécurité.

Il est de toute évidence que l'un des moyens les plus puissants sur le corps, c'est la foi. Les gens qui ont un cœur simple, pas une pensée très compliquée — des gens simples, n'est-ce pas —, qui n'ont pas un développement mental très grand, très compliqué, mais qui ont une foi très intense, ont beaucoup d'effet sur leur corps, beaucoup. C'est pour cela que l'on est étonné parfois : « Voilà un homme qui a une grande réalisation, qui est un être exceptionnel et il est l'esclave de toutes petites choses physiques, tandis que celui-là, mon Dieu, qui est un homme tout à fait simple et qui a l'air fruste, mais qui a une grande foi, passe à travers les difficultés et les obstacles comme un conquérant ! »

Je ne dis pas qu'un homme de culture supérieure ne puisse pas avoir la foi, mais c'est plus difficile, parce qu'il y a toujours cet élément mental qui contredit, qui discute, qui cherche à comprendre, qui est difficile à convaincre, qui veut des preuves. Sa foi est moins pure. Il faut alors passer à un degré supérieur dans la spirale de l'évolution, passer du mental au spirituel, alors là, naturellement, la foi prend une qualité d'un ordre très supérieur. Mais je veux dire que dans la vie quotidienne, la vie ordinaire, un homme très simple, qui a une foi très ardente, peut avoir une maîtrise de son corps (sans que ce soit vraiment une "maîtrise", simplement c'est un mouvement spontané), un contrôle de son corps beaucoup plus grand que quelqu'un qui est arrivé à un développement très supérieur.

19 juin 1957 - pp. 138-141

Comment aider les enfants à garder l'équilibre du corps

Il ne faudrait pas les laisser jouer au moment où ils ont sommeil. Justement, c'est l'intrusion des mouvements du vital. Un enfant qui ne vit pas trop avec les grandes personnes (il est mauvais pour les enfants de vivre beaucoup avec les grandes personnes), un enfant qui est laissé à lui-même, spontanément il dormira, quoi que ce soit qu'il fasse, au moment où il est nécessaire qu'il dorme. Seulement, quand les enfants sont habitués à vivre avec les grandes personnes, eh bien, ils prennent toutes les habitudes des grandes personnes. Surtout quand on leur dit : « Oh ! tu ne peux pas faire ceci parce que tu es petit ! Quand tu seras grand, tu le feras. Tu ne peux pas manger ça parce que tu es petit, quand tu seras grand tu pourras le manger. À cette heure-ci il faut que tu ailles dormir parce que tu es petit... » Alors, naturellement, il y a en eux cette conscience qu'il faut devenir grand à tout prix, ou avoir l'air d'être grand !

7 octobre 1953 - pp. 314-315

Comment amener la beauté et l'harmonie dans le corps

Si l'on compare le corps humain tel qu'il est maintenant, à un idéal supérieur de beauté, il est évident que très peu de personnes passeraient l'examen. Chez presque tout le monde il y a une sorte de déséquilibre des proportions ; nous y sommes tellement habitués que nous ne le remarquons pas, mais si l'on se place au point de vue de la beauté supérieure, cela devient visible ; il y a très peu de corps qui pourraient résister à une comparaison avec la beauté parfaite. Il y a mille raisons à ce déséquilibre, mais un seul remède, c'est d'introduire dans l'être cet instinct, ce sens de la vraie beauté, une beauté suprême qui, petit à petit, agira sur les cellules et fera que le corps sera capable d'exprimer la beauté. C'est encore une chose que l'on ne sait pas : le corps est infiniment plus plastique qu'on ne le croit. Vous avez sans doute remarqué (d'une façon assez vague peut-être) que ceux qui vivent dans une paix intérieure, dans une beauté intérieure, une lumière et une parfaite bonne volonté, ont une apparence qui n'est pas tout à fait la même que celle des personnes qui vivent dans les pensées méchantes, dans la partie basse de leur nature. Au moment où l'être humain est au meilleur de lui-même, au-dessus de son animalité la plus basse, il reflète quelque chose qui n'est pas là quand il vit dans un état de bestialité.

Si l'on essayait de changer sa forme par égoïsme ou par cette fameuse chose, la vanité, naturellement on ne réussirait pas, car c'est quelque chose de plus profond qui a le pouvoir d'agir ; mais si l'on s'empêchait d'avoir à tout moment des volontés mauvaises, des pensées méchantes, on verrait qu'une sorte d'harmonie commencerait à s'exprimer petit à petit dans les formes et dans les traits, car c'est un fait que le corps exprime les états intérieurs.

25 janvier 1951 - pp. 62-63

Comment travailler à la beauté, à l'harmonie et à la possibilité d'immortalité du corps

On doit pouvoir garder l'harmonie et la beauté jusqu'au bout. Il n'y a aucune raison que l'on ait un corps qui n'ait plus de raison d'être, d'exister, parce qu'il ne serait plus bon à rien. N'être plus bon à rien, c'est justement cela qui le fait disparaître. On pourrait avoir un corps qui va de perfection en perfection. Il y a beaucoup de choses dans votre corps qui vous font dire : « Ah ! si c'était comme cela ! Ah ! je voudrais que ce soit comme cela ! » Je ne parle pas de votre caractère, parce que là, il y a tant de choses à changer ; je parle simplement de votre apparence physique, on s'aperçoit d'une désharmonie quelque part, on dit : « Si cette désharmonie disparaissait, comme ce serait mieux ! » Mais pourquoi ne pensez-vous pas que cela pourrait être ? Si vous vous regardez d'une façon tout à fait objective — pas avec cette espèce d'attachement que l'on a pour sa petite personne, mais d'une façon tout à fait objective ; on se regarde comme on regarderait quelqu'un d'autre et on se dit : « Tiens, cette chose-là n'est pas tout à fait en harmonie avec celle-là », et si l'on regarde encore plus attentivement, cela devient très intéressant : on s'aperçoit que cette désharmonie est l'expression d'un défaut dans le caractère. C'est parce que, dans votre caractère, il y a quelque chose d'un peu tordu, de pas tout à fait harmonieux, et dans votre corps cela se reproduit quelque part. Vous essayez de l'arranger dans votre corps, et vous vous apercevez que pour remonter à la source de cette désharmonie physique, il faut que vous trouviez le défaut dans votre être intérieur. Et alors vous commencez à travailler et le résultat s'obtient.

Vous ne savez pas à quel point le corps est plastique ! D'un autre point de vue, je dirais qu'il est terriblement rigide, et c'est pour cela que le corps se détériore. Mais c'est parce que nous ne savons pas nous en servir. Nous ne savons pas, quand nous sommes encore frais comme les petites feuilles, vouloir un épanouissement somptueux, magnifique, sans défaut. Et au lieu de se dire d'un air un peu misérable : « Comme c'est malheureux que mes bras soient trop maigres ou que mes jambes soient trop longues, ou que mon dos ne soit pas droit, ou que ma tête ne soit pas tout à fait harmonieuse », si l'on se dit : « Il faut que ce soit autrement, il faut que mes bras soient proportionnés, que mon corps soit harmonieux, que toutes mes formes soient expressives d'une beauté de plus haut », alors vous y arriverez. Et vous y arriverez si vous savez le faire avec la vraie volonté, persistante, tranquille, qui n'est pas impatiente, qui ne s'occupe pas des apparences de défaite, qui continue son travail tranquillement, très tranquillement, qui continue à vouloir que ce soit, à chercher la raison intérieure, à la découvrir, à travailler avec énergie. Tout de suite, quand on voit un petit ver noir quelque part, qui n'est pas joli, qui fait une petite tache un peu déplaisante, dégoûtante, on le prend, on l'arrache, on l'enlève, et on met une jolie lumière à la place. Et au bout de quelque temps, on s'aperçoit : « Tiens ! cette désharmonie que j'avais dans la figure est en train de disparaître ; ce signe de brutalité, d'inconscience qui était dans mon expression, mais cela s'en va ! » Et puis dix ans après, on ne se reconnaît plus.

Et vous êtes tous, là, de la matière jeune ; il faut savoir en profiter — et pas pour des petites raisons égoïstes et sottes, mais par amour de la beauté, par besoin d'harmonie.

Pour que le corps dure, il ne faut pas qu'il se détériore. Il ne faut pas de déchéance. Il faut qu'il gagne d'un côté : que ce soit une transformation, que ce ne soit pas une déchéance. Avec la déchéance, il n'y a pas de possibilité d'immortalité.

17 juin 1953 - pp. 123-125

Comment développer harmonieusement le corps en utilisant la volonté consciente

Comment se fait-il que les mouvements que l'on fait dans la vie courante, presque constamment, ou que l'on doit faire dans son travail si c'est un travail matériel, n'aident pas, ou aident très peu, infiniment peu, à développer les muscles et à créer une harmonie dans le corps ? Tandis que (...) quelqu'un qui suit une méthode, ou qui l'a apprise ou s'est donné une méthode à lui-même, et qui fait ces mêmes mouvements avec la volonté de développer ce muscle-ci et de développer celui-là, de produire une harmonie d'ensemble dans son corps, celui-là réussit. Par conséquent, dans la volonté consciente, il y a quelque chose qui ajoute considérablement au mouvement lui-même. Ceux qui veulent vraiment pratiquer la culture physique telle qu'on la conçoit maintenant, tout ce qu'ils font, ils le font consciemment. Ils descendent un escalier consciemment, ils font les mouvements de la vie ordinaire consciemment, pas mécaniquement. Pour un œil attentif, peut-être y a-t-il une petite différence, mais la plus grande différence, c'est la volonté qu'ils y mettent, c'est la conscience qu'ils y mettent. Marcher pour aller quelque part ou marcher pour faire un exercice, ce n'est pas la même marche. C'est la volonté consciente dans toutes ces choses qui est importante, c'est elle qui fait faire le progrès et qui obtient le résultat.

Par conséquent, ce que je veux dire, c'est que la méthode qu'on emploie n'a en soi qu'une importance très relative ; c'est la volonté d'obtenir un certain effet qui est importante.

Le yogi ou l'aspirant yogi qui fait des âsanas pour obtenir un résultat spirituel, ou même simplement une maîtrise de son corps, obtient ces résultats parce que c'est dans ce but qu'il les fait, tandis que je connais des gens qui font exactement les mêmes choses, mais qui les font pour toutes sortes de raisons sans rapport avec le développement spirituel, et qui n'ont même pas obtenu que cela leur donne une bonne santé ! Et pourtant, ils font exactement la même chose, ils le font même quelquefois beaucoup mieux que le yogi, mais cela ne leur a pas donné un équilibre de santé… parce qu'ils n'y ont pas pensé, parce que ce n'est pas dans ce but qu'ils l'ont fait. Moi-même, je leur ai demandé, j'ai dit : « Mais comment se fait-il que vous soyez malade après avoir fait tout cela ? » — « Oh ! mais je n'y ai jamais pensé, ce n'est pas pour cela que je le fais. » Ceci revient à dire que c'est la volonté consciente qui agit sur la matière, ce n'est pas le fait matériel.

Mais il n'y a qu'à essayer, vous comprendrez très bien ce que je veux dire. Par exemple, tous les gestes que vous faites pour vous habiller, pour prendre votre bain, pour ranger votre chambre, pour… n'importe quoi, faites-les consciemment, avec la volonté que ce muscle-là travaille, que celui-ci travaille. Vous verrez, vous obtiendrez un résultat tout à fait étonnant.

Monter, descendre les escaliers, vous ne pouvez pas vous imaginer comme cela peut être utile au point de vue de la culture physique, si vous savez vous en servir. Au lieu de monter parce que vous montez et de descendre parce que vous descendez, comme un homme ordinaire, vous montez avec la conscience de tous les muscles qui travaillent et de les faire travailler harmonieusement. Vous verrez. Essayez un peu, vous verrez ! C'est-à-dire que vous pouvez utiliser tous les gestes de votre vie pour un développement harmonieux de votre corps.

Vous vous penchez pour ramasser quelque chose, vous vous dressez pour trouver quelque chose tout en haut d'une armoire, vous ouvrez une porte, vous la fermez, vous avez à tourner autour d'un obstacle, il y a cent choses que vous faites constamment et que vous pouvez utiliser pour votre culture physique, et qui vous démontreront que c'est la conscience que vous y mettez qui a de l'effet, cent fois plus que le fait, juste matériel, de le faire. Alors, vous choisissez la méthode qui vous plaît le mieux, mais vous pouvez utiliser toute votre vie quotidienne comme cela...

Penser constamment à l'harmonie du corps, à la beauté des mouvements, à ne rien faire qui soit disgracieux, maladroit. Vous pouvez obtenir un rythme de mouvements et de gestes qui est très exceptionnel.

17 juillet 1957 - pp. 172-174

Comment rendre nos mains conscientes

Je vous ai dit que, quoi que vous vouliez faire, la première chose, c'est de mettre la conscience dans les cellules de votre main. Si vous voulez jouer, si vous voulez travailler, si vous voulez faire quoi que ce soit avec votre main, à moins que vous ne poussiez la conscience dans les cellules de votre main, vous ne ferez jamais rien de bon — combien de fois vous l'ai-je dit ? Et cela se sent. On sent. On peut y arriver. On fait toutes sortes d'exercices pour que la main devienne consciente et il y a un moment où elle est tellement consciente que vous pouvez la laisser faire les choses ; elle les fait d'elle-même sans que votre petit mental ait à intervenir.

12 mai 1951 - pp. 444-445

Comment revenir à la pleine conscience après une sortie du corps pendant le sommeil

Quelquefois quand on dort, on sait qu'on dort, mais on ne peut pas ouvrir les yeux. Pourquoi ?

Ça, c'est quand on est sorti de son corps, et (...) il ne faut pas forcer, il faut tout simplement, lentement, concentrer sa conscience dans son corps et attendre un petit moment que la fusion se fasse normale ; il ne faut pas forcer.

Quelquefois les yeux sont un peu ouverts et on peut voir aussi les choses...

Et on ne peut pas bouger !

Oui.

C'est qu'il y a seulement un fragment de la conscience qui est rentré, pas suffisamment pour ramener le plein mouvement dans le corps. Il ne faut pas se secouer, parce qu'on risque de perdre un bout de soi-même. Il faut rester bien tranquille et se concentrer lentement, lentement, sur son corps ; ça peut prendre une minute ou deux minutes, c'est un maximum.

Qu'est-ce qu'on peut perdre ?

N'importe quoi, quelque chose qui est sorti, n'est-ce pas. C'est parce qu'il y a une partie de l'être qui est sortie ; alors si on se secoue, ça n'a pas le temps de revenir. (…)
Seulement si on a peur, alors ça peut se compliquer, n'est-ce pas.
Mais il ne faut jamais réveiller quelqu'un en sursaut, parce qu'il faut qu'il ait le temps de se rassembler dans son corps. Ce n'est pas bon, par exemple, quand on se réveille, hop ! sauter de son lit. Il faut rester tranquille un petit moment, comme ça (*geste*), comme si on se ramenait au-dedans de soi, comme ça, tranquillement... tranquille. Quand on est bien tranquille, qu'on sent que tout est là, alors on se lève, et c'est fini. Mais il ne faut jamais sauter de son lit brusquement, bon. D'ailleurs ça arrive quelquefois, des gens qui sont réveillés brusquement et qui sautent de leur lit, ils ont la tête qui tourne, et ils risquent de tomber. Il faut toujours avoir ce mouvement comme ça (*geste*), comme si on rassemblait sa conscience, ou toutes sortes de choses qu'on rassemble dans son corps ; on reste bien tranquille, quelques secondes d'assimilation, et puis quand c'est bien fait, alors on se lève tranquillement, posément.

27 avril 1955 - pp. 146-148

COURAGE

Comment être vraiment courageux

Le vrai courage, dans son sens le plus profond, c'est de pouvoir faire face à tout, tout dans la vie, depuis les plus petites jusqu'aux plus grandes choses, depuis les choses matérielles jusqu'aux choses de l'esprit, sans un tressaillement, sans physiquement... sans que le cœur se mette à battre plus vite, sans un tremblement dans les nerfs, et sans la moindre émotion dans aucune partie de son être. Faire face avec une conscience constante de la Présence divine, avec un don total de soi au Divin, et tout l'être unifié dans cette volonté, alors on peut avancer dans la vie, faire face à n'importe quoi. Je dis : sans un tressaillement, sans une vibration, ça, n'est-ce pas, c'est le résultat d'un long effort, à moins qu'on ne soit né avec une grâce spéciale, qu'on ne soit né comme ça. Mais ça, c'est encore plus rare.

Surmonter sa peur, cela veut dire qu'il y a une partie de l'être qui est plus forte que l'autre, et qui, elle, n'a pas peur et impose son intrépidité à celle qui a peur. Mais cela ne veut pas dire nécessairement qu'on est plus courageux que celui qui n'a pas de peur à surmonter. Parce que celui qui n'a pas de peur à surmonter, cela veut dire qu'il est courageux partout, dans toutes les parties de son être. (...) Il y a une intrépidité qui vient de l'inconscience et de l'ignorance. Les enfants, par exemple, qui ignorent les dangers, font des choses qu'ils ne feraient pas s'ils avaient la connaissance de ce danger. Ce qui fait que leur intrépidité est une intrépidité ignorante. Mais le vrai courage, c'est le courage en toute connaissance de cause, c'est-à-dire : sachant toutes les possibilités, être prêt à faire face à tout, sans exception.

26 janvier 1955 - pp. 32-33

CRITIQUE

Comment devenir indifférent à la critique

Monter quelque part sur l'échelle — dans sa propre conscience —, regarder les choses d'une façon un peu plus vaste, un peu plus générale. Par exemple, si à un moment donné il y a quelque chose qui vous tient, qui vous *grip* comme ça, qui vous tient serré, et que vous voulez absolument que « ça soit », et vous êtes en train de lutter contre un obstacle terrible, n'est-ce pas, quelque chose qui fait que « ça n'est pas », si simplement, à ce moment-là, vous commencez à sentir, à réaliser les milliards de milliards d'années qu'il y a eues avant ce moment présent, et les milliards de milliards d'années qu'il y aura après ce moment présent, et comment ce petit événement-là a une importance par rapport à tout ça — il n'y a pas besoin d'entrer dans une conscience spirituelle, ou n'importe quoi, simplement entrer en rapport avec l'espace et le temps, de tout ce qui est avant, de tout ce qui est après et de tout ce qui se passe en même temps —, si on n'est pas un idiot, immédiatement on se dit : « Oh bien, je suis en train d'attacher de l'importance à quelque chose qui n'en a pas. » C'est forcé, n'est-ce pas. Ça perd toute son importance, immédiatement.

Si on peut visualiser l'immensité simplement de la création — je ne suis pas en train de parler de monter dans des hauteurs spirituelles —, simplement l'immensité de la création dans le temps et l'espace, et ce petit événement sur lequel vous vous concentrez avec une importance (comme si c'était quelque chose qui a de l'importance) ... immédiatement, ça, ça fait comme ça (*geste*), et ça se dissout, si vous le faites sincèrement. Si, naturellement, il y a une partie de vous-même qui vous dit : « Ah, mais pour moi, ça a de l'importance », alors, là, vous n'avez qu'à abandonner la partie et garder votre conscience telle quelle. Mais si sincèrement vous voulez voir les choses dans leur vraie valeur, c'est très facile.

Il y a d'autres procédés, n'est-ce pas. Il y a un sage chinois qui vous conseillait de vous coucher sur les événements comme on fait la planche sur l'océan, en imaginant cette immensité de l'océan et que vous vous laissez aller sur cette... n'est-ce pas, sur les vagues, comme quelque chose qui contemple le ciel et qui se laisse emporter. En chinois, ils appellent ça wu weï. Quand vous pouvez faire ça, tous vos tourments s'en vont. Je connaissais un Irlandais qui, lui, se couchait sur le dos, et il regardait dehors, autant que possible un soir où il y avait des étoiles au ciel, il regardait, contemplait le ciel et s'imaginait qu'il flottait dans cette immensité innombrable de points lumineux.

Et immédiatement, tous les tourments se calment.

Il y a beaucoup de manières. Mais sincèrement, vous n'avez qu'à... le sens de la relativité entre votre petite personne et l'importance que vous donnez aux choses qui vous concernent, et l'immensité universelle, ça suffit. Naturellement, il y a un autre moyen, c'est de se dégager de la conscience terrestre, et de monter dans une conscience supérieure où, alors là, ces choses terrestres prennent leur vraie place — c'est-à-dire qu'elle est toute petite.

30 novembre 1955 - pp. 431-432

DÉFAUTS

Comment considérer nos défauts

La nature de votre difficulté indique la nature de la victoire que vous devez remporter, de la victoire que vous représentez dans le yoga. Ainsi, s'il y a un égoïsme obstiné, cela indique que votre accomplissement principal dans l'avenir sera une réalisation d'universalité. Si l'égoïsme est en vous, vous avez aussi le pouvoir de retourner cette même difficulté en son contraire et d'en faire une victoire d'absolue largeur.

Quand vous avez quelque chose à réaliser, vous avez juste en vous la caractéristique opposée à ce que vous devez réaliser. Face au défaut, à la difficulté, vous dites : « Oh ! je suis comme cela, c'est terrible ! » Mais vous devriez voir la vérité de la situation. Vous devriez vous dire : « Ma difficulté me montre clairement ce que je dois finalement représenter — parvenir à son contraire absolu, à la qualité de l'autre pôle, telle est ma mission. »

1931 - s. d. p. 141

Comment se guérir d'un défaut

Il faut devenir de plus en plus conscient. Il faut observer par quel procédé la chose arrive, par quel chemin le danger s'approche, et se tenir sur le chemin avant qu'il puisse arriver au bout. Si vous voulez vous guérir d'un défaut ou d'une difficulté, il n'y a qu'un procédé : être parfaitement vigilant, avoir une conscience très éveillée et vigilante. D'abord, il faut voir très clairement ce que vous voulez faire. Il ne faut pas hésiter, être plein de doutes, se dire : « Est-ce que c'est bon de faire ceci ou pas, est-ce que ça entre dans la synthèse ou ne doit pas y entrer ? » Vous verrez que, si vous vous fiez à votre mental, il fera toujours la navette : il vacille tout le temps. Si vous prenez une décision, il vous présentera tous les arguments pour vous montrer que votre décision n'est pas bonne, et vous serez ballotté entre le « oui » et le « non », entre le gris et le noir, et vous n'arriverez à rien. Donc, d'abord, il faut savoir exactement ce que vous voulez faire — savoir, non pas mentalement, mais par la concentration, par l'aspiration et par une volonté très consciente. Ça, c'est le point important. Après, il faut, petit à petit, par l'observation, par une vigilance soutenue, réaliser une sorte de méthode qui vous sera personnelle — inutile d'essayer de convaincre les autres d'adopter la même méthode que vous, car ça ne réussira pas. Chacun doit trouver son propre procédé, chacun doit avoir son propre procédé, et à mesure que vous mettrez en pratique votre procédé, il deviendra de plus en plus clair, de plus en plus précis. Vous pouvez rectifier un point, en préciser un autre, etc. Donc, vous vous mettez au travail... Pendant un certain temps, tout ira bien. Puis, un jour, vous vous trouverez en face d'une difficulté insurmontable et vous vous direz : « J'ai fait tout cela et voilà que tout est aussi mauvais qu'avant ! » Alors, dans ce cas, il faut, par une concentration encore plus soutenue, ouvrir une porte intérieure en vous et faire entrer dans ce mouvement une force qui n'était pas là auparavant, un état de conscience qui n'était pas là avant. Et là, il y aura un pouvoir, alors que votre propre pouvoir personnel sera épuisé et qu'il n'aura plus d'effet. Quand le pouvoir personnel s'épuise, les gens ordinaires disent : « C'est bon, je ne peux plus rien faire, c'est fini. » Mais je vous dis que, quand vous vous trouvez en face de ce mur-là, c'est le commencement de quelque chose de nouveau. Par une concentration obstinée, il faut passer de l'autre côté du mur, et là, vous viendra une nouvelle connaissance, une nouvelle force, un nouveau pouvoir, une nouvelle aide, et vous pourrez élaborer un nouveau système, un nouveau procédé qui, lui, vous mènera plus loin.

Je ne dis pas cela pour vous décourager ; simplement, les choses se passent comme cela. Et la pire de toutes les choses, c'est d'être découragé quand cela arrive. Il faut vous dire : « Avec les moyens de transport à ma disposition, je suis arrivé à un certain point, mais ces moyens-là ne me permettent pas d'aller plus loin. Que faut-il faire ?... S'asseoir là et ne plus bouger ? Pas du tout. Il faut trouver d'autres moyens de transport. » Cela arrivera souvent, mais au bout d'un certain temps, vous en aurez l'habitude. Il faut s'asseoir un moment, méditer et, après, trouver un autre moyen. Il faut augmenter votre concentration, votre aspiration et votre confiance et, avec la nouvelle aide qui vous viendra, faire un nouveau programme, élaborer d'autres moyens pour remplacer ceux que vous avez dépassés. C'est ainsi que l'on progresse d'étape en étape.

Mais il faut prendre très grand soin de réaliser à chaque étape, aussi parfaitement que possible, ce que l'on a gagné ou appris. Si vous restez dans un état de conscience interne et que vous n'appliquiez pas matériellement le progrès intérieur, il arrivera certainement un moment où vous ne pourrez plus bouger du tout, car votre être extérieur, inchangé, sera comme un boulet qui vous tirera en arrière et vous empêchera d'avancer. Alors, le point le plus important (ce que tout le monde dit, mais que peu de gens font), c'est de mettre en pratique ce que vous savez. Avec cela, vous avez une grosse chance de succès et, avec de la persévérance, vous arriverez certainement.

Il ne faut jamais se décourager quand on se trouve en face d'un mur, jamais se dire : « Oh ! que faire ? C'est encore là ! » Comme cela, la difficulté sera encore là et encore là et encore là jusqu'à la fin. C'est seulement quand vous arriverez au but, que tout tombera d'un coup.

5 mars 1951 - pp.199-201

DÉPRESSION

Comment chasser la dépression

Oh ! le moyen est très simple. La dépression se produit généralement dans le vital, et l'on est dominé par la dépression seulement lorsqu'on laisse la conscience dans le vital, quand on reste là. Il n'y a qu'à sortir du vital et entrer dans une conscience plus profonde. Même le mental supérieur — le mental lumineux, supérieur —, les pensées les plus hautes ont le pouvoir de chasser la dépression. Même quand on arrive seulement dans les régions de pensée les plus hautes, la dépression s'en va généralement. Mais en tout cas, si l'on prend refuge dans le psychique, il n'y a plus aucune place pour la dépression.

La dépression peut venir de deux causes : ou d'un manque de satisfaction vitale, ou d'une fatigue nerveuse considérable du physique. La dépression qui vient de la fatigue physique est assez facile à réparer : il n'y a qu'à se reposer. On se met au lit et on dort jusqu'à ce que l'on soit bien, ou bien on se repose, on rêve, on reste étendu. Le manque de satisfaction vitale se produit assez facilement, et il faut y faire face avec sa raison, généralement : on va dénicher la cause de la dépression, ce qui a donné le manque de satisfaction au vital, et puis on le regarde bien en face et on se demande si, cela, ça a quelque chose à voir avec son aspiration intérieure, ou si c'est simplement un mouvement tout à fait ordinaire. Généralement, on découvre que ça n'a rien à voir avec l'aspiration intérieure et on peut assez facilement le surmonter et se remettre dans son mouvement normal. Si cela ne suffit pas, alors il faut aller profondément jusqu'à ce que l'on ait rencontré la réalité psychique. Puis il n'y a qu'à mettre cette réalité psychique en contact avec le mouvement de dépression, et il s'évaporera instantanément.

Quant à se battre dans le domaine vital lui-même... évidemment il y a des gens qui sont très guerriers et qui aiment à lutter avec leur vital, mais pour dire la vérité, c'est beaucoup plus difficile.

24 février 1954 - pp. 34-35

DÉSIRS

Comment différencier besoin et désir

Pour cela, il faut une observation très, très attentive, et, s'il y a quelque chose au-dedans de vous qui fait comme une petite vibration intense, vous pouvez être sûr qu'il y a un désir. Par exemple, vous dites : « Telle nourriture m'est nécessaire » — on croit, on s'imagine, on pense avoir besoin de telle ou telle chose et l'on prend les mesures nécessaires pour l'obtenir.

Pour savoir si c'est un besoin ou un désir, il faut se regarder très attentivement et se dire : « Qu'est-ce qui arrivera si je ne peux pas l'avoir ? » Alors, si la réponse immédiate est : « Oh ! ce sera très mauvais », vous pouvez être sûr qu'il s'agit d'un désir. C'est la même chose pour tout. Pour chaque problème, vous vous reculez, vous vous regardez et vous dites : « Voyons, est-ce que je vais l'avoir ? ». Si à ce moment-là quelque chose en vous saute de joie, vous pouvez être certain que c'est un désir. Au contraire, si quelque chose dit : « Oh ! je ne vais pas l'avoir » et vous vous sentez très déprimé ; alors, de nouveau, c'est un désir.

Pour que le vital ne vous trompe pas, il faut non seulement être très attentif, mais d'une sincérité presque miraculeuse — ce n'est pas pour vous décourager que j'ai employé le mot « miraculeux », au contraire, c'est pour vous donner une plus grande aspiration à la sincérité.

25 janvier 1951 - pp. 56-57

Comment se protéger de l'intrusion des désirs

Le désir n'est pas une chose physique, le désir est quelque chose de vital, et cette enveloppe [le physique subtil] est plus matérielle que le vital : elle ne peut pas empêcher le vital d'entrer en rapport avec le monde vital et de recevoir de là toutes ses impulsions. Naturellement, celui qui s'est maîtrisé lui-même, celui qui a trouvé son être psychique, celui qui vit constamment dans la conscience de cet être psychique, celui qui a établi une relation parfaite, ou en tout cas une relation constante avec la Présence divine intérieure, s'enveloppe d'une atmosphère de connaissance, de lumière, de beauté, de pureté, qui est la meilleure de toutes les protections contre les désirs ; mais il se peut tout de même que le désir fasse intrusion si l'on n'est pas toujours sur ses gardes, puisque nous disons qu'il vient du dehors. On peut avoir supprimé un désir au-dedans de soi, et en même temps il peut venir du dehors comme une contagion ; mais à travers cette enveloppe de lumière, de connaissance et de pureté, le désir perd sa force et au lieu de venir comme un mouvement qui appelle une réponse aveugle et immédiate, on s'aperçoit de ce qui se passe, on devient conscient de la force qui veut entrer et on peut tranquillement — quand on considère qu'elle n'est pas désirable — faire un mouvement intérieur et rejeter le désir qui vient. C'est la seule vraie défense : une conscience éveillée, pure et alertée, pour ainsi dire, qui ne s'endort pas, qui ne laisse pas les choses entrer sans que l'on s'en aperçoive. Le pire est que les gens sont tout à fait inconscients et que c'est seulement quand la contagion est entrée qu'ils s'en aperçoivent, et il est un peu tard pour réagir — ce n'est pas impossible, mais c'est plus difficile. Tandis que, si l'on voit venir, si, dans l'atmosphère qui vous entoure, cela fait comme une petite tache noire qui arrive, on peut la chasser comme on chasse quelque chose de désagréable. Mais l'enveloppe protectrice sur le plan matériel n'a aucun effet dans ce cas-là.

17 Avril 1951 - pp. 358-359

Comment dépasser désirs et convoitises

La vie ordinaire est une ronde de convoitises et de désirs variés. Tant que vous en êtes préoccupé, il ne peut pas y avoir de progrès durable. Il faut découvrir un moyen d'échapper à cette ronde. Prenez, par exemple, la préoccupation la plus commune de la vie ordinaire : les gens pensent constamment à ce qu'ils vont manger, à l'heure où ils vont manger et s'ils auront assez à manger. Pour conquérir l'attachement à la nourriture, il vous faut devenir équanime au point d'être parfaitement indifférent vis-à-vis de la nourriture. Si vous avez des aliments, vous les mangez, si vous n'en avez pas, cela ne vous tourmente pas le moins du monde, et surtout vous ne passez pas votre temps à y penser. Et il ne faut pas non plus y penser négativement. S'absorber dans la découverte de moyens et de méthodes d'abstinence, comme le font les ascètes, revient à se préoccuper de la nourriture presque autant que lorsqu'on en rêve avec convoitise. Ayez une attitude d'indifférence à cet égard, c'est la chose la plus importante. Que l'idée de la nourriture sorte de votre conscience ; n'y attachez pas la moindre importance.

Tout cela sera très facile du moment où vous entrerez en contact avec votre être psychique, l'âme vraie au-dedans de vous. Car vous sentirez alors, immédiatement, l'insignifiance de toutes ces choses, et que seul le Divin importe. Demeurer dans le psychique, c'est être soulevé au-dessus de toute convoitise. Vous n'aurez plus d'envies, de tracas, de désirs fiévreux. Et vous sentirez aussi que tout ce qui arrive, arrive pour le mieux. Comprenez-moi bien, je ne veux pas dire que vous devez toujours penser que tout est pour le mieux. Tout n'est pas pour le mieux tant que vous êtes dans la conscience ordinaire. Vous pouvez vous égarer sur des chemins complètement faux si vous n'êtes pas dans l'état de conscience vrai. Mais dès que vous êtes établi dans le psychique et que vous avez fait l'offrande de vous-même au Divin, tout ce qui arrive, arrive pour le mieux, car toute chose, même sous un déguisement, est pour vous une réponse précise du Divin.

1931 - s. d. pp. 142-143

Comment dépasser le désir d'avoir l'approbation des autres

D'abord, la meilleure façon, c'est de se demander pourquoi on tient à l'approbation des autres. Pour quelle raison, parce qu'il y a beaucoup de raisons... Si vous avez une carrière et que votre carrière dépend de la bonne opinion que l'on a de vous, alors cela a une raison d'utilité. Si l'on a un peu ou beaucoup de vanité et que l'on aime à être complimenté, c'est une autre raison. Si l'on attache un grand prix à l'opinion que les autres ont de soi, parce qu'on les considère comme plus sages ou plus éclairés ou plus pleins de connaissance, c'est encore une autre raison. Il y en a d'autres encore, mais ce sont les trois raisons principales : raison d'utilité, raison de vanité (généralement c'est la plus forte) et raison de progrès.

Naturellement, quand c'est une raison de progrès, l'attitude n'est pas tout à fait la même, parce que, au lieu de chercher à faire bonne impression, on doit essayer de savoir d'abord l'impression que l'on fait, en toute humilité, pour se servir de la leçon que cela donne. Cela, c'est assez rare et, en fait, si l'on n'est pas très simpliste, généralement on n'attache d'importance qu'à l'opinion de ceux qui ont plus d'expérience, plus de connaissance et plus de sagesse que soi-même. Et alors, cela nous mène tout droit à l'un des meilleurs moyens de guérison. C'est justement d'arriver à comprendre que l'opinion de ceux qui sont aussi ignorants et aussi aveugles que nous-même ne peut pas avoir une très grande valeur pour nous au point de vue de la réalité profonde et de la volonté de progrès, et par conséquent on cesse d'y attacher beaucoup d'importance.

Finalement, si l'on est sincère, on ne désire plus qu'avoir l'approbation ou de son professeur, ou de son guru ou du Divin Lui-même. Et c'est le premier pas vers une guérison totale de cette petite faiblesse qui consiste à vouloir faire un bon effet sur les gens. Maintenant, si le mouvement provient d'une utilité, celui dont j'ai parlé en premier, la question ne se pose pas ici, puisqu'il se trouve que l'on ne dépend pas de l'opinion que les autres ont de nous-même, ni pour vivre ni pour se développer. Reste donc le cas le plus fréquent et le plus difficile à guérir : c'est cette espèce de petite vanité très sotte qui fait que l'on aime à être complimenté et qu'on n'aime pas les critiques. Alors la meilleure façon, c'est de se regarder, de voir à quel point on est ridicule, petit, mesquin, sot et le reste, de rire un peu de soi et de prendre la résolution de se passer des compliments des autres.

Voilà tout ce que j'ai à offrir.

Il va de soi que s'il est question de yoga, de discipline yogique, une condition préliminaire indispensable est de se libérer de cette petite sottise qui consiste à vouloir être apprécié des autres. Cela, ce n'est pas le premier pas sur le chemin, c'est l'un des premiers pas de préparation pour pouvoir entrer sur le chemin. Parce que, tant que l'on a besoin d'être apprécié et complimenté, on est un être esclave et d'une faiblesse lamentable.

Au fond, il est préférable de ne pas se soucier du tout de ce que les autres pensent de vous, ni en bon, ni en mauvais. Mais en tout cas, avant d'en être arrivé là, il serait moins ridicule de chercher à savoir l'effet que l'on fait aux autres simplement en les considérant comme un miroir dans lequel on se réfléchit plus exactement que dans sa propre conscience, qui est toujours d'une indulgence excessive pour toutes les faiblesses, tous les aveuglements, toutes les passions, toutes les ignorances. Il y a toujours une explication mentale tout à fait charmante et agréable pour se donner une bonne impression à soi-même. Mais pour conclure, quand on a la chance de pouvoir avoir un renseignement un peu plus digne de foi et digne de confiance sur la condition dans laquelle on se trouve, il vaut mieux ne pas demander l'opinion des autres, mais seulement s'en référer à la vision du guru. Si l'on veut vraiment progresser, c'est le chemin le plus sûr.

14 novembre 1956 - pp. 388-390

Comment éradiquer les désirs

Ce qu'il faut faire ?... Être sincère.

C'est cela ; toujours, toujours, le petit ver dans le fruit. On se dit : « Oh ! Je ne peux pas. » Ce n'est pas vrai ; si on voulait, on pourrait.

Et il y a des gens qui me disent : « Je n'ai pas de volonté. » Cela veut dire que vous n'êtes pas sincère. Parce que la sincérité est une force infiniment plus puissante que toutes les volontés du monde. Cela peut changer n'importe quoi en un clin d'œil : ça prend, ça tient, ça arrache — et puis c'est fini.

Mais on ferme les yeux comme cela, on se donne des excuses. (…)

Cela revient parce que vous ne l'arrachez pas complètement. Ce que vous faites : vous coupez la branche, alors ça repousse.

Ça prend des formes différentes.

Oui. Eh bien, on l'enlève chaque fois que ça vient, c'est tout ; jusqu'à ce que ça ne vienne plus.

On a parlé de cela, où était-ce ?... Oh ! c'était dans *Lumières sur le Yoga*, je crois. Vous repoussez la chose d'une partie de votre conscience dans une autre ; et vous repoussez et puis cela va dans le subconscient, et alors si vous n'êtes pas vigilant, vous croyez que c'est fini, et puis de là, ça montre son nez. Et alors, même quand vous le repoussez du subconscient, ça descend dans l'inconscient ; et puis là aussi, il faut courir après pour le trouver.

Mais il y a un moment où c'est fini.

Seulement, on est toujours trop pressé, on veut que ce soit fini bien vite. Quand on a fait un effort : « Oh ! bien, j'ai fait un effort, maintenant je dois avoir la récompense de mon effort. »

11 janvier 1956 - pp. 20-21

Comment se guérir de l'instinct, des désirs et des passions

Généralement toute éducation, toute culture, tout raffinement des sens et de l'être est une des meilleures façons de guérir l'instinct, les désirs, les passions. D'annuler ces choses ne le guérit pas ; le cultiver, l'intellectualiser, le raffiner, ça, c'est le plus sûr moyen de guérir. Donner le maximum de développement possible pour le progrès et pour le développement, pour atteindre à un certain sens d'harmonie et d'exactitude de perception, ça, ça fait partie de la culture de l'être, de l'éducation de l'être.

23 février 1955 - p. 62

DÉTACHEMENT

Comment se libérer des attachements
On se retire dans son âme, à l'extrême limite de son existence, dans une sorte d'immobilité. Une immobilité qui observe mais qui ne participe pas, qui ne donne même pas d'ordres. C'est tout. (…)

Quand on veut se détacher de quelque chose, d'un mouvement ou d'une activité d'un état de conscience, c'est le procédé le plus efficace ; on fait un pas en arrière, on regarde la chose comme ça, comme on regarderait une scène, et on n'intervient pas. Et au bout d'un moment, cela ne vous concerne plus, c'est quelque chose qui se passe en dehors de vous. Alors on devient très tranquille. (…)

C'est un premier pas seulement, c'est pour arriver à ne pas être très troublé par les choses.

4 avril 1956 - p. 117

DIFFICULTÉS

Comment vivre les difficultés rencontrées sur le chemin
Si j'insiste sur les défauts et les difficultés, ce n'est pas pour vous décourager de faire un effort, c'est pour vous dire qu'il faut faire les choses avec le courage nécessaire et, justement, ne pas être désespéré parce que l'on ne réussit pas tout de suite ; mais si l'aspiration est en vous, si la volonté est en vous, il est absolument certain que, tôt ou tard, vous réussirez. Et je dis cela pour les êtres qui vivent dans des conditions tout à fait ordinaires, moins favorables peut-être que les vôtres, mais qui peuvent quand même apprendre à se connaître et à se conquérir, à se maîtriser, à se contrôler. Donc, si les conditions sont favorables, on a beaucoup plus de chances de réussir. Une chose est toujours nécessaire, c'est de ne pas abandonner la partie — c'est une grande partie, et le résultat vaut la peine qu'on la joue jusqu'au bout.

25 janvier 1951 - p. 60

Comment surmonter les impulsions et autres difficultés sur le chemin
" *Ce que vous devez faire, c'est de garder ces choses éloignées de vous* [les impulsions, et surtout les impulsions sexuelles], *de vous en dissocier, d'y*

attacher aussi peu d'importance que possible, et même s'il vous arrive d'y penser, de rester indifférent et détaché. "

(Entretien du 14 avril 1929)

C'est beaucoup plus difficile que de s'asseoir sur une difficulté ! Il est beaucoup plus difficile de vous éloigner de cette difficulté, de la regarder comme quelque chose qui ne vous concerne pas, qui ne vous intéresse pas, qui ne vous appartient pas, qui appartient au monde et pas à vous — mais c'est seulement en faisant cela que l'on peut réussir. Cela demande une sorte de libération d'esprit et une confiance en votre être intérieur : vous devez croire que si vous prenez la bonne attitude, c'est le meilleur qui vous arrivera ; mais si vous avez peur quand quelque chose de désagréable vous arrive, alors vous ne pouvez rien faire. Il faut avoir cette confiance au-dedans de vous, quelle que soit la difficulté, quel que soit l'obstacle. La plupart du temps, quand quelque chose de désagréable arrive, on dit : « Est-ce que cela va augmenter ? Quel accident va encore m'arriver ? » et ainsi de suite. Il faut vous dire : « Ces choses-là ne sont pas à moi : elles appartiennent au monde subconscient ; il est bien entendu que je n'ai rien à voir avec ça, et si ces choses viennent encore me prendre, je vais me débattre. » Naturellement, vous allez me répondre que c'est facile à dire mais difficile à faire. Mais si, vraiment, vous prenez cette attitude de confiance, il n'est pas de difficulté que vous ne puissiez vaincre. L'inquiétude rend la difficulté plus grande.

Évidemment, il y a une difficulté, c'est que dans votre être conscient quelque chose ne « veut pas » de la difficulté, désire sincèrement la surmonter, mais il y a d'innombrables mouvements dans d'autres parties de votre conscience dont vous n'êtes pas conscient. Vous dites : « Je veux me guérir de cela », malheureusement ce n'est pas le tout de dire : « Je veux », il y a d'autres parties de la conscience qui se cachent pour que vous ne vous occupiez pas d'elles, et, quand votre attention est détournée, ces parties essaient de se manifester. C'est pourquoi je dis et je répéterai toujours : soyez parfaitement sincère ; n'essayez pas de vous tromper vous-même, ne dites pas : « J'ai fait tout ce que je peux. » Si vous ne réussissez pas, c'est que vous ne faites pas tout ce que vous pouvez. Car, si vous faites vraiment « tout » ce que vous pouvez, vous réussirez sûrement. Si vous avez quelque défaut dont vous voulez vous débarrasser et qui persiste toujours, et que vous dites : « J'ai fait tout ce que je peux », vous pouvez être sûr que vous n'avez pas fait tout ce qu'il fallait. Si vous l'aviez fait, vous auriez triomphé, car les difficultés qui vous arrivent sont exactement en proportion de votre force — rien ne peut vous arriver qui n'appartienne à votre conscience, et tout ce qui appartient à votre conscience, vous pouvez le maîtriser. Même les choses et les suggestions qui viennent du dehors ne peuvent vous toucher qu'en proportion du consentement de votre conscience, et vous êtes bâti pour être le maître de votre conscience. Si vous dites : « J'ai fait tout ce que je peux et cela continue quand même, donc j'abandonne la partie », vous pouvez être certain d'avance que vous n'avez pas fait ce que vous pouviez. Quand une erreur persiste « quand même », cela veut dire que quelque chose de caché dans votre être, sort tout d'un coup comme un diable d'une boîte et prend le gouvernail de votre vie. Donc, il n'y a qu'une chose à faire, c'est d'aller à la chasse de tous les petits recoins noirs qui se cachent en vous, et, si vous mettez une toute petite étincelle de bonne volonté sur cette obscurité, elle cédera, elle disparaîtra, et ce qui vous paraissait impossible deviendra, non seulement possible, faisable, mais ce sera fait. Vous pouvez ainsi, en une minute, vous défaire d'une difficulté qui vous aurait harcelé pendant des années. Je vous en donne l'assurance absolue. Cela ne dépend que d'une chose : que vraiment, sincèrement, vous vouliez vous en débarrasser. Et c'est la même chose pour tout, depuis les maladies physiques jusqu'aux difficultés mentales les plus hautes. Une partie de la conscience dit : « Je ne veux pas », mais derrière se cache un tas d'éléments qui ne disent rien, qui ne se montrent pas, et qui veulent, justement, que les choses continuent comme elles sont — généralement pour une raison d'ignorance ; ils ne croient pas que ce soit nécessaire de se guérir ; ils croient que tout est pour le mieux dans le meilleur des mondes. Comme disait cette dame avec qui j'avais ces entretiens : « Le manque de confort commence dès que vous voulez vous changer. » Un grand écrivain français l'a répété et en a fait sa théorie la plus chère : « Les misères commencent quand vous désirez vous perfectionner ; si vous ne désirez pas vous perfectionner, vous n'aurez pas de misères ! » Je peux vous dire que c'est absolument faux, mais il y a tout de même de ces choses en vous, qui veulent absolument qu'on les laisse tranquilles, que l'on ne vienne pas les déranger : « Oh ! que vous êtes fatigant, laissez-nous tranquilles ! » (…)

Naturellement, s'il vous vient une impulsion dont vous ne voulez pas, la première chose à faire est de vouloir qu'elle ne vienne plus, mais si, au contraire, vous ne voulez pas sincèrement qu'elle disparaisse, alors gardez-la, mais n'essayez pas de faire le yoga. Il ne faut prendre le chemin que si vous êtes décidé d'avance à surmonter toutes les difficultés. Il faut que la décision soit sincère et complète. Vous vous apercevrez, d'ailleurs, au fur et à mesure que vous avancerez, que ce que vous croyez complet ne l'est pas, que ce que vous croyez sincère ne l'est pas, et alors vous ferez petit à petit des progrès ; mais pour réussir, il faut avoir aussi totalement que possible la volonté de progrès. Si vous avez cette volonté et qu'une impulsion s'empare de vous avec violence, gardez ferme la volonté, il ne faut pas que l'être vacille ; il faut s'attendre à ce que les choses viennent, n'est-ce pas, mais quand elles viennent, dites-vous : « Bien, elles viennent d'en bas, mais je ne veux pas qu'elles se reproduisent, elles ne sont pas à moi. » Ce n'est pas la même chose que de se dire : « Laissons faire puisque c'est la Nature. »

Il faut qu'il y ait déjà un commencement de réalisation dans le vital pour qu'il se révolte contre les impulsions qui lui viennent. La plupart des êtres humains, et même ceux qui pensent faire le yoga, immédiatement quand une impulsion arrive, disent : « C'est tout à fait bon, il n'y a rien à faire, c'est tout à fait bon. » Alors, si quelque chose en vous se révolte, si quelque chose dit : « Je ne veux pas », c'est la partie supérieure de votre être. Ce qui prend la résolution de faire le yoga, ce n'est pas votre corps ni votre vital, ni même votre mental, c'est la partie supérieure de votre mental ou c'est votre être psychique. Ce n'est que cela qui peut prendre la résolution — votre corps ne sait pas très bien de quoi il s'agit, votre vital regarde le commencement de transformation avec une certaine anxiété, le mental avec ses idées déclare : « Ceci peut se faire comme cela, peut s'expliquer comme ceci », et ainsi de suite. Donc, si vous avez une résolution, elle vient de la partie supérieure de votre être, et c'est sur elle qu'il faut vous appuyer, pas sur autre chose — c'est cela le « je ». Et il faut qu'il comprenne finalement que ce n'est pas un « je » personnel, mais universel et divin. (...)

Il faut qu'une lumière commence à naître dans la partie la plus haute du mental, une lumière qui vous mette en rapport avec une conscience supérieure ou avec le psychique, et c'est sur cette lumière qu'il faut prendre son point d'appui pour faire comprendre les choses au mental, au vital et finalement au corps.

5 février 1951 - pp. 81-83

Comment aborder les difficultés

Quand quelque chose d'extrêmement désagréable vous arrive, vous pouvez vous dire : « Tiens, c'est la preuve que je vaux la peine de recevoir cette difficulté, c'est la preuve qu'il y a quelque chose en moi qui peut résister à la difficulté », et vous vous apercevrez qu'au lieu de vous tourmenter, vous vous réjouissez — vous serez tellement content et tellement fort que même les choses les plus désagréables vous paraîtront tout à fait charmantes ! C'est une expérience très facile à faire. N'importe quelle circonstance, si votre mental est habitué à la regarder comme une chose favorable, ne vous sera plus désagréable. C'est très connu, tant que la pensée se refuse à accepter une chose, qu'elle lutte contre elle, qu'elle essaye de l'empêcher, il y a des tourments, des difficultés, de l'orage, des luttes intérieures et toutes les souffrances. Mais de la minute où la pensée dit : « Bon, c'est ce qui doit arriver, c'est comme cela que ça doit arriver », quoi qu'il arrive, vous êtes satisfait. Il y a des êtres qui sont arrivés à un tel contrôle de leur mental sur leur corps qu'ils ne sentent rien ; je l'ai dit l'autre jour à propos de certains mystiques : s'ils pensent que la souffrance qu'on leur impose va leur faire franchir les étapes en un moment et leur donner une sorte de marche-pied pour atteindre la Réalisation, le but qu'ils se sont donné, l'union avec le Divin, ils ne sentent plus la souffrance, du tout. Leur corps est comme galvanisé par la conception mentale. C'est arrivé très souvent, c'est une expérience très courante parmi ceux qui ont vraiment de l'enthousiasme.

23 April 1951 - p. 391

Comment rester inébranlable dans la difficulté

Si l'on a au-dedans de soi la foi en la Grâce divine, que la Grâce divine veille sur vous et que, quoi que ce soit qui arrive, la Grâce divine est là, veillant sur vous, ça, on peut le garder toute sa vie et toujours ; et avec ça, on peut traverser tous les dangers, faire face à toutes les difficultés, et rien ne bouge, parce que vous avez la foi et la Grâce divine qui est avec vous. C'est une force infiniment plus forte, plus consciente, plus durable, qui ne dépend pas des conditions de votre construction physique, qui ne dépend de rien que de la Grâce divine elle-même, par conséquent qui s'appuie sur la Vérité et que rien ne peut ébranler.

7 octobre 1953 - p. 326

✱

Il faut s'asseoir tout seul, tâcher de devenir silencieux, appeler, m'appeler comme si j'étais là, me faire venir et me présenter la difficulté d'une façon tout à fait sincère et objective ; et puis se tenir très silencieux, très tranquille et attendre le résultat.

Et je pense que le résultat vient. Parce que cela dépend de la nature de la difficulté. Si c'est un problème à résoudre, alors la solution vient ; si c'est un mouvement intérieur, quelque chose qui a tourné de travers, alors généralement si on fait cela très sincèrement, eh bien, ça se remet en place ; et si c'est une décision à prendre, si c'est quelque chose dont on ne sait pas s'il faut le faire ou s'il ne faut pas le faire, alors ça aussi, si on est bien tranquille, on sait si c'est oui ou non ; ça vient : « Oui », ou « Non ». Alors là il ne faut plus discuter, il ne faut plus que le mental dise : « Mais si... ? et puis... », parce qu'alors ça brouille tout. Il faut dire : « Bon ! » et suivre comme ça. Mais pour cela, il faut être sincère, dans ce sens qu'il ne faut pas avoir de préférence.

Si la difficulté vient de ce qu'il y a une partie de l'être qui veut une chose et l'autre partie de l'être qui sait qu'il ne faut pas l'avoir, alors ça se complique du fait que la partie qui veut peut essayer d'introduire sa volonté dans la réponse. Alors quand on s'assoit, il faut d'abord commencer par lui faire faire un petit acte de soumission sincère, et c'est là qu'on peut faire le vrai progrès, dire : « Maintenant je suis conscient — ou consciente — que c'est ça que je désire, mais je suis prêt à faire l'abandon de mon désir si cela doit être fait. » Mais il faut faire cela pas seulement dans la tête, il faut faire cela sincèrement et puis alors procéder comme j'ai dit. Alors on sait — on sait ce qu'il faut faire.

Quelquefois, on trouve plus commode d'écrire sur un papier ; on s'imagine que je suis là, et puis on prend un papier et on écrit dessus ce qu'on voulait me dire. Alors rien que le fait de formuler clairement, quelquefois ça vous donne l'image vraie de la situation, et on peut plus facilement avoir la réponse. Cela dépend, quelquefois c'est nécessaire, quelquefois ce n'est pas nécessaire, mais si on est dans une confusion, une sorte de tourbillon, surtout s'il y a une effervescence vitale, le fait de s'obliger à mettre ça sur le papier, déjà ça vous tranquillise, ça commence le travail de purification.

En fait, on devrait toujours faire cela, quand on sent qu'on est saisi par une impulsion d'un ordre quelconque, particulièrement des impulsions de colère. Si on prend comme une discipline absolue : au lieu d'agir ou de parler (parce que la parole est une action), au lieu d'agir sous l'impulsion, si on se retire et puis on fait comme j'ai dit, on s'assoit tranquillement, on se concentre, et puis alors on regarde sa colère tranquillement, on écrit sur le papier : quand on a fini d'écrire, c'est parti — le plus souvent, en tout cas.

30 mars 1955 - pp. 114-116

Comment ressentir de la joie quand on se trouve en difficulté

Si la difficulté est d'ordre égoïste ou personnel, si l'on en fait l'offrande et qu'on la précipite dans le feu de purification, immédiatement on sent la joie du progrès. Si on le fait sincèrement, tout de suite il y a un élan de joie.

C'est évidemment ce qu'il faut faire au lieu de se désespérer ou de se lamenter. Si on en fait l'offrande, et sincèrement que l'on aspire à la transformation et à la purification, alors on sent tout de suite la joie naître au fond du cœur. Même quand la difficulté est un gros chagrin, on peut faire cela avec beaucoup de succès. On s'aperçoit que derrière le chagrin, si intense qu'il soit, il y a une joie divine.

8 août 1956 - p. 283

Comment se libérer des difficultés

[Mère commente un conseil qu'elle avait donné : "Quand vous avez une difficulté, élargissez"]

Je parle naturellement des difficultés sur le chemin du yoga, des incompréhensions, des limitations, des choses qui sont comme des obstacles, qui vous empêchent d'avancer. Et quand je dis « élargissez », je veux dire élargissez votre conscience.

Les difficultés proviennent toujours de l'ego, c'est-à-dire de la réaction personnelle, plus ou moins égoïste, que vous avez vis-à-vis des circonstances, des événements et des gens qui vous entourent, des conditions de votre vie. Elles viennent aussi de ce sentiment d'être enfermé dans une sorte de coque, qui empêche votre conscience de s'unir à des réalités plus hautes et plus vastes.

On peut très bien penser qu'on veut être vaste, qu'on veut être universel, que tout est l'expression du Divin, qu'il ne faut pas avoir d'égoïsme — on peut penser beaucoup de choses —, mais ce n'est pas nécessairement une guérison, parce que très souvent on sait ce que l'on doit faire, et puis on ne le fait pas, pour une raison ou une autre. Mais si, quand on a à faire face à une angoisse, une souffrance, une révolte, une douleur, ou un sentiment d'impuissance — n'importe, toutes les choses qui vous arrivent sur le chemin et qui sont justement des difficultés —, si vous pouvez physiquement, c'est-à-dire dans votre conscience corporelle, avoir l'impression de vous élargir, on pourrait dire de vous déplier (vous vous sentez comme quelque chose qui est tout replié, un pli sur l'autre, comme une étoffe, n'est-ce pas, qui est pliée et repliée et encore pliée), alors si vous avez cette impression que ce qui vous tient et qui vous serre et qui vous fait souffrir, ou qui vous immobilise dans votre mouvement, est comme une étoffe qui serait pliée trop serrée, trop étroitement, ou comme un paquet qui serait trop bien ficelé, trop bien fermé, et que lentement, petit à petit, vous défaites tous les plis et que vous vous étalez, comme on déplie justement une étoffe ou un papier et qu'on le répand à plat, qu'on se fait plat et très large, aussi large que l'on peut, en se répandant aussi loin que l'on peut, en s'ouvrant et en s'étalant dans une attitude de complète passivité, avec ce que je pourrais appeler « la face à la lumière » : ne pas se recroqueviller sur sa difficulté, se replier sur elle, l'enfermer pour ainsi dire dans votre personne, mais au contraire vous déployer autant que vous pouvez, aussi parfaitement que vous pouvez, en présentant la difficulté à la lumière — la lumière qui vient d'en haut —, si vous faites cela dans tous les domaines, et même si mentalement vous n'y arrivez pas (parce que c'est quelquefois difficile), si vous pouvez imaginer que vous faites cela physiquement, presque matériellement, eh bien, quand vous aurez fini de vous déplier et de vous étaler, vous vous apercevrez que plus des trois quarts de la difficulté sont partis. Et alors, juste un petit travail de réceptivité à la lumière, et le dernier quart disparaîtra.

C'est beaucoup plus facile que de lutter contre une difficulté avec sa pensée, parce que si vous commencez à discuter avec vous-même, vous vous apercevrez qu'il y a des arguments pour et contre qui sont tellement probants qu'il est tout à fait impossible de s'en tirer sans une lumière supérieure. Là, vous ne luttez pas contre la difficulté, vous n'essayez pas de vous convaincre vous-même, ah ! simplement, vous vous étalez devant la lumière comme si vous vous étendiez sur le sable devant le soleil. Et vous laissez la lumière faire son œuvre.

29 août 1956 - pp. 319-320

Comment réagir quand on traverse une période de difficulté

Quand les gens ont un grand coup dans leur vie, un malheur (ce que les hommes appellent des « malheurs », il y a des gens qui ont des malheurs), la première chose qu'ils essayent de faire, c'est d'oublier — comme si l'on n'oubliait pas assez vite ! Et pour oublier, ils font n'importe quoi. Quand ils ont quelque chose de pénible, ils veulent se distraire — ce qu'ils appellent se distraire, c'est-à-dire faire des bêtises, c'est-à-dire descendre dans leur conscience, descendre un petit peu au lieu de monter... Il vous est arrivé quelque chose d'extrêmement pénible, de très douloureux ? Alors il ne faut pas s'abrutir, il ne faut pas oublier, il ne faut pas descendre dans l'inconscience ; il faut aller jusqu'au fond et trouver la lumière qui est derrière, la vérité, la force et la joie, et pour cela, il faut être fort, et refuser de glisser.

13 mai 1953 - pp. 54-55

DISCERNEMENT

Comment développer un discernement sûr

Il faut se rendre compte clairement de l'origine de ses mouvements, parce qu'il y a des velléités contradictoires dans l'être — les unes qui vous poussent ici, les autres qui vous poussent là —, et cela fait évidemment un chaos dans l'existence. Si vous vous observez, vous verrez que dès que vous faites quelque chose qui vous gêne un peu, le mental vous donne immédiatement une raison favorable pour vous justifier — ce mental est capable de tout dorer. Dans ces conditions, il est difficile de se connaître. Il faut être absolument sincère pour y arriver et voir clair dans tous les petits mensonges de l'être mental.

Si vous repassez mentalement les divers mouvements et réactions de votre journée, comme on répète indéfiniment la même chose, vous ne ferez pas de progrès. Pour que cette révision puisse vous faire progresser, il faut trouver quelque chose au-dedans de vous, à la lumière de quoi vous pourrez vous juger vous-même, quelque chose qui représente pour vous la meilleure partie de vous-même, qui ait un peu de lumière, un peu de bonne volonté et qui, justement, soit épris de progrès. Vous mettez cela devant vous et vous faites passer comme au cinéma, d'abord tout ce que vous avez fait, tout ce que vous avez senti, vos impulsions, vos pensées, etc. ; puis vous essayez de les coordonner, c'est-à-dire de trouver pourquoi ceci est venu à la suite de cela. Et vous regardez l'écran lumineux qui est devant vous : certaines choses passeront bien, sans jeter d'ombre ; d'autres, au contraire, jetteront une petite ombre ; d'autres encore jetteront une ombre tout à fait noire et désagréable. Il faut faire cela très sincèrement, comme vous feriez un jeu : dans telle circonstance, j'ai fait telle et telle chose, en sentant de telle façon et en pensant de telle manière ; j'ai devant moi mon idéal de connaissance et de maîtrise de soi, eh bien, est-ce que cet acte était conforme à mon idéal ou non ? S'il est conforme, cela ne laisse pas d'ombre sur l'écran, qui reste transparent, et l'on n'a pas à s'en occuper. S'il n'est pas conforme, cela jette une ombre. Pourquoi a-t-il laissé cette ombre ? Qu'est-ce qu'il y avait dans cet acte, qui était contraire à la volonté de se connaître et de se maîtriser ? La plupart du temps vous constaterez que cela correspond à une inconscience — alors vous le classez parmi les choses inconscientes et vous décidez que la prochaine fois vous tâcherez d'être conscient avant de faire quelque chose. Mais dans d'autres cas, vous verrez que c'était un vilain petit égoïsme tout noir, qui est venu déformer votre acte ou votre pensée. Alors vous mettez cet égoïsme devant votre « lumière » et vous vous demandez : « Pourquoi a-t-il le droit de me faire agir comme cela, penser comme cela... ? » Et au lieu d'accepter n'importe quelle explication, vous chercherez et vous trouverez dans un coin de votre être quelque chose qui pense, qui dit : « Ah ! non, j'accepterai tout sauf cela. » Vous verrez que c'est une petite vanité, un mouvement d'amour-propre, un sentiment égoïste caché quelque part, cinquante choses. Alors vous regardez bien tout cela à la lumière de votre idéal : « Est-ce que de garder ce mouvement est conforme à ma recherche et à la réalisation de mon idéal, ou est-ce que ce n'est pas conforme à mon idéal ? Je mets ce petit coin sombre en face de la lumière jusqu'à ce qu'elle entre en lui et qu'il disparaisse. » Alors la comédie est finie. Mais ce n'est pas fini de la comédie de votre journée, n'est-ce pas, car il y a beaucoup de choses qu'il faut passer ainsi devant la lumière. Mais si vous continuez ce jeu — car c'est vraiment un jeu si vous le faites sincèrement — je vous assure qu'en six mois vous ne vous reconnaîtrez plus, vous vous direz : « Quoi ! j'étais comme cela, c'est impossible ! »

On peut avoir cinq, vingt, cinquante ou soixante ans et se transformer ainsi en mettant chaque chose devant cette lumière intérieure. Vous verrez que les éléments qui ne se conforment pas à votre idéal ne sont pas généralement des éléments qu'il faut rejeter complètement de vous (il y en a très peu dans ce cas-là), ce sont simplement des choses qui ne sont pas à leur place. Si vous organisez tout — vos sentiments, vos pensées, vos impulsions, etc. — autour du centre psychique qui est la lumière intérieure, vous verrez que tout le désordre intérieur se changera en un ordre lumineux.

15 janvier 1951 - pp. 44-46

Comment choisir ses actes avec discernement

Il faut d'abord poser le problème, comme si vous le posiez à quelqu'un, puis vous taire, rester comme cela, immobile. Et alors, au bout d'un certain temps, vous verrez qu'au moins trois choses différentes peuvent se produire, quelquefois plus. Prenons le cas d'un intellectuel, quelqu'un qui agit selon les indications de son cerveau. Il a posé le problème et il attend. Eh bien, s'il est vraiment attentif, il s'apercevra qu'il y a (l'ordre chronologique n'est pas absolu, cela peut venir dans un ordre différent) d'abord (ce qui s'affirme le plus chez un intellectuel) une certaine idée : « Si je fais ça comme cela, ce sera bien ; il faut que ce soit comme cela », c'est-à-dire une construction mentale. Une seconde chose, qui est une sorte d'impulsion : « Il faudrait faire cela. Ça, c'est bien, il faut faire ça. » Puis une troisième, qui ne fait pas du tout de bruit, qui n'essaye pas de s'imposer au reste, mais qui a la tranquillité d'une certitude — pas très actif, ne donnant pas un choc, ne poussant pas à l'action, mais quelque chose qui sait et qui est très tranquille, très tranquille. Cela ne contredira pas les autres, cela ne viendra pas dire : « Non, c'est faux » ; ça dit simplement : « Ça, c'est comme ça », c'est tout, et puis il n'insiste pas. La plupart des gens ne sont pas assez silencieux ou assez attentifs pour s'en apercevoir, parce que ça ne fait pas de bruit. Mais je garantis que c'est là chez tout le monde et que si l'on est vraiment sincère et que l'on arrive à être vraiment tranquille, on apercevra ça. Ce qui pense, commence à discuter : « Mais enfin, telle chose aura telle conséquence et telle autre aura telle conséquence, et si l'on fait comme cela... » et ceci, et cela... son bruit recommence. L'autre (le vital) dira : « Oui, il faut faire comme ça, il faut faire, vous ne comprenez pas, il faut, c'est indispensable. » Voilà, alors vous saurez. Et selon votre nature, vous choisirez l'impulsion vitale ou vous choisirez la direction mentale, mais il est très rare que tout tranquillement vous disiez : « Bon, c'est cela que je vais faire, quoi qu'il arrive », et même si cela ne vous plaît pas trop. Mais c'est toujours là. Je suis sûre que c'est même là chez l'assassin avant qu'il n'assassine, mais son être extérieur fait tant de bruit qu'il ne lui vient même pas à l'idée d'écouter. Mais c'est toujours là, c'est toujours là. Il y a, en toute circonstance, au fond de chaque être, juste la petite (on ne peut pas parler de voix, parce que cela ne fait pas de bruit), la petite indication de la Grâce divine, et quelquefois pour obéir à ça, il faut faire un effort formidable, parce que tout le reste de l'être s'oppose avec violence, l'un avec la conviction que ce qu'il pense est vrai, l'autre avec tout le pouvoir, la puissance de son désir. Mais ne me dites pas que l'on ne peut pas savoir, parce que ce n'est pas vrai. On peut savoir. Mais on ne fait pas toujours ce qu'il faut, et quelquefois, si l'on sait ce qu'il faut, eh bien, on trouve une excuse pour ne pas le faire. On se dit : « Oh ! je ne suis pas si sûr, après tout, de cette indication intérieure ; elle ne s'affirme pas avec assez de force pour que je puisse me fier à elle. » Mais si vous étiez tout à fait indifférent, c'est-à-dire si vous n'aviez aucun désir, ni mental ni vital ni physique, vous sauriez avec certitude que c'est cela qu'il faut faire et pas autre chose. Ce qui vient se mettre en travers, ce sont les préférences, les préférences et les désirs. Journellement, on peut avoir des centaines et des centaines d'exemples. Quand les gens commencent à dire : « Vraiment, je ne sais pas quoi faire », c'est toujours qu'ils ont une préférence. Mais comme ici, à l'Ashram, ils savent qu'il y a autre chose et que quelquefois ils ont été un peu attentifs, ils ont une vague sensation que ce n'est pas tout à fait ça : « Ce n'est pas tout à fait ça, je ne me sens pas tout à fait à l'aise. » (…)

Si l'on peut avoir une indication (dans la mesure de sa sincérité), c'est le malaise, un petit malaise — pas un gros malaise, un petit malaise.

Ici, vous savez, vous avez un autre moyen, tout à fait simple (je ne sais pas pourquoi vous ne vous en servez pas, parce que c'est tout à fait élémentaire), vous vous imaginez que je suis en face de vous et puis vous vous dites : « Est-ce que je ferais cela devant Mère, sans difficulté, sans effort, sans quelque chose qui me retienne ? » Ça, ça ne vous trompera pas. Si vous êtes sincère, vous saurez immédiatement.

5 mai 1951 - pp. 424-427

DIVIN

Comment favoriser le contact avec le Divin

On a eu des exemples fréquents de gens qui menaient une vie plus que douteuse et qui ont eu des révélations. On donne l'exemple d'un ivrogne qui, dans son ivrognerie, a tout d'un coup eu un contact avec le Divin — qui a transformé d'ailleurs son existence et qui, je dois le dire, l'a empêché de boire à l'avenir. Mais enfin, au moment où il a eu la révélation de la Présence divine, il était en état d'ivrognerie. Je ne crois pas — encore là nous retombons dans les mêmes choses —, je ne crois pas que le Divin soit un moraliste. C'est l'homme qui est moraliste, ce n'est pas le Divin. S'il se trouve que, justement, à ce moment-là, il y ait un concours de circonstances et qu'il y ait dans l'être une ouverture, le Divin, qui est toujours présent, se manifeste. Tandis que le sage ou le saint qui est tout à fait infatué de son importance et de sa valeur, et qui est plein d'orgueil et de vanité, il n'y a pas beaucoup de chances que le Divin se manifeste en lui, parce qu'il n'y a pas de place pour l'expression du Divin ! Il n'y a de place que pour l'importante personnalité du sage et sa valeur morale.

Naturellement, il y a un état où l'on peut être parfaitement pur, parfaitement sage et être en rapport avec le Divin ! Mais alors, cela veut dire que l'on a atteint un certain degré de perfection et que l'on a perdu le sens de son importance personnelle et de sa valeur personnelle. Je crois que c'est le plus important. Le plus grand obstacle au contact avec le Divin, c'est l'orgueil, et le sens de sa valeur personnelle, de ses capacités personnelles, de sa puissance personnelle — la personne devient très grosse, tellement grosse qu'il n'y a pas de place pour le Divin.

Non, la seule chose vraiment importante, c'est l'intensité de l'aspiration. Et cette intensité d'aspiration vient dans toutes sortes de circonstances.

Il y a deux choses qu'il ne faut pas confondre : certaines nécessités (qui sont purement des nécessités si l'on veut arriver à contrôler complètement la matière physique), et puis les notions morales. Ce sont deux choses tout à fait différentes. On peut, par exemple, s'abstenir d'empoisonner son corps, ou d'abrutir son cerveau, ou d'annuler sa volonté, parce que l'on veut devenir le maître de sa conscience physique et pouvoir transformer son corps. Mais si l'on fait ces choses uniquement parce que l'on considère qu'on gagnera un mérite moral en le faisant, cela ne vous mène nulle part, à rien du tout. Parce que ce n'est pas pour cela. On le fait pour des raisons purement pratiques : pour la même raison, par exemple, que l'on n'a pas l'habitude de prendre du poison, parce qu'on sait que cela vous empoisonne. Et alors, il y a des poisons assez lents que prennent les gens (impunément, croient-ils, parce que l'effet est si lent qu'ils ne peuvent pas le discerner facilement), mais si l'on veut arriver à devenir entièrement maître de ses activités physiques et pouvoir mettre la lumière dans les réflexes de son corps, alors il faut s'abstenir de ces choses — mais non pour des raisons morales : pour des raisons tout à fait pratiques, au point de vue de la réalisation du yoga. Il ne faut pas faire cela avec l'idée que l'on va gagner du mérite ; et parce qu'on gagnera du mérite, Dieu sera bien content et viendra se manifester au-dedans de vous ! Ce n'est pas du tout cela, pas du tout ! Peut-être même se sent-Il plus proche de celui qui a fait des fautes, qui est conscient de ses fautes et qui a le sens de son infirmité, et qui aspire sincèrement à en sortir — Il se sent peut-être plus proche de lui que de celui qui n'a jamais fait de fautes et qui est content de sa supériorité extérieure sur les autres êtres humains. En tout cas, cela ne fait pas beaucoup de différence. Ce qui fait beaucoup de différence, c'est la sincérité, la spontanéité, l'intensité de l'aspiration — le besoin, ce besoin qui vous prend et qui est tellement puissant que rien d'autre au monde ne compte.

4 novembre 1953 - pp. 381- 384

Comment trouver le Divin en nous

Il faut d'abord se mettre à le chercher, et puis que ce soit la chose la plus importante de la vie. Que la volonté soit constante, l'aspiration constante, la préoccupation constante, et que ce soit la seule chose que l'on veuille vraiment. Alors, on le trouvera.

Mais naturellement, si, dans sa vie, on y pense pendant cinq minutes et qu'on s'occupe d'autre chose pendant trois quarts d'heure, il n'y a pas beaucoup de chances qu'on y arrive. En tout cas, cela prendra beaucoup d'existences.

Il ne faut pas que ce soit un passe-temps. Il faut que ce soit la préoccupation exclusive de son être, la raison même de son existence.

21 mars 1956 - pp. 107-108

*

La première chose, c'est de le vouloir et, justement, que cela passe en premier, avant toute autre chose, que ce soit la chose importante. Ça, c'est la première condition : que tout le reste passe après, c'est la condition essentielle. Si, n'est-ce pas, une fois de temps en temps, quand on n'a rien à faire, et que tout va bien, et qu'on est inoccupé, tout d'un coup on se dit :

« Tiens, je voudrais bien trouver le Divin », ça, on peut mettre cent mille ans pour ça, comme ça.

Mais si c'est la chose importante, la seule chose qui importe, et que tout le reste passe après, et qu'on ne veuille que ça, alors ça, c'est la première condition. Il faut d'abord établir ça, après on parle de ce qui suit. D'abord ça, que tout le reste ne compte pas, que seulement ça, ça compte, qu'on est prêt à renoncer à tout pour avoir ça, que c'est la seule chose qui soit importante dans la vie. Alors on se met dans la condition de pouvoir faire un pas en avant.

29 septembre 1954 - pp. 378-379

Comment sentir que nous appartenons au Divin et que le Divin est en nous

Il ne faut pas sentir avec sa tête (parce qu'on le pense, mais c'est vague, comme cela), il faut sentir avec sa sensation. Naturellement on commence par vouloir avec sa tête, parce que c'est la première chose qui comprenne. Et puis on a une aspiration ici (geste au cœur), avec une flamme qui vous pousse à réaliser. Mais si l'on veut vraiment que ce soit la chose, eh bien, il faut le sentir.

Tu fais quelque chose, admets par exemple que tu fasses de l'exercice, du « weight-lifting ». Et alors tout d'un coup, sans même savoir comment cela s'est passé, tout d'un coup tu as l'impression qu'il y a une force qui est infiniment plus grande que toi, plus grande, plus puissante, une force qui lève pour toi. Ton corps devient une chose presque inexistante, et il y a cette Chose qui lève. Et alors tu verras ; quand cela t'arrivera, tu ne demanderas plus comment il faut faire : tu le sauras. Cela arrive.

Cela dépend des gens, cela dépend de ce qui domine dans leur être. Pour les gens qui pensent, tout d'un coup ils ont l'impression que ce n'est plus eux qui pensent, qu'il y a quelque chose qui sait beaucoup mieux, qui voit beaucoup plus clair, qui est infiniment plus lumineux, plus conscient en eux, qui organise les pensées et les mots ; et alors ils écrivent. Mais si l'expérience est complète, ce n'est même plus eux qui écrivent, c'est cette même Chose qui s'empare de la main et qui la fait écrire. Eh bien, on sait à ce moment-là que la petite personne physique n'est plus qu'un tout petit outil bien insignifiant et qui essaye de se tenir bien tranquille pour ne pas déranger l'expérience.

Il faut surtout ne pas déranger l'expérience...

Comment arriver à cet état ?

Aspirer, le vouloir. Essayer d'être de moins en moins égoïste, mais pas dans le sens d'être gentil pour les autres ou de s'oublier soi-même, pas cela : avoir de moins en moins la sensation d'être une personne, d'être une entité séparée, d'être quelque chose qui existe en soi, isolé du reste.

Et puis alors, surtout — surtout — c'est cette flamme intérieure, cette aspiration, ce besoin de lumière. C'est une sorte de... comment dire... d'enthousiasme lumineux qui vous saisit. C'est un besoin irrésistible de se fondre, de se donner, de ne plus exister que dans le Divin.

À ce moment-là, on a l'expérience de son aspiration.

Mais ce moment-là doit être absolument sincère et aussi intégral que possible ; et pas seulement se passer dans la tête, pas seulement se passer ici, mais se passer partout, dans toutes les cellules du corps. Il faut que la conscience intégrale ait ce besoin irrésistible... Cela dure un certain temps, puis ça s'amoindrit, ça s'éteint. On ne garde pas ces choses très longtemps. Mais alors il arrive qu'un moment après, ou un jour après, ou quelque temps après, tout d'un coup on a l'expérience opposée. Au lieu de sentir cette montée, tout cela, ça n'existe plus, et on a l'impression de la Descente, de la Réponse. Et ce n'est plus que la Réponse qui existe. Ce n'est plus que la pensée divine, la volonté divine, l'énergie divine, l'action divine qui existent. Et vous, vous n'êtes plus.

C'est-à-dire que c'est la réponse à notre aspiration. Cela peut arriver tout de suite après — c'est très rare, ça peut arriver. Si on a les deux simultanément, alors l'état est parfait ; généralement ils alternent ; ils alternent de plus en plus proches, jusqu'au moment où la fusion est totale. Alors là, on ne fait plus de distinction. J'ai entendu dire à un soufi mystique (qui était d'ailleurs un grand musicien, un Indien) que pour les soufis il y avait un état supérieur à l'état d'adoration et de soumission au Divin, de dévotion, que cela, ce n'était pas la dernière étape : la dernière étape du progrès, c'est quand on ne fait plus de distinction ; on n'a plus cette espèce d'adoration, de soumission, de consécration. C'est un état tout à fait simple et où l'on ne fait aucune distinction entre le Divin et soi-même. Ils connaissent cela. C'est même décrit dans leurs livres. C'est un état connu où alors tout devient tout à fait simple. On ne fait plus de différence. Il n'y a plus cette espèce de soumission extasiée devant « Quelque Chose » qui vous dépasse de toutes façons, que vous ne comprenez plus, qui est seulement l'effet de votre aspiration, de votre dévotion. Il n'y a plus de différence. Quand l'union est parfaite, il n'y a plus de différence.

20 mai 1953 - pp. 59-61

Comment prendre conscience que nous ne sommes rien d'autre que le Divin

Il faut aller tout au fond de soi, et faire une très importante découverte. C'est que l'on n'existe pas. Il y a *une* chose qui existe : c'est le Divin, et tant que vous n'avez pas fait cette découverte-là, vous ne pouvez pas avancer sur le chemin. Mais c'est une carapace tellement dure !... Si vous avez l'esprit philosophique, vous vous demanderez : « Qu'est-ce que j'appelle "moi" ? Est-ce que c'est mon corps ? Il change tout le temps, ce n'est plus la même chose. Est-ce que ce sont mes sentiments ? J'ai changé tant de fois de sentiments. Est-ce que ce sont mes pensées ? Elles se construisent et se détruisent sans cesse. Ce n'est pas moi. Où est le moi ? Qu'est-ce qui me donne le sens de ma continuité ? » Si vous continuez avec sincérité, vous remontez quelques années en arrière. Cela devient de plus en plus embarrassant. Vous continuez à regarder, vous vous dites : « C'est ma mémoire. » Mais même si l'on perdait sa mémoire, on serait soi. Si l'on continue avec sincérité cet approfondissement, alors vient un moment où tout disparaît et une chose seule existe : c'est le Divin, la Présence divine. Tout disparaît, se dissout, tout fond comme du beurre au soleil... Quand on a fait cette découverte, on s'aperçoit qu'on n'était rien qu'un ensemble d'habitudes. C'est toujours ce qui ne connaît pas le Divin et n'est pas conscient du Divin qui parle. En chacun, ce sont des centaines et des centaines de "moi" qui parlent et de centaines de façons toutes différentes. Des "moi" inconscients, changeants, fluides. Le moi qui parle aujourd'hui n'est pas le même qu'hier ; et si vous regardez loin, le moi a disparu. Il n'y en a qu'un qui reste. C'est le Divin. C'est le seul qu'on puisse toujours voir le même.

8 avril 1953 - pp. 17-18

Comment s'ouvrir à l'influence du Divin

Il faut essayer, il faut faire un effort soi-même. Expliquer, c'est simplement essayer de donner une formule dans l'esprit qui permette que la chose se fasse sans effort. On a une bonne explication dans sa tête, et on croit que c'est suffisant pour que la chose soit réalisée. Mais si on le fait un tout petit peu — même très maladroitement —, petit à petit on progresse, on le fait de mieux en mieux. Quand on le fait vraiment bien, alors on comprend ce qu'on fait, et on sait aussi comment on a appris, comment le faire, en le faisant pas à pas, en essayant.

17 novembre 1954 - p. 445

Comment savoir que l'on vit dans la présence du Divin

Une fois que l'on vit dans la présence du Divin, on ne questionne plus. Cela porte sa propre certitude — on sent, on sait, et il devient impossible de questionner. On vit dans la présence du Divin et c'est pour vous un fait absolu. Jusque-là, on demande, parce que l'on n'a pas l'expérience, mais une fois que vous avez l'expérience, elle a une autorité telle que cela ne se discute pas. Celui qui dit : « Je pense que je vis dans la présence du Divin, mais je n'en suis pas sûr », n'a pas eu l'expérience véritable, car dès que l'on a le choc intérieur de cette expérience, il n'y a plus de question possible. C'est comme ceux qui demandent : « Quelle est la Volonté divine ? » Tant que vous n'avez pas perçu cette Volonté, vous ne pouvez pas savoir. On peut en avoir une idée par déduction, conclusion, etc., mais une fois que vous avez senti le contact précis avec la Volonté divine, cela ne se discute pas non plus — on sait.

J'ajoute, pour qu'il n'y ait pas de malentendu : toute expérience ne vaut que dans la mesure de la sincérité de celui qui l'a. Certains ne sont pas sincères et fabriquent des expériences merveilleuses, et ils s'imaginent qu'ils les ont. Je laisse tout cela de côté, ce n'est pas intéressant. Mais pour les gens sincères, qui ont une expérience sincère, une fois que vous avez l'expérience de la Présence divine, le monde entier peut vous dire que ce n'est pas vrai et vous ne bougerez pas.

Si vous n'êtes pas sincère, vous pouvez avoir des expériences merveilleuses, mais qui n'ont aucune valeur, ni pour vous ni pour les autres. Il faut se méfier beaucoup de sa pensée, car le mental est un constructeur merveilleux et il peut vous donner des expériences merveilleuses par son seul travail de formation ; mais ces expériences-là n'ont pas de valeur. Il est donc préférable de ne pas savoir d'avance ce qui va arriver. Car même avec une grande volonté d'être sincère, le mental fabrique tellement et si bien qu'il peut vous présenter un tableau merveilleux ou même vous jouer une comédie splendide, sans que vous vous en aperceviez, par son seul pouvoir de formation, et c'est très difficile de distinguer. Donc, une condition essentielle pour avoir des expériences vraies : laisser cette machine-là en repos ; moins elle bouge, mieux cela vaut, et méfiez-vous de tout ce qu'il vous imagine.

22 février 1951 - pp. 150-151

Comment faire pour que la quête du Divin passe toujours en premier

Cela veut dire qu'avant toute autre considération, c'est le Divin qui est la considération première. Que toutes les autres considérations qui ne sont pas le Divin sont des considérations secondaires, sans importance. C'est-à-dire (…), par exemple : quand on a un choix à faire, il faut choisir selon l'inspiration divine, ou ce qui vous rapprochera du Divin, ou ce qui vous mettra dans la meilleure position pour atteindre le Divin, parce que c'est le Divin qui passe d'abord, tout intérêt personnel ou toute satisfaction personnelle doit passer après : d'abord le Divin. Et la consécration au Divin doit passer d'abord, tout le reste passe après. Si ça vient, ça vient ; si ça ne vient pas, ça ne fait rien. Ce qui importe, cette poursuite du Divin, c'est la première chose, c'est la chose qui passe avant tout, c'est la chose la plus importante. (…)

La première chose, c'est de le vouloir et, justement, que cela passe en premier, avant toute autre chose, que ce soit la chose importante. Ça, c'est la première condition : que tout le reste passe après, c'est la condition essentielle. Si, n'est-ce pas, une fois de temps en temps, quand on n'a rien à faire, et que tout va bien, et qu'on est inoccupé, tout d'un coup on se dit : « Tiens, je voudrais bien trouver le Divin », ça, on peut mettre cent mille ans pour ça, comme ça.

Mais si c'est la chose importante, la seule chose qui importe, et que tout le reste passe après, et qu'on ne veuille que ça, alors ça, c'est la première condition. Il faut d'abord établir ça, après on parle de ce qui suit. D'abord ça, que tout le reste ne compte pas, que seulement ça, ça compte, qu'on est prêt à renoncer à tout pour avoir ça, que c'est la seule chose qui soit importante dans la vie. Alors on se met dans la condition de pouvoir faire un pas en avant.

29 septembre 1954 - p. 378

Comment faire pour que chaque acte soit consacré au Divin

Quand vous agissez, votre seul but est de servir, c'est-à-dire qu'au lieu d'agir pour votre bien personnel, vous agissez avec le sentiment de servir, de recevoir, non du dehors (il ne faut pas du tout croire que ce soit cela), mais de recevoir la Force divine au-dedans de vous, de vous ouvrir à la Force divine qui se servira de vous pour agir, et d'accomplir ce que cette Force veut que vous accomplissiez. Il n'y a pas de place là-dedans pour l'égoïsme. Il ne s'agit pas de donner une chose et d'en recevoir une autre en échange, ce n'est pas cela.

5 mai 1951 - p. 429

✸

Quel que soit le travail que vous faites — vous allez au bureau, vous tenez des comptes, vous conduisez une automobile, n'importe —, quel que soit le travail que vous faites, et naturellement pour qui vous le faites, il faut que ce soit une offrande au Divin. Il faut qu'en le faisant vous ayez le souvenir du Divin et que vous le fassiez comme une expression de votre consécration au Divin.

14 mars 1956 – pp. 102

Comment sentir constamment la Présence divine

Il n'y a pas de raison pour ne pas sentir la Présence divine. Du moment que tu l'as sentie une fois, tu devrais être capable de la sentir toujours puisqu'elle est là. C'est un fait. C'est seulement notre ignorance qui fait que nous en sommes inconscients. Mais si nous devenons conscients, alors pourquoi est-ce que nous ne serions pas toujours conscients ? Pourquoi oublier une chose qu'on a apprise ? Quand on a eu l'expérience, pourquoi l'oublier ? C'est simplement une mauvaise habitude, c'est tout. C'est tout simplement parce que nous ne sommes pas convaincus qu'une fois qu'on a rencontré le Divin on ne peut plus l'oublier. (…)

Au-dedans de vous, vous avez la Présence divine, vous n'en savez rien — pour toutes sortes de raisons, mais enfin la raison principale c'est que vous êtes dans un état d'ignorance. Mais tout d'un coup, par un concours de circonstances, vous devenez conscient de cette Présence divine, c'est-à-dire que vous êtes en présence d'un fait — ce n'est pas une imagination, c'est un fait, c'est une chose qui est. Alors comment vous arrangez-vous pour l'oublier une fois que vous l'avez su ? (…)

C'est parce que quand vous avez l'expérience de la Présence divine, cela vous paraît être une chose fabuleuse, miraculeuse et extraordinaire, et presque anormale. Et alors : « Cet état sublime, comment est-ce que je peux le garder ? C'est tout à fait contraire à mon existence propre. » Mais c'est ça qui est une imbécillité. Parce que c'est cet état sublime qui est l'état naturel ; et c'est ce que vous êtes constamment qui n'est pas naturel, qui est une falsification, une déformation, n'est-ce pas, un état qui n'est pas normal. Tandis que d'avoir la connaissance et de vivre dans la Vérité, c'est ça qui est l'état normal. Alors, comment se fait-il qu'une fois que vous l'avez eu... ? C'est fini, l'état anormal disparaît, vous devenez normal et vous vivez dans la Vérité. Une fois qu'on est dans la Vérité, comment est-ce qu'on s'arrange pour en sortir ?

C'est tout simplement que vous n'êtes pas entré totalement dans la Vérité, et qu'il n'y a qu'une partie de vous-même qui a eu l'expérience, et que les autres ne l'ont pas encore ; et qu'alors vous ne restez pas dans cette partie de vous-même qui a eu l'expérience et vous commencez à vivre dans d'autres parties qui ne l'ont pas encore ; et qu'il faut que toutes ces parties aient cette expérience l'une après l'autre. (…)

Mais, à dire vrai, ce n'est pas inévitable. Parce que même si la partie qui a fait l'expérience et qui sait, n'est plus tout à fait en avant et maîtresse de la conscience, si elle est remplacée par une autre partie qui est encore dans l'ignorance, ce n'est pas une raison pour oublier l'autre, puisque cette autre partie est vous aussi, et elle reste vous, et elle est là. Pourquoi l'oublier ? Pourquoi, quand la partie obscure, inconsciente et ignorante arrive, pourquoi ne pas la mettre immédiatement en présence de l'autre, comme ça, pour que l'autre puisse lui montrer qu'elle est dans l'ignorance ? Ça, tout le monde peut le faire. C'est seulement une question de le vouloir. Nous ne sommes pas obligés de retomber dans l'erreur, nous ne sommes pas obligés de retomber dans l'obscurité, l'ignorance et la stupidité. C'est parce que quelque chose en nous, par veulerie ou par défaitisme, accepte ça. Si on ne l'acceptait pas, cela ne se produirait pas.

Même quand tout semble s'obscurcir tout d'un coup, la Flamme et la Lumière sont toujours là. Et si on ne les oublie pas, on n'a qu'à mettre en face d'elles la partie qui est obscure ; il y aura peut-être une bataille, il y aura peut-être une petite difficulté, mais ce sera une chose tout à fait passagère ; jamais on ne perdra pied. (…)

Et si on oublie, c'est qu'il y a quelque chose qui consent à oublier, c'est qu'il y a un consentement quelque part ; autrement on n'oublierait pas.

14 décembre 1955 - pp. 444-447

Comment rester uni au Divin

L'aspiration doit venir de vous et l'abolition de l'ego aussi. On vous aide, on vous soutient ; chaque fois que vous ferez un pas, vous sentirez qu'il y a quelque chose qui vous donne tout ce qu'il faut pour pouvoir faire le pas, mais c'est vous qui devez marcher, on ne vous prendra pas sur le dos pour vous porter... Abolir d'abord l'ego, voilà un programme merveilleux ! Une fois l'ego aboli, il n'y aura plus rien à faire, tout le travail sera fait, parce que c'est justement l'ego qui vous empêche d'être en contact avec le Divin. Une fois que l'ego sera parti, tout simplement vous serez comme ça, dans une union béatifique avec le Divin, et tout le travail sera fait. Mais généralement, on ne commence pas par la fin. En tout cas, ce que je vous ai dit tient bon : abolir l'ego, c'est votre travail. On vous aidera, mais il faut que vous marchiez sur vos propres pieds. N'espérez pas du tout qu'on va vous porter sur le dos et que vous n'aurez rien à faire qu'à vous laisser porter.

14 mai 1951 - p. 452

Comment faire une demande au Divin

Si tu te tournes vers la Divinité et que tu aies pleine confiance, et que tu Lui demandes, tu auras ce dont tu as besoin — pas nécessairement ce que tu t'imagines avoir besoin ; mais la vraie chose dont tu as besoin, tu l'auras. Mais il faut le Lui demander.

Il faut faire l'expérience sincèrement ; il ne faut pas chercher à l'avoir par toutes sortes de moyens extérieurs, puis s'attendre à ce que ce soit le Divin qui vous le donne, sans même le Lui avoir demandé. Au fond, quand tu veux que quelqu'un te donne quelque chose, tu le lui demandes, n'est-ce pas. Et pourquoi t'attends-tu à ce que le Divin te le donne sans le Lui avoir demandé ?

Dans la conscience ordinaire, le mouvement est juste à l'opposé. On postule une chose, on dit : « J'ai besoin de ceci, j'ai besoin de cette relation, j'ai besoin de cette affection, j'ai besoin de cette connaissance, etc. Eh bien, le Divin doit me le donner, autrement ce n'est pas le Divin. » C'est-à-dire que vous renversez complètement le problème.

Première chose, tu dis : « J'ai besoin. » Est-ce que tu sais si vraiment tu as besoin, ou si c'est seulement une impression que tu as, ou un désir, ou un mouvement tout à fait ignorant ? Premier point : tu n'en sais rien.

Second point : justement, c'est ta propre volonté que tu veux imposer au Divin en Lui disant « j'ai besoin de ça ». Et puis tu ne Lui demandes même pas : « Donne-le-moi », tu dis : « J'en ai besoin. Par conséquent, puisque j'en ai besoin, ça doit me venir, tout naturellement, spontanément ; la besogne du Divin, c'est de me donner tout ce dont j'ai besoin. »

Mais s'il se trouve que tu ne sais pas vraiment ce dont tu as besoin et que ce soit simplement une illusion et pas une vérité et, par-dessus le marché, que tu le demandes à la vie tout autour et que tu ne t'adresses pas au Divin, que tu ne crées aucune relation entre toi et Lui, que tu ne penses pas à Lui ou que tu ne te tournes pas vers Lui avec au moins une certaine sincérité dans l'attitude, alors, comme tu ne Lui demandes rien, il n'y a aucune raison pour qu'Il te donne quelque chose.

Mais si tu Lui demandes, comme c'est le Divin, Il sait un peu mieux que toi ce dont tu as besoin ; Il te donnera ce dont tu as besoin.

Ou bien, si tu insistes et veux imposer ta volonté, il se peut qu'Il te donne ce que tu veux, pour t'éclairer et pour que tu t'aperçoives que tu t'es trompée, que ce n'était pas vraiment la chose dont tu avais besoin. Et alors, tu commences à protester (je ne dis pas toi personnellement, je dis tous les êtres humains) et tu dis : « Pourquoi est-ce que le Divin m'a donné quelque chose qui me fait du mal ? » — oubliant totalement que c'est toi qui l'avais demandé !

Dans les deux cas, tu protestes toujours. S'Il te donne ce que tu demandes et puis que cela te fasse plus de mal que de bien, tu protestes. Et puis s'Il ne te le donne pas, tu protestes aussi : « Comment ! je Lui ai dit que j'en avais besoin et Il ne me le donne pas ! » Dans les deux cas, toi, tu protestes, et le pauvre Divin est accusé.

Seulement, si au lieu de tout cela tu as en toi simplement une aspiration, un élan, un besoin intense, ardent de trouver Ça, que tu conçois plus ou moins bien comme étant la Vérité de ton être, la Source de toutes choses, le Bien suprême, la Réponse à tout ce que nous désirons, la Solution de tous les problèmes ; s'il y a en toi ce besoin intense et que tu aspires à sa réalisation, tu ne diras plus au Divin : « Donne-moi ceci, donne-moi cela », ou : « J'ai besoin de ceci, il me faut cela. » Tu lui diras : « Fais pour moi ce qu'il faut et conduis-moi vers la Vérité de mon être. Donne-moi ce que, dans Ta Sagesse suprême, Tu vois comme la chose qu'il me faut. »

Et alors là, tu es sûr de ne pas te tromper, et Il ne te donnera pas quelque chose qui te fera du mal.

Il y a un pas encore plus haut, mais ça, c'est un petit peu plus difficile pour commencer.

Mais celui-là est déjà une approche beaucoup plus vraie que celle qui consiste à dire au Divin : « J'ai besoin de ça, donne-le-moi. » Parce que, au fond, il y a très peu de gens qui savent vraiment ce dont ils ont besoin — très peu. Et la preuve en est qu'ils sont toujours à poursuivre la réalisation de leurs désirs, tout leur effort tend vers cela, et que, chaque fois qu'un de leurs désirs est réalisé, ils sont déçus. Et ils passent à un autre.

Et après avoir beaucoup cherché, s'être beaucoup trompé, avoir plus ou moins souffert, et être très désappointé, alors, quelquefois, on commence à être sage et on se demande s'il n'y a pas une façon d'en sortir, c'est-à-dire de sortir de sa propre ignorance.

Et alors, c'est le moment où l'on peut faire comme ça : (*Mère ouvre les bras*) « Me voilà, prends-moi et conduis-moi sur le vrai chemin. »

Alors ça commence à aller bien.

25 avril 1956 - pp. 138-140

Comment apprendre à ne compter que sur le Divin

Il y a une chose que l'on doit apprendre, c'est de ne jamais s'appuyer sur qui que ce soit ou quoi que ce soit, sauf sur le Divin. Parce que si vous prenez un point d'appui sur quelqu'un, ce point d'appui cassera, vous pouvez en être sûr. De la minute où vous faites un yoga (je parle toujours de ceux qui font un yoga, je ne parle pas de la vie ordinaire), pour ceux qui font un yoga, s'appuyer sur quelqu'un, c'est comme si l'on voulait transformer ce quelqu'un en représentant de la Force divine, or vous pouvez être sûr qu'il n'y en a pas un sur cent millions qui puisse supporter le poids : ça cassera immédiatement. Alors, ne prenez jamais l'attitude d'espérer support, aide, réconfort de personne, sauf du Divin. Ça, c'est absolu ; je n'ai jamais rencontré, dans aucun cas, quelqu'un qui essaye de s'accrocher à quelque chose pour y trouver un point d'appui (quelqu'un qui fasse un yoga ou qui soit mis en rapport avec un yoga) et qui ne soit pas déçu — ça casse, ça cesse, on perd son soutien. Alors on dit : « La vie est difficile » — elle n'est pas difficile, mais il faut savoir ce que l'on fait. Ne cherchez jamais un point d'appui ailleurs que dans le Divin. Ne cherchez jamais une satisfaction ailleurs que dans le Divin. Ne cherchez jamais la satisfaction de vos besoins dans quelqu'un d'autre que dans le Divin — jamais, pour quoi que ce soit. Tous vos besoins ne peuvent être satisfaits que par le Divin. Toutes vos faiblesses ne peuvent être supportées et guéries que par le Divin. Lui seul est capable de vous donner ce dont vous avez besoin dans tous les cas, et si vous essayez de trouver une satisfaction quelconque ou un point d'appui ou un support ou une joie ou… Dieu sait quoi, dans quelqu'un d'autre, vous tomberez toujours sur votre nez un jour, et ça fait toujours mal, ça fait même quelquefois très mal.

5 mai 1951 - pp. 429-430

Comment comprendre le Divin

En le devenant (…) Et c'est la seule manière : par identité. Comme le dit Sri Aurobindo : « Si on ne le portait pas en soi-même, on ne pourrait jamais le comprendre. » C'est parce que c'est l'essence même de notre être que nous pouvons le devenir et, par conséquent, le comprendre, autrement ce serait tout à fait impossible.

21 mars 1956 - p. 107

Comment développer une conception intégrale du Divin

Si l'on peut arriver à comprendre que le Divin est tout ce que nous pouvons concevoir, et infiniment plus, nous commençons à nous acheminer vers l'intégralité. L'intégralité est une chose extrêmement difficile pour une conscience humaine, qui ne commence à être consciente qu'en limitant. Mais enfin avec un petit effort, pour ceux qui savent jouer avec les activités mentales, il est possible de s'élargir suffisamment pour approcher de quelque chose d'intégral.

Tu te fais une idée du Divin, n'est-ce pas, qui s'accorde à ta propre nature et à ta propre conception. Alors, si tu veux sortir un peu de toi-même et tâcher de faire justement un yoga intégral, il faut que tu essayes de comprendre que le Divin n'est pas seulement tel que tu Le penses ou tel que tu Le sens, mais qu'Il est aussi comme Le pensent et Le sentent tous les autres — et en plus, quelque chose que personne ne peut penser et ne peut sentir.

Alors si tu comprends cela, tu as mis le premier pas sur le chemin de l'intégralité.

4 janvier 1956 - pp. 1-2

Comment utiliser l'étude pour se préparer pour l'Œuvre divine

Si vous faites l'étude avec le sentiment de vous développer pour devenir des instruments. Mais vraiment, c'est fait dans un esprit très différent, n'est-ce pas, très différent. Pour commencer, il n'y a plus de sujets qui vous plaisent ou de sujets qui ne vous plaisent pas, il n'y a plus de choses qui vous ennuient et de classes qui ne vous ennuient pas, il n'y a plus de choses difficiles et de choses qui ne soient pas difficiles, il n'y a plus de professeurs qui soient agréables et plus de professeurs qui ne le soient pas — tout cela, ça disparaît immédiatement. On se met dans un état où, quoi que ce soit qui arrive, on le prend comme une occasion d'apprendre pour se préparer à l'Œuvre divine, et tout devient intéressant. Naturellement, si on fait cela, c'est tout à fait très bien.

C'est très bien si c'est dans ce but-là. Mais il faut que ce soit dans ce but-là ! Par exemple, quand on veut comprendre les lois profondes de la vie, quand on veut être prêt à recevoir n'importe quel message que le Divin vous envoie, si l'on veut pouvoir pénétrer les secrets de la Manifestation, tout cela demande une mentalité développée, alors on étudie avec cette volonté-là. Mais on n'a plus besoin de faire un choix pour étudier, parce que tout et n'importe quoi, la moindre petite circonstance dans l'existence est le professeur qui peut vous apprendre quelque chose, qui peut vous apprendre à penser et à agir. Même (je l'ai dit, je crois, justement), même la réflexion d'un enfant ignorant peut vous aider à comprendre quelque chose que vous ne comprenez pas. Votre attitude est tellement différente ! C'est toujours une attitude qui est dans l'attente d'une découverte, d'une occasion de progrès, d'une rectification d'un faux mouvement, d'un pas en avant, et alors c'est comme un aimant qui attire de partout l'occasion de faire ce progrès. Les moindres choses peuvent vous enseigner un progrès. Comme vous avez la conscience et la volonté de progrès, tout devient une occasion, et vous projetez cette conscience et cette volonté de progrès sur toutes choses.

Et non seulement c'est utile pour vous, mais c'est utile pour tous ceux qui vous entourent, avec qui vous avez un contact.

2 juin 1954 - pp. 172-173

Comment entrer en contact avec ce que nous appelons Dieu

Tout ce qui est trop loin pour que nous puissions le comprendre, nous l'appelons Dieu. (…) Il y a "quelque chose", il y a une réalité qui est par-delà toutes nos expressions, et que l'on peut, par une discipline suivie, arriver à contacter. On peut s'identifier. Une fois que l'on est identifié, on sait ce que c'est, mais on ne peut pas l'exprimer parce que les mots ne peuvent pas le dire. (…) Je vous dis cela pour vous donner l'impression vraie, c'est-à-dire qu'il y a là quelque chose qui est insaisissable —

insaisissable par la pensée —, mais qui existe. (...) Et alors la seule chose à faire, c'est d'entrer en contact avec ça (...). Il faut être capable de vivre cette Réalité à travers tous les chemins possibles, toutes les occasions, toutes les formations ; il faut vivre ça, parce que ça, c'est vrai, parce que ça, c'est suprêmement bon, parce que ça, c'est tout-puissant, parce que ça, ça connaît tout, parce que ça, n'est-ce pas... Ça, on peut le vivre, mais on ne peut pas en parler. (...) Quelquefois on peut lire tout un livre de philosophie et ne pas faire un pas de progrès. Quelquefois on peut être tout à fait un fervent d'une religion et ne pas faire de progrès. Il y a des gens qui ont passé des existences entières assis en contemplation et qui ne sont arrivés à rien. Il y a des gens (on a eu des exemples fameux) qui faisaient un travail manuel des plus modestes, comme un savetier qui raccommodait de vieilles chaussures, et qui ont eu une expérience. C'est tout à fait en dehors de ce que l'on en pense et de ce que l'on en dit. C'est quelque don qui est, c'est tout. Et tout ce qu'il faut, c'est l'être ; c'est arriver à s'identifier et à le vivre. Quelquefois vous lisez une phrase dans un livre et cela vous conduit là-bas. Quelquefois vous lisez des livres entiers de philosophie ou de religion, cela ne vous mène nulle part. Il y a des gens aussi, quand ils lisent des livres de philosophie, cela les aide à marcher. Mais tout ça, ce sont des choses secondaires. Il n'y a qu'une chose importante : c'est une volonté sincère et persistante, parce que cela ne se fait pas du jour au lendemain. Alors il faut persévérer. Quand on sent que l'on n'avance pas, il ne faut pas se décourager ; il faut chercher à savoir ce qu'il y a dans la nature qui s'oppose, et alors faire le progrès nécessaire. Et tout d'un coup on avance. Et quand vous arrivez au bout, vous avez une expérience. Et ce qui est remarquable, c'est que des individus qui ont suivi des chemins tout à fait différents, avec des constructions mentales tout à fait différentes, depuis le plus croyant jusqu'au plus incroyant, même des matérialistes, quand ils sont arrivés à cette expérience-là, elle est pour tous la même. Parce qu'elle est vraie — parce que c'est réel, parce que c'est l'unique Réalité. Et c'est tout simplement ça. Je ne dis pas autre chose. Cela n'a aucune importance, la façon dont on en parle ; ce qui est important c'est de suivre le chemin, votre chemin, n'importe quel chemin — oui, d'aller là.

17 février 1954 - pp. 28-29

Comment améliorer le monde grâce au contact avec le Divin

À ceux qui ne le [l'univers] trouvent pas satisfaisant, je dirai : il n'y a qu'une chose à faire, mettez-vous au travail pour que cela change, trouvez un moyen que ce soit autrement et que ce soit bien. Les choses sont comme elles sont. Pourquoi elles sont comme cela ?... Peut-être pourrait-on le savoir — ce n'est pas sûr. En tout cas, elles sont comme cela. Le plus remarquable, c'est que si vous êtes sincère, vous trouverez pourquoi elles sont comme cela et comment elles sont comme cela : la cause, l'origine et le procédé. Parce que c'est une seule chose. Il y a ce que nous appelons la Vérité, la base de toute chose ; parce que si ce n'était pas là, il n'y aurait rien. Une fois que vous avez trouvé la Vérité, vous trouvez l'origine, vous trouvez le moyen de changer la cause : comment c'est comme cela, pourquoi c'est comme cela, et le moyen de le changer. Si vous êtes en contact avec le Divin, vous avez la clef de tout. Vous savez le comment, le pourquoi et le procédé pour que cela change.

Il y a quelque chose à faire : à travailler, c'est tellement intéressant ! Vous représentez une petite masse de substance agglomérée qui forme vous-même. Entrez dedans et trouvez la clef. Vous n'avez qu'à descendre là-dedans. Vous ne pouvez pas dire : cela me dépasse, c'est trop grand pour moi. Allez au-dedans de la petite personne et vous trouverez la clef qui ouvre toutes les portes.

6 mai 1953 - p. 43

DON DE SOI

Comment faire le don total de soi au Divin

Ce n'est pas seulement un sentiment ou une impression ou une sensation, c'est une expérience totale que plus vous vous donnez au Divin, plus Il est avec vous, totalement, constamment, à chaque minute, dans toutes vos pensées, dans tous vos besoins, et qu'il n'y a aucune aspiration qui ne reçoive une réponse immédiate ; et vous avez le sens d'une intimité complète, constante, d'une proximité totale. C'est comme si vous portiez... comme si le Divin était tout le temps avec vous ; vous marchez et Il marche avec vous, vous dormez et Il dort avec vous, vous mangez et Il mange avec vous, vous pensez et Il pense avec vous, vous aimez et Il est l'amour que vous avez. Mais pour cela il faut se donner entièrement, totalement, exclusivement, ne rien réserver, ne rien garder pour soi, et ne rien disperser non plus : la moindre petite chose de votre être qui n'est pas donnée au Divin, c'est un gaspillage ; c'est le gaspillage de votre joie, c'est quelque chose qui diminue d'autant votre bonheur ; et tout ce que vous ne donnez pas au Divin, c'est comme si vous le retiriez de la possibilité du Divin de se donner à vous. Vous ne Le sentez pas proche de vous, constamment avec vous, parce que vous ne Lui appartenez pas, parce que vous appartenez à des centaines de choses et à d'autres personnes ; dans votre pensée, dans votre action, dans vos sentiments, dans vos impulsions... il y a des millions de choses que vous ne Lui donnez pas, et c'est pour ça que vous ne Le sentez pas toujours avec vous, parce que toutes ces choses-là c'est autant de séparations et de murs entre Lui et vous. Mais si vous Lui donnez tout, si vous ne réservez rien, Il sera constamment et totalement avec vous dans tout ce que vous ferez, dans tout ce que vous penserez, dans tout ce que vous sentirez, toujours, à chaque moment. Mais pour cela il faut se donner d'une façon absolue, ne rien réserver ; chaque petite chose que vous réservez, c'est une pierre que vous mettez pour bâtir un mur entre le Divin et vous. Et puis après, vous vous plaignez : « Oh ! je ne Le sens pas ! » Ce qui serait étonnant c'est que vous puissiez Le sentir.

20 juillet 1955 - pp. 270-271

✸

Cela veut dire le don du physique, le don du vital, le don du mental et le don du psychique. Et si tu es conscient d'autres parties de ton être... Il faut d'abord commencer par distinguer entre les différentes parties de son être, et puis, quand on les distingue bien, on les donne l'une après l'autre.

14 juillet 1954 - p. 245

✸

Ce que vous êtes, donnez-le ; ce que vous avez, donnez-le — et votre don sera parfait ; au point de vue spirituel, il sera parfait. Cela ne dépend pas de la quantité de biens que vous avez ou du nombre de possibilités que votre caractère contient ; cela dépend de la perfection de votre don, c'est-à-dire de la totalité de votre don.

Je me souviens d'avoir lu, dans un livre qui racontait des légendes de l'Inde, une histoire comme ceci. Il y avait une très pauvre, très vieille femme qui ne possédait rien, qui était tout à fait misérable, qui vivait dans une petite hutte misérable et à qui l'on avait donné un fruit. C'était une mangue. Elle en avait mangé la moitié et elle avait gardé l'autre moitié pour le lendemain, parce que c'était une chose si merveilleuse qu'il ne lui arrivait pas souvent d'en avoir — une mangue. Et alors, quand la nuit est tombée, quelqu'un a frappé à la porte branlante et a demandé l'hospitalité. Et ce quelqu'un est entré et lui a dit qu'il voulait l'abri et qu'il avait faim. Alors elle lui a dit : « Bon. Je n'ai pas de feu pour vous chauffer, je n'ai pas de couverture pour vous couvrir, et il me reste la moitié de cette mangue, c'est tout ce que j'ai, si vous la voulez ; j'en ai mangé la moitié. » Et il se trouve que ce quelqu'un était Shiva et qu'alors elle a été remplie d'une gloire intérieure, parce qu'elle avait fait un don parfait d'elle-même et de tout ce qu'elle avait.

J'avais lu cela, j'avais trouvé cela magnifique. Eh bien, oui, c'est très descriptif, c'est cela. C'est cela même.

L'homme riche, ou même les personnes qui sont dans le bien-être et qui ont toutes sortes de choses dans la vie et qui font don au Divin de ce qu'ils ont en surplus — parce que c'est généralement le geste : on a un peu plus d'argent qu'on n'en a besoin, on a un peu plus de choses qu'on n'en a besoin, et alors, généreusement, on donne cela au Divin. C'est mieux que de ne rien donner. Mais même si ce "un peu plus" que ce dont ils ont besoin représente des lakhs de roupies, le don est moins parfait que celui de la moitié de la mangue. Parce que ce n'est pas à la quantité ni à la qualité que cela se mesure : c'est à la sincérité du don et à l'absolu du don.

11 janvier 1956 - pp. 16-17

DOULEUR

Comment ne plus sentir la douleur physique

Il y a des gens qui sont plus ou moins ce que j'appelle « douillets », c'est-à-dire, incapables de résister à une douleur, de la supporter, qui immédiatement disent : « Je ne peux pas ! C'est insupportable ! Je ne peux pas supporter davantage ! » Ah, ça, ça ne change rien à la situation ; ça ne fait pas cesser leur souffrance, parce que ce n'est pas de lui dire qu'on n'en veut pas qui fait qu'elle s'en va ! Mais si on peut, n'est-ce pas, faire deux choses... ou amener en soi — pour toute souffrance nerveuse, par exemple —, amener en soi une sorte d'immobilité aussi totale que possible à l'endroit qui souffre ; ça, ça fait l'effet d'un anesthésiant. Si on arrive à apporter une immobilité intérieure, immobilité de la vibration intérieure, à l'endroit où l'on souffre, cela fait exactement le même effet que l'anesthésiant. Cela coupe le contact entre l'endroit qui souffre et le cerveau, et une fois que vous avez coupé le contact, si vous pouvez garder ça suffisamment longtemps, la douleur disparaîtra. Il faut avoir l'habitude de cela. Mais on a l'occasion, on a tout le temps l'occasion de ça : on se coupe, on se cogne, n'est-ce pas, on se fait toujours des petits bobos quelque part — surtout quand on fait de l'athlétisme, de la gymnastique ou tout ça —, eh bien ça, ce sont des occasions qui nous sont données. Au lieu d'être là, à observer la douleur, à tâcher de l'analyser, à se concentrer dessus — ce qui fait que ça augmente de plus en plus —, il y a des gens qui pensent à autre chose. Mais ce n'est pas durable ; ils pensent à autre chose, et puis, tout d'un coup, ils sont tirés de nouveau vers l'endroit qui leur fait mal. Et si on peut faire ça... N'est-ce pas, puisque la douleur est là, cela prouve que vous êtes en contact avec le nerf qui transmet la douleur, autrement vous ne la sentiriez pas. Eh bien, une fois que vous savez que vous êtes en contact, vous accumulez là autant d'immobilité que vous pouvez en accumuler, pour arrêter la vibration de la douleur ; vous vous apercevrez, n'est-ce pas, que ça fait l'effet d'un membre qui s'endort quand vous êtes dans une mauvaise position et que, tout d'un coup... vous savez cela, n'est-ce pas ? Et puis, quand ça cesse, ça recommence à vibrer d'une façon terrible. Eh bien, vous faites volontairement cette espèce de concentration d'immobilité dans le nerf qui souffre ; au point qui souffre vous amenez une immobilité aussi totale que vous pouvez. Eh bien, vous vous apercevrez que cela agit, je vous ai dit, comme un anesthésiant : cela endort. Et alors, si vous pouvez ajouter à cela une sorte de paix intérieure, et une confiance que la douleur va s'en aller, eh bien, je vous réponds qu'elle s'en ira.

17 novembre 1954 - pp. 449-450

✻

La première chose, et la plus indispensable, c'est d'annuler la douleur en coupant la connexion. N'est-ce pas, on devient conscient de la douleur par le fait qu'elle est là.

Par exemple, vous vous êtes coupé le doigt, vous avez un nerf qui a été affecté, et alors le nerf va vite dire au cerveau, là, qu'il y a quelque chose qui s'est passé, qui est de travers ici. C'est ça qui vous donne une douleur pour éveiller votre attention, pour vous dire : « Vous savez, il y a quelque chose qui ne va pas. » Alors, la pensée immédiatement s'inquiète : « Qu'est-ce qui ne va pas ? Oh ! comme ça fait mal ! » etc., etc. — puis retourne vers le doigt et essaye d'arranger ce qui n'est pas défait. Généralement, on met un petit bandage. Mais pour ne pas avoir de douleur si ça fait très mal, il faut tout simplement par la pensée couper la connexion, dire au nerf : « Maintenant tiens-toi tranquille, tu as fait ton office, tu m'as prévenu, tu n'as plus besoin de rien dire, ploff ! je t'arrête. » Et quand on le fait bien, on ne souffre plus, c'est fini, on arrête la douleur complètement. Ça, c'est la meilleure chose. C'est infiniment préférable au fait de se dire que c'est douloureux ! (…)

Mon système à moi, qui consiste à dire au nerf : « Maintenant tu as fait ton office, tiens-toi tranquille, tu n'as plus besoin de rien me dire », c'est beaucoup mieux. On coupe, et puis c'est fini. (…) La meilleure façon — c'est-à-dire qu'il n'y en a pas d'autre —, (…) la meilleure façon, c'est de couper : « C'est bon, tu as fait ton office, tu m'as dit qu'il y avait quelque chose qui n'allait pas, ça suffit, ne bouge plus. » Et on coupe, coupe comme ça, coupe la connexion, ça ne passe plus.

11 mai 1955 - pp. 162-164

*

La façon la meilleure — et celle-là, elle est absolue —, c'est de sortir de son corps.

Quand le corps souffre, qu'on a la fièvre, ou qu'on est malade, n'est-ce pas, ou que le corps est tout à fait malade, la seule chose à faire c'est d'en sortir, de sortir son être vital. Et alors, si on est un yogi et qu'on sait, on s'élève juste au-dessus, de façon à voir son corps ; l'être vital, s'il est sorti sous une forme assez matérielle, peut voir le corps ; on voit son propre corps physique, et alors à ce moment-là, avec la conscience que l'on a et la force que l'on a, on peut diriger les rayons de ses forces sur l'endroit du corps qui est malade. Mais ça, c'est le sommet, et c'est le plus sûr moyen de se guérir ; et si on a la puissance et la connaissance, c'est infaillible.

On peut se guérir de n'importe quoi en très peu de temps. Seulement tout ça, ça représente un grand entraînement, un dressage de l'être. Ça ne s'improvise pas, n'est-ce pas. Mais en fait, quand les douleurs sont intolérables et que les gens s'évanouissent, ils font instinctivement cela. S'évanouir, c'est sortir de son corps. Alors il y a des gens (quand ils ne sont pas trop accrochés à leur corps), quand il y a quelque chose qui va mal, qui souffre trop ou que ça ne va pas bien, ils s'évanouissent.

Une trop grande douleur vous fait vous évanouir, c'est-à-dire que vous sortez de votre corps, vous sortez vraiment et laissez le corps très inerte ; et pourvu qu'il y ait là quelqu'un qui ait assez de connaissance pour ne pas vous secouer comme ça (geste) pour vous réveiller, c'est un moyen d'échapper à la souffrance. Naturellement, si on a à côté de soi quelqu'un qui est pris de panique et qui vous jette de l'eau froide sur la tête ou qui vous secoue, alors le résultat peut être désastreux, mais autrement on peut... Et petit à petit, naturellement, comme il n'y a plus là la conscience pour enregistrer la souffrance, ça se calme, et dans presque tous les cas le corps devient suffisamment immobile pour qu'il puisse se reposer même en dépit des souffrances. Il ne les sent plus du tout. Ça, c'est le meilleur moyen.

Il y a des moyens moindres et qui ont des résultats moindres, qui ne sont pas très faciles non plus, c'est-à-dire la connaissance du pouvoir de couper la connexion entre la partie qui souffre et le cerveau qui enregistre. On coupe la connexion, alors le cerveau n'enregistre pas. Ça, c'est ce que l'on fait, ce que les docteurs font avec l'anesthésiant. Ils coupent la connexion des nerfs entre le point qui est malade et le cerveau ; alors le cerveau ne s'aperçoit plus de rien, ou c'est réduit à un minimum. Et ça revient toujours à la même chose, d'une façon ou d'une autre ; et tout cela demande un pouvoir occulte ou un dressage. Il y a des gens qui ont ça spontanément ; il n'y en a pas beaucoup — très peu. Mais évidemment, sans arriver à ce point-là, il y a une chose qu'on peut essayer de faire, c'est de ne pas se concentrer sur son mal, détourner l'attention autant qu'on peut, ne pas penser du tout à son mal, penser aussi peu que possible et surtout ne pas se concentrer, ne pas faire attention : « Oh, j'ai mal », alors ça devient un peu pire : « Oh, j'ai encore plus mal », puis ça devient encore pire, comme ça, parce qu'on est concentré dessus. Et ça c'est l'erreur que l'on fait toujours : penser, être là, attentif, à attendre le signe de la douleur ; alors naturellement elle vient, elle vient augmentée de cette concentration d'attention qu'on y a mise. C'est pour cela que, quand on n'est pas bien, la meilleure chose à faire c'est de lire, ou d'entendre lire, n'est-ce pas, cela dépend de la condition dans laquelle on est. Mais si on peut détourner son attention, on ne souffre plus.

27 avril 1955 - pp. 141-143

Comment vivre l'expérience de la douleur comme une occasion de progrès

L'on est toujours dans l'illusion que la douleur est à soi. Ce n'est pas vrai. La douleur est une chose qui est mise sur vous. Le même événement pourrait arriver exactement semblable dans tous ses détails, sans que cela vous fasse l'ombre d'une douleur ; au contraire, quelquefois cela peut vous remplir d'une joie extatique. Et c'est exactement la même chose. Mais dans un cas, on est ouvert aux forces adverses que l'on veut rejeter de soi, et dans l'autre, on n'est pas ouvert, on est déjà suffisamment loin d'elles pour qu'elles ne puissent plus avoir d'effet ; et alors, au lieu de sentir le côté négatif qu'elles représentent, on sent seulement le côté positif que le Divin représente dans l'expérience. C'est la grâce divine qui vous fait faire le progrès, et avec la Grâce divine, on sent la Joie divine. Mais au lieu de s'identifier à la Grâce qui fait faire le progrès, on s'identifie à la chose vilaine dont on veut se débarrasser ; et alors, naturellement, on sent comme elle et on souffre.

Ça, c'est une expérience que vous pouvez faire si vous avez juste un petit peu de conscience. Il y a quelque chose en vous que vous ne voulez pas, qui est mauvais — pour une raison ou une autre vous n'en voulez pas, vous voulez l'arracher de vous —, eh bien, si vous vous identifiez si peu que ce soit à cette chose-là, vous sentez la douleur de l'arrachement ; si, au contraire, vous vous identifiez à la Force divine qui vient pour vous libérer, vous sentez la joie de la Grâce divine — et vous avez l'extase du progrès que vous avez fait.

Et c'est pour vous un signe certain, c'est une indication certaine de ce avec quoi vous vous identifiez. Si vous vous identifiez aux forces d'en bas, vous souffrez ; si vous vous identifiez aux forces d'en haut, vous êtes heureux. Et je ne parle pas d'avoir du plaisir ; il ne faut pas croire que, quand on saute, on danse, on crie et on joue, on est identifié aux forces divines (on peut ne pas l'être, on peut l'être aussi). Ce n'est pas de cela que je parle. Je parle de la Joie divine, la Joie intérieure qui est sans mélange.

Chaque fois qu'une ombre passe, avec ce qui peut être simplement un malaise, ou qui peut devenir une grande douleur ou une souffrance intolérable, sur toute la gamme, depuis la plus petite chose jusqu'à la plus grande, dès que cela paraît dans votre être, vous pouvez vous dire : « Tiens ! l'ennemi est là », sous une forme ou une autre.

7 mars 1956 - pp. 95-96

ÉCOUTE

Comment avoir une véritable écoute de l'autre

On dit une chose qui est parfaitement claire ; mais la manière dont elle est comprise est stupéfiante ! Chacun voit en elle quelque chose d'autre que ce que l'on voulait dire, et même parfois lui donne un sens contraire à celui qu'elle avait. Si vous voulez comprendre vraiment et éviter ce genre d'erreur, vous devez passer derrière le son et le mouvement des mots et apprendre à écouter en silence. Si vous écoutez en silence, vous entendrez et comprendrez correctement ; mais tant qu'il y a quelque chose qui remue et fait du bruit dans votre cerveau, vous comprenez seulement ce qui est dans votre tête et non ce qui vous est dit.

19 mai 1929 - p. 59

ÉCOUTE INTÉRIEURE

Comment développer l'écoute intérieure

Je ne sais pas si quelques-uns d'entre vous sont assez amoureux de la musique pour savoir l'entendre. Mais si vous voulez écouter de la musique, il faut que vous fassiez un silence absolu dans votre tête, que vous ne suiviez et n'acceptiez aucune pensée, et que vous soyez entièrement concentré comme une sorte d'écran qui reçoit, sans mouvement et sans bruit, la vibration de la musique. C'est la seule manière, il n'y en a pas deux, la seule manière d'entendre la musique et de la comprendre. Si le moins du monde vous admettez les mouvements et les fantaisies de votre pensée, toute la valeur de la musique vous échappe. Eh bien, pour comprendre un enseignement qui n'est pas tout à fait d'ordre matériel ordinaire, qui implique l'ouverture à quelque chose de plus intérieur, cette nécessité du silence est encore beaucoup plus grande. Si, au lieu d'écouter ce que l'on vous dit, vous commencez à sauter sur l'idée pour poser une autre question, ou même à discuter ce qui vous est dit sous le prétexte fallacieux de comprendre mieux, tout ce qui vous est dit passe comme de la fumée sans laisser aucun effet.

De même, lorsque vous avez une expérience, il ne faut jamais, pendant le temps de l'expérience, essayer de comprendre ce qu'elle est, parce que vous la faites s'évanouir immédiatement, ou vous la déformez et vous lui enlevez sa pureté ; de même, si vous voulez qu'un enseignement spirituel entre au-dedans de vous, il faut que vous soyez tout à fait *immobile* dans votre cerveau, immobile comme un miroir, non seulement qui reflète, mais qui absorbe, qui laisse le rayon entrer et aller profondément au-dedans, afin que des profondeurs de votre conscience il ressorte, un jour ou l'autre, sous forme d'une connaissance. (…)

Si vous venez ici, venez avec l'intention d'écouter *dans le silence*. Ce qui arrivera, vous le saurez plus tard ; l'effet de cette attitude silencieuse, vous le reconnaîtrez plus tard ; mais pour le moment, la seule chose à faire est d'être comme cela (*geste*), silencieux, immobile, attentif, concentré.

25 juillet 1956 - pp. 264-265

ÉDUCATION

Comment donner à un enfant la certitude que la vérité triomphera

Comment donner à un enfant la certitude que la vérité triomphera ? Car quand il apprendra l'histoire, quand il observera la Nature, il verra que les choses ne finissent pas toujours bien. (…)

Pour un esprit un peu supérieur, il y a une notion tout à fait évidente, c'est que tout le mal — enfin, ce que nous appelons le mal —, tout le mensonge, tout ce qui est contraire à la Vérité, toute souffrance, toute opposition, est le produit d'un déséquilibre. (…) On sent qu'à l'origine de l'univers, il doit y avoir un Équilibre suprême, et peut-être, (…) un équilibre progressif, un équilibre qui justement est le contraire de tout ce que l'on nous a enseigné et de ce que nous avons l'habitude d'appeler "le mal". Il n'y a pas de mal absolu, mais un mal, un déséquilibre plus ou moins partiel.

On peut enseigner cela d'une façon très simple à un enfant ; on peut lui montrer, avec des choses matérielles, qu'un objet tombera s'il est en déséquilibre, que seules les choses en équilibre peuvent garder leur position et leur durée.

Il est une autre qualité qu'il faut cultiver chez l'enfant dès qu'il est tout petit : c'est le sentiment de malaise, de déséquilibre moral qu'il sent quand il a fait certaines choses, non pas parce qu'on lui a dit de ne pas les faire, non pas parce qu'il a peur d'être puni, mais spontanément. Par exemple, un enfant qui fait de la peine à un camarade par sa méchanceté, s'il est dans son état normal, naturel, éprouvera un malaise, un chagrin au fond de l'être, parce que ce qu'il a fait est opposé à sa vérité intérieure.

Car malgré tous les enseignements, malgré tout ce que la pensée peut penser, il y a quelque chose au fond qui a le sentiment d'une perfection, d'une supériorité, d'une vérité, et qui est douloureusement contredit par tous les mouvements opposés à cette vérité. Si un enfant n'est pas faussé par son milieu, par les exemples déplorables qui l'entourent, c'est-à-dire s'il se trouve dans son état normal, spontanément, sans qu'on lui dise quoi que ce soit, il éprouvera un malaise quand il aura fait quelque chose qui est en contradiction avec la vérité de son être. Et c'est justement là-dessus qu'il faut baser, plus tard, son effort de progrès. (…)

Il n'y a qu'un guide vrai, c'est le guide intérieur, qui ne passe pas par la conscience mentale.

Naturellement, si un enfant reçoit une éducation désastreuse, il s'efforcera de plus en plus d'éteindre en lui cette petite chose vraie, et parfois il y réussit si bien qu'il perd tout contact avec elle, et aussi le pouvoir de distinguer le bien et le mal. C'est pourquoi j'insiste là-dessus, et je dis que, dès le plus bas âge, il faut apprendre aux enfants qu'il y a une réalité intérieure — intérieure à eux-mêmes, intérieure à la terre, intérieure à l'univers — et que lui-même, la terre et l'univers n'existent qu'en fonction de cette vérité, et que, si elle n'existait pas, il ne pourrait pas durer, même pas le petit temps qu'il dure, et que tout se dissoudrait à mesure que cela se forme. Et puisque c'est cela qui est la base effective de l'univers, naturellement c'est cela qui triomphera ; et tout ce qui contredit cela ne peut pas durer autant que cela, parce que c'est Cela, la chose éternelle qui est à la base de l'univers.

Il ne s'agit pas, naturellement, de donner à un enfant des explications philosophiques, mais on peut très bien lui donner le sentiment de cette espèce de confort intérieur, de satisfaction et, parfois, d'une joie intense quand il obéit à cette petite chose très silencieuse qui est en lui, et qui l'empêchera de faire ce qui est en contradiction avec elle. C'est sur une expérience de ce genre que l'on peut fonder l'enseignement. Il faut donner à l'enfant l'impression que rien ne peut durer s'il n'a pas au-dedans de soi cette satisfaction vraie, qui seule est durable.

8 janvier 1951 - pp. 27-30

Comment aider l'enfant à rester en contact avec son être psychique

Quand on est petit et qu'on est ce que j'appelle "bien né", c'est-à-dire né avec un être psychique conscient en soi, il y a toujours, dans les rêves de l'enfant, cette sorte d'aspiration, qui pour sa conscience enfantine est une sorte d'ambition, de quelque chose qui serait une beauté sans laideur, une justice sans injustice, une bonté sans limite, et alors une réussite consciente, constante, le miracle perpétuel. On rêve de miracle quand on est petit, on veut que toute la méchanceté disparaisse, que tout soit toujours lumineux, beau, heureux, on aime les histoires qui finissent bien. C'est là-dessus qu'il faut s'appuyer. Quand le corps sent ses misères, ses limites, il faut y établir ce rêve d'une force qui n'aurait pas de limites, d'une beauté qui n'aurait pas de laideur, et de capacités merveilleuses : on rêve de pouvoir s'élever dans l'air, d'être là partout où c'est nécessaire, de rétablir l'ordre quand les choses vont mal, guérir les malades ; enfin, on a toutes sortes de rêves quand on est tout petit... Généralement, les parents ou les éducateurs passent leur temps à jeter de l'eau froide là-dessus, en vous disant : « Oh ! ça, c'est un rêve, ce n'est pas une réalité. » C'est juste le contraire qu'il faudrait faire ! Il faudrait apprendre aux enfants : « Oui, c'est ça qu'il faut que tu essayes de réaliser, et non seulement c'est possible, mais c'est *sûr* si tu entres en rapport avec ce qui, en toi, est capable de cette chose. Il faut que ce soit ça qui dirige ta vie, qui l'organise, qui te fasse te développer dans le sens du *vrai réel*, que le monde ordinaire appelle illusion. »

Il faudrait, au lieu de rendre les enfants ordinaires, avec ce bon sens plat, vulgaire, qui devient une habitude invétérée et qui fait que quand quelque chose va bien, immédiatement, dans l'être, il y a l'idée : « Oh ! ça ne va pas durer ! », quand quelqu'un est gentil, l'impression : « Oh ! ça va changer ! », quand on est capable de faire quelque chose : « Oh ! demain, je ne pourrai pas le faire si bien » ... C'est cela qui est comme un acide, un acide destructif dans l'être, qui enlève l'espoir, la certitude, la confiance dans la possibilité future.

Quand un enfant est plein d'enthousiasme, jamais ne jetez de l'eau froide là-dessus, jamais ne lui dites : « Tu sais, ce n'est pas comme ça, la vie ! » Il faudrait toujours l'encourager, lui dire : « Oui, maintenant les choses ne sont pas toujours comme cela, elles *paraissent* vilaines, mais derrière cela, il y a une beauté qui essaye de se réaliser. C'est cela qu'il faut que tu aimes, que tu attires ; c'est cela dont il faut faire le sujet de tes rêves, de tes ambitions. »

Et cela, si on le fait tout petit, on a beaucoup moins de difficultés que si, après, il faut défaire, défaire tout le mauvais travail qu'a fait une mauvaise éducation, défaire cette espèce de bon sens plat et vulgaire qui fait que l'on n'attend rien de bon de la vie, qu'elle est insipide, ennuyeuse, que tous les espoirs, toutes les soi-disant illusions de beauté se trouvent contredites. Il faut, au contraire, dire à l'enfant (ou à soi-même si l'on n'est plus tout à fait un bébé) : « C'est tout ce qui en moi semble irréel, impossible, illusoire, *c'est ça* qui est vrai, *c'est ça* qu'il faut que je cultive. Quand j'ai ces aspirations, oh ! ne pas être tout le temps limité par une incapacité, tout le temps arrêté par une mauvaise volonté ! » (…)

Quand un enfant vous raconte un beau rêve où il avait beaucoup de pouvoirs et où les choses étaient très belles, gardez-vous bien de lui dire jamais : « Oh ! la vie, ce n'est pas comme ça », parce que vous faites une mauvaise action. Il faut au contraire lui dire : « La vie *doit être* comme ça, et elle *le sera* ! »

31 juillet 1957 - pp. 180-183

Comment enseigner aux enfants la maîtrise de la nature inférieure grâce à la raison

Il est assez bon de commencer jeune à apprendre que, pour mener une vie efficace et pour obtenir de son corps le maximum de ce qu'il peut donner, il faut que le maître de la maison soit la raison. Et ce n'est pas une question de yoga ni de réalisation supérieure, c'est quelque chose qui devrait être enseigné partout, dans toutes les écoles, toutes les familles, dans toutes les maisons : l'homme est fait pour être un être mental ; et pour être seulement un homme (nous ne parlons pas d'autre chose, nous parlons seulement d'être un homme), il faut que la vie soit dominée par la raison et non par les impulsions vitales. Cela, depuis tout petit, on devrait l'enseigner à tous les enfants. Si l'on n'est pas dominé par la raison, on est une brute inférieure à l'animal ; parce que les animaux n'ont pas de mental, ni de raison pour les dominer, mais ils obéissent à l'instinct de l'espèce. (…) La perversion commence avec l'humanité. C'est la déformation de ce progrès de la nature qu'est la conscience mentale. Et par conséquent, la première chose qu'il faudrait apprendre à tout être humain dès qu'il est capable de penser, c'est qu'il doit obéir à la raison qui est un super-instinct de l'espèce. La raison est le maître de la nature de l'espèce humaine. Il faut obéir à la raison et se refuser absolument à être l'esclave des instincts. Et là, je ne vous parle pas de yoga, je ne vous parle pas de vie spirituelle, rien de tout cela, ça n'a rien à voir avec cela. C'est l'élémentaire sagesse de la vie humaine, purement humaine : tout être humain qui obéit à quelque chose d'autre que la raison est une espèce de brute inférieure à l'animal. Voilà. Et cela, il faudrait qu'on l'enseigne partout ; c'est l'éducation élémentaire que l'on doit donner aux enfants.

La règne de la raison ne doit prendre fin qu'avec l'avènement de la loi psychique qui manifeste la Volonté divine.

8 mai 1957 - pp. 113-114

Comment élever un enfant en lui apprenant à surmonter ses désirs

Il y a bien des moyens. Mais il faudrait d'abord savoir si, simplement, on ne l'arrêtera pas d'exprimer librement ce qu'il pense et ce qu'il sent. Parce que c'est ça que les gens font d'habitude. Ils grondent, même quelquefois ils punissent ; et alors, l'enfant prend l'habitude de cacher ses désirs. Mais il ne les guérit pas. Et si, n'est-ce pas, on lui dit toujours : « Non, tu n'auras pas ça », alors, simplement, en lui, il y a cet état d'esprit qui s'installe : « Ah, quand on est petit on ne vous donne rien... Il faut attendre qu'on soit grand. Quand je serai grand, j'aurai tout ce que je veux ! » C'est comme ça. Mais ça ne les guérit pas. C'est très difficile d'élever un enfant. Il y a un moyen, qui consiste à lui donner ce qu'il veut ; et naturellement, la minute d'après il voudra autre chose, parce que c'est la loi, la loi du désir, de n'être jamais satisfait. Et alors, on peut, s'il est intelligent, on peut lui dire : « Mais tu vois, tu insistais tellement pour avoir ça et maintenant tu n'y tiens plus. Tu veux autre chose. » Mais s'il était très malin, il répondrait ceci : « Eh bien, la meilleure façon de me guérir, c'est de me donner ce que je demande. »

Il y a des gens qui gardent cette idée-là pendant toute leur vie. Quand on leur dit qu'il faut surmonter ses désirs, ils disent : « La plus facile manière, c'est de les satisfaire. » C'est d'une logique qui paraît impeccable. Mais le fait est que ce n'est pas l'objet du désir qu'on doit changer, c'est l'impulsion du désir, le mouvement du désir. Et pour cela, il faut beaucoup de connaissance, ce qui est difficile pour un très jeune enfant.

C'est difficile. Justement, ils n'ont pas de capacité raisonnante, on ne peut pas leur expliquer les choses, parce qu'ils ne comprennent pas les raisons. Alors, n'est-ce pas, l'habitude des parents, quand c'est comme ça, ils lui disent : « Tais-toi, tu nous embêtes. » C'est avec ça qu'ils se tirent d'affaire. Mais ça, ce n'est pas une solution. C'est très difficile. Cela demande des efforts très continus, et une patience inébranlable. Il y a des gens qui sont comme ça toute leur vie ; ils sont comme un bébé pendant toute leur existence, et il est impossible de leur faire entendre raison.

Dès qu'on leur dit qu'ils ne sont pas raisonnables et qu'on ne peut pas être tout le temps à leur donner des choses pour satisfaire leurs désirs, ils pensent simplement : « Ces gens sont désagréables. Cette personne n'est pas aimable. » C'est tout.

Au fond, il faudrait peut-être commencer par déplacer le mouvement vers des choses qui sont meilleures à avoir au point de vue véritable, et qui sont plus difficiles à obtenir. Si l'on pouvait changer cette espèce d'impulsion du désir vers un... Par exemple, si l'on pouvait, quand un enfant est plein de désirs, lui donner un désir d'une qualité supérieure — au lieu que ce soit pour des objets purement matériels, n'est-ce pas, une satisfaction tout à fait transitoire —, si l'on pouvait éveiller en lui le désir de savoir, le désir d'apprendre, le désir de devenir un être remarquable... comme ça, en commençant par cela. Comme ce sont des choses difficiles à faire, alors, petit à petit, il développera sa volonté vers ces choses-là. Ou même, au point de vue matériel, le désir de faire une chose difficile, comme, par exemple, de fabriquer un jouet qui est difficile à faire, ou de lui donner un jeu, comme le jeu de patience, qui demande une grande somme de persévérance pour le faire.

Si on peut les orienter — cela demande beaucoup de clarté, beaucoup de patience, mais cela peut se faire —, si on peut les orienter vers quelque chose comme cela, à réussir aux jeux très difficiles, ou à exécuter une chose qui demande beaucoup de soin et d'attention, et les pousser dans une ligne comme celle-là, pour que cela exerce en eux une volonté persévérante, alors, cela peut avoir des résultats : détourner leur attention de certaines choses et la tourner vers d'autres. Cela demande un soin constant, et cela paraît être le moyen le plus... je ne peux pas dire le plus facile, parce que ce n'est certainement pas facile, mais le moyen le plus efficace. Dire non ne guérit pas, et dire oui ne guérit pas non plus ; et quelquefois, aussi, cela devient extrêmement difficile, naturellement.

J'ai connu des gens, par exemple, qui avaient des enfants qui, tout ce qu'ils voyaient, ils voulaient le manger. Ils les laissaient faire. Alors ils tombaient très malades. Après ça, ils se dégoûtaient. Mais c'est un peu risqué, n'est-ce pas. Il y avait des enfants qui touchaient à tout. Alors un jour, n'est-ce pas, cet enfant-là, il s'est emparé d'une boîte d'allumettes. Alors, au lieu de lui dire : « N'y touche pas », on l'a laissé faire : il s'est brûlé. Il n'y a plus touché.

Mais c'est un peu dangereux, parce qu'il y a des enfants qui sont tout à fait inconscients et très hardis dans leurs désirs : par exemple, ceux qui aiment à se promener sur les bords des murs, ou sur la crête des toits, ou qui ont un désir de se jeter dans l'eau quand ils la voient, ou de s'enfoncer dans une rivière... N'est-ce pas, cela devient quelquefois très difficile... Ou ceux qui ont la manie de traverser la rue : chaque fois qu'ils voient une automobile, ils essayent de traverser. Alors si on les laisse faire, l'expérience peut être une fois fatale. (…)

C'est un problème très difficile. Il y a quelqu'un qui avait des idées comme cela, sur la liberté dans l'éducation, et qui a fait des théories pour me dire que la liberté individuelle devait être respectée au point de ne jamais se servir de l'expérience passée pour les êtres nouveaux, et qu'il fallait les laisser faire toutes leurs expériences eux-mêmes. Cela mène très loin, et ils m'ont beaucoup critiquée parce que j'essayais d'empêcher les accidents. Alors ils me disaient : « Vous avez tout à fait tort d'empêcher. » Alors j'ai dit : « Mais s'il y en a qui meurent ? » — « Eh bien, c'est qu'ils devaient mourir. Vous n'avez aucun droit d'intervenir dans leur destin et dans la liberté de leur développement. Ils veulent faire des bêtises, laissez-les faire des bêtises. Quand ils s'apercevront que ce sont des bêtises, ils ne les feront pas. » Et il y a des cas où on est sûr de ne plus en faire, parce qu'on a dépassé la limite.

C'est un problème très difficile, si on veut en faire une théorie. Mais chaque cas est absolument différent, et demande un procédé différent. Et au fond, si on voulait vraiment faire l'éducation la meilleure pour un enfant, eh bien, on y passerait tout son temps. On ne pourrait rien faire d'autre, parce que même quand on considère qu'on ne doit pas le surveiller d'une façon visible, pour pouvoir faire la vraie chose au vrai moment, il faudrait toujours l'observer, même sans qu'il le sache. On ne ferait pas autre chose.

Alors, probablement, il faut trouver un moyen terme entre les deux, entre les deux extrêmes : celui de le surveiller tout le temps, et celui de le laisser absolument libre de faire tout ce qu'il veut, sans même le mettre en garde contre les accidents qui peuvent se produire. Un ajustement à faire à chaque minute. Difficile.

24 novembre 1954 - pp. 455-459

Comment amener les enfants à développer l'esprit sportif et à être loyaux et honnêtes

Surtout leur donner le bon exemple... Être soi-même ce que l'on voudrait qu'ils soient. Leur donner l'exemple du désintéressement, de la patience, de la maîtrise de soi, d'une bonne humeur constante, surmonter ses petits désagréments personnels, une sorte de bienveillance constante, une compréhension des difficultés des autres. Et cette égalité d'humeur qui fait que les enfants n'ont pas peur, parce que ce qui rend les enfants dissimulés et menteurs, et même vicieux, c'est la peur d'être punis. S'ils se sentent en confiance, ils ne cacheront rien et on pourra les aider justement à être loyaux, honnêtes. De toutes choses, la plus importante est le bon exemple.

10 avril 1957 - p. 91

Comment utiliser la littérature pour progresser

[Elle] peut vous aider à devenir plus intelligent, à comprendre mieux les choses, à avoir le sens des formes littéraires, à cultiver votre goût, à savoir choisir entre la bonne et la mauvaise manière de dire les choses, à enrichir votre esprit. Cela peut vous aider de cent manières différentes.

Il y a beaucoup de progrès différents. Et si on veut progresser d'une façon intégrale, il faut progresser dans toutes ces directions différentes. Eh bien celle-là, c'est une progression intellectuelle et artistique en même temps, où les deux se combinent. On joue avec les idées, on est capable de les comprendre, de les classer, de les organiser, et en même temps, on joue avec la forme de ces idées, la façon de les dire, la façon de les exprimer, la façon de les présenter et de les rendre intelligibles.

Douce Mère, tout ce qu'on lit dans la littérature — histoires, romans, etc. — contient très souvent de la substance qui abaisse notre conscience. Ce n'est pas tout à fait possible de laisser la matière et de lire seulement du point de vue de la valeur littéraire.

N'est-ce pas, il n'y a d'excuse à lire des romans quelconques que s'ils sont remarquablement écrits et que vous vouliez apprendre une langue ; s'ils sont écrits dans votre langue ou dans une autre langue et que vous vouliez étudier cette langue, alors vous pourrez lire n'importe quoi pourvu que ce soit bien écrit. Ce n'est pas ce qui est dit qui est intéressant, c'est la façon de le dire. Et alors la façon de le lire, c'est justement de ne s'occuper que de la façon dont c'est dit, et pas de ce qui est dit comme ça, qui est sans intérêt. Seulement, par exemple, dans un livre, il y a toujours des descriptions ; eh bien, on voit de quelle façon ces descriptions sont faites et comment l'auteur a su choisir les mots pour exprimer les choses. Et pour les idées, c'est la même chose : comment il a su faire parler ses personnages ; non pas l'intérêt de ce qu'ils ont dit, mais comment ils le disent. Si l'on prend certains livres comme livres d'études, pour apprendre justement à bien faire les phrases et à exprimer les choses comme il faut, parce que ce sont des livres très bien écrits, quelle est l'histoire n'a pas beaucoup d'importance. Mais si l'on se met à lire des livres pour ce qu'ils racontent, alors là, il faut être beaucoup plus sévère et ne pas prendre des choses qui vous obscurcissent la conscience, parce que c'est du temps perdu.

21 septembre 1955 - pp. 339-340

Comment amener calme et discipline dans une classe

Vous avez un élève indiscipliné, désobéissant, insolent ; eh bien, cela représente dans l'atmosphère une certaine vibration, qui d'ailleurs, malheureusement, est très contagieuse ; mais si vous n'avez pas, vous, en vous, la vibration contraire, la vibration de la discipline, de l'ordre, de l'humilité, d'une tranquillité et d'une paix que rien ne peut déranger, comment voulez-vous avoir une influence ? Vous allez lui dire que cela ne se fait pas ? Ou bien ce sera pire, ou bien il se moquera de vous ! (...)

Et si par hasard, vous-même, vous n'avez pas de contrôle et que vous vous mettiez en colère, alors c'est fini ! Vous perdez pour la vie toute possibilité d'avoir de l'autorité sur vos élèves.

Les professeurs qui ne sont pas d'un calme parfait, d'une endurance à toute épreuve et d'une tranquillité que rien ne peut déranger, qui n'ont pas d'amour-propre — ceux qui ne sont pas comme cela, ils n'arriveront à rien. Il faut être un saint et un héros pour être un bon professeur. Il faut être un grand yogi pour être un bon professeur. Il faut être dans l'attitude parfaite pour pouvoir exiger que les élèves soient dans une attitude parfaite. Vous ne pouvez demander à personne ce que vous ne faites pas vous-même. C'est une règle. Alors regardez la différence entre ce qui est et ce qui devrait être, et vous mesurerez l'étendue de votre insuccès en classe.

14 novembre 1956 - p. 394

Comment enseigner

La vérité, c'est qu'au lieu de faire son cours sur un livre, le professeur devrait se donner assez de mal pour faire son cours lui-même. Il devrait savoir assez et se donner assez de mal pour préparer au jour le jour son cours, et alors il n'arrêterait un sujet que lorsque... je ne dis pas lorsque tout le monde a compris, parce que c'est impossible, mais enfin lorsque ceux qu'il considère comme les éléments intéressants de sa classe ont compris. Alors on prend le sujet suivant. Et si cela dure, si un genre de sujet s'étend sur deux ans au lieu d'un an, ou un an et demi au lieu de deux, cela ne fait rien ; parce que c'est sa propre production, son propre cours qu'il écrit, et il écrit suivant le besoin de sa classe. Cela, c'est ma conception de l'enseignement. Maintenant, cela a ses difficultés. Mais c'est la vraie façon de faire, parce que prendre un livre et le suivre, et surtout un livre qui peut très bien ne pas du tout être adapté aux élèves... Je ne dis pas qu'un cours puisse être adapté à tous, c'est impossible de contenter tout le monde. Mais il y a ceux qui veulent faire un effort ; c'est de ceux-là qu'il faut s'occuper. Ceux qui sont paresseux ou endormis ou indolents, eh bien, il faut les laisser à leur paresse ou à leur sommeil ou à leur indolence. S'ils veulent dormir toute leur vie, qu'ils dorment jusqu'à ce qu'il y ait quelque chose qui les secoue assez pour les réveiller ! Mais ce qui est intéressant dans une classe, ce sont ceux qui veulent apprendre, ceux qui veulent réellement apprendre, et c'est pour eux que la classe doit être faite. N'estce pas, la méthode d'instruction actuelle est une sorte de nivellement : il faut que tout le monde soit à la même hauteur. Alors ceux qui ont la tête au-dessus, on la leur coupe, et ceux qui sont trop petits, on les pousse par en bas. Mais cela ne fait rien de bon. Il faut s'occuper seulement de ceux qui émergent, les autres prendront ce qu'ils pourront. Et au fond, je ne vois aucune nécessité pour que tout le monde sache la même chose — parce que ce n'est pas normal. Mais ceux qui veulent savoir et ceux qui peuvent savoir, ceux qui doivent travailler, alors ceux-là, il faut leur donner tous les moyens possibles pour qu'ils travaillent et les pousser autant que possible, leur donner toujours de la nouvelle nourriture. Ce sont les affamés, il faut les nourrir...

10 juin 1953 - p. 115-116

EFFORT

Comment faire de l'effort un outil de progrès et non pas une source de rigidité

C'est la nature de l'effort, parce que c'est un certain genre d'effort qui amène ce résultat, qui est ou une révolte ou une sorte de... oui, de pétrification vraiment, quelque chose qui devient absolument insensible et qui ne répond plus du tout à cet effort. C'est quand l'effort est d'une nature presque exclusivement mentale et qu'il est tout à fait arbitraire, dans le sens qu'il ne tient aucun compte de l'état dans lequel se trouve le reste de l'être, qu'il a son idée à lui, sa volonté à lui, et sans aucune considération pour le reste de l'être, il impose cette volonté à l'être dans son ensemble. C'est généralement cela qui produit cette révolte ou cette pétrification. Et la seule chose à faire, c'est de tranquilliser le mental. Et c'est le moment de faire un mouvement de don de soi paisible, tranquille et confiant. Si l'on fait ce mouvement de don de soi, d'abandon à la Volonté divine, toute la tension provenant de l'effort, prématuré on pourrait dire, ou inconsidéré, toute la tension provenant de cet effort cède. Il y a une détente dans l'être. Et justement, le progrès que l'on ne pouvait pas faire dans cet effort purement mental, généralement se produit d'une façon presque automatique, par le fait que l'on s'est détendu dans une confiance et un don à la Volonté divine. (...)

Ce n'est pas pour dire qu'il ne faille jamais faire un effort, mais il faut que l'effort aussi soit spontané. De même, je vous disais une fois que, pour que la méditation soit efficace, il faut que ce soit une méditation spontanée, qui se saisisse de vous plutôt que vous ne fassiez effort pour l'avoir ; eh bien, l'effort, cette espèce de tension de la volonté dans l'être, doit aussi être une chose spontanée et non le résultat d'une décision mentale plus ou moins inopportune.

28 novembre 1956 - pp. 413-414

EGO

Comment se détacher de l'ego dans tout ce que l'on fait

On peut essayer de s'oublier soi-même dans un travail de plus en plus absorbant, c'est-à-dire faire ce que l'on fait comme une consécration au Divin, d'une façon tout à fait désintéressée, mais avec une plénitude, un don de soi, un oubli de soi total : ne plus penser à soi, mais à ce que l'on fait. Vous savez cela, je vous l'ai déjà dit : si vous voulez faire quelque chose de bien, n'importe quoi, un travail quelconque, la moindre chose, jouer un jeu, écrire un livre, faire de la peinture, ou de la musique, ou courir une course, n'importe quoi, si vous voulez le faire bien, il faut devenir ce que vous faites et ne pas rester une petite personne qui se regarde faire ; car si l'on se regarde faire, on est... on est encore de connivence avec l'ego. Si, en soi-même, on arrive à devenir ce que l'on fait, c'est un grand progrès.

Dans les plus petits détails, il faut apprendre cela. Prenez une chose très amusante : une bouteille que vous voulez remplir avec une autre bouteille ; vous vous concentrez (vous pouvez le faire comme une discipline, comme une gymnastique), eh bien, tant que vous êtes la bouteille à remplir, la bouteille que l'on verse et le mouvement pour verser, tant que vous n'êtes que cela, tout va bien. Mais si, par malheur, vous pensez à un moment donné : « Ah ! ça va bien, je fais bien », le moment d'après, ça coule à côté ! C'est la même chose pour tout, pour tout. C'est pour cela que le travail est un bon moyen de discipline, parce que, si vous voulez faire le travail convenablement, il faut que vous deveniez le travail au lieu d'être quelqu'un qui travaille, autrement vous ne le ferez jamais bien. Si vous restez « quelqu'un qui travaille » et, en plus, que vous ayez des idées qui vagabondent, alors vous pouvez être sûr que, si vous maniez des choses fragiles, elles casseront, si vous faites de la cuisine, elle brûlera, ou si vous jouez un jeu, vous raterez toutes les balles ! C'est en cela que le travail est une grande discipline. Parce que, si vraiment vous voulez le faire bien, c'est la seule manière de le faire bien.

Prenez quelqu'un qui écrit un livre, par exemple. S'il se regarde écrire le livre, vous ne pouvez pas imaginer comme le livre devient fade ; cela sent tout de suite la petite personnalité humaine qui est là et cela perd toute sa valeur. Quand un peintre peint un tableau, s'il se regarde peindre le tableau, le tableau ne sera jamais bon, ce sera toujours une sorte de projection de la personnalité du peintre ; ce sera sans vie, sans force, sans beauté. Mais s'il devient, tout d'un coup, la chose qu'il veut exprimer, s'il devient les pinceaux, la peinture, la toile, le sujet, l'image, les couleurs, la valeur, le tout, et qu'il soit tout entier là-dedans et qu'il vive ça, il fera une chose magnifique.

C'est pour tout, pour tout la même chose. Il n'est rien qui ne puisse être une discipline yoguique si on le fait convenablement. Et si ce n'est pas fait convenablement, même la tapasyâ ne servira à rien et ne vous mènera nulle part. Parce que c'est la même chose, si vous faites votre tapasyâ en vous regardant faire tout le temps et en vous disant : « Est-ce que je fais des progrès, est-ce que ça va aller mieux, est-ce que je vais réussir ? » alors c'est votre ego, n'est-ce pas, qui devient de plus en plus énorme et qui occupe toute la place, et il n'y a pas de place pour autre chose. Et nous avons dit l'autre jour que l'ego spirituel est le pire de tous, parce qu'il est tout à fait inconscient de son infériorité, il est convaincu qu'il est quelque chose de tout à fait supérieur, sinon d'absolument divin ! (…)

Quand vous êtes à l'école, il faut devenir la concentration qui tâche d'attraper ce que le professeur dit, ou la pensée qui entre en vous, ou la connaissance que l'on vous apprend. C'est cela qu'il faut être. Il ne faut pas penser à vous-même, mais seulement à ce que vous voulez apprendre. Et vous verrez que vos capacités doubleront immédiatement.

Ce qui donne le plus le sentiment de l'infériorité, de la limite, de la petitesse, de l'impuissance, c'est toujours ce retour sur soi, c'est de s'enfermer dans les limites d'un ego microscopique. Il faut s'élargir, ouvrir les portes. Et la meilleure façon, c'est d'être capable de se concentrer sur ce que l'on fait au lieu de se concentrer sur soi-même.

26 April 1951 - pp. 399-401

Comment sortir de l'ego et développer sa réceptivité

Alors, d'abord, pour commencer, il faut être capable de sortir de cet ego. Après, il faut qu'il soit, n'est-ce pas, dans un certain état d'inexistence. Alors vous commencez à percevoir les choses comme elles sont, d'un peu plus haut. Mais si vous voulez savoir les choses telles qu'elles sont vraiment, il faut être ab-so-lu-ment comme un miroir : silencieux, paisible, immobile, impartial, sans préférences et dans un état de totale réceptivité. Et si vous êtes comme ça, alors vous commencerez à voir qu'il y a beaucoup de choses dont vous ne vous apercevez pas, mais qui sont là, et qui commenceront à être actives en vous.

Alors vous pourrez être *dans* ces choses au lieu d'être exclusivement enfermé dans un petit point que vous êtes dans l'univers.

Il y a toutes sortes de façons de sortir de soi. (...)

Le plus sûr moyen, c'est de se donner au Divin ; et non pas d'essayer d'attirer le Divin vers soi, mais essayer de se donner dans le Divin. Alors tu es obligé, au moins, de sortir un peu de toi-même pour commencer. Généralement, n'est-ce pas, quand les gens pensent au Divin, la première chose qu'ils font, c'est de "tirer" autant qu'ils peuvent au-dedans de soi. Et alors généralement ils ne reçoivent rien du tout. Ils vous disent : « Ah ! j'ai appelé, j'ai prié et je n'ai pas eu de réponse. Je n'ai pas eu de réponse, rien n'est venu. » Mais alors si vous demandez : « Est-ce que vous vous êtes offert ? » — « Non, j'ai tiré. » — « Ah ! oui, c'est pour ça que ce n'est pas venu ! » Ce n'est pas que ce ne soit pas venu, c'est que, quand vous tirez, vous restez tellement enfermé dans votre ego (comme je vous le disais tout à l'heure) que cela fait une muraille entre ce qui est à recevoir et vous-même. Vous vous mettez en prison, et alors vous êtes étonné que dans votre prison vous ne sentiez rien.

Prison, et encore sans fenêtres sur la rue !

Jetez-vous au-dehors (*Mère ouvre les mains*), donnez-vous sans rien retenir, simplement pour la joie de se donner. Alors là, il y a une chance que vous ressentiez quelque chose. (…)

Il faut quelque chose qui soit spontané, intense, une flamme qui brûle dans l'être, une flamme d'aspiration, quelque chose… je ne sais pas comment dire ça.

Si ça se passe dans la tête, rien, rien n'arrive.

19 mai 1954 - pp. 153-155

Comment se débarrasser de l'ego qui se regarde agir

Il y a toujours quelqu'un qui observe, quand on fait quelque chose. Alors, quelquefois, il s'enorgueillit. Évidemment, cela enlève beaucoup de puissance à l'effort. Je crois que c'est ça : c'est l'habitude de se regarder faire, de se regarder vivre. Il est nécessaire de s'observer ; mais je pense qu'il est encore plus nécessaire d'essayer d'être tout à fait sincère et spontané, très spontané dans ce que l'on fait : de ne pas être toujours à s'observer, à se regarder faire, à se juger — quelquefois sévèrement. Au fond, c'est presque aussi mauvais que de se caresser avec satisfaction ; les deux sont également mauvais. Il faudrait être si sincère dans son aspiration, qu'on ne sache même pas qu'on est en train d'aspirer, qu'on devienne l'aspiration elle-même. Quand ça, ça peut être réalisé, alors vraiment on atteint à une puissance extraordinaire.

Une minute, une minute de ça, et vous pouvez préparer des années de réalisation. Quand on n'est plus un être, un ego qui se regarde faire, quand on est l'action elle-même, surtout dans l'aspiration, ça, c'est bien. Quand il n'y a plus de personne qui aspire, quand c'est une aspiration qui s'élance avec une impulsion toute concentrée, alors vraiment, ça va très loin. Autrement, il se mélange toujours un peu de vanité, un peu de suffisance, un peu aussi de pitié de soi, toutes sortes de petites choses qui viennent tout gâter. Mais c'est difficile.

17 novembre 1954 - p. 444

Comment fondre son ego dans le Divin

Fondre son ego dans le Divin ! Mais d'abord on ne peut pas fondre son ego dans le Divin avant d'être complètement individualisé. Savez-vous ce que cela veut dire d'être complètement individualisé ? Capable de résister à toutes les influences extérieures ? (...) D'abord il faut devenir un être conscient, cohésif, *individualisé*, qui existe en lui-même, par lui-même, indépendamment de tout son entourage, qui peut entendre n'importe quoi, lire n'importe quoi, voir n'importe quoi, que cela ne change pas. Il ne reçoit du dehors que ce qu'il veut recevoir ; il refuse automatiquement tout ce qui n'est pas conforme à son plan, et rien ne peut laisser une empreinte sur lui à moins qu'il n'accepte de recevoir l'empreinte. Alors on commence à être une individualité. Quand on est une individualité, on peut en faire don.

Parce que, à moins qu'on ne possède quelque chose, on ne peut pas le donner. D'abord il faut être, et puis après, on peut se donner.

Tant que l'on n'est pas, on ne peut rien donner. Et pour que l'ego séparatiste, comme tu dis, disparaisse, il faut pouvoir se donner entièrement, totalement, sans restriction. Et pour pouvoir se donner, il faut d'abord exister. Et pour exister, il faut être individualisé. (...)

Et puis, le plus beau de l'affaire, c'est que quand vous êtes arrivé à une belle construction mentale, bien faite, bien forte, bien puissante, la première chose que l'on vous dira, c'est : « Il faut briser cela pour que vous puissiez vous unir au Divin ! » Mais tant que vous ne l'avez pas fait, vous ne pouvez pas vous unir au Divin, parce que vous n'avez rien à donner au Divin qu'une masse de choses qui ne sont pas vous-même. Il faut d'abord exister pour pouvoir se donner. (...)

C'est seulement pour vous dire qu'avant de parler de fondre son ego dans le Divin, il faut d'abord savoir un peu ce que l'on est soi-même. L'ego est là. Sa nécessité, c'est que vous deveniez des êtres conscients, indépendants, individualisés — je veux dire, dans le sens indépendants ; que vous ne soyez pas, n'est-ce pas, la place publique où tout s'entrecroise, que vous puissiez exister en vous-même. C'est pour cela qu'il y a un ego. C'est comme cela, pour cela aussi qu'il y a une peau, comme ça... quoique vraiment, même les forces physiques passent à travers la peau. Il y a une vibration qui va à une certaine distance. Mais enfin, c'est cela qui fait que l'on ne se fond pas l'un dans l'autre. Mais il faut que le reste soit comme cela aussi.

Et puis après, alors, on offre tout cela au Divin. Il faut des années de travail. Il faut non seulement devenir conscient de soi-même, conscient dans tous les détails, mais il faut organiser ce que vous appelez "vous - même" autour du centre psychique, du centre divin de votre être, pour que cela fasse un être unique, cohésif, pleinement conscient. Et comme ce centre divin est lui-même déjà (*Mère fait un geste d'offrande*) entièrement consacré au Divin, si tout est organisé harmonieusement autour, tout est consacré au Divin. Et alors, quand le Divin le juge bon, quand le temps est venu, quand le travail d'individualisation est complet, alors le Divin donne la permission que vous laissiez votre ego se fondre en Lui, que vous n'existiez plus que pour le Divin.

Mais c'est le Divin qui prend cette décision. Il faut d'abord que vous ayez fait tout ce travail : devenir un être conscient, uniquement et exclusivement centré autour du Divin et gouverné par Lui. Et après tout cela, il y a encore un ego ; parce que c'est l'ego qui sert à ce que vous soyez une individualité. Mais une fois que ce travail-là est parfait, qu'il est pleinement achevé, alors, à ce moment-là, vous pouvez dire au Divin : « Voilà, je suis prêt. Veux-Tu de moi ? » Et le Divin, généralement, dit : « Oui. » Tout est fini, tout est accompli. Et vous devenez un véritable instrument pour l'Œuvre du Divin. Mais il faut d'abord que l'instrument soit bâti.

28 juillet 1954 - pp. 285-291

Comment s'oublier soi-même

Naturellement cela dépend de chacun ; chacun a sa manière spéciale de s'oublier, qui est pour lui la meilleure. Mais évidemment, il y a une manière assez générale qui peut s'appliquer sous des formes diverses : c'est de s'occuper de quelque chose d'autre. Au lieu de s'occuper de soi, on peut s'occuper de quelqu'un d'autre, ou des autres, ou d'un travail, ou d'une activité intéressante et qui demande de la concentration.

Et c'est encore la même chose : au lieu de se replier sur soi et de se contempler, ou de se choyer pourrait-on dire, comme la chose la plus précieuse au monde, si l'on peut se déployer et s'occuper d'autre chose, de quelque chose qui n'est pas exactement vous-même, alors c'est la manière la plus simple et la plus prompte de s'oublier.

Il y en a beaucoup d'autres, mais celle-là est à la portée de tout le monde.

29 août 1956 - p. 321

Comment couper le nœud de l'ego

Prendre une épée et taper dessus ! (*rires*) Il faut, quand on devient conscient de lui... parce que, généralement, on n'est pas conscient, on croit que c'est tout à fait naturel, ce qui vous arrive (c'est en effet très naturel), mais que c'est tout à fait bien aussi et alors, il faut déjà une grande clairvoyance pour s'apercevoir que l'on est enfermé dans tous ces nœuds qui vous tiennent en esclavage. Et alors, quand on s'aperçoit qu'il y a quelque chose qui est tout à fait serré, là — tellement serré qu'on a beau essayer, ça ne bouge pas —, alors on imagine, n'est-ce pas, sa volonté comme si c'était une lame de sabre très aiguë, et avec toute sa force, on assène un coup sur ce nœud (…), et cela produit un effet.

Naturellement, on peut faire ce travail-là au point de vue psychologique, découvrir tous les éléments qui constituent ce nœud, l'ensemble des résistances, des habitudes, des préférences, de tout ce qui vous tient étroitement serré. Alors, quand on s'aperçoit de cela, on peut se concentrer et appeler la Force divine et la Grâce, et asséner un bon coup sur cette formation, cette espèce de chose si étroitement tenue, comme ça, que rien ne peut les séparer. Alors il faut, à ce moment-là, prendre la résolution que l'on n'écoutera plus ces choses, que l'on écoutera seulement la Conscience divine et que l'on ne fera aucune autre œuvre que l'œuvre divine, sans se soucier des résultats personnels, libre de tout attachement, libre de toute préférence, libre de tout espoir de succès, de pouvoir, de satisfaction, de vanité, tout ça... Il faut que tout cela disparaisse et que l'on ne voie que la Volonté divine incarnée dans votre volonté et vous faisant agir. Alors, comme ça, on est guéri

3 novembre 1954 - pp. 431-432

Comment perdre son ego

D'abord il faut le vouloir. Et puis il faut aspirer d'une façon très persévérante, et il faut, chaque fois que l'ego se manifeste, il faut lui donner une tape sur le nez, jusqu'à ce qu'il ait reçu tant de tapes qu'il est fatigué d'en recevoir et il abandonne la partie.

Mais généralement, au lieu de lui donner une tape sur le nez, on légitime sa présence. D'une façon presque constante, quand il se manifeste, on se dit : « Après tout, il a raison. » Et dans la plupart des cas, on ne sait même pas que c'est l'ego, on croit que c'est soi-même. Mais la première condition, c'est de trouver essentiel de ne plus avoir d'ego. Il faut vraiment comprendre que l'on n'en veut pas. Ce n'est pas si facile. Ce n'est pas si facile... Parce qu'on peut bien, dans la tête, remuer des mots, dire : « Je ne veux plus d'ego, je ne veux plus être séparé du Divin. » Tout cela, ça se passe là-dedans, comme ça. Mais ça reste là, ça n'a pas beaucoup d'effet sur la vie. La minute suivante, on fait un acte purement égoïste, n'est-ce pas, et on le trouve tout à fait naturel. Cela ne vous choque même pas.

28 juillet 1954 - pp. 283-84

Comment faire pour abolir l'ego

Il faut d'abord le vouloir, et il y a très peu de gens qui le veulent. Et c'est justement ce qu'ils disent, c'est cette légitimation de leur manière d'être : « C'est comme cela que je suis fait, je ne peux pas faire autrement. Et puis, si je changeais ceci, si je changeais cela, ou si je me passais de telle chose, ou si j'abolissais telle autre, je n'existerais plus ! » Et si on ne le dit pas ouvertement, on le pense. Et tous ces petits désirs, toutes ces petites satisfactions, toutes ces petites réactions, toutes ces petites manières d'être, on y tient, on y tient — on s'y cramponne, on ne veut pas les laisser partir. J'ai vu des centaines de cas où l'on avait enlevé la difficulté de quelqu'un (avec un certain pouvoir, on lui avait enlevé une certaine difficulté), mais au bout de quelques jours, il la reprenait avec enthousiasme ! Il disait : « Mais je n'existe plus sans cela ! » J'ai connu des personnes à qui l'on avait donné presque spontanément le silence mental et qui, au bout d'un jour ou deux, sont revenues épouvantées : « Est-ce que je serais devenue bête ? », parce que la machine mentale ne marchait pas tout le temps... Vous ne pouvez pas vous imaginer, vous ne savez pas à quel point il est difficile de se séparer de ce petit ego ; comme il est encombrant, bien qu'il soit tout petit. Il tient tant de place, tout en étant si microscopique. C'est très difficile. Et on le repousse pour certaines choses très évidentes ; par exemple, s'il y a quelque chose de bon, celui qui se précipite dessus pour être sûr de l'avoir le premier et même bouscule le voisin (c'est très fréquent dans la vie ordinaire), là, on se rend bien compte que ce n'est pas très, très joli, alors on commence par supprimer ces grossièretés, on fait un gros effort — et on devient très content de soi : « Je ne suis pas égoïste, je donne ce qui est bon à l'autre, je ne garde pas pour moi », et on commence à se gonfler. Et alors, on se remplit d'un égoïsme moral qui est bien pire que l'égoïsme physique, parce qu'il est conscient de sa supériorité. Et puis, il y a ceux qui ont tout laissé, tout abandonné, qui ont quitté leur famille, distribué leurs biens, qui sont partis dans la solitude, qui vivent d'une vie ascétique, et qui sont terriblement conscients de leur supériorité, qui regardent la pauvre humanité du haut de leur grandeur spirituelle — et ils ont, eux, un ego tellement formidable qu'à moins qu'on ne le casse en petits morceaux, jamais, jamais ils ne verront le Divin. Alors, ce n'est pas une besogne si facile. Cela prend beaucoup de temps. Et il faut vous dire que, même quand le travail est fait, il faut toujours le recommencer.

Physiquement, nous dépendons de la nourriture pour vivre, malheureusement. Parce que, avec la nourriture, quotidiennement et constamment, nous absorbons une quantité formidable d'inconscience, de tamas, de lourdeur, de stupidité. On ne peut pas faire autrement — à moins que, constamment, sans arrêt, nous devenions complètement éveillés et que, dès qu'un élément s'introduit dans notre corps, immédiatement nous travaillions dessus pour en extraire seulement la lumière et rejeter tout ce qui peut obscurcir notre conscience. C'est l'origine et l'explication rationnelle de l'habitude religieuse de consacrer sa nourriture à Dieu avant de la prendre. En mangeant, on veut que cette nourriture que l'on prend ne soit pas pour le petit ego humain, mais comme une offrande à la conscience divine au-dedans de soi. Dans tous les yogas, dans toutes les religions, on encourage cela. C'est l'origine de cette habitude, la conscience qui est derrière, justement pour diminuer autant qu'il se peut l'absorption d'une inconscience qui augmente quotidiennement, constamment, sans que l'on s'en aperçoive.

Vitalement, c'est la même chose. On vit vitalement dans le monde vital avec tous les courants de force vitale qui entrent, qui sortent, qui se joignent et se contredisent, qui se querellent et se mélangent dans votre conscience ; et même si vous avez fait un effort personnel pour purifier votre conscience vitale, pour maîtriser en elle l'être de désir et le petit ego humain, vous êtes constamment dans une sorte d'obligation d'absorber toutes les vibrations contraires qui viennent des gens avec qui vous vivez. On ne peut pas s'enfermer dans une tour d'ivoire, c'est encore plus difficile vitalement que physiquement, et on absorbe toutes sortes de choses ; et à moins que l'on ne soit constamment éveillé, constamment sur ses gardes et que l'on n'ait un contrôle tout à fait efficace de tout ce qui entre, que l'on n'admette pas dans sa conscience les éléments dont on ne veut pas, on attrape la contagion constante de tous les désirs, tous les mouvements inférieurs, toutes les petites réactions obscures, toutes les vibrations dont on ne veut pas, qui nous viennent de ceux qui nous entourent.

Mentalement, c'est encore pire. Le mental humain est une place publique ouverte de tous les côtés, et sur cette place publique, de tous les côtés, il y a des choses qui viennent, vont, se croisent ; et quelques-unes s'installent, et ce ne sont pas toujours les meilleures. Et là, avoir le contrôle de cette multitude, c'est le plus difficile de tous les contrôles. Essayez de contrôler les pensées qui vous viennent à l'esprit, vous verrez ! Simplement, vous verrez à quel point il faut être en état de veille, comme une sentinelle, avoir les yeux du mental complètement ouverts, et puis garder une vision extrêmement claire des idées qui sont conformes à vos aspirations et des idées qui sont contraires. Et il faut faire une police de chaque minute sur cette place publique où débouchent des routes de tous les côtés, afin que tous les passants ne se précipitent pas. C'est un gros travail. Alors, dites-vous bien que, même si vous faites des efforts sincères, ce n'est pas en un jour, ce n'est pas en un mois, ce n'est pas en un an que vous arriverez au bout de toutes les difficultés. Quand on commence, il faut commencer avec une patience inébranlable. Il faut se dire : « Même si j'en ai pour cinquante ans, même si j'en ai pour cent ans, même si j'en ai pour plusieurs vies, ce que je veux accomplir, je l'accomplirai. »

Une fois que vous avez décidé cela, une fois que vous êtes tout à fait conscient que c'est comme cela et que le but vaut la peine d'un effort constant et soutenu, vous pouvez commencer. Autrement, au bout d'un certain temps, vous tomberez à plat ; vous serez découragé, vous vous direz : « Oh ! c'est trop difficile — on fait et puis c'est défait, on refait et puis c'est encore défait, et puis on refait et c'est perpétuellement défait... Alors quoi ? Quand arrivera-t-on ? » Il faut une patience abondante. Le travail peut être défait cent fois, vous le referez cent et une fois ; il peut être défait mille fois, vous le referez mille et une fois, jusqu'à ce qu'à la fin ce ne soit plus défait. Et à la fin ce n'est plus défait.

Seulement, n'est-ce pas, si l'on était fait d'un seul morceau, ce serait facile, mais on est fait de beaucoup de morceaux. Alors, il y a un morceau qui est en avant, qui a fait beaucoup de travail, qui est très conscient, qui est tout à fait éveillé et, quand il est là, tout va bien, on ne laisse rien entrer, on est sur ses gardes, et puis... on dort et, le lendemain, quand on se réveille, c'est un autre morceau qui est là et on se dit : « Mais où donc est tout le travail que j'avais fait ? » Et il faut tout recommencer. Tout recommencer jusqu'à ce que toutes les parties, l'une après l'autre, entrent dans le champ de la conscience et que chacune puisse être changée. Et quand vous arrivez au bout de votre rouleau, il y a un changement, vous avez fait un progrès — après, il faut en faire un autre, mais enfin, celui-là est fait. Mais il n'est fait complètement que quand tous les morceaux de l'être sont amenés comme cela, l'un après l'autre, en avant, et que sur tous, sans en manquer un, on a mis la conscience, la lumière, la volonté et le but, de façon que tout change.

Ce n'est pas pour vous décourager, mais c'est pour vous prévenir. Je ne veux pas que vous puissiez dire après : « Oh ! si j'avais su que c'était si difficile, je n'aurais pas commencé. » Il faut savoir que c'est excessivement difficile et commencer tout ferme et continuer jusqu'au bout, même si le bout est très long — il y a beaucoup de choses à faire. Maintenant, je peux vous dire que si vous le faites sincèrement, avec application et soin, c'est extrêmement intéressant. Même ceux qui ont une vie tout à fait monotone, sans intérêt (il y a, n'est-ce pas, de pauvres gens qui ont à faire une besogne absolument sans intérêt et toujours la même, et toujours dans les mêmes conditions, et qui n'ont pas un cerveau suffisamment éveillé pour pouvoir trouver de l'intérêt à n'importe quoi), même ces gens-là, s'ils commencent à faire ce petit travail sur eux, de contrôle, d'élimination, c'est-à-dire que chaque élément qui vient avec son ignorance, son inconscience, son égoïsme, est mis devant la volonté de changer et que l'on reste éveillé, que l'on compare, que l'on observe, que l'on étudie et que l'on agit lentement, cela devient infiniment intéressant, on fait des découvertes merveilleuses et tout à fait inattendues. On trouve en soi un tas de petits replis cachés, de petites choses que l'on n'avait pas vues au début ; on fait comme une chasse intérieure, on va à la chasse des petits coins noirs et on se dit : « Comment, j'étais comme cela ! il y avait cela en moi, je contiens en moi cette petite chose » quelquefois si sordide, si mesquine, si vilaine ! Et une fois qu'on l'a découverte, quelle admirable chose, on met la lumière dessus et ça disparaît ! et vous n'avez plus de ces réactions qui vous faisaient tant de chagrin avant, quand vous disiez : « Oh ! je n'arriverai jamais. » Par exemple, vous prenez une résolution très simple (en apparence très simple) : « Je ne dirai plus de mensonges. » Et tout d'un coup, sans que vous sachiez comment ni pourquoi, le mensonge jaillit tout seul et vous vous en apercevez quand vous l'avez dit : « Mais ce n'est pas exact ce que je dis là, c'est autre chose que je voulais dire. » Alors vous cherchez, vous cherchez... « Comment se fait-il ? Comment ai-je pensé comme cela et dit comme cela ? Qui a parlé en moi, qui m'a poussé ? » Vous pouvez vous donner une explication tout à fait satisfaisante et dire : « C'est venu du dehors » ou : « C'est un moment d'inconscience », et on n'y pense plus. Et la fois suivante, ça recommence. Au lieu de cela, on cherche : « Quel pourrait être le mobile de celui qui dit des mensonges ? » et on pousse, on pousse et tout d'un coup on découvre dans un petit coin quelque chose qui veut se justifier, ou se faire valoir ou affirmer sa façon de voir (n'importe quoi, il y a des quantités de raisons), se montrer un peu différent de ce que l'on est pour que les gens aient une bonne opinion de vous, qu'ils pensent que vous êtes quelqu'un de très remarquable... C'est cette chose-là qui a parlé en vous — non pas votre conscience active, mais ce qui était là et qui a poussé la conscience par-derrière. Quand vous n'étiez pas tout à fait sur vos gardes, elle s'est servie de votre bouche, de votre langue, et puis voilà, le mensonge est sorti. Je vous donne cet exemple — il y en a des millions d'autres. Et c'est formidablement intéressant. Et à mesure que l'on découvre cela au-dedans de soi et que l'on dit sincèrement : « Il faut que ça change », on s'aperçoit que l'on a une sorte de clairvoyance intérieure, on se rend compte peu à peu de ce qui se passe dans les autres et, au lieu de se mettre en colère quand ils ne sont pas tout à fait comme l'on voudrait qu'ils soient, on commence à comprendre comment les choses se passent, comment il se fait que l'on soit « comme ça », comment les réactions se produisent... Alors, avec l'indulgence de la connaissance, on sourit. On ne juge plus sévèrement, on offre la difficulté, en soi-même ou dans les autres, quel que soit le siège de sa manifestation, à la Conscience divine en Lui demandant de la transformer.

19 April 1951 - pp. 367-375

Comment sortir des limites de son ego et dépasser la peur du manque

Ils [les êtres humains] ont le sens de leur limitation et ils ont l'impression que pour grandir, pour augmenter, et même pour subsister, ils ont besoin de prendre du dehors, parce qu'ils vivent dans la conscience de leur limitation personnelle. Alors, pour eux, ce qu'ils donnent fait un trou, et il faut boucher ce trou en recevant quelque chose !... Naturellement, c'est une erreur. Et le vrai... si, au lieu d'être enfermés dans les étroites limites de leur petite personne ils pouvaient élargir leur conscience au point de non seulement pouvoir s'identifier aux autres dans leurs étroites limites, mais de sortir de ces limites, de passer au-delà, de se répandre partout, de s'unir à la Conscience unique et de devenir toute chose, alors, à ce moment-là, les limites étroites s'évanouiraient, mais pas avant. Et tant que l'on a le sens des limites étroites on veut prendre, parce qu'on a peur de perdre. On dépense, on veut récupérer. C'est à cause de cela. Parce que si l'on était répandu en toute chose, si toutes les vibrations qui viennent ou qui s'en vont exprimaient le besoin de se fondre en tout, de s'élargir, de croître, non pas en restant dans ses limites mais en sortant des limites, et finalement de s'identifier au Tout, on n'aurait plus rien à perdre, parce qu'on aurait tout. Seulement on ne sait pas. Et alors, comme on ne sait pas, on ne peut pas. On essaye de prendre, d'accumuler, accumuler, accumuler, mais c'est impossible, on ne peut pas accumuler. Il faut s'identifier. Et alors, le petit peu qu'on a, on veut le récupérer : on donne une bonne pensée, on s'attend à une reconnaissance ; on donne un petit peu de son affection, on s'attend à ce qu'on vous en donne... Parce qu'on n'a pas la capacité d'être la bonne pensée en tout, on n'a pas la capacité d'être l'affection, la tendresse en tout. On a le sens d'être comme cela, tout coupé et limité, et on a peur de perdre tout, on a peur de perdre ce que l'on a parce qu'on serait amoindri. Tandis que si l'on est capable de s'identifier, on n'a plus besoin de tirer. Plus on se répand, plus on a. Plus on s'identifie, plus on devient. Et alors au lieu de prendre, on donne. Et plus on donne, plus on grandit.

Mais pour cela, il faut être capable de sortir des limites de son petit ego. Il faut s'identifier à la Force, s'identifier à la Vibration au lieu de s'identifier à son ego.

C'est très difficile, mais on y arrive.

19 août 1953 - pp. 255-256

ÉNERGIE

Comment avoir un contrôle conscient des énergies

Avant l'âge de raison, les petits enfants reçoivent beaucoup d'énergie et ils la dépensent abondamment, sans penser, ce qui leur permet de jouer des heures entières sans fatigue. Mais au fur et à mesure que la pensée se développe, on commence à mesurer et à calculer ses dépenses d'énergie — généralement cela ne sert à rien, car, à moins que vous n'ayez la connaissance du procédé pour recevoir des énergies, il vaut mieux dépenser librement celles que vous recevez plutôt que de les laisser croupir en vous.

Premièrement, il faut devenir conscient de la réception des énergies, de leur passage dans l'être et de leur dépense. Ensuite, il faut avoir une sorte d'instinct supérieur qui vous fait sentir d'où viennent les énergies les plus favorables ; alors on se met en contact avec elles par la pensée, le repos, ou un autre procédé quelconque — il y en a beaucoup. Il faut savoir l'énergie que l'on veut, d'où elle vient et en quoi elle consiste. Après, vient le contrôle de l'énergie reçue. Quatre-vingt-dix pour cent des êtres n'absorbent pas assez d'énergie, ou ils en absorbent trop, ou ils n'assimilent pas ce qu'ils absorbent : dès qu'ils ont reçu une dose suffisante, ils la jettent immédiatement dehors, en s'agitant, en parlant, en criant, etc. Il faut savoir garder au-dedans de vous l'énergie reçue et la concentrer entièrement sur l'activité voulue, et pas sur autre chose. Si vous pouvez faire cela, vous n'aurez pas besoin de vous servir de votre volonté. Il faut simplement rassembler toutes les énergies reçues et les utiliser consciemment, se concentrer avec le maximum d'attention pour faire tout ce que l'on veut.

Et il faut savoir attacher une valeur réelle à ce que l'on veut faire — ce que la partie supérieure de votre être veut faire — car faire ce que l'on *désire* faire n'est pas difficile.

23 décembre 1950 - pp. 5-6

Comment renouveler spontanément les énergies

Chez les adultes, le mouvement mental tend à paralyser le mouvement spontané d'échange des énergies. Jusqu'à l'âge de quatorze ans, l'enfant, à part quelques rares exceptions, est un petit animal ; il renouvelle ses énergies spontanément, comme un animal, par les mêmes activités et les mêmes échanges. Mais le mental introduit un déséquilibre dans l'être ; l'action spontanée est remplacée par quelque chose qui veut savoir, régler, décider, etc., et pour retrouver cette capacité de renouveler spontanément les énergies, il faut monter à un échelon supérieur, au-dessus de l'instinct, c'est-à-dire passer de l'activité mentale ordinaire à l'intuition en ligne directe.

25 décembre 1950 - p. 8

Comment entrer en contact avec l'énergie terrestre

Pour entrer en contact avec l'énergie terrestre, il faut établir une certaine harmonie au-dedans de soi. Si l'on connaît bien le jeu, si l'on sait faire les mouvements et que l'on s'intéresse avec enthousiasme, si l'on a une certaine ambition (assez enfantine peut-être), un certain désir de gagner, au fur et à mesure que l'on réussit, on éprouve une sorte de joie intérieure, pas très profonde peut-être, mais qui crée l'harmonie nécessaire à l'échange d'énergie. Au contraire, ceux qui ne savent pas accepter la défaite, qui se fâchent et deviennent de mauvaise humeur quand tout ne va pas selon leur volonté, perdent leur énergie de plus en plus.

Aussi, si on se laisse aller à la dépression, on coupe toute source d'énergie — d'en haut, d'en bas, partout ; c'est la meilleure manière de tomber dans l'inertie. Il faut se refuser absolument à être déprimé.

La dépression est toujours le signe d'un égoïsme aigu. Quand vous sentez qu'elle approche, dites-vous : « Je suis dans un état de maladie égoïste dont je dois me guérir. »

25 décembre 1950 - pp. 12- 13

ENNUI

Comment échapper à l'ennui

Pour dire la vérité, le mal le plus général dont l'humanité souffre, c'est l'ennui. La majorité des bêtises que font les hommes, c'est pour essayer d'échapper à l'ennui. Eh bien, moi, j'affirme que tous les moyens extérieurs ne sont pas bons, et que l'ennui vous poursuit et vous poursuivra quoi que vous essayiez pour y échapper ; mais que ce moyen-là, c'est-à-dire de commencer [le] travail d'organisation de votre être et de tous ses mouvements, et de tous ses éléments autour de la Conscience et de la Présence centrales, ça, c'est la guérison la plus sûre et la plus totale, et la plus consolante, de tout ennui possible. Cela donne à la vie un intérêt formidable. Et une diversité inouïe. Vous n'avez plus le temps de vous ennuyer.

Seulement, il faut être persévérant.

Et ce qui ajoute à l'intérêt de l'affaire, c'est que ce genre de travail, cette harmonisation et cette organisation de l'être autour du Centre divin, ne peut se faire que dans un corps physique et sur la terre. C'est vraiment la raison essentielle et primordiale de la vie physique. Parce que, dès que vous n'êtes plus dans un corps physique, vous ne pouvez plus le faire du tout.

Et ce qui est encore plus remarquable, c'est que ce sont seulement les êtres humains qui peuvent le faire, parce que ce sont seulement les êtres humains qui ont au centre d'eux-mêmes une Présence divine dans l'être psychique.

6 juin 1956 - pp. 195-196

Comment réagir quand on traverse une vague d'ennui

Cette vague d'ennui qui passe, il n'y a rien qui soit plus contraire à la raison d'être de l'existence. Si vous faites au-dedans de vous le petit effort à ce moment-là, si vous vous dites : « Tiens, qu'estce qu'il faut que j'apprenne ? qu'estce que tout cela m'apporte pour que j'apprenne quelque chose ? quel est le progrès que je dois faire sur moi-même ? quelle est la faiblesse que je dois surmonter ? quelle est l'inertie qu'il faut que je vainque ? », si vous vous dites cela, vous verrez la minute d'après que vous ne vous ennuierez plus. Vous serez tout de suite intéressés, et vous ferez un progrès ! C'est une platitude de la conscience.

Et alors, n'estce pas, la plupart des gens quand ils s'ennuient, au lieu de tâcher de monter à un degré plus haut, ils descendent un degré plus bas, ils deviennent encore au-dessous de ce qu'ils étaient, et ils font toutes les bêtises que les autres font, toutes les vulgarités, toutes les crapuleries, tout cela, pour s'amuser. On s'intoxique, on s'empoisonne, on abîme sa santé, on abîme son cerveau, on dit des grossièretés. On fait tout cela parce qu'on s'ennuie. Eh bien, si au lieu de descendre on était monté, on aurait profité des circonstances. Au lieu d'en profiter, on tombe un peu plus bas encore que l'on n'était.

13 mai 1953 - p. 54

ÉPREUVES

Comment utiliser les coups de la vie pour progresser

(...) Ce monde est si plein de forces adverses qui veulent tout déranger... mais elles réussissent dans une très petite mesure, seulement dans la mesure nécessaire pour vous faire faire un nouveau progrès.

Chaque fois que vous recevez un coup de la vie, dites-vous immédiatement : « Ah ! j'ai un progrès à faire », alors le coup devient une bénédiction. Au lieu de rentrer la tête dans les épaules, vous levez la tête avec joie et vous dites : « Qu'est-ce qu'il faut que j'apprenne ? je veux savoir. Qu'est-ce que je dois changer ? je veux savoir. » C'est comme cela qu'il faut faire.

17 février 1951. pp. 135-136

ÊTRE PSYCHIQUE

Comment connaître notre vrai moi

Vous ne pouvez pas être un individu tant que le psychique n'est pas perceptible en vous ; car il est votre vrai moi. Avant de connaître votre vrai moi, vous êtes une place publique, non un être. Tant de forces en conflit sont à l'œuvre en vous ! Si vous voulez faire de réels progrès, il vous faut connaître votre être véritable qui est en constante union avec le Divin ; c'est alors seulement que la transformation est possible. Toutes les autres parties de votre nature sont ignorantes ; le mental, par exemple, commet souvent l'erreur de prendre n'importe quelle idée brillante pour une idée lumineuse. Il peut avec une égale énergie avancer des arguments pour et contre le Divin : il n'a aucun sens infaillible de la vérité. Généralement, le vital est impressionné par tout étalage de pouvoir et il est prêt à voir en lui la Divinité. Seul, le psychique a un discernement juste : il est directement conscient de la Présence suprême ; il distingue infailliblement le Divin de l'antidivin. Si, même pour un moment, vous êtes entré en contact avec Lui, vous porterez au-dedans de vous une conviction que rien ne peut ébranler.

Vous demandez : comment pouvons-nous connaître notre être véritable ? Il faut demander pour l'avoir, aspirer à l'avoir, le vouloir plus que toute autre chose. La plupart d'entre vous, ici, sont influencés par lui ; mais une influence ne suffit pas ; vous devez vous sentir identifié à lui. Toute aspiration à la perfection vient de lui, mais vous êtes inconscient de la source ; quand vous collaborez avec lui, c'est sans le savoir ; vous n'êtes pas identifié à sa lumière. Ne croyez pas que je fasse allusion à la partie émotive de votre être quand je parle du psychique. Les émotions appartiennent au vital supérieur, non au pur psychique. Le psychique est une flamme qui brûle en vous sans vaciller ; elle monte tout droit vers le Divin, et apporte avec elle le sentiment d'une force qui brise toutes les oppositions. Quand vous vous êtes identifié à elle, vous avez la perception de la vérité divine ; alors vous ne pouvez vous empêcher de sentir que le monde tout entier marche sur la tête, les pieds en l'air !

Vous devez apprendre à unir ce que vous appelez votre être individuel à votre vraie individualité psychique. Votre individualité actuelle est une chose très mélangée, une série de changements qui conservent cependant une certaine continuité, une certaine ressemblance ou une identité de vibrations dans ce courant qui passe. Elle est presque comme une rivière qui n'est jamais la même et qui a cependant un certain caractère et une certaine persistance qui lui sont propres. Votre être normal est simplement l'ombre de votre vraie individualité, et c'est seulement quand cet individu normal qui est centré différemment à différents moments, soit dans le mental, soit dans le vital, le plus souvent dans le physique, entrera en contact avec le psychique et le sentira comme son être réel, que vous réaliserez votre vraie individualité. Alors, vous serez unifié, rien ne pourra vous ébranler ni vous troubler, vous ferez des progrès réguliers et durables.

1931- s. d. pp. 142-143

Comment entrer en contact avec l'être psychique en utilisant une visualisation

S'asseoir en méditation devant une porte fermée, comme si c'était une lourde porte de bronze — et on s'assoit devant, avec la volonté qu'elle s'ouvre — et passer de l'autre côté ; et alors toute la concentration, toute l'aspiration se rassemble dans un faisceau et va pousser, pousser, pousser contre cette porte, et pousser de plus en plus avec une énergie croissante, jusqu'à ce que tout d'un coup elle craque, et on entre. Ça donne une impression très puissante. Et alors, on est comme précipité dans la lumière, et on a la pleine jouissance d'un changement soudain et radical de conscience, avec une illumination qui vous saisit tout entier, et l'impression qu'on devient une autre personne. Et ça c'est une façon très concrète et très puissante d'entrer en contact avec son être psychique.

17 août 1955 - pp. 298-299

Comment entrer en contact avec l'être psychique par l'intériorisation

Vous pouvez entrer en rapport avec le psychique directement à travers la conscience physique, directement à travers la conscience vitale, directement à travers la conscience mentale. Ce n'est pas comme s'il fallait traverser tous les états d'être pour trouver le psychique. Vous pouvez entrer dans le psychique sans quitter votre conscience physique, par intériorisation, parce que ce n'est pas une ascension ou une gradation. C'est une intériorisation, et cette intériorisation peut se faire sans passer par les autres états d'être, directement. (…) vous êtes dans la conscience physique, rien ne vous empêche d'ouvrir cette conscience physique à la conscience psychique, vous n'avez pas besoin de vous développer vitalement ou mentalement, ou de retourner à ces états d'être pour entrer en contact avec le psychique. Vous pouvez entrer directement.

9 mars 1955 - p. 80

Comment rester en lien avec l'être psychique

Il y a toujours dans l'être quelque chose qui est tourné vers le psychique et qui reçoit son influence. C'est ce qui est l'intermédiaire entre la conscience psychique et la conscience extérieure. Ce n'est pas dans tout le monde la même chose ; dans chacun c'est différent.

C'est le point de sa nature ou de son caractère par lequel il peut toucher le psychique, où il peut recevoir l'influence psychique. Cela dépend des gens ; pour chacun c'est différent ; chacun a un point comme ça.

On peut sentir aussi qu'il y a certaines choses qui tout d'un coup vous poussent, vous élèvent au-dessus de vous-même, ouvrent comme une porte sur quelque chose de plus grand. Cela peut être beaucoup de choses ; et cela dépend de la nature de chacun. C'est la partie de l'être qui s'enthousiasme pour quelque chose ; c'est cette capacité d'enthousiasme.

Il y a deux choses principales. Celle-là, la capacité de s'enthousiasmer, qui fait qu'on sort de son inertie plus ou moins grande, pour se jeter d'une façon plus ou moins totale dans la chose qui vous enthousiasme. Par exemple, l'artiste pour son art, le savant pour sa science. Et en général, toute personne qui crée ou qui construit a une ouverture, l'ouverture d'une faculté spéciale, d'une possibilité spéciale, qui crée en vous un enthousiasme. Quand cela peut être actif, alors quelque chose de l'être s'éveille, et il y a une participation de presque tout l'être à la chose faite.

Il y a ça. Et puis il y a ceux qui ont une faculté innée de gratitude, ceux qui ont un besoin ardent de répondre, de répondre avec chaleur, dévouement, joie, à quelque chose qu'ils sentent comme une merveille qui est cachée derrière toute la vie, derrière le moindre petit élément, le moindre petit événement de la vie, qui sentent cette beauté souveraine ou cette Grâce infinie qui est derrière toutes choses.

J'ai connu des gens qui ne savaient pour ainsi dire rien, qui étaient très peu éduqués, dont le mental était d'une qualité tout à fait ordinaire, et qui avaient en eux cette capacité de gratitude, de chaleur qui se donne, qui comprend et qui remercie. Eh bien, pour eux, le contact avec le psychique était très fréquent, presque constant, et dans la mesure où ils en étaient capables, était conscient — pas très conscient, mais un peu conscient —, dans le sens qu'ils se sentaient portés, aidés, soulevés au-dessus d'eux-mêmes.

Ce sont les deux choses qui préparent le plus les gens. Ils sont nés avec l'une ou l'autre ; et s'ils en prennent la peine, ça se développe petit à petit, ça grandit.

Nous disons : la capacité d'enthousiasme, quelque chose qui vous projette en dehors de votre petit ego misérable et mesquin ; et la gratitude généreuse, la générosité de la gratitude qui se jette aussi, en reconnaissance, en dehors du petit ego. Ce sont les deux plus puissants leviers pour entrer en contact avec le Divin dans son être psychique. C'est ça qui sert de lien avec l'être psychique — le lien le plus sûr.

28 décembre 1955 - pp. 457-459

Comment savoir si le psychique "est en avant"

Il n'y en a pas un qui osera me dire que cela ne fait pas de différence quand le psychique est là, quand on se sent meilleur en soi-même, quand on est plein de lumière, d'espoir, de bonne volonté, de générosité, de compassion pour le monde et que l'on voit la vie comme un champ d'action, de progrès, de réalisation — cela ne fait pas une différence avec les jours où on est ennuyé, ronchonnant, où tout paraît laid, désagréable, méchant, où l'on n'aime personne, où l'on a envie de tout casser, où l'on se met en colère, où l'on se sent mal à l'aise, sans force, sans énergie, sans joie ? Cela fait une différence, non ?

27 janvier 1954 - p. 7

Comment allumer le feu psychique

Par l'aspiration.

Par la volonté de progrès, par l'élan vers la perfection.

C'est surtout la volonté de progresser et de se purifier qui allume le feu. La volonté de progresser. Les gens qui ont une forte volonté, s'ils la tournent vers le progrès spirituel et la purification, ils allument automatiquement le feu au-dedans d'eux.

Et chaque défaut que l'on veut guérir, ou chaque progrès que l'on veut faire, si l'on jette tout cela dans le feu, il brûle avec une intensité nouvelle. Et ce n'est pas une image, c'est un fait dans le physique subtil. On peut sentir la chaleur de la flamme, on peut voir, dans le physique subtil, la lumière de la flamme. Et quand il y a quelque chose dans la nature qui empêche d'avancer et qu'on le jette dans ce feu, cela se met à brûler et la flamme devient plus intense.

8 août 1956 - p. 282

EXISTENCE

Comment accepter l'existence terrestre telle qu'elle est
S'il n'y avait pas cette suprême raison de redécouvrir le Divin, et de Le devenir, de Le manifester, de Le réaliser extérieurement, la vie terrestre telle qu'elle est serait une chose monstrueuse.

Naturellement, plus les gens sont inconscients, moins ils s'en aperçoivent, parce qu'ils n'objectivent pas, ils vivent mécaniquement, avec le sens de l'habitude, sans même s'apercevoir ni objectiver ce qu'ils vivent. Et à mesure que la conscience croît, on s'aperçoit de l'espèce d'enfer monstrueux qu'est la vie telle qu'elle est.

Et c'est seulement quand on devient conscient de ce vers quoi mène cette vie, qu'on peut l'accepter et la comprendre. C'est seulement cette raison d'être de l'existence qui fait qu'elle est acceptable.

25 avril 1956 - pp. 135-136

EXPÉRIENCES SPIRITUELLES

Comment se préparer à avoir des expériences spirituelles
Généralement, quand on veut étudier l'occultisme, la première chose que fait le Maître, c'est de ne jamais vous en parler, de ne jamais vous l'expliquer, justement à cause de ce phénomène ridicule de la pensée qui commence à "penser" autour et vous fait avoir des "expériences" qui n'ont aucune valeur : ce sont des formations mentales dont vous avez été le jouet, c'est tout, elles n'ont pas de réalité.

Il faut se méfier terriblement de la pensée quand on veut entrer dans le monde des expériences. Il suffit que le mental soit seulement alerté, qu'il dise : « Tiens, qu'est-ce qui se passe ? » ... Alors il se peut que des choses se passent, mais ce n'est plus la chose, c'est une fabrication.

Première condition : savoir se taire. Et non seulement se taire avec sa langue, mais se taire dans la tête, garder la tête silencieuse. Si vous voulez une expérience vraie, sincère, sur laquelle vous pouvez fonder quelque chose, il faut savoir se taire, autrement on n'a rien que ce que l'on fabrique soi-même, ce qui est équivalent à zéro. Tout ce que l'on peut dire, c'est : « Tiens, comme ma pensée est formatrice ! »

19 mars 1951 - p. 255

*

[L'expérience spirituelle] c'est quelque chose qui vous met en contact avec une conscience supérieure à celle que vous avez d'ordinaire. Tu te sens d'une façon quelconque, tu ne t'en aperçois même pas, c'est pour toi ta condition ordinaire, n'est-ce pas. Eh bien, si tout d'un coup tu deviens consciente en toi de quelque chose qui est très différent et très supérieur, alors, quoi que cela soit, ce sera une expérience spirituelle. Tu peux le formuler avec une idée mentale, tu peux ne pas le formuler, tu peux te l'expliquer, tu peux ne pas te l'expliquer, cela peut durer, cela peut ne pas durer, être instantané. Mais quand il y a cette différence essentielle dans la conscience et quand, naturellement, la qualité qui vient est très... beaucoup plus haute, plus claire, plus pure que celle que l'on a d'habitude, alors on peut appeler cela une expérience spirituelle ; ce qui fait qu'il y a des milliers de choses différentes qui peuvent être appelées des expériences spirituelles.

Faut-il aspirer pour avoir une expérience spirituelle ?

Je crois qu'il est plus sage d'aspirer à faire un progrès, ou à être plus conscient, ou à être meilleur, ou à mieux faire, que d'aspirer à une expérience spirituelle ; parce que cela peut ouvrir la porte à des expériences plus ou moins imaginaires ou falsifiées, à des mouvements du vital qui prennent l'apparence des choses plus hautes. On peut se tromper soi-même, en ayant l'aspiration pour des expériences. Au fond, il faut que l'expérience vienne spontanément, comme le résultat d'un progrès intérieur, mais pas pour elle-même et en elle-même.

15 décembre 1954 - pp. 477-478

*

Eh bien, je crois que la première condition, c'est d'abord d'avoir la foi qu'il y a autre chose que la réalité physique. Cela peut être la première condition. Alors la seconde condition, c'est d'essayer de trouver ce que c'est, et le meilleur champ d'action, c'est soi-même. Alors il faut commencer par s'étudier un peu et arriver à discerner entre ce qui dépend exclusivement du corps et ce qui dépend de quelque chose d'autre qui n'est pas le corps. On peut commencer comme ça. On peut commencer par observer ses sentiments ou ses pensées dans leur fonctionnement ; parce que... les sensations, c'est tellement lié au corps que c'est très difficile de les distinguer, c'est tellement lié à nos sens, et les sens sont des instruments du corps, alors c'est difficile à discerner. Mais les sentiments échappent déjà... les sentiments que l'on éprouve ; et tâcher de trouver la racine de ça, et puis les pensées... Qu'est-ce que sont les pensées ?

Si on commence à chercher, à comprendre ce que c'est qu'un sentiment, et ce que c'est qu'une pensée, et comment ça fonctionne, alors on peut déjà aller assez loin sur le chemin avec ça. Il faut en même temps observer comment ses sentiments et ses pensées ont une action sur le corps, quelle est la réciprocité. Et puis, il y a un autre exercice qui consiste à chercher en soi ce qui est persistant, ce qui est durable, quelque chose qui fait qu'on dit "moi", et qui n'est pas le corps. Parce que, évidemment, quand on était tout petit comme ça, et puis que chaque année on grandit, si on prend des distances assez longues, par exemple des distances d'une dizaine d'années, ce sont des "moi" très différents de ce qu'on était quand on était comme ça (*geste*) ; et puis ce qu'on est maintenant, c'est difficile de dire que c'est la même personne, n'est-ce pas. Si on ne prend que ça, il y a pourtant quelque chose qui a le sentiment d'être toujours la même personne. Alors il faut réfléchir, chercher, tâcher de comprendre ce que c'est. Ça, ça peut vous mener loin sur le chemin. Alors, si on étudie aussi la relation entre ces différentes choses, entre les pensées, les sentiments, l'action sur le corps, la réaction du corps sur ces choses, et puis qu'est-ce qui d'une façon permanente dit "moi", qu'est-ce qui peut faire une courbe dans le mouvement de l'être, si on cherche assez soigneusement, cela vous mène assez loin. Naturellement, si on cherche assez loin, et avec assez de persistance, on arrive au psychique.

C'est le chemin pour vous mener au psychique ; et alors, ça c'est l'expérience, c'est la première expérience. Quand on a le contact avec la partie permanente de son être immortel, à travers cette immortalité on peut passer encore plus loin et atteindre à l'Éternel. C'est encore un autre état de conscience. Mais c'est comme ça qu'on suit le chemin petit à petit. Il y a d'autres moyens, mais celui-là, c'est celui qui est toujours à portée de la main. (...) Personne ne peut t'empêcher d'avoir ton corps avec toi, ta pensée et tes sentiments, tes sensations, c'est le champ de travail qui est là toujours, c'est très commode — pas la peine de chercher dehors. On a tout ce qu'il faut. (…) Et alors ce qu'il faut acquérir, c'est le pouvoir d'observation, et puis la capacité de se concentrer, et de suivre d'une façon un peu continue un certain mouvement dans son être ; comme quand on a un sentiment quelconque très fort qui vous prend, qui vous saisit, alors il faut le regarder, pour ainsi dire, et se concentrer dessus et arriver à trouver d'où ça vient, qu'est-ce qui vous a donné ça. Rien que le travail de se concentrer pour arriver à trouver ça, cela vous mène tout droit à une expérience. Et alors, si par exemple on veut faire une chose pratique, si dans les sentiments que l'on a, on est tout à fait bouleversé, agité, si c'est comme un ouragan là-dedans, alors en se concentrant, on peut chercher à trouver la cause de tout ça, n'est-ce pas, la cause interne, la cause véritable, et en même temps on peut aspirer à amener la paix, la tranquillité, une sorte d'immobilité intérieure dans ses sentiments, parce que sans cela on ne voit pas clair. Quand c'est tout dans un tourbillon, on ne voit rien ; comme quand vous êtes dans un grand orage et que le vent souffle de tous les côtés et qu'il y a des nuages de poussière, vous ne pouvez pas voir. C'est la même chose. Pour voir, il faut que ça devienne tranquille. Alors il faut aspirer, et puis tirer, dans cet orage, tirer la paix, la tranquillité, l'immobilité, comme ça ; et alors si on réussit, ça c'est encore une expérience, c'est le commencement.

Naturellement, on peut s'asseoir et tâcher… pas de méditer, parce que c'est une activité de la pensée qui ne mène pas à l'expérience, mais de se concentrer et d'aspirer, et de s'ouvrir à la force d'en haut ; et alors, si on le fait d'une façon assez persistante, il y a un moment où on sent cette force, cette paix, ou ce silence, cette tranquillité descendre, pénétrer et descendre dans l'être plus ou moins loin. Le premier jour ça peut être très peu, et puis petit à petit ça devient plus. Ça, c'est aussi une expérience. Ce sont toutes des choses faciles à faire.

Mais si, par exemple, on a un rêve, quand on s'en souvient très exactement dans ses détails et qu'on se concentre pour comprendre ce rêve, ça aussi, ça peut être une expérience, quelque porte de la compréhension peut s'ouvrir et on peut soudain avoir le sens profond qui était caché derrière le rêve ; ça aussi, c'est une expérience — beaucoup de choses — et on a toujours l'occasion d'en avoir. Naturellement, l'expérience qui vous donne le plus le sens d'une révélation ou de quelque chose de nouveau, c'est dès qu'on entre en contact avec le psychique, et, dans le psychique, quand on est en présence du Divin ; ça, c'est l'expérience type, celle qui a une action sur toute l'orientation et l'activité de l'être. Mais ça peut venir vite et ça peut aussi prendre du temps. Mais entre l'état dans lequel on est maintenant et cet état-là, il y a beaucoup d'échelons. Ce sont des échelons, justement, d'expériences qu'on peut avoir.

Alors c'est un vaste programme. Les premiers pas, c'est ça : se rassembler, tâcher d'être bien tranquille et de voir ce qui se passe au-dedans, les relations entre les choses, et ce qui se passe au-dedans, ne pas vivre seulement dans la surface.

9 mars 1955 - pp. 83-86

Comment réagir quand on a une expérience spirituelle

Quels que soient la nature, la puissance et l'émerveillement d'une expérience, il ne faut pas être dominé par elle au point qu'elle gouverne votre être tout entier et que vous perdiez l'équilibre et le contact avec une attitude raisonnable et tranquille. C'est-à-dire que lorsque vous entrez d'une façon quelconque en rapport avec une force ou une conscience qui dépasse la vôtre, au lieu d'être entièrement dominé par cette conscience ou cette force, il faut que vous puissiez vous souvenir toujours que ce n'est qu'une expérience parmi des milliers et des milliers d'autres et que, par conséquent, elle n'a pas un caractère absolu, qu'elle est relative. Si belle qu'elle soit, vous pouvez et vous devez en avoir de meilleures ; si exceptionnelle qu'elle soit, il y en a d'autres qui sont encore plus merveilleuses ; et si haute qu'elle soit, vous pouvez toujours monter plus haut encore dans l'avenir. Alors, au lieu de perdre la tête, on situe l'expérience dans la chaîne du développement et on garde un équilibre physique sain, afin de ne pas perdre le sens de la relativité avec la vie ordinaire. Comme cela on ne risque rien.

Le moyen ?... Celui qui sait faire cela le trouvera toujours très facile, mais pour celui qui ne le sait pas, c'est peut-être un petit peu... un petit peu embarrassant.

Il y a un moyen.

C'est de ne jamais perdre la notion du don total de soi à la Grâce, qui est l'expression du Suprême. Quand on se donne, qu'on s'abandonne, qu'on s'en remet entièrement à Ce qui est au-dessus, au-delà de toute création, et qu'au lieu de rechercher un avantage personnel à l'expérience on en fait l'offrande à la Grâce divine et on sait que c'est d'Elle que vient l'expérience et que c'est à Elle que doit être redonné le résultat de cette expérience, alors on est en sécurité.

En d'autres mots : pas d'ambition, pas de vanité, pas d'orgueil. Un sincère don de soi, une sincère humilité, et on est à l'abri de tout danger. Voilà, c'est cela que j'appelle être plus grand que son expérience.

22 août 1956 - pp. 310-311

✸

[Il faut] se servir d'une torche, d'une lumière forte ; alors il faut se promener au-dedans de son être. Si l'on est très attentif, on peut très bien s'apercevoir des vilains coins. Supposez que vous ayez une belle expérience, que, tout d'un coup, en réponse à votre aspiration, arrive une grande lumière ; vous vous sentez tout inondé de joie, de force, de lumière, de beauté, et vous avez l'impression que vous êtes sur le point d'être transfiguré... et puis, ça passe — ça passe toujours, n'est-ce pas, surtout au début —, tout d'un coup, ça s'arrête. Alors vous vous dites, quand vous n'êtes pas vigilant : « Voilà, c'est venu, puis c'est reparti, pauvre moi ! c'est venu et c'est passé, ça m'a simplement donné le goût de la chose et puis ça m'a laissé tomber. » Eh bien, c'est une bêtise. Ce qu'il faut se dire, c'est : « Tiens, je n'ai pas été capable de le garder, et pourquoi n'ai-je pas été capable de le garder ? » Alors, vous prenez votre torche et vous vous promenez au-dedans de vous en cherchant une relation très intime entre le changement de conscience et les mouvements qui accompagnaient l'arrêt de l'expérience. Et si vous êtes très attentif, très attentif, et que vous fassiez la promenade très scrupuleusement, vous trouverez que, tout d'un coup, quelque part dans le vital, ou quelque part dans le mental ou quelque part dans le physique, quelque chose n'a pas suivi, en ce sens que, mentalement, au lieu d'être immobile et attentif, quelque chose a commencé à se demander : « Tiens, qu'est-ce que cette expérience ? Qu'est-ce que cela veut dire ? », à essayer de se l'expliquer (ce qu'il appelle "comprendre"). Ou bien, dans le vital, quelque chose a commencé à jouir de l'expérience : « Comme c'est agréable, comme je voudrais que ça augmente, comme il faudrait que ce soit constant, comme... » Ou quelque chose dans le physique a dit : « Oh ! c'est un peu dur à supporter, ça, combien de temps vais-je pouvoir garder ça ? » Ce n'est peut-être pas aussi évident que je vous le dis, mais c'est un tout petit peu caché comme ça, quelque part. On trouvera toujours l'une de ces trois choses, ou d'autres analogues. Alors c'est là qu'il faut la lanterne : où est le point faible ? où est l'égoïsme ? où est le désir ? où est cette vieille saleté dont nous ne voulons pas ? où est la chose qui se retourne sur soi au lieu de se donner, de s'ouvrir, de se perdre ? qui se retourne sur soi, essaye de tirer avantage de ce qui est arrivé, qui veut prendre pour soi le fruit de l'expérience ? ou bien, qui est trop faible, trop dure, trop rigide pour pouvoir suivre le mouvement ?... C'est cela, vous êtes sur la trace, vous commencez justement à y mettre cette lumière que vous venez d'acquérir ; c'est cela qu'il faut faire, la braquer là-dessus, la tourner de telle façon que ça ne puisse pas résister.

Vous n'y arriverez pas le premier jour, mais vous le faites avec persistance et, petit à petit, ou peut-être un jour tout d'un coup, ça va s'évanouir. Alors vous vous apercevrez, au bout de quelque temps, que vous êtes quelqu'un d'autre.

Mais si vous prenez l'attitude dont j'ai déjà parlé et que vous jetiez le blâme sur la Grâce et sur la Lumière, si vous vous dites : « Voilà, elle est partie, elle m'a plantée là », vous pouvez être sûr que trente, quarante, cinquante ans après vous serez toujours au même point, vous n'aurez pas changé. Il y aura toujours quelque chose qui s'éveillera tout d'un coup et qui mangera votre expérience. Et alors, au lieu de progresser, vous serez là à trépigner sur place parce que vous ne pouvez pas avancer. Mais si, immédiatement, on profite de l'occasion... Notez, quelquefois, ça fait un peu mal ; si vous allez brutalement mettre la lumière sur la chose qui veut jouir de l'expérience ou qui veut acquérir la connaissance ou maîtriser l'expérience avec la compréhension mentale, ou qui est trop paresseuse pour faire l'effort nécessaire afin de recevoir l'expérience et de la supporter, ou pour changer assez vite ; si vous mettez la volonté avec la lumière de la conscience là-dessus, avec fermeté, ça peut faire un tout petit peu mal. Et l'on se dit : « Oh ! pas si vite ! j'ai besoin de me reposer, je me suis fatigué inutilement. » Alors tout est à recommencer. Quelquefois, il se passera des jours ou même des mois, et quelquefois des années, sans que cela revienne. Quelquefois, si vous êtes un peu plus actif et intense dans votre aspiration, cela reviendra plus tôt. Mais si vous refaites la même bêtise, il se produira la même chose. Tandis que si, immédiatement, vous êtes très vigilant et quand le mental commence à lever son nez, là, pour comprendre ce qui se passe, vous lui dites : « Silence, tiens-toi tranquille », alors l'expérience peut continuer. Quand le vital commence à dire : « Je veux beaucoup, beaucoup, de plus en plus... » vous dites : « Tranquille,

tranquille, ne bouge pas, calme-toi, ne t'agite pas. » Ou bien le physique : « Oh ! je vais être écrasé... » — « Un peu d'endurance, s'il vous plaît, vous êtes un lâche, vous ne savez pas supporter l'épreuve. » Si vous arrivez à faire cela à temps, avec la tranquillité qu'il faut, avec la détermination et la volonté qu'il faut, vous arriverez à quelque chose. Mais si vous êtes comme ça, passif, indolent, fataliste, et que vous vous disiez : « Maintenant, je me suis soumis, ce qui arrivera arrivera, nous verrons bien ce qui va arriver, voilà », là, vous savez, je vous donne cinquante ans pour ne pas changer d'un demi pas.

26 April 1951 - pp. 397-399

✻

Sri Aurobindo a parlé (…) des expériences qui sont rendues impures par des ambitions, ou des vanités, ou... (…) Et alors, purification de l'expérience, cela veut dire rendre l'expérience sincère et sans motif. Enlever tous ses motifs d'ambition et de vanité, de désir, de pouvoir, etc. Ça, ça s'appelle purifier l'expérience, la rendre sincère, spontanée, et sans la mélanger à des désirs et à des ambitions. Il y a des ambitions spirituelles (…), et ce sont même les plus dangereuses.

12 janvier 1955 - p. 14

Comment vivre pleinement une expérience spirituelle

La première chose à faire, c'est d'apprendre à votre mental à *ne pas bouger* : « Surtout ne bouge pas ! Surtout ne bouge pas, laisse la chose se développer pleinement sans vouloir savoir ce qui se passe ; ne fais pas l'imbécile, reste tranquille, immobile et attends. Ton tour viendra toujours trop tôt, jamais trop tard. » Il faudrait pouvoir vivre une expérience pendant des heures et des jours sans sentir le besoin de se la formuler.

Quand on fait cela, alors on en a le plein profit. Alors cela travaille, ça baratte la nature, ça transforme les cellules — cela commence son vrai travail de transformation. Mais dès que vous commencez à voir et à comprendre et à formuler, c'est déjà quelque chose qui appartient au passé.

31 octobre 1956 - pp. 381-382

Comment reconnaître qu'on a fait l'expérience de l'être subliminal

Si on se souvient de l'espèce de différence d'impression qu'on avait : on a une certaine impression [quand on fait l'expérience de l'être subliminal], et quand on revient on sent comme un déclenchement, l'impression est différente, même le point de vue que l'on avait vis-à-vis des choses est différent. Eh bien, si on se souvient de ça, on comprend. On peut même, si on a l'habitude, pendant qu'on est en train ou de parler ou de faire quelque chose, on peut très bien percevoir — surtout quand on parle ou on pense ou on réfléchit à quelque chose — une seconde couche qui est derrière, qui est beaucoup plus vaste et où les choses s'organisent d'une façon beaucoup plus synthétique (*pas positivement compréhensible*) que dans la conscience extérieure. Si on réfléchit juste un petit peu et qu'on se regarde penser, on peut très bien voir ça derrière, on peut voir les deux choses bouger ensemble comme ça (*geste*), comme la pensée formulée et la source de la pensée qui est derrière. Et puis quand on pense, n'est-ce pas, on a l'impression d'être comme ça, enfermé dans quelque chose ; tandis que là, tout de suite, on a l'impression qu'on est en contact avec beaucoup d'autres choses ; et c'est beaucoup plus grand.

6 avril 1955 - pp. 120 121

Comment suivre le chemin de l'expérience spirituelle

Sri Aurobindo nous a dit quelque part dans *La Vie Divine* que, pour suivre le chemin de l'expérience spirituelle, il faut avoir en soi un "être spirituel", il faut être ce que l'on appelle "deux-fois-né" parce que, si l'on n'a pas en soi un être spirituel qui soit au moins sur le point de devenir conscient de lui-même, on peut essayer d'imiter ces expériences, mais ce n'est qu'une imitation grossière, ou une hypocrisie, ce n'est pas une réalité. (…)

La conscience psychique ou spirituelle vous donne la réalisation intérieure profonde, le contact avec le Divin, la libération des entraves extérieures ; mais pour que cette libération soit efficace, qu'elle ait une action sur le reste de l'être, il faut que le mental soit suffisamment ouvert pour pouvoir contenir la lumière spirituelle de la Connaissance, il faut que le vital soit assez puissant pour pouvoir manier les forces derrière les apparences et les dominer, et il faut que le physique soit suffisamment discipliné, organisé pour pouvoir, dans les gestes de chaque jour et de chaque moment, *exprimer* l'expérience profonde, la vivre intégralement.

Si l'une de ces choses manque, le résultat n'est pas complet. On peut faire bon jeu de ceci ou de cela sous prétexte que ce n'est pas la Chose centrale la plus importante — et négliger les choses extérieures ne peut certainement pas vous empêcher d'entrer en communion spirituelle avec le Suprême, mais ce n'est bon que pour la fuite hors de la vie.

Si nous devons être un être total, complet, avoir une réalisation intégrale, nous devons pouvoir traduire mentalement, vitalement et physiquement notre expérience spirituelle. Et plus notre traduction sera parfaite, exécutée par un être complet et parfait, plus notre réalisation sera intégrale et parfaite.

Pour celui qui veut suivre le yoga intégral, il n'y a rien d'inutile et rien qui doive être négligé... Le tout est de savoir mettre chaque chose à sa place, et de donner le gouvernement à ce qui a vraiment le droit de gouverner.

18 juin 1958 - pp. 385-386

FAIBLESSE

Comment dépasser ses faiblesses

Il y a *toujours* la Grâce divine pour aider ceux qui ont décidé de se corriger, et ils ne peuvent pas dire : « Je suis trop faible pour me corriger. » Ils peuvent dire qu'ils n'ont pas encore pris la résolution de se corriger, qu'il y a quelque part dans l'être quelque chose qui n'a $^{\text{pas décidé}}$ de le faire, et c'est cela qui est grave.

L'argument de faiblesse, c'est une excuse. La Grâce est là pour donner la force suprême à quiconque prend la résolution.

Cela veut dire une insincérité, cela ne veut pas dire une faiblesse. Et l'insincérité, c'est toujours la porte ouverte à l'adversaire.

2 avril 1958 - pp. 341-342

*

Si le vital est faible, son aspiration sera faible. Et notez que la faiblesse est une insincérité, une sorte d'excuse que l'on se donne — pas très, très consciemment peut-être, mais il faut vous dire que le subconscient est un lieu plein d'insincérité. Et la faiblesse qui dit : « Je voudrais tant, mais je ne peux pas », c'est une insincérité. Parce que, si l'on est sincère, ce que l'on ne peut pas faire aujourd'hui, on le fera demain, et ce que l'on ne peut pas faire demain, on le fera après-demain, et ainsi de suite, jusqu'à ce qu'on puisse le faire. Si vous comprenez une fois pour toutes que l'univers tout entier (ou, si vous voulez, notre terre, pour concentrer le problème) n'est pas autre chose que le Divin qui s'est oublié Lui-même, où mettez-vous la faiblesse là-dedans ? Pas dans le Divin sûrement ! Donc, dans l'oubli. Et si vous luttez contre l'oubli, vous luttez contre la faiblesse, et à mesure que vous vous approchez du Divin, votre faiblesse disparaît.

Et ceci vaut non seulement pour le mental, mais aussi pour le vital et même pour le corps. Toutes les souffrances, toutes les faiblesses, toutes les incapacités sont, en dernière analyse, des insincérités.

26 mars 1951 - pp. 278-279

FOI

Comment reconnaître les parties de notre être qui sont habitées par la foi en la Grâce divine

Ça peut être physiquement, ça peut être vitalement, ça peut être psychiquement, et ça peut être dans cette partie ou cette partie, ou cette activité ou cette autre activité. Il y a des gens, par exemple, qui ont tout à fait, là, une sorte de réalisation mentale de contact avec la Grâce, de foi dans la Grâce ; et puis dès qu'ils sont dans leur conscience vitale ou physique, il n'y a plus rien. Il y en a au contraire qui, même physiquement, dans leur physique... qui n'ont peut-être pas beaucoup de connaissance mentale, mais qui dans leur conscience physique ont une foi absolue dans la Grâce divine, et ils ont une confiance totale, et ils vivent comme ça dans cette foi et cette confiance. Il y en a qui ne l'ont que dans les sentiments profonds ; et les pensées sont vagabondes. Et il y en a qui ont même une foi vitale — ceux-là sont rares, mais ils existent —, qui ont une foi vitale en la Grâce divine, que tout ira toujours tout à fait bien, avec un sens de puissance considérable. (...)

Généralement c'est dans le sentiment, mais il y a des gens qui l'ont d'abord dans la pensée, qui ont une sorte de connaissance mentale, et puis c'est tout, ça s'arrête là. Et il y a des gens qui ont le sentiment et qui n'ont pas l'expérience mentale, leur mental est comme ça...

Est-ce que ça ne peut pas être comme ça, que quelquefois on a un sentiment en soi et une autre fois c'est la pensée ?

Ça, c'est un autre phénomène. Ça veut dire que cette foi, cette confiance dans la Grâce divine est dans le psychique, en arrière, là, comme ça, dans le psychique, toujours là. Alors tantôt c'est le sentiment, tantôt c'est la pensée, tantôt même c'est le corps qui est en rapport avec le psychique, qui est sous l'influence du psychique même sans le savoir ; et à ce moment-là cette espèce de confiance, de foi vient en avant comme ça, soutient. Ça, c'est quand on a des contacts momentanés avec son psychique. Par exemple, quand on se trouve dans une très grande difficulté, ou un très grand danger physique, et que tout d'un coup on sent ça, cette force qui vient en vous, la force d'une foi, d'une confiance absolue dans cette Grâce divine qui vous aide. Alors cela veut dire qu'il y a un contact conscient avec son psychique, et ça, ça vient pour vous aider — cela s'appelle une grâce d'état. (...) C'est-à-dire que suivant la partie qui est active ou suivant la nécessité du moment, c'est ici où là, ou là, ou là, que tout d'un coup on sent cette confiance qui s'empare de vous et qui vous garde.

6 avril 1955 - pp. 125-127

Comment garder la foi

La foi dont il est question, c'est la foi dans la Grâce divine et le succès final de l'entreprise. Vous avez commencé le yoga et vous avez foi que vous irez jusqu'au bout de votre yoga. Mais si vous passez votre temps à regarder tout ce qui vous empêche d'avancer, alors, finalement, vous dites : « Ah, je n'arriverai jamais. Ce n'est pas possible. Si ça continue comme ça, je n'arriverai jamais. » Alors ça, c'est perdre sa foi. Il faut garder toujours la foi que l'on est sûr d'arriver.

Il y a beaucoup de gens qui commencent, et puis, au bout d'un certain temps, qui viennent vous dire : « Oh, jamais je ne pourrai aller jusqu'au bout. J'ai trop de difficultés. » Alors ça, ça veut dire ne pas avoir de foi. Si on a commencé, on commence avec la foi que l'on arrivera au bout. Eh bien, cette foi-là, il faut la garder jusqu'au bout. En gardant sa foi, on arrive au bout. Mais si, au milieu du chemin, vous tournez le dos en disant : « Non, je ne peux pas », alors, évidemment, vous n'arriverez pas au bout. Il y a des gens qui se mettent sur la route et puis, au bout d'un certain temps, ils trouvent que c'est lourd, que c'est fatigant, que c'est difficile, et puis qu'eux-mêmes, leurs jambes, ne marchent pas bien, leurs pieds leur font mal, etc. N'est-ce pas, ils disent : « Oh, c'est très dur d'avancer. » Alors au lieu de dire : « Je suis parti, j'irai jusqu'au bout », ce qui est la seule chose à faire, ils se mettent là, ils s'arrêtent, ils se lamentent, et disent : « Oh, jamais je ne pourrai arriver », et puis ils quittent le chemin. Alors évidemment, s'ils quittent le chemin, ils n'arriveront jamais. Ça, c'est perdre sa foi.

Garder sa foi, c'est dire : « Bon, j'ai des difficultés, mais je continue. » Le désespoir, c'est ça qui vous coupe les jambes, vous arrête, vous laisse comme ça : « C'est fini, je ne peux plus avancer. » C'est en effet fini, et c'est une chose qu'il ne faut pas permettre.

Quand vous êtes parti, il faut aller jusqu'au bout.

22 décembre 1954 - pp. 487-488

Comment conserver sa foi et sa certitude malgré les oppositions

Il n'y a qu'une chose à faire, c'est de continuer son chemin en gardant sa propre foi et sa propre certitude, et de ne pas se soucier des contradictions et des démentis.

Il y a des gens qui, pour être confortables, se sentir à l'aise, ont besoin de l'appui, de la confiance et de la certitude des autres — ceux-là sont toujours malheureux, parce que, naturellement, ils rencontreront toujours des gens qui ne croient pas, et alors ils seront troublés et ça les tourmentera. Il faut trouver sa certitude au-dedans de soi, la garder en dépit de toutes choses et aller son chemin coûte que coûte, jusqu'au bout. La Victoire est au plus endurant.

Pour conserver son endurance en dépit de toutes les oppositions, il faut que le point d'appui soit inébranlable, et un seul point d'appui est inébranlable, c'est celui de la Réalité, de la Vérité suprême.

Il est inutile d'en chercher d'autres. C'est le seul qui ne faillisse pas.

15 janvier 1958 - p. 286

Comment protéger et nourrir la foi

La foi est certainement un cadeau que nous fait la Grâce divine. C'est comme une porte qui s'ouvre soudain sur une vérité éternelle et par laquelle nous pouvons la voir, presque la toucher.

Comme toute chose dans l'ascension humaine, il y a (surtout au début) la nécessité d'un effort personnel. Il se peut qu'en certaines circonstances exceptionnelles, pour des raisons qui échappent totalement à notre intelligence, la foi arrive comme un accident, d'une façon tout à fait inattendue, presque sans avoir été jamais sollicitée ; mais dans les cas les plus fréquents, c'est toujours une réponse à un désir, un besoin, une aspiration, quelque chose dans l'être qui cherche et qui veut, même si ce n'est pas d'une façon très consciente et systématique. Mais en tout cas, quand la foi a été octroyée, quand on a eu cette illumination soudaine et intérieure, pour la conserver d'une façon constante dans la conscience active, l'effort individuel est tout à fait indispensable. Il faut *tenir* à sa foi, *vouloir* sa foi ; il faut la rechercher, la cultiver, la protéger.

Il y a, dans le mental humain, une habitude morbide et déplorable de doute, de discussion, de scepticisme. C'est *là* que doit s'exercer l'effort humain : le refus de les admettre, le refus de les écouter, et encore plus le refus de les suivre. Il n'est pas de jeu plus dangereux que de jouer mentalement avec le doute et le scepticisme. Ce ne sont pas seulement des ennemis, ce sont des pièges terribles, et une fois que l'on y est tombé, on a une difficulté formidable à s'en extraire.

Il y a des personnes qui pensent que c'est d'une très grande élégance mentale de jouer avec les idées, de les discuter, de contredire sa foi, que cela vous donne une attitude très supérieure, que vous êtes ainsi au-dessus des « superstitions » des « ignorances » ; mais en écoutant les suggestions du doute et du scepticisme, c'est là que l'on tombe dans l'ignorance la plus grossière et que l'on s'éloigne du droit chemin. On entre dans la confusion, dans l'erreur, dans un méandre de contradictions... On n'est pas toujours sûr de pouvoir en sortir. On s'éloigne tant de la vérité intérieure qu'on la perd de vue, et que parfois aussi on perd tout contact possible avec son âme.

Certainement, il faut un effort personnel pour conserver sa foi, pour la laisser grandir en soi. Plus tard, beaucoup plus tard, on peut un jour, en regardant en arrière, voir que tout ce qui est arrivé, même ce qui nous paraissait le pire, était une grâce divine pour nous faire avancer sur le chemin ; et alors on s'aperçoit que l'effort personnel était aussi une grâce. Mais avant d'en arriver là, il faut beaucoup marcher, beaucoup lutter, parfois même beaucoup souffrir.

S'asseoir dans une passivité inerte et dire : « Si je dois avoir la foi, je l'aurai, le Divin me la donnera », est une attitude de paresse, d'inconscience, et presque de mauvaise volonté.

Pour que la flamme intérieure brûle, il faut l'alimenter, il faut surveiller le feu, il faut y jeter les combustibles de toutes les erreurs dont on veut se débarrasser, de tout ce qui retarde la marche, de tout ce qui obscurcit le chemin. Si l'on n'alimente pas le feu, il couve sous les cendres de votre inconscience et de votre inertie, et alors, ce ne sont plus des années, ce sont des vies, des siècles qui passeront avant que vous n'arriviez au but.

On doit veiller sur sa foi comme on veille sur le berceau d'une chose *infiniment* précieuse, et la protéger très soigneusement de tout ce qui peut l'altérer.

Dans l'ignorance et l'obscurité du début, la foi est l'expression la plus directe du Pouvoir divin qui vient pour lutter et conquérir.

9 juillet 1958 - pp. 392-393

Comment augmenter la foi

Aspiration, je suppose. Certains ont cela spontanément... N'est-ce pas, c'est difficile de prier si l'on n'a pas la foi, mais si l'on peut se servir de la prière pour augmenter sa foi, ou aspirer, avoir une aspiration, avoir une aspiration pour avoir la foi... la plupart de ces qualités demandent un effort. Si l'on n'a pas quelque chose et si on veut l'avoir, eh bien, il faut de grands, grands, grands efforts soutenus, une aspiration constante, une volonté qui ne fléchit pas, une sincérité de chaque minute ; alors on est sûr, ça viendra un jour — ça peut venir en une seconde. Il y a des gens qui l'ont, et puis ils ont des mouvements contraires qui viennent et qui attaquent. Ceux-là, si leur volonté est sincère, ils peuvent mettre leur foi à l'abri, repousser les attaques. Il y en a d'autres qui cultivent le doute, parce que c'est une espèce de dilettantisme ; ça, il n'y a rien de plus dangereux. C'est comme si l'on admettait le ver dans le fruit ; il finit par le manger tout entier. C'est-à-dire que quand un mouvement comme cela vient (il vient généralement d'abord dans le mental), la première chose à faire, c'est d'être très énergique et de le refuser. Il ne faut certes pas s'amuser à regarder pour voir ce qui va se passer ; ça, cette curiosité-là est terriblement dangereuse.

Il est peut-être plus difficile pour les gens intellectuels d'avoir la foi que pour les gens qui ont un cœur simple, sincère et droit et pas de complications intellectuelles. Mais je crois que si un être intellectuel a la foi, alors cela devient très puissant, une chose très puissante qui peut vraiment produire des miracles.

5 mai 1954 - p. 135

Comment développer et exercer la foi intégrale

La perception de la conscience extérieure peut nier la perception du psychique. Mais le psychique a la connaissance vraie, une connaissance intuitive instinctive. Il dit : « Je sais. Je ne peux pas donner de raisons, mais je sais. » Car sa connaissance n'est pas mentale, ni basée sur l'expérience, ni prouvée. Il ne croit pas après avoir reçu des preuves, car la foi est le mouvement de l'âme et sa connaissance est spontanée et directe. (...) La connaissance du psychique est une chose concrète et tangible, une masse solide. Vous pouvez aussi amener cette connaissance dans votre mental, votre vital et votre physique, et alors vous avez une foi intégrale, une foi qui peut vraiment soulever les montagnes. Mais il faut que rien dans l'être ne vienne dire : « Ce n'est pas ainsi », ni demander des preuves. La moindre faiblesse dans la foi abîme tout. Comment le Suprême pourrait-il se manifester si la foi n'était pas intégrale et immuable ? En soi, la foi est toujours inébranlable, c'est sa nature même, sinon ce ne serait pas de la foi. Mais il peut arriver que le mental ou le vital ou le physique ne suivent pas le mouvement psychique. Un homme peut venir chez un yogi et avoir la foi soudaine que cette personne le conduira au but. Il ne sait pas si cette personne a la connaissance ou non, mais il sent un choc psychique et sait qu'il a rencontré son maître. Il ne croit pas après de longues considérations mentales ni après avoir vu des miracles. Et c'est le seul genre de foi qui ait de la valeur. Vous raterez toujours votre destinée si vous commencez à discuter. Il y a ainsi des gens qui s'assoient et se mettent à examiner si l'impulsion psychique est raisonnable ou non.

Ce n'est pas ce que l'on appelle la foi aveugle qui vraiment égare les gens. Souvent ils disent : « Oh ! j'ai cru en telle ou telle personne et elle m'a trahi. » En fait, ce n'est pas la faute de cette personne, mais la faute de celui qui croyait en elle, c'est qu'il y avait en lui-même quelque faiblesse. S'il avait gardé intacte sa foi, il aurait changé l'autre. C'est parce qu'il n'est pas resté dans la même conscience pleine de foi qu'il s'est retrouvé trahi, et parce qu'il n'a pas su obtenir que cette personne devienne ce qu'il voulait qu'elle fût. S'il avait eu une foi intégrale, il aurait obligé cette personne à changer. C'est toujours par la foi que les miracles arrivent. Quelqu'un va chez un autre et entre en contact avec la Présence divine : s'il peut garder ce contact d'une façon pure et continue, il obligera la Conscience divine à se manifester jusque dans le monde le plus matériel. Tout dépend de votre propre niveau et de votre sincérité, et plus vous êtes prêt psychiquement, plus vous êtes conduit vers la source vraie, vers le vrai maître. Le psychique et sa foi sont toujours sincères, mais s'il y a de l'insincérité dans votre être extérieur et si vous cherchez des pouvoirs personnels, et non la vie spirituelle, alors cela peut vous égarer. C'est cela, et non votre foi, qui vous égare. Une foi qui est pure en soi peut se trouver mélangée dans l'être avec des mouvements inférieurs, et c'est cela qui vous égare.

1931 - s.d. pp. 171-172

Comment exercer la force de la foi

Ce doit être une foi intégrale et absolue. Elle doit être de la vraie sorte, non pas seulement la force d'une pensée ou d'une volonté mentale, mais quelque chose de bien plus profond. La volonté émanant du mental fait surgir des réactions opposées et crée une résistance. Vous devez avoir entendu parler de la méthode de Coué pour guérir les maladies. Il connaissait quelque chose de ce pouvoir, et en l'utilisant, il a obtenu des résultats remarquables ; mais il appelait ce pouvoir 'imagination', et sa méthode donnait une forme trop mentale à la foi qu'il utilisait. La foi mentale n'est pas suffisante ; elle doit être complétée et fortifiée par une foi vitale et même physique, une foi du corps. Si vous réussissez à créer en vous-même, dans tout votre être, une force intégrale de ce genre, alors rien ne peut lui résister ; mais vous devez établir la foi jusque dans les cellules de votre corps. Il y a maintenant, par exemple, une connaissance qui commence à se répandre parmi les savants et qui tendrait à prouver que la mort n'est pas une nécessité. Mais l'humanité, dans son ensemble, croit fermement à la mort ; on peut dire que c'est une suggestion humaine générale fondée sur une longue et invariable expérience. Si cette croyance pouvait être rejetée, d'abord de la mentalité consciente, puis de la nature vitale et des couches subconscientes du physique, la mort ne serait plus inévitable.

5 mai 1929 - pp. 40-41

FORCES DIVINES

Comment se préparer à recevoir la descente des forces divines

Le mouvement de l'être intérieur peut être parfait en soi, mais il rend réceptif à certaines forces qui, par leur intensité même, et pour peu que l'être extérieur soit faible et non transformé, remplissent ce dernier d'une émotion si violente qu'elle est parfois incontrôlable. Partout où l'être extérieur offre une résistance à l'être intérieur, ou n'est pas capable de contenir la totalité de l'Ânanda reçu, il se produit une confusion et une anarchie dans l'expression.

Vous devez avoir un corps et des nerfs solides. Vous devez avoir une forte base d'égalité dans votre être extérieur. Si vous possédez cette base, vous pouvez contenir un monde d'émotion sans avoir à la laisser échapper en cris. Ceci ne veut pas dire que l'émotion ne doive pas être exprimée, mais elle peut l'être d'une façon belle et harmonieuse. Pleurer, crier ou danser par émotion est toujours le signe d'une faiblesse de la nature vitale, mentale ou physique ; car sur tous ces plans, ces mouvements prennent place pour la satisfaction personnelle. En effet, celui qui danse, saute et crie, a l'impression que son excitation le rend très extraordinaire, et sa nature vitale y prend grand plaisir.

Pour pouvoir supporter la pression de la descente du Divin, vous devez être très fort et très puissant ; autrement vous seriez réduit en miettes.

Il y a des gens qui demandent : « Pourquoi le Divin n'est-il pas encore apparu ? » Parce que vous n'êtes pas prêt. Une petite goutte qui tombe suffit à vous faire chanter, danser et crier. Qu'arriverait-il si le tout descendait ?

C'est pourquoi nous disons à ceux qui n'ont pas dans leur corps, leur vital et leur mental une base suffisamment ferme et vaste : « Ne tirez pas », c'est-à-dire « n'essayez pas d'attirer par violence les forces du Divin, mais attendez dans la paix et le calme. » Car ils ne seraient pas capables de supporter la descente. Mais à ceux qui possèdent l'assise nécessaire, nous disons au contraire : « Aspirez et tirez. » Car ils peuvent recevoir les forces qui descendent du Divin, sans être bouleversés par elles.

14 avril 1929 - pp. 12-13

Comment s'ouvrir à la Force grâce à la concentration

Vous vous concentrez sur quelque chose, ou simplement vous vous rassemblez autant qu'il vous est possible, et, quand vous arrivez à une sorte de perfection dans la concentration, si vous pouvez soutenir cette perfection suffisamment longtemps, alors une porte s'ouvre et vous passez au-delà de la limite de votre conscience ordinaire — vous entrez dans une connaissance plus profonde et plus haute. Ou vous passez au-dedans. Alors vous pouvez éprouver comme un éblouissement de lumière, un émerveillement intérieur, une béatitude, une connaissance complète, un silence total. Il y a beaucoup de possibilités, n'est-ce pas, mais le phénomène est toujours le même.

Pour avoir cette expérience, tout dépend de votre capacité de maintenir suffisamment longtemps votre concentration à son plus haut point de perfection.

Au début, (...) on n'a pas la capacité de garder ce que l'on a acquis, ou de maintenir la concentration à son maximum — on reglisse en arrière et on perd jusqu'au souvenir de l'expérience que l'on a eue. Mais si vous suivez un chemin une fois, il est plus facile de suivre le même chemin une deuxième fois, et ainsi de suite. La seconde concentration est donc plus facile que la première. Il faut persévérer dans sa concentration, jusqu'à ce que l'on arrive au moment où l'on ne perd plus le contact intérieur.

À partir de ce moment-là, il faut rester dans cette conscience intérieure et supérieure, d'où l'on peut tout faire. On voit le corps et la matière et on sait ce qu'il faut faire, et comment le faire.

C'est là le premier but de la concentration mais pas le dernier, naturellement !

Pour arriver à cette concentration-là, il faut beaucoup d'efforts ; un résultat immédiat ou même rapide est rarement possible. Mais si la porte intérieure a été ouverte une fois, vous pouvez être certain qu'elle s'ouvrira de nouveau, si vous savez persévérer.

Tant que la porte n'a pas été ouverte, vous pouvez douter de votre capacité, mais une fois ouverte, il n'y a plus de doute possible, si vous continuez à aspirer et à vouloir.

Cette expérience a une valeur considérable.

25 décembre 1950 - pp. 11-12

✳

Il y a dans l'être beaucoup de parties différentes, qui sont quelquefois tout à fait indépendantes les unes des autres, et qui prennent possession de la conscience presque à tour de rôle, et quelquefois même dans un ordre tout à fait régulier. Alors, quand il y a dans l'être une partie qui est de bonne volonté, et qui a déjà une sorte de perception de ce que c'est que la Force divine, alors, n'est-ce pas, cela ouvre l'être et le met en rapport avec cette Force. Mais ce n'est pas toujours là. Il y a d'autres parties qui viennent en avant, qui ont des défauts, de mauvaises habitudes, et qui peuvent tout à fait voiler la conscience. Mais si l'on garde le souvenir de la partie qui était ouverte, on peut garder l'ouverture tout de même, bien qu'extérieurement la partie qui est là, active, ne soit pas particulièrement intéressée et qu'elle ne soit pas même capable de comprendre. Mais l'autre partie peut continuer à être ouverte et à recevoir la Force.

10 novembre 1954 - p. 435

Comment recevoir la Force

Eh bien, je crois que la première condition, c'est d'abord d'avoir la foi qu'il y a autre chose que la réalité physique. Cela peut être la première condition. Alors la seconde condition, c'est d'essayer de trouver ce que c'est, et le meilleur champ d'action, c'est soi-même. Alors il faut commencer par s'étudier un peu et arriver à discerner entre ce qui dépend exclusivement du corps et ce qui dépend de quelque chose d'autre qui n'est pas le corps. On peut commencer comme ça. On peut commencer par observer ses sentiments ou ses pensées dans leur fonctionnement ; parce que... les sensations, c'est tellement lié au corps que c'est très difficile de les distinguer, c'est tellement lié à nos sens, et les sens sont des instruments du corps, alors c'est difficile à discerner. Mais les sentiments échappent déjà... les sentiments que l'on éprouve ; et tâcher de trouver la racine de ça, et puis les pensées... Qu'est-ce que sont les pensées ?

Si on commence à chercher, à comprendre ce que c'est qu'un sentiment, et ce que c'est qu'une pensée, et comment ça fonctionne, alors on peut déjà aller assez loin sur le chemin avec ça. Il faut en même temps observer comment ses sentiments et ses pensées ont une action sur le corps, quelle est la réciprocité. Et puis, il y a un autre exercice qui consiste à chercher en soi ce qui est persistant, ce qui est durable, quelque chose qui fait qu'on dit « moi », et qui n'est pas le corps. Parce que, évidemment, quand on était tout petit comme ça, et puis que chaque année on grandit, si on prend des distances assez longues, par exemple des distances d'une dizaine d'années, ce sont des « moi » très différents de ce qu'on était quand on était comme ça (geste) ; et puis ce qu'on est maintenant, c'est difficile de dire que c'est la même personne, n'est-ce pas. Si on ne prend que ça, il y a pourtant quelque chose qui a le sentiment d'être toujours la même personne. Alors il faut réfléchir, chercher, tâcher de comprendre ce que c'est. Ça, ça peut vous mener loin sur le chemin. Alors, si on étudie aussi la relation entre ces différentes choses, entre les pensées, les sentiments, l'action sur le corps, la réaction du corps sur ces choses, et puis qu'est-ce qui d'une façon permanente dit « moi », qu'est-ce qui peut faire une courbe dans le mouvement de l'être, si on cherche assez soigneusement, cela vous mène assez loin. Naturellement, si on cherche assez loin, et avec assez de persistance, on arrive au psychique.

C'est le chemin pour vous mener au psychique ; et alors, ça c'est l'expérience, c'est la première expérience. Quand on a le contact avec la partie permanente de son être immortel, à travers cette immortalité on peut passer encore plus loin et atteindre à l'Éternel. C'est encore un autre état de conscience. Mais c'est comme ça qu'on suit le chemin petit à petit. Il y a d'autres moyens, mais celui-là, c'est celui qui est toujours à portée de la main. (…) Personne ne peut t'empêcher d'avoir ton corps avec toi, ta pensée et tes sentiments, tes sensations, c'est le champ de travail qui est là toujours, c'est très commode — pas la peine de chercher dehors. On a tout ce qu'il faut. (…) Et alors ce qu'il faut acquérir, c'est le pouvoir d'observation, et puis la capacité de se concentrer, et de suivre d'une façon un peu continue un certain mouvement dans son être ; comme quand on a un sentiment quelconque très fort qui vous prend, qui vous saisit, alors il faut le regarder, pour ainsi dire, et se concentrer dessus et arriver à trouver d'où ça vient, qu'est-ce qui vous a donné ça. Rien que le travail de se concentrer pour arriver à trouver ça, cela vous mène tout droit à une expérience. Et alors, si par exemple on veut faire une chose pratique, si dans les sentiments que l'on a, on est tout à fait bouleversé, agité, si c'est comme un ouragan là-dedans, alors en se concentrant, on peut chercher à trouver la cause de tout ça, n'est-ce pas, la cause interne, la cause véritable, et en même temps on peut aspirer à amener la paix, la tranquillité, une sorte d'immobilité intérieure dans ses sentiments, parce que sans cela on ne voit pas clair. Quand c'est tout dans un tourbillon, on ne voit rien ; comme quand vous êtes dans un grand orage et que le vent souffle de tous les côtés et qu'il y a des nuages de poussière, vous ne pouvez pas voir. C'est la même chose. Pour voir, il faut que ça devienne tranquille. Alors il faut aspirer, et puis tirer, dans cet orage, tirer la paix, la tranquillité, l'immobilité, comme ça ; et alors si on réussit, ça c'est encore une expérience, c'est le commencement.

Naturellement, on peut s'asseoir et tâcher... pas de méditer, parce que c'est une activité de la pensée qui ne mène pas à l'expérience, mais de se concentrer et d'aspirer, et de s'ouvrir à la force d'en haut ; et alors, si on le fait d'une façon assez persistante, il y a un moment où on sent cette force, cette paix, ou ce silence, cette tranquillité descendre, pénétrer et descendre dans l'être plus ou moins loin. Le premier jour ça peut être très peu, et puis petit à petit ça devient plus. Ça, c'est aussi une expérience. Ce sont toutes des choses faciles à faire.

Mais si, par exemple, on a un rêve, quand on s'en souvient très exactement dans ses détails et qu'on se concentre pour comprendre ce rêve, ça aussi, ça peut être une expérience, quelque porte de la compréhension peut s'ouvrir et on peut soudain avoir le sens profond qui était caché derrière le rêve ; ça aussi, c'est une expérience — beaucoup de choses — et on a toujours l'occasion d'en avoir. Naturellement, l'expérience qui vous donne le plus le sens d'une révélation ou de quelque chose de nouveau, c'est dès qu'on entre en contact avec le psychique, et, dans le psychique, quand on est en présence du Divin ; ça, c'est l'expérience type, celle qui a une action sur toute l'orientation et l'activité de l'être. Mais ça peut venir vite et ça peut aussi prendre du temps. Mais entre l'état dans lequel on est maintenant et cet état-là, il y a beaucoup d'échelons. Ce sont des échelons, justement, d'expériences qu'on peut avoir.

Alors c'est un vaste programme. Les premiers pas, c'est ça : se rassembler, tâcher d'être bien tranquille et de voir ce qui se passe au-dedans, les relations entre les choses, et ce qui se passe au-dedans, ne pas vivre seulement dans la surface.

2 mars 1955 - pp. 78-79

Comment conserver les forces que l'on reçoit

Quand on est bien tranquille, bien équilibré, bien calme, on a une base solide et on peut recevoir une quantité de forces.

Si quelqu'un d'entre vous a reçu des forces spirituelles, des forces du Divin, l'Ânanda par exemple, il sait par expérience qu'à moins qu'il ne soit en bonne santé, il ne peut pas les contenir, les garder. Il commence à pleurer, à crier, à s'agiter pour dépenser ce qu'il a reçu. Il faut qu'il rie, qu'il parle, qu'il gesticule, autrement il ne peut pas les garder, il se sent étouffé. Alors en riant, en pleurant, en s'agitant, il rejette dehors ce qu'il a reçu.

Pour être bien équilibré, pour pouvoir absorber ce que l'on reçoit, il faut être très tranquille, très calme. Il faut avoir une base solide, une bonne santé. Il faut avoir une base très solide. C'est très important.

15 avril 1953 - p. 23

Comment devenir conscient de la présence de la Force divine

Si c'est votre unique préoccupation, si vraiment, de tout votre être, vous voulez devenir conscient de la Force divine, vous le deviendrez. C'est simplement parce qu'on y pense de temps en temps ; quand il est question de ça, on se dit : « Tiens, c'est vrai, comment est-ce qu'on peut faire ? » Et puis la minute d'après on n'y pense plus. Alors comment voulez-vous que cela arrive ?

Il faut être très attentif, il faut être très silencieux, il faut s'observer très clairement. Et il faut être très humble ; c'est-à-dire accepter de ne pas jouer un grand rôle dans toute cette histoire. Le malheur est que généralement, l'être — que ce soit l'être vital, l'être mental, même l'être physique —, il est très anxieux de jouer un rôle, très anxieux. Alors ça gonfle, ça tient beaucoup de place, ça couvre le reste ; et ça couvre si bien qu'on ne peut pas même s'apercevoir de la présence de cette Force divine. Parce que le mouvement personnel du physique, du corps, du vital, du mental, couvre tout de son importance.

Écoute : si tous les soirs avant de t'endormir tu prenais seulement une petite minute, comme ça, et que dans cette petite minute, avec toute la concentration dont tu es capable, tu demandes à devenir conscient de la Force divine, simplement comme ça, rien de plus ; le matin en te réveillant, avant de commencer ta journée, si tu fais la même chose, tu prends une petite minute, tu te concentres autant que tu peux et tu demandes à devenir conscient de la Force divine, tu verras, au bout d'un certain temps, ça arrivera. Rien qu'avec ces petites choses, qui ne sont rien du tout, et qui ne prennent pas de temps.

Un jour, ça arrivera. Seulement, il faut le faire avec concentration, intensité et sincérité ; c'est-à-dire qu'il ne faut pas que, pendant que tu le demandes, l'autre partie de ton être se dise : « Après tout, ça n'a aucune importance. » Ou bien tu penses à autre chose, au costume que tu mettras, ou à la personne que tu rencontreras, n'importe quoi, mille désirs. Il faut être là, tout entier, une minute. Naturellement, si on multiplie la minute, ça va d'autant plus vite. Mais, comme je dis, si on peut ne pas contredire la minute d'après cette aspiration qu'on avait la minute d'avant, c'est plus facile ; sinon, cela rejette la sincérité.

10 novembre 1954 - pp. 440-442

FORCE SUPRAMENTALE

Comment réagir à l'action de la Force supramentale
La vraie réaction, la réaction pure, c'est un élan de collaboration, de jouer le jeu avec autant d'énergie, de puissance de volonté dont on peut disposer dans sa conscience, dans l'état où l'on est, avec ce sentiment d'être soutenu, porté par quelque chose d'infiniment plus grand que soi et qui ne se trompe pas, quelque chose qui vous protège et qui en même temps vous donne toute la puissance nécessaire et qui se sert de vous comme de l'instrument le meilleur. Et on sent cela, et on sent qu'on travaille en sécurité, qu'on ne peut plus se tromper, que ce que l'on fait, on le fait avec le maximum de résultat et — dans la joie. Ça, c'est le vrai mouvement : c'est sentir que sa volonté est intensifiée à son maximum par le fait que ce n'est plus une petite personne microscopique dans l'infini, mais une Puissance universelle infinie qui vous fait agir — la Force de la Vérité. C'est la seule réaction véritable.

2 janvier 1957 - pp. 6-7

FORCES ADVERSES

Comment distinguer les forces adverses et comment repérer leur action en nous

Quelquefois, on ne peut pas distinguer les forces adverses des autres

Cela, c'est quand on n'est pas vigilant, quand on n'est pas attentif et que l'on est occupé de choses tout à fait extérieures, des toutes petites choses de la vie pratique de chaque jour. Alors les forces peuvent vous attaquer, entrer, s'installer sans même que l'on s'en aperçoive. (…)
Cela, c'est quand on est très inconscient.
Il n'y a que deux cas où cela puisse se produire. Ou bien on est très inconscient des mouvements de son être — on n'a pas étudié, on n'a pas observé, on ne sait pas ce qui se passe au-dedans de soi —, ou bien on est absolument insincère, c'est-à-dire que pour ne pas voir la réalité des choses, on fait l'autruche : on cache sa tête, on cache son observation, sa connaissance et on dit « ce n'est pas là ». (…) Alors, c'est simplement parce que l'on n'a pas l'habitude de s'observer, qu'on est très inconscient de ce qui se passe au-dedans de soi.

Avez-vous jamais fait l'exercice de distinguer ce qui vient de votre mental, ce qui vient de votre vital, ce qui vient de votre physique ?... Parce que c'est mélangé ; c'est mélangé dans l'apparence extérieure. Si l'on ne prend pas soin de distinguer, cela fait une sorte de soupe, tout cela ensemble. Alors c'est indistinct, c'est difficile à trouver. Mais si l'on s'observe, au bout d'un moment on voit que certaines choses, vous les sentez là, comme ça, comme si elles étaient dans votre peau ; certaines autres choses, vous avez l'impression qu'il faut rentrer au-dedans pour s'apercevoir d'où elles viennent ; d'autres choses, il faut entrer encore un peu plus en dedans, ou alors il faut monter un petit peu là-haut : cela vient de l'inconscience. Et puis d'autres, alors, il faut aller très profond, très profond, pour trouver d'où elles viennent. Cela, c'est un petit commencement.

Simplement observez. Vous avez un certain état, vous vous trouvez dans un certain état, indéfinissable. Alors regardez : « Tiens ! pourquoi est-ce que je suis comme cela ? » Vous cherchez d'abord si vous avez de la fièvre ou si vous avez une maladie quelconque ; mais ça va bien, tout va bien. « Pas mal à la tête, pas de fièvre, mon estomac ne proteste pas, mon cœur fonctionne convenablement, enfin ça va, je suis normal. Mais pourquoi est-ce que je me sens si mal à l'aise ? ... » Alors on entre un petit peu au-dedans. Cela dépend des cas. Quelquefois on trouve tout de suite : tiens, il y a eu un petit incident qui n'était pas agréable, quelqu'un a dit un mot qui n'a pas fait plaisir, ou on a raté son exercice, ou bien on n'a pas très bien su sa leçon, le professeur a fait une remarque. Sur le moment, on n'a pas fait bien attention, mais après, cela commence à travailler, ça laisse une impression pénible. Cela, c'est le second stade. Après, s'il n'y a rien eu : « Tout est bien, tout est normal, tout est ordinaire, je n'ai rien à noter, il ne s'est rien passé ; pourquoi est-ce que je me sens comme cela ? » Alors cela commence à être intéressant, parce qu'il faut entrer beaucoup plus profondément au-dedans de soi. Et alors, cela peut être toutes sortes de choses : ce peut être justement l'expression d'une attaque qui se prépare ; ce peut être une petite angoisse intérieure à la recherche d'un progrès qu'il faut faire ; ce peut être la prémonition qu'il y a quelque part en contact avec soi quelque chose qui n'est pas tout à fait harmonieux et que l'on doit changer, une chose qu'il faut voir, découvrir, changer, sur laquelle il faut mettre de la lumière, quelque chose qui est encore là au fond et ne devrait plus y être. Alors si l'on regarde bien soigneusement, on s'en aperçoit : « Tiens ! je suis encore comme ça ; dans ce petit coin-là, il y a encore ça qui est comme ça, pas clair : un petit égoïsme, une petite mauvaise volonté, quelque chose qui refuse de changer. » Alors on le voit, puis on le prend par le bout du nez, ou par le bout de l'oreille, et puis on le met juste en pleine lumière : « Hein ! tu es caché ! Tu t'es caché, toi ? mais moi, je ne te veux plus. » Et puis c'est lui qui est obligé de s'en aller.

Cela, c'est un grand progrès.

10 juin 1953 - pp. 110-112

Comment reconnaître la présence de forces adverses

Ah ! le moyen le plus facile, quand on a un guru, c'est d'aller le lui demander. C'est à la portée de tous. Il suffit d'avoir la foi dans son guru, d'aller le trouver, lui demander — il vous le dira, parce que lui, il sait.

Si vous n'avez pas de guru, alors c'est un peu plus difficile, parce que ces forces sont très habiles : elles ne prennent pas l'apparence de catastrophe, de misère ou de méchanceté parce que, immédiatement, on saurait, on ne se laisserait pas prendre ; généralement, elles viennent avec les apparences d'un ami. Si vous êtes très sincère, vous vous apercevez bientôt de quelques petites indications, comme de petites suggestions pour satisfaire votre vanité, ou pour éveiller en vous des doutes, ou pour vous rendre un peu inconscient de ce qu'il faut faire exactement — des toutes petites choses. Si vous êtes très sincère, vous les voyez ; surtout si vous êtes assez vigilant pour ne pas vous laisser tromper par des compliments ou des tentatives qui vous encouragent dans ces satisfactions d'amour-propre. Les choses qui donnent juste un petit encouragement à votre vanité, c'est le signe le plus certain ; quelque chose qui vous fait penser : « Après tout, je ne suis pas si mal. Tout ce que je fais, je le fais bien. Ma tentative est très méritoire. Ma sincérité est à l'abri de tout reproche », etc. On devient de plus en plus satisfait, et là, alors vous pouvez être sûr. Mais même là, cela ne prend pas toujours ces formes. Il y a d'autres choses, cela dépend des gens. Pour les uns, c'est cela ; pour d'autres, elles éveillent des idées de grandeur : « Si je continue comme cela, je deviendrai un grand yogi. J'aurai de grands pouvoirs. Je ferai de belles œuvres. Comme je vais bien servir le Divin, comme il sera content de moi ! » C'est très dangereux. Il y a tout l'opposé aussi : « Après tout, peut-être que je ne suis bon à rien. Est-ce la peine que je fasse un effort ? Rien ne sortira de cet effort. Est-ce que je suis capable de vie spirituelle ? Probablement je ne ferai jamais rien. Je renonce à des choses tangibles pour un rêve irréalisable. Et qu'est-ce que je suis après tout ? Un grain de poussière. Est-ce que c'est la peine que je fasse un effort pour trouver le Divin ? Je ne trouverai probablement rien du tout et tous mes efforts sont en vain. » Cela, c'est beaucoup plus dangereux. Je pourrais vous citer des centaines d'exemples comme cela.

Il n'y a qu'une chose qui peut vous sauver vraiment, c'est si vous avez un contact, même un tout petit contact avec votre être psychique ; que vous ayez senti la solidité de ce contact-là. Et alors, ce qui vous vient de cette personne ou de cette circonstance, vous le mettez en face de cela et vous voyez si ça va ou si ça ne va pas. Même si vous êtes satisfait — de toute manière —, même si vous vous dites : « Enfin, j'ai trouvé l'ami que je voulais avoir. Je suis dans les meilleures circonstances de ma vie », etc., alors mettez cela en face de ce tout petit contact-là avec votre être psychique, vous verrez si ça garde sa couleur brillante ou si, tout d'un coup, il y a un petit malaise — pas grand, rien qui fasse beaucoup de bruit, seulement un tout petit malaise comme ça. Vous n'êtes plus si sûr que ce soit comme vous pensiez ! Alors vous savez : c'est ça, c'est cette petite voix-là qu'il faut écouter toujours. C'est celle-là qui est la vérité, et l'autre ne pourra plus vous troubler.

Si vous venez à la vie spirituelle avec une aspiration sincère, quelquefois il vous arrive une avalanche de choses désagréables : vous vous querellez avec vos meilleurs amis, votre famille vous renvoie de la maison avec des coups de pied, vous perdez ce que vous aviez cru acquérir... J'ai connu quelqu'un qui était venu dans l'Inde après une grande aspiration et un très long effort vers la connaissance et même vers le yoga. C'était il y a très longtemps de cela. En ce temps-là, on portait des chaînes de montre et des petits objets. Ce monsieur-là avait un petit crayon en or que sa grand-mère lui avait donné et auquel il tenait comme à la chose la plus précieuse du monde. C'était attaché à sa chaîne. Quand il a débarqué dans l'un des ports — à Pondichéry, ou peut-être dans l'Inde ou peut-être à Colombo, je crois que c'était à Colombo —, on débarquait dans des barques, et les barques vous menaient au rivage. Et alors il a fallu qu'il saute de l'escalier du bateau dans la barque. Il a fait un faux pas ; il s'est rattrapé tant bien que mal, mais il a fait un mouvement brusque : le petit crayon d'or est tombé dans la mer. Il est entré tout droit au fond. Le monsieur a eu d'abord un gros chagrin, puis il s'est dit : « Tiens, c'est l'effet de l'Inde : on me libère de mes attachements... » C'est pour les gens très sincères que cela prend cette forme. Au fond, les avalanches d'ennuis c'est toujours pour les gens sincères. Les gens qui ne le sont pas reçoivent les choses qui ont les plus jolies petites couleurs brillantes comme ça pour bien tromper, et puis finalement, pour qu'ils puissent trouver qu'ils se trompent ! Mais quand on a de gros ennuis, cela prouve que l'on a déjà atteint un certain degré de sincérité.

15 juillet 1953 - pp. 172-174

Comment faire face aux forces adverses

Au commencement, si l'on n'a aucune connaissance ni aucun pouvoir occultes particuliers, le mieux que l'on puisse faire est de rester aussi tranquille et paisible que l'on peut. Si l'attaque prend le caractère de suggestions hostiles, essayez avec calme de les repousser, de même que vous repoussez un objet matériel. Plus vous êtes calme, plus vous devenez fort. La base ferme de tout pouvoir spirituel est l'égalité d'âme. Vous ne devez permettre à rien de troubler votre équilibre ; car, en gardant votre équilibre, vous pouvez résister à toutes les attaques. Si, en plus, vous possédez assez de discernement pour percevoir et démasquer les suggestions mauvaises quand elles viennent vers vous, il vous deviendra d'autant plus facile de les rejeter ; mais parfois elles arrivent sans qu'on s'en aperçoive, et alors il est plus difficile de les combattre. Quand cela se produit, il faut rester tranquille et faire descendre la paix et un profond calme intérieur. Tenez-vous en main fermement et appelez avec confiance et foi ; si votre aspiration est pure et persistante, vous êtes sûr de recevoir l'aide dont vous avez besoin.

Les attaques des forces adverses sont inévitables ; il faut les considérer comme des épreuves sur le chemin et traverser courageusement la tourmente. La lutte peut être dure, mais quand on en sort, on a gagné quelque chose, on a avancé d'un pas. Il y a même une nécessité à l'existence des forces hostiles : elles rendent la résolution plus forte, l'aspiration plus claire. Il est vrai, aussi, qu'elles existent parce que vous leur donnez des raisons d'exister. Tant qu'il y a en vous quelque chose qui leur répond, leur intervention est parfaitement légitime. Si rien en vous ne répondait, si elles n'avaient de prise sur aucune partie de votre nature, elles se retireraient et vous laisseraient tranquille. En tout cas, il ne faut pas leur permettre d'arrêter ou d'entraver votre progrès spirituel.

La seule manière de perdre la bataille avec les forces hostiles est de ne pas avoir vraiment confiance en l'aide Divine. La sincérité dans l'aspiration attire toujours le secours nécessaire. Un appel calme et fervent, la conviction que dans l'ascension vers la réalisation, on ne marche jamais seul, et la foi que toujours l'aide est là quand on en a besoin, mènent facilement et sûrement à la victoire. (...)

Quand une attaque se produit, la plus sage attitude est de considérer qu'elle vient du dehors et de dire : « Ceci n'est pas moi, et je ne veux rien avoir à faire avec ! » Il vous faut agir de la même manière vis-à-vis de toutes les impulsions et tous les désirs inférieurs, de tous les doutes et toutes les incertitudes du mental. Si vous vous identifiez à eux, la difficulté de les combattre devient d'autant plus grande ; car vous avez alors le sentiment qu'il faut faire face à la tâche jamais commode de surmonter votre propre nature. Mais dès que vous êtes capable de dire : « Non, ceci n'est pas moi, et je ne veux rien avoir à faire avec ! », il devient beaucoup plus facile de les disperser.

5 mai 1929 - pp. 38-40

*

La meilleure manière de faire face aux forces hostiles est d'aspirer toujours, de se rappeler toujours le Divin. Et ne jamais avoir peur.

On dit toujours aux chercheurs : « Si vous voulez vous débarrasser de quelque chose, dites que c'est en dehors. » Ce n'est qu'une impression, mais il est plus facile de rejeter une difficulté si l'on a l'impression qu'elle est en dehors de soi. Pourtant, je viens de vous dire le contraire que, si rien « en vous » ne répond aux forces hostiles, jamais elles ne vous attaqueront. Donc, ce qui est dedans est aussi dehors et ce qui est dehors est aussi dedans ! Le secret est de savoir le mettre là où c'est le plus commode pour l'action immédiate.

Si vous avez une grosse difficulté de caractère, par exemple, l'habitude de vous mettre en colère, et que vous décidiez : « Il ne faut plus que je me mette en colère », c'est très difficile ; mais si, au contraire, vous vous dites : « La colère est quelque chose qui circule dans le monde entier, ce n'est pas moi, elle appartient à tout le monde ; elle se promène ici et là, et si je ferme ma porte, elle n'entrera pas », c'est beaucoup plus facile. Si vous pensez : « C'est mon caractère, je suis né comme cela », cela devient presque impossible. Il est vrai qu'il y a quelque chose dans votre caractère qui répond à cette force de colère. Tous les mouvements, toutes les vibrations sont générales, n'est-ce pas — ça entre, ça sort, ça se promène —, mais dans la mesure où vous avez en vous une porte ouverte, elles se précipitent sur vous et entrent en vous. Et si vous avez, en plus, une affinité avec ces forces, vous pouvez vous mettre en colère sans même savoir pourquoi. Chaque chose est partout et il est arbitraire de tracer des limites.

3 mars 1951 - pp. 187-188

Comment empêcher une force adverse d'entrer en nous

On peut, dans un mauvais mouvement, s'ouvrir — dans une fureur par exemple —, on peut s'ouvrir à une force adverse et commencer une influence qui pourra se terminer par une possession. Au début, ces choses-là sont relativement faciles à guérir, s'il y a une partie consciente de l'être et une très forte volonté de se débarrasser de ce mauvais mouvement et de cette influence. On y réussit relativement assez facilement si l'aspiration est sincère ; mais si on regarde cela avec complaisance, et puis qu'on se dise : « Ah, c'est comme ça, ça ne peut pas être autrement », alors, cela devient dangereux. Il ne faut pas tolérer l'ennemi dans la place. Dès que l'on s'aperçoit de sa présence, il faut le rejeter bien loin, aussi loin que l'on peut, sans pitié.

22 décembre 1954 - pp. 484-485

Comment éviter l'action malicieuse des forces hostiles

Que de fois, n'est-ce pas, quand quelqu'un se vante... ça peut être d'une façon très enfantine, mais quand quelqu'un se vante de quelque chose : « Oh, je suis sûr de ça, je ne ferai jamais cette faute », immédiatement je vois une formation hostile qui passe là, comme ça, et qui entre par le petit trou qui a été fait par la vantardise. Ça entre là-dedans, comme ça, et puis ça pénètre, et alors ça prépare tout pour que vous fassiez exactement ce que vous ne voulez pas faire. Mais ça, c'est un amusement, ce n'est certainement pas pour vous aider à progresser (*Mère rit*). Mais si vous savez le prendre, cela vous aide à progresser. Vous dites : « Bien, la prochaine fois, je ne me vanterai pas. »

Et comme ces forces sont très conscientes sur le plan mental et vital, il n'y a même pas besoin de prononcer la phrase. Si la pensée... par exemple, si vous avez bien travaillé pour corriger quelque chose, ou une mauvaise habitude, ou une faiblesse matérielle, enfin, vous avez bien travaillé pour corriger cette chose, et comme vous avez bien travaillé, vous avez réussi, dans une certaine mesure ; alors si simplement, mentalement, vous constatez que vous avez réussi, la minute d'après ça recommence. Ça c'est... n'est-ce pas, il ne faut même pas penser — il n'est pas question de dire... il suffit simplement de penser : « Tiens, c'était comme ça avant, et puis maintenant c'est comme ça. Ah, ça va bien » — fini, la minute d'après ça recommence !

Et ça c'est évident, parce qu'il y a des témoins, tout autour de vous, qui sont d'une malice notoire, et ça les amuse formidablement. Moi, quelquefois, je les entends même rire, quand quelqu'un dit quelque chose, n'est-ce pas, avec candeur. J'entends un petit rire comme ça. Oh, ça les amuse beaucoup. Et la minute suivante ou le jour suivant, patatras ! c'est défait.

Comment se débarrasser de ces témoins ?

Ah ! Au point de vue pratique, il faut être dans un état de silence intérieur, avec une activité mentale exclusivement occupée à former la chose que vous voulez faire, le progrès que vous voulez accomplir, c'est-à-dire la construction mentale dont vous avez besoin pour votre travail. Et vos qualités d'observation, il est infiniment préférable — je pourrais dire absolument indispensable — de les utiliser pour observer votre champ d'action, les procédés que vous employez pour votre action, les résultats qui sont obtenus, le principe que vous pouvez tirer de l'expérience, la connaissance que vous pouvez obtenir, enfin toutes ces choses... mais pas de ce retour sur soi, et se regarder faire. C'est ce mouvement de se prendre, soi, comme objet d'observation, qui est dangereux. Et cela cause toujours des désagréments, quelquefois très sérieux. Eh bien, la plupart des gens passent leur temps à se regarder faire, à se regarder vivre, et ça les rend très... ce qu'on appelle en anglais *self-conscious*, c'est-à-dire qu'au lieu d'être sincèrement dans ce qu'ils font, et exclusivement dans ce qu'ils font, ils se regardent faire et s'apprécient ou se déprécient, suivant la nature que l'on a. Il y a des gens qui se regardent agir avec une grande complaisance et une extrême satisfaction, qui considèrent qu'ils sont vraiment très remarquables. Il y a des gens, au contraire, qui ont l'esprit critique, qui passent leur temps à se critiquer — tout le temps. Eh bien, l'un n'est pas meilleur que l'autre. Ils sont également mauvais. Le mieux, c'est de ne pas s'occuper de soi. Si on a un travail à faire, le mieux, c'est de s'occuper de son travail, et naturellement de la meilleure manière de le faire. Ça, c'est toujours bon. Mais pas de... si on le fait bien ou mal — qu'on se regarde faire, et qu'on s'apprécie ; ça c'est la chose inutile.

Découvrir comment faire le travail, et quelle est la meilleure manière de le faire, c'est très utile. Mais se regarder faire, et s'admirer ou se déprécier, c'est non seulement inutile mais c'est néfaste.

19 janvier 1955 - pp. 19-21

Comment éradiquer ce qui, en nous, permet l'attaque des forces adverses

La force ne peut attaquer que parce qu'il y a quelque chose qui correspond dans la nature — si peu que ce soit. Il y a une sorte d'affinité, il y a quelque chose qui correspond, il y a un désordre ou une imperfection qui attire cette force adverse en lui répondant. Alors, si l'attaque vient, que l'on reste bien tranquille et qu'on la renvoie, il ne s'ensuit pas nécessairement que l'on se soit débarrassé de la petite partie en soi qui permet à l'attaque de se produire.

Vous avez quelque chose qui attire cette force ; mettez, par exemple (c'est l'une des choses les plus fréquentes), la force de dépression, cette espèce d'attaque, de vague de dépression qui vous tombe dessus : on perd confiance, on perd tout espoir, on a l'impression qu'on ne pourra jamais rien faire, on est déprimé. Cela veut dire qu'il y a dans le vital de l'être quelque chose qui est naturellement égoïste, sûrement un peu vaniteux et qui a besoin d'être encouragé pour rester en bon état. Alors c'est comme un petit signal pour ces forces-là, qui leur fait savoir : « Vous pouvez venir, la porte est ouverte. » Mais il y a une autre partie de l'être qui veille quand les forces arrivent ; au lieu de les laisser entrer, la partie qui voit clair, qui connaît, qui a le pouvoir, qui résiste, dit : « Non, je ne veux pas de ça, ce n'est pas vrai, je n'en veux pas », et les renvoie. Mais on n'a pas nécessairement guéri au-dedans de soi la petite chose qui a permis que cela vienne. Il faut aller très profondément, travailler d'une façon très soutenue au-dedans de soi pour effacer la possibilité d'appel. Et tant qu'on ne l'a pas complètement effacée, les attaques se reproduiront presque inattendues. Vous repoussez — c'est comme une balle qu'on renvoie sur le mur, cela revient ; vous repoussez encore et cela revient ; jusqu'au moment où il n'y a plus rien pour attirer. Alors cela ne revient plus.

Par conséquent, la chose la plus importante quand vous êtes attaqué par une force adverse, c'est de vous dire : « Oui, la force vient du dehors et l'attaque est là, mais il y a certainement une correspondance dans ma nature, autrement elle ne pourrait pas attaquer. Eh bien, je vais voir au-dedans de moi ce qui permet à cette force de venir et je vais le renvoyer, ou le transformer, ou mettre la conscience de la lumière dessus de façon que cela se convertisse, ou bien le chasser pour que cela ne reste plus au-dedans de moi... » Il y a un moyen, n'est-ce pas. Quand la force vient, la force adverse, quand elle attaque, la partie qui correspond se précipite à sa rencontre, elle va au-devant. Il y a une sorte d'union qui se produit. Si, à ce moment-là, au lieu d'être tout à fait débordé, pris par surprise et hors de ses gardes, on observe très attentivement ce qui au-dedans de soi a vibré (cela fait tat, tat, tat, une autre chose est arrivée), alors on peut l'attraper. À ce moment-là, on l'attrape, on lui dit : « Va-t'en avec tes amis, je ne te veux plus ! » On renvoie les deux ensemble, la partie qui a attiré et ce qu'elle a attiré ; on les renvoie et on est tout à fait clair.

Pour cela, il faut être très vigilant et avoir un petit peu de courage, dans le sens que quelquefois il faut pincer fort et puis arracher — cela fait un petit peu mal —, et puis on l'envoie promener avec les forces qu'on renvoie. Après cela, c'est fini. Et tant que ce n'est pas fait, cela revient et puis cela revient ; alors, si on n'est pas soi-même suffisamment courageux ou vigilant, ou persévérant, à la quatrième ou cinquième fois, on s'aplatit, on dit : « C'est trop, j'en ai assez ! » Alors la force s'installe, contente, satisfaite de son œuvre ; et puis vous pouvez la voir rire, elle s'amuse beaucoup, elle a réussi son coup. Donc c'est une œuvre très considérable pour la renvoyer. Mais si vous suivez l'autre moyen, si vous regardez attentivement, comme cela : « Tiens, je vais attraper ce qui a permis à cela d'arriver », on voit quelque part dedans quelque chose qui se lève, qui frétille et qui arrive en réponse à la force mauvaise qui vient. Alors c'est le moment de l'attraper et puis de le jeter dehors avec le reste.

10 juin 1953 - pp. 102–104

Comment avoir la victoire sur les forces adverses

Jusqu'ici, on a opposé au mal une faiblesse, une force spirituelle qui n'a aucune puissance de transformation dans le monde matériel, (…) cet effort de bonne volonté formidable n'a abouti qu'à un échec lamentable et a laissé le monde dans le même état de misère et de corruption et de mensonge. Il faut, sur le *même* plan que celui où les forces adverses sont souveraines, avoir une puissance plus grande que la leur, et qui soit capable de les vaincre totalement *dans ce domaine-là*. Autrement dit, une force spirituelle qui ait la capacité de transformer la conscience et le monde matériel. Cette force, c'est la Force supramentale. Ce qu'il faut, c'est être réceptif à son action sur le plan physique, et non s'enfuir dans un lointain Nirvâna en laissant à l'ennemi le plein pouvoir sur ce que l'on abandonne.

Ce n'est ni le sacrifice ni l'abandon ni la faiblesse qui peuvent remporter la victoire. C'est seulement la Joie, une joie qui est force, qui est endurance, qui est courage suprême. La joie qu'apporte la Force supramentale. C'est beaucoup plus difficile que de tout abandonner et de s'enfuir, cela demande un héroïsme infiniment plus grand — mais c'est le seul moyen de vaincre.

2 janvier 1957 - pp. 5-6

FORCES VITALES UNIVERSELLES

Comment se connecter à la force vitale universelle
On peut le faire par beaucoup de moyens.

D'abord il faut savoir qu'elle existe et qu'on peut entrer en contact avec elle. Secondement, il faut essayer d'avoir ce contact, de la sentir circuler partout, à travers tout, dans toutes les personnes et en toutes les circonstances, avoir cette expérience : par exemple, quand on est dans la campagne avec des arbres, la voir circuler dans toute la nature, dans les arbres et dans les choses, et alors communier avec elle, se sentir proche d'elle, et chaque fois qu'on veut avoir affaire à elle, se rappeler cette impression que l'on avait et tâcher d'entrer en contact.

Il y a des gens qui trouvent qu'avec certains mouvements, certains gestes, certaines activités, ils entrent plus en contact. J'ai connu des gens qui se promenaient en gesticulant... ça leur donnait vraiment l'impression qu'ils étaient en rapport — certains gestes qu'ils faisaient en se promenant... Mais les enfants le font spontanément : quand ils se donnent tout entiers dans leurs jeux, en courant, en jouant, en sautant, en criant ; quand ils dépensent toutes leurs énergies comme ça, ils se donnent tout entiers, et dans la joie de jouer et de bouger et de courir, ils se mettent en rapport avec cette force vitale universelle ; ils ne le savent pas, mais ils dépensent leur force vitale dans un contact avec la force vitale universelle, et c'est pour cela qu'ils peuvent courir sans vraiment sentir une grande fatigue, excepté après très longtemps. C'est-à-dire qu'ils dépensent tellement, que s'ils n'étaient pas en rapport avec la force universelle, ils seraient tout à fait éreintés, immédiatement. Et c'est pour ça d'ailleurs qu'ils grandissent ; c'est aussi parce qu'ils reçoivent plus qu'ils ne dépensent. Ils savent recevoir plus qu'ils ne dépensent, et ça ne correspond à aucune connaissance. Naturellement, c'est un mouvement spontané. C'est le mouvement — un mouvement joyeux dans ce qu'ils font — de dépense joyeuse. On peut faire beaucoup de choses avec ça.

J'ai connu des jeunes gens qui avaient toujours vécu en ville — dans une ville et dans ces petites chambres que l'on a dans ces grandes villes où tout le monde est entassé. Et alors ils étaient venus passer des vacances à la campagne, dans le midi de la France, et là le soleil est chaud, naturellement pas comme ici, mais tout de même il est très chaud (quand on compare le soleil des bords de la Méditerranée au soleil de Paris, par exemple, ça fait vraiment une différence), et alors quand ils se promenaient à la campagne, les premiers jours ils ont commencé à sentir vraiment un mal de tête terrible et à être tout à fait mal à l'aise à cause du soleil ; mais ils ont tout d'un coup pensé : « Mais si on fait amitié avec le soleil, il ne nous fera plus mal. » Et ils ont commencé à faire une sorte d'effort intérieur d'amitié et de confiance vis-à-vis du soleil, et quand ils étaient au soleil, au lieu de tâcher de se recroqueviller et de se dire : « Oh ! comme il fait chaud, et comme ça brûle ! », ils disaient : « Oh ! comme ce soleil est plein de force et de joie et d'amour », etc., ils s'ouvraient comme ça (*geste*) ; et non seulement ils n'ont plus souffert, mais ils se sont sentis si forts après, qu'ils allaient dire à tout le monde qui leur disait : « Il fait chaud », ils allaient leur dire : « Faites comme nous, vous verrez comme ça fait du bien. » Et ils pouvaient rester des heures en plein soleil, nu-tête et sans sentir aucun inconvénient. C'est le même principe.

C'est le même principe. Ils se sont unis à la force vitale universelle qui est dans le soleil, et ils ont reçu cette force qui leur a enlevé tout ce qui était désagréable.

Quand on est dans la campagne, quand on se promène sous les arbres et qu'on se sent si proche de la nature, des arbres, du ciel, de toutes ces feuilles, toutes ces branches, toutes ces herbes, quand on se sent en grande amitié avec ces choses et qu'on respire cet air, qui est si bon, parfumé de toutes ces plantes, alors on s'ouvre, et en s'ouvrant on communie avec les forces universelles, et c'est pour toutes les choses comme ça.

Est-ce qu'on peut faire la même chose quand il fait froid ?

Oui, je pense que oui. Je pense qu'on peut toujours faire la même chose dans tous les cas.

Le soleil est un très fort symbole dans l'organisation de la Nature. Alors ce n'est pas tout à fait la même chose ; il possède en lui-même une condensation extraordinaire d'énergie. Le froid me paraît une chose plus négative : c'est une absence de quelque chose. Mais dans tous les cas, si on sait prendre le rythme des mouvements de la Nature, alors on évite beaucoup d'inconvénients. Ce qui fait souffrir, ce qui dérange l'équilibre du corps, c'est une étroitesse, c'est toujours une étroitesse. C'est parce qu'on est enfermé dans des limites, et qu'alors il y a, comme Sri Aurobindo écrit là, une force qui presse trop fort pour ces limites — ça bouleverse tout.

4 mai 1955 - pp. 149-151

Comment faire bon usage des forces vitales universelles

Notre capacité de réception [des forces vitales universelles] a des limites. Nous ne pouvons pas en absorber au-delà d'une certaine quantité, et alors il faut une balance entre la dépense et la capacité de recevoir. Si on dépense tout d'un coup dans une sorte d'impulsion — par exemple, un mouvement impulsif —, si on dépense beaucoup plus qu'on n'a reçu, il faut un petit moment de concentration, de calme, de réceptivité pour absorber des forces universelles ; il faut se mettre dans une certaine condition pour les recevoir. Et alors elles durent pendant un certain temps ; et une fois qu'on les a dépensées, il faut recommencer à en recevoir. C'est dans ce sens-là qu'il y a des limites. Ce ne sont pas les forces qui sont limitées, c'est la réceptivité.

Chacun a une réceptivité différente. Il n'y a pas deux réceptivités semblables en qualité et en quantité, mais surtout en qualité. On entre en rapport avec des forces très pures, très intenses — déjà ce que l'on pourrait appeler des forces converties, c'est-à-dire des forces universelles vitales qui sont en rapport avec le Divin et qui non seulement reçoivent le Divin, mais aspirent à Le recevoir. Alors si vous absorbez ces forces-là, cela vous donne une grande puissance de progrès. C'est en cela que la qualité est beaucoup plus importante. Et pour la qualité des forces vitales universelles, cela dépend naturellement beaucoup de ce que l'on est, mais aussi beaucoup de ce que l'on fait.

Si on utilise ces forces pour une action purement égoïste et d'une nature basse, eh bien, on se met dans une presque totale impossibilité d'en recevoir de nouvelles d'une aussi belle qualité. Tout dépend de l'utilisation des forces qu'on reçoit. Si au contraire on les utilise pour faire un progrès, pour se perfectionner, cela vous donne... cela accroît énormément votre capacité de réception, et la fois suivante vous pouvez en avoir bien davantage. Tout dépend (en tout cas principalement) de l'usage qu'on en fait. Il y a des gens, par exemple, qui sont emportés de nature et qui ne sont pas arrivés à contrôler cet emportement. Eh bien, si avec une aspiration ou un procédé quelconque ils sont arrivés à recevoir des forces vitales supérieures, au lieu que cela calme leur irritation ou leur emportement parce qu'ils n'ont pas la maîtrise de soi, ça augmente leur colère ; c'est-à-dire que leur irritation, leur mouvement de violence est plein d'une plus grande force, d'une plus grande énergie et devient beaucoup plus violent. Alors on dit : « Ça ne nous fait pas faire de progrès d'être en rapport avec des forces universelles. » Mais ça, c'est parce qu'ils en font mauvais usage. Naturellement, à la longue, ce mauvais usage diminue la capacité de réception ; mais ça prend du temps, ce n'est pas immédiat. Ainsi il est très important de se mettre dans de bonnes conditions pour recevoir les forces supérieures, et non pas des forces inférieures, et secondement, quand on les a reçues, de les utiliser pour la meilleure chose possible, afin de se préparer à en recevoir qui sont d'une qualité supérieure. Mais si vous vous ouvrez, que vous recevez des forces, et qu'après, ayant la satisfaction d'avoir reçu, vous vous laissez aller à tous les mouvements ordinaires, eh bien, vous fermez la porte, et la force ne revient plus.

4 mai 1955 - pp. 152-154

Comment augmenter la réceptivité aux forces vitales universelles

En progressant.

Il faut d'abord savoir s'ouvrir et puis dans une grande tranquillité savoir assimiler les forces que l'on a reçues, ne pas les rejeter. Il faut savoir les assimiler.

Alors le progrès consiste en un équilibre normal, mais progressif, des périodes d'assimilation — réception, assimilation — et des périodes de dépense, et savoir balancer les deux, et alterner dans un rythme qui vous soit personnel. Il ne faut pas aller au-delà de la capacité, il ne faut pas rester en dessous, parce que les forces vitales universelles ne sont pas quelque chose que vous puissiez mettre dans un coffre-fort. Il faut que ça circule. Alors il faut savoir recevoir et en même temps dépenser, mais augmenter la capacité de réception, de façon à avoir de plus en plus de choses qui sont à épuiser, à dépenser. C'est d'ailleurs ce qui se passe (...) tout naturellement avec les enfants. Ils commencent, ils font un certain effort, ils reçoivent une certaine force spontanément, ils l'assimilent et puis après quelques jours, deux jours, dix jours, vingt jours ils peuvent dépenser davantage. Après un an, ils peuvent faire beaucoup plus, parce que tout naturellement ils alternent la réception et la dépense et ils progressent en proportion. Eux, le font inconsciemment. Mais quand on est plus grand ça devient plus difficile, on s'arrête de pousser, par exemple. Alors ça veut dire qu'il y a une certaine période d'expansion qui est arrêtée. Mais on peut la prolonger, alors, avec une discipline intérieure, une méthode que l'on trouve : ça doit être sa méthode à soi.

4 mai 1955 - pp. 154-155

FORMATION MENTALES

Comment utiliser les formations mentales et une conscience éveillée pour éviter accidents et maladies

Le mental (...) est le maître du physique. Et j'ai dit que le corps était un serviteur très docile et très obéissant. Seulement on ne sait pas se servir de son mental, au contraire. Non seulement on ne sait pas s'en servir, mais on s'en sert aussi mal que possible. Le mental a un pouvoir de formation considérable et une action directe sur le corps, et généralement on se sert de ce pouvoir pour se rendre malade. Parce que dès que la moindre chose ne va pas, le mental commence à former et à construire toutes les catastrophes possibles, à se demander si ce sera ceci, si ce sera cela, est-ce que ça va être comme ça, et comment ça se terminera. Eh bien, si, au lieu de laisser ce mental faire une œuvre tout à fait néfaste, on se servait de la même capacité pour faire des formations favorables — simplement, par exemple, pour donner confiance au corps, pour lui dire que c'est seulement un déséquilibre passager et que ce n'est rien, et que s'il entre dans un véritable état de réceptivité, le mal peut passer aussi facilement qu'il est venu, et que l'on peut se guérir en quelques secondes —, si l'on sait faire cela, on obtient des résultats merveilleux.

Il y a une minute de choix, même dans un accident. Par exemple, on glisse et on tombe. Juste entre le moment où l'on a glissé et le moment où l'on tombe, il y a une fraction de seconde. À ce moment-là, on a le choix : ça peut n'être rien, ça peut être grave. Seulement, naturellement, il faut avoir la conscience tout à fait éveillée et être en rapport avec son être psychique constamment : on n'a pas le temps de se mettre en rapport, il faut être en rapport. Entre le moment où l'on glisse et le moment où l'on est par terre, si la formation mentale et psychique est suffisante, ce n'est rien, il n'arrivera rien — il n'arrive rien. Tandis que si, à ce moment-là, le mental est selon son habitude un pessimiste et qu'il se dise : « Aïe ! j'ai glissé ! »... Ça dure une fraction de seconde (ce n'est pas une chose qui prend une minute : c'est une fraction de seconde), pendant une fraction de seconde on a le choix. Mais il faut être tellement éveillé, à chaque minute de sa vie ! Pendant une fraction de seconde on a le choix, il y a une fraction de seconde où l'on peut empêcher l'accident d'être grave, où l'on peut empêcher la maladie d'entrer en soi. On a toujours le choix. Mais c'est une fraction de seconde et il ne faut pas la manquer. Si on la manque, c'est fini. (...)

Après, il y a encore un autre moment... On est tombé, on s'est déjà fait mal ; mais il y a encore un moment où l'on peut faire que cela tourne du bon côté ou du mauvais côté, que ce soit quelque chose de très fugitif dont les mauvais effets disparaîtront vite, ou quelque chose qui deviendra aussi sérieux, aussi grave que ça peut être. Je ne sais pas si vous avez remarqué qu'il y a des personnes qui jamais ne manquent l'occasion d'un accident. Chaque fois qu'il y a la possibilité d'un accident, elles l'ont. Et jamais leur accident n'est ordinaire. Chaque fois que l'accident peut être sérieux, il est sérieux. Eh bien, d'habitude, dans la vie, on dit : « Oh ! c'est un guignard, c'est un malchanceux, vraiment il n'est pas veinard ! » Mais tout cela est de l'ignorance. Cela dépend absolument de son fonctionnement de conscience. Je pourrais vous donner des exemples (seulement il faudrait vous parler de personnes et je ne veux pas). Mais je pourrais vous donner des exemples frappants ! Et ça, ce sont des choses que l'on voit tout le temps, tout le temps ici ! Il y a des personnes qui auraient pu se tuer et qui en sortent indemnes ; il y en a d'autres pour qui ce n'était pas sérieux et cela devient sérieux.

Mais cela ne dépend pas de la pensée, du fonctionnement de la pensée ordinaire. Ils peuvent être apparemment avec des pensées aussi bonnes que les autres — ce n'est pas cela. C'est la seconde du choix. Des gens qui savent réagir juste de la bonne façon, à la bonne minute. Je pourrais vous donner des centaines d'exemples. C'est tout à fait intéressant.

Cela dépend absolument des caractères. Certains ont une conscience tellement éveillée, alerte, qu'ils ne sont pas endormis, ils sont éveillés au-dedans d'eux-mêmes : juste à la seconde où il faut, ils appellent l'aide. Ou ils invoquent la Force divine. Mais juste à la seconde où il faut. Alors le danger est écarté, il ne se passe rien. Ils auraient pu se tuer : ils sortent de là absolument indemnes. D'autres, au contraire, dès qu'il leur arrive la moindre petite égratignure, il y a quelque chose qui se disloque dans leur être : une sorte de frayeur, ou de pessimisme, ou de défaitisme dans leur conscience, qui se produit automatiquement — ce n'était rien, ils se sont tordu le pied et la minute d'après, ils se le cassent. Il n'y a aucune raison. Ils auraient très bien pu ne pas se casser le pied.

Il y en a d'autres qui grimpent à un premier étage sur une échelle qui croule sous eux. Ils auraient pu s'aplatir par terre — ils sortent de là sans avoir le moindre mal. Comment ont-ils fait ? Apparemment, cela paraît admirable, et pourtant ça leur arrive comme cela. Ils se retrouvent par terre tout à fait en bon état, il ne leur est rien arrivé. Je pourrais vous donner des noms, je vous raconte des faits exacts.

Alors, de quoi cela dépend ? Cela dépend si l'on est suffisamment éveillé pour que, à la seconde du choix... Et note que ce n'est pas du tout mental, ce n'est pas cela : c'est une attitude de l'être, c'est la conscience qui réagit de la bonne manière. Ça va très loin, très loin, c'est formidable le pouvoir de cette attitude. Mais comme c'est une fraction de seconde, cela implique une conscience tout à fait éveillée, qui ne s'endort jamais, qui n'entre jamais dans l'inconscient. Parce que l'on ne sait pas quand ça va arriver, n'est-ce pas, par conséquent on n'a pas le temps de se réveiller. Il faut être éveillé.

J'ai connu quelqu'un qui, justement, aurait dû mourir, et qui n'est pas mort à cause de cela — parce que sa conscience a réagi très vite. Il s'était empoisonné par erreur : au lieu de prendre une dose de médecine, il en avait pris douze, et c'était un poison ; il aurait dû mourir, le cœur devait s'arrêter (il y a des années de cela) et il est encore tout à fait vivant. Il a réagi convenablement.

Si l'on racontait ces choses, on dirait que ce sont des miracles. Ce ne sont pas des miracles : c'est une conscience éveillée.

23 décembre 1953 - pp. 441-444

Comment créer des formations heureuses, lumineuses

On est entouré de ce à quoi l'on pense. Vous comprenez bien ce que cela veut dire ? (*Se tournant vers un enfant*) Chaque fois que tu penses à quelque chose, c'est comme si tu avais un aimant dans la main, et que tu attires cette chose vers toi — tu comprends ? Alors, il y a des gens qui ont la très, très mauvaise habitude de toujours penser aux catastrophes possibles, et qui ont une sorte d'appréhension constante du malheur qui va arriver tout à l'heure. J'en connais comme cela, il y en a ici. Et alors, ces gens-là, c'est comme s'ils avaient un aimant dans la main pour attirer les malheurs, non seulement sur eux mais sur les autres. Cela leur fait une grosse responsabilité. Et si l'on ne peut pas s'empêcher tout le temps de penser à quelque chose (certains ont une tête qui marche et ils n'ont pas trouvé le moyen de l'empêcher de marcher), eh bien, pourquoi ne la ferait-on pas marcher du bon côté au lieu de la faire marcher de l'autre ! Une fois que votre tête se met à marcher, laissez-là marcher sur toutes les bonnes choses qui peuvent arriver. Si c'est obligé de tourner et tourner, eh bien, tournez donc du bon côté ! C'est-à-dire que si quelqu'un est malade, au lieu de dire : « Qu'est-ce qui va arriver, peut-être que cela va être très grave, et si c'est telle maladie, et un malheur est si vite arrivé », au lieu de cela, si l'on pense : « Oh ! ce n'est rien, les maladies sont des illusions extérieures traduisant quelques vibrations plus profondes que l'on ne voit pas, c'est pour cela qu'on n'en parle pas, mais c'est là. Et ces vibrations profondes peuvent venir et remettre en ordre ce qui a été mis en désordre. Et ce déséquilibre, cette maladie ou cette chose mauvaise qui est arrivée, eh bien, elle sera absorbée par la Grâce et ça disparaîtra, il n'en restera aucune trace, que celle de choses agréables et plaisantes. » On peut continuer à penser comme cela sans interruption... Les gens ont toujours besoin que ça marche, marche, marche, mais faites-là donc marcher du bon côté, vous verrez que cela aura un effet. Par exemple, marcher comme cela : qu'on apprendra de mieux en mieux, qu'on saura de mieux en mieux, qu'on se portera de mieux en mieux et que toutes les difficultés s'en iront, et que les gens qui sont méchants seront gentils, et que les gens qui sont malades seront guéris, et que les maisons qui doivent être bâties seront bâties, et que les choses qui doivent disparaître disparaîtront, mais pour laisser place à des choses meilleures, et que le monde va aller en progression constante, et qu'au bout de cette progression il y aura une harmonie totale, et ainsi de suite, et continuez... Vous pouvez aller sans fin. Mais alors, vous aurez autour de vous, et autour de votre tête, toutes sortes de jolies choses. Ceux qui perçoivent l'atmosphère voient des espèces de taches d'encre, comme des pieuvres qui sont là, comme cela, comme avec leurs tentacules, pour essayer de déranger votre mental — au lieu de cela, on verra des formations heureuses, ou de lumière, ou bien des rayons de soleil, ou bien de belles images, tout cela. On verra de belles choses — il y a des peintres qui font comme cela et ils attrapent toujours les pensées.

9 décembre 1953 - pp. 424-425

Comment utiliser notre pouvoir de formation pour aider à distance

Ce pouvoir formateur a un grand avantage si l'on sait s'en servir. Vous pouvez faire de bonnes formations, et si vous les faites bien, elles agiront de la même façon que les autres. Vous pouvez faire beaucoup de bien aux gens tout en restant assis dans votre chambre — peut-être plus de bien qu'en vous donnant beaucoup de mal extérieurement. Si vous savez penser correctement, avec force, intelligence, bonté, si vous aimez quelqu'un et que vous lui vouliez du bien très sincèrement, très profondément, de tout votre cœur, cela lui fait beaucoup de bien, beaucoup plus que vous ne le pensez certainement. Je l'ai dit souvent ; par exemple, à ceux qui sont ici, qui apprennent qu'un membre de leur famille est très malade et qui ont cette impulsion enfantine de vouloir se précipiter tout de suite là-bas pour soigner le malade. Je vous le dis, à moins que ce ne soit un cas exceptionnel et qu'il n'y ait personne pour s'occuper du malade (et encore, même dans ce cas-là), si, ici, vous savez garder la bonne attitude et que vous vous concentriez avec affection et bonne volonté sur la personne qui est malade, si vous savez prier pour elle et faire des formations qui sont bienfaisantes, vous lui ferez beaucoup plus de bien que si vous allez lui donner des soins, la nourrir, l'aider à se laver, enfin ce que tout le monde peut faire. N'importe qui peut soigner quelqu'un. Mais n'importe qui ne peut pas faire de bonnes formations et envoyer des forces qui agissent pour guérir.

1er juillet 1953 - p. 145

Comment agir face à l'apparition de formations désagréables

D'abord ne jamais avoir de mauvaises pensées, pour commencer ; et puis secundo, ne jamais avoir peur, même si on voit des choses extrêmement laides — non seulement pas de peur, mais pas de dégoût et pas de répulsion, simplement une tranquillité parfaite —, et tâcher d'être aussi pur et calme que possible. Alors quoi que ce soit, que ce soit votre formation ou que cela vienne des autres, que ce soit une attaque ou que ce soit un mauvais endroit — n'importe ce que c'est —, alors tout se passera bien. Mais surtout ça : tranquille, calme, naturellement à l'abri de toutes sortes de peurs possibles, et sans dégoût, sans recul, rien, comme ça, une parfaite indifférence, avec un calme complet. Alors il ne peut rien arriver de mauvais, absolument rien. Même si c'est vraiment un ennemi qui vient pour vous attaquer, il devient impuissant.

Dans tous les cas sans exception, quoi que ce soit qui arrive, calme et tranquillité et paix sereine et une foi absolue dans la Grâce divine — si vous avez tout cela, rien ne peut vous arriver.

9 mars 1955 - pp. 88-89

GRÂCE

Comment obtenir l'intervention de la Grâce

Est-ce que l'intervention de la Grâce se fait par un appel ?

Je pense que oui. En tout cas, pas exclusivement ni uniquement. Mais certainement, oui, si l'on a la foi en la Grâce et qu'on ait une aspiration et que l'on fasse comme un petit enfant qui court vers sa mère et qui dit : « Maman, donne-moi ça », qu'on appelle avec cette simplicité-là, qu'on se tourne vers la Grâce et que l'on dise : « Donne-moi ça », je crois qu'elle écoute. Excepté si on lui demande une chose qui n'est pas bonne pour nous, alors elle n'écoute pas. Si on lui demande une chose qui fait du mal ou qui n'est pas favorable, elle n'écoute pas. (…)

Au fond, il est bien possible que ce qui manque le plus, ce soit la foi. Il y a toujours un petit coin de pensée qui doute et qui discute. Alors ça gâte tout. Ce n'est justement que quand on est dans une situation absolument critique, quand la pensée s'est rendu compte qu'elle ne peut est là, absolument stupide et incapable, alors, à ce moment-là, si l'on aspire à une aide supérieure, l'aspiration a justement cette espèce d'intensité qui vient du désespoir, et ça a de l'effet. Mais si votre pensée continue à discuter, si elle dit : « Oui, oui, j'ai aspiré, j'ai prié, mais Dieu sait si c'est le moment, et si ça va arriver, et si c'est possible », eh bien, c'est fini, ça ne marche pas. C'est l'une des choses les plus courantes. On dit aux gens : «

Si vous voulez avancer dans le yoga, il ne faut pas avoir de désirs. » On va même un peu plus loin, on dit : « Il ne faut pas avoir de besoins. » On va encore un peu plus loin, on dit : « Ne demandez jamais rien au Divin. » Eh bien, je ne sais pas, plus de quatre-vingt-dix-neuf fois sur cent, la réaction des gens est : « Ah ! et si je ne demande pas, alors je n'aurai pas ce dont j'ai besoin. » Ils ne voient pas qu'ils coupent à la racine même tout le mouvement ! Ils n'ont pas la foi.

18 novembre 1953 - pp. 403-404

Comment s'ouvrir à la Grâce

D'abord, il faut en sentir le besoin.

Cela, c'est le point le plus important. C'est d'avoir une certaine humilité intérieure qui vous rend conscient de votre infirmité sans la Grâce... que vraiment, sans elle, eh bien, vous n'êtes pas complet et vous êtes impuissant. D'abord, c'est la première chose.

C'est une expérience que l'on peut très bien avoir. Quand, n'est-ce pas, même des gens qui ne savent rien se trouvent dans des circonstances tout à fait difficiles, ou devant un problème à résoudre, ou justement une impulsion à surmonter, ou quelque chose qui les a dérangés... et puis, ils s'aperçoivent qu'ils sont perdus, ils ne savent pas quoi faire — ni avec leur tête, ni avec leur volonté, ni avec leurs sensations —, ils ne savent pas quoi faire, alors ça, il y a au-dedans quelque chose comme une sorte d'appel qui se produit, un appel à quelque chose qui peut ce que l'on ne peut pas. On aspire à quelque chose qui est capable de faire ce que l'on ne peut pas faire.

Cela, c'est la première condition. Et alors, si l'on se rend compte que c'est seulement la Grâce qui peut faire cela, que cette situation dans laquelle vous vous trouvez, seule la Grâce peut vous tirer de là, vous donner la solution et la force d'en sortir, alors, tout naturellement s'éveille en vous une aspiration intense, une conscience qui se traduit par une ouverture. Si vous appelez, si vous aspirez, et que vous espérez avoir une réponse, vous vous ouvrirez tout naturellement à la Grâce.

Et après, il faut faire bien attention à ceci : la Grâce vous répondra, la Grâce vous tirera d'embarras, la Grâce vous donnera la solution de votre problème ou vous sortira de votre difficulté, mais une fois que vous êtes tiré d'embarras et que vous êtes sorti de votre difficulté, n'oubliez pas que c'est la Grâce qui vous a tiré de là, et ne croyez pas que c'est vous-même. Parce que ça, c'est le point important. La majorité des gens, dès que la difficulté est passée, ils disent : « Après tout, je me suis bien tiré d'embarras. » Voilà. Et alors, vous fermez la porte — cadenassée, n'est-ce pas —, et vous ne pouvez plus rien recevoir. Il vous faut encore une angoisse aiguë, une difficulté terrible pour que cette espèce de stupidité intérieure fléchisse, et que vous vous rendiez compte une fois de plus que vous ne pouvez rien. Parce que c'est seulement quand vous vous rendez compte que vous êtes impuissant que vous commencez à être un petit peu ouvert et plastique. Mais tant que vous croyez que ce que vous faites, cela dépend de votre propre habileté et de votre propre capacité, vraiment, non seulement vous fermez une porte, mais, n'est-ce pas, vous fermez un tas de portes l'une sur l'autre, et cadenassées. Vous vous enfermez dans une forteresse, et rien ne peut entrer là. Ça, c'est le grand inconvénient. On oublie très vite. Tout naturellement, on se satisfait de sa propre capacité. (…)

Combien il faut de coups dans la vie pour savoir, jusqu'au fond, qu'on n'est rien, qu'on ne peut rien, qu'on n'existe pas, qu'on n'est rien, qu'il n'y a pas d'entité sans la Conscience divine et la Grâce. Du moment où on le sait, c'est fini, toutes les difficultés sont parties — mais quand on le sait intégralement, et qu'il n'y a rien qui résiste. Mais jusqu'à ce moment-là… Et cela prend très longtemps. (…)

Naturellement, cela dépend de la force intérieure, de la sincérité intérieure, et de cette capacité de progrès, de profiter de l'expérience, et comme je disais tout à l'heure, de ne pas oublier. Si on a le bonheur de ne pas oublier, alors on va beaucoup plus vite. On peut aller très vite. Et si l'on a en même temps cette force morale intérieure, qui fait que quand le fer rouge est là, au lieu d'essayer de jeter de l'eau dessus pour l'éteindre, on va jusqu'au fond de l'abcès, alors là, cela va très vite aussi. Mais il n'y a pas beaucoup de gens qui soient assez forts pour cela. Au contraire, ils font bien vite comme ça, comme ça, comme ça (gestes), pour cacher, pour se cacher à eux-mêmes.

15 septembre 1954 - pp. 357-360

Comment invoquer la Grâce

Si simplement on invoque la Grâce, ou le Divin, et que l'on s'en remet à Lui, on ne s'attend pas à un résultat particulier. Pour s'attendre à un résultat particulier, il faut formuler sa prière, il faut demander quelque chose. Si tu as seulement une grande aspiration vers la Grâce divine, et que tu L'évoques, que tu L'implores, sans rien Lui demander de précis, c'est la Grâce qui choisira ce qu'Elle fera pour toi, ce n'est pas toi. (…)

Si l'on veut une chose précise, il vaut mieux la formuler.

Si on a une raison spéciale d'invoquer la Grâce, il vaut mieux le formuler d'une façon exacte et claire.

Naturellement, si l'on est dans un état de complète soumission et que l'on se donne tout entier, que simplement on s'offre à la Grâce et qu'on La laisse faire ce qu'Elle veut, c'est très bien. Mais après cela, il ne faut pas discuter ce qu'Elle fait ! Il ne faut pas Lui dire : « Oh ! j'avais fait cela avec l'idée d'avoir ceci », parce que, si l'on a vraiment l'idée d'obtenir quelque chose, il vaut mieux le formuler en toute sincérité, simplement, tel qu'on le voit. Après, c'est à la Grâce de choisir si Elle le fait ou si Elle ne le fait pas ; mais en tout cas, on aura formulé clairement ce que l'on désirait. Et il n'y a pas de mal à cela.

Où cela devient mauvais, c'est quand la demande ne vous est pas accordée et que l'on se révolte. Alors naturellement, cela devient mauvais. C'est à ce moment-là qu'il faut comprendre que le désir que l'on a, ou l'aspiration, peut ne pas être très éclairé et que l'on a peut-être demandé quelque chose qui n'était pas exactement ce qui était bon pour soi-même. Alors à ce moment-là, il faut être sage et dire simplement : « Eh bien, que Ta Volonté soit faite. » Mais tant que l'on a une perception intérieure et une préférence intérieure, il n'y a aucun mal à la formuler. C'est un mouvement très naturel.

Par exemple, si l'on a fait une bêtise, ou que l'on ait commis une faute et que vraiment, sincèrement, on désire ne plus recommencer, eh bien, je ne vois aucun mal à le demander. Et en fait, si on le demande avec sincérité, une vraie sincérité intérieure, il y a beaucoup de chances pour que ce soit accordé.

Il ne faut pas croire que le Divin aime à vous contredire. Il n'y tient pas du tout ! Il peut percevoir mieux que vous quel est votre propre bien ; mais c'est seulement quand c'est tout à fait indispensable qu'Il contredit votre aspiration. Autrement, Il est toujours prêt à donner ce qu'on demande.

8 août 1956 - pp. 285-286

Comment être en union avec la Grâce et servir ainsi au mieux l'Œuvre divine

Quand vous êtes dans un ensemble de circonstances et que certains événements se produisent, souvent ces événements contredisent votre désir ou ce qui vous semble être le meilleur, et il vous arrive souvent de le regretter et de vous dire : « Ah ! comme ç'aurait été bien autrement, comme ceci ou comme cela », pour des petites choses, pour de grandes choses... Puis les années passent, les événements se déroulent ; vous progressez, vous devenez plus conscient, vous comprenez mieux, et quand vous regardez en arrière, vous vous apercevez — d'abord avec étonnement, puis plus tard avec un sourire — que ces fameuses circonstances qui vous paraissaient tout à fait néfastes ou défavorables étaient justement la meilleure chose qui pouvait vous arriver pour vous faire faire le progrès que vous deviez faire. Et si vous êtes tant soit peu sage, vous vous dites : « Vraiment, la Grâce divine est infinie. »

Alors, quand ce phénomène vous sera arrivé un certain nombre de fois, vous commencerez à comprendre que, malgré l'aveuglement des hommes et les apparences trompeuses, c'est la Grâce qui est à l'œuvre partout, et qui fait qu'à chaque minute c'est le mieux possible qui se produit, dans l'état où se trouve le monde à cette minute-là. C'est parce que notre vision est limitée, ou même que nous sommes aveuglés par nos propres préférences, que nous ne pouvons pas discerner que les choses sont ainsi.

Mais quand on commence à le voir, alors on entre dans un de ces émerveillements que rien ne peut décrire. Parce que, derrière les apparences, on perçoit cette Grâce — infinie, merveilleuse, toute-puissante — qui sait tout, organise tout, arrange tout, et nous mène, que nous le voulions ou ne le voulions pas, que nous le sachions ou ne le sachions pas, vers le but suprême, c'est-à-dire l'union avec le Divin, la prise de conscience de la Divinité et l'union avec Elle.

Alors on vit, dans l'Action et la Présence de la Grâce, une vie pleine de joie, d'émerveillement, du sens d'une puissance merveilleuse, et en même temps d'une confiance si paisible, si totale, que rien ne peut plus l'ébranler.

Et quand on est dans cet état de parfaite réceptivité et de parfaite adhésion, on diminue d'autant la résistance du monde à l'Action divine ; par conséquent, c'est la collaboration la meilleure que l'on puisse apporter à l'Action du Divin. On comprend ce qu'Il veut, et avec toute sa conscience, on adhère à Sa Volonté.

8 août 1956 - pp. 287-288

GUÉRISON

Comment obtenir une guérison
La méthode par laquelle vous aurez le plus de succès dépend de la conscience que vous avez développée en vous et du caractère des forces que vous êtes capable de faire entrer en jeu.

Vous pouvez vivre dans la conscience de la guérison radicale et, par la force de votre formation intérieure, amener lentement le changement extérieur. Ou bien, si vous connaissez et voyez la force qui est capable d'effectuer les choses requises et que vous sachiez la manier, vous pouvez l'appeler et la concentrer aux endroits où son action est nécessaire, et elle-même amènera le changement. Ou encore, vous pouvez présenter votre difficulté au Divin et lui demander de vous guérir, en plaçant toute votre confiance dans le pouvoir divin.

Mais quoi que vous fassiez, quel que soit le procédé que vous adoptiez, et même si vous avez acquis une grande habileté et un pouvoir réel, vous devez laisser le résultat entre les mains du Divin. (...)
L'intensité même de votre foi peut vouloir dire que le Divin a déjà décidé que la chose en question sera faite. Une foi inébranlable est le signe de la présence de la volonté divine, une preuve de ce qui sera.
23 juin 1929 - pp. 109-110

✸

« La méthode par laquelle vous aurez le plus de succès, dépend de la conscience que vous avez développée en vous et du caractère des forces que vous êtes capable de faire entrer en jeu.

Vous pouvez vivre dans la conscience de la guérison radicale et, par la force de votre formation intérieure, amener lentement le changement extérieur. Ou bien, si vous connaissez et voyez la force qui est capable d'effectuer les choses requises et que vous sachiez la manier, vous pouvez l'appeler et la concentrer aux endroits où son action est nécessaire, et elle-même amènera le changement. Ou encore, vous pouvez présenter votre difficulté au Divin et lui demander de vous guérir, en plaçant toute votre confiance dans le pouvoir divin. »

(Entretien du 23 juin 1929)

Cela ne veut pas dire qu'il existe une conscience spécifique de la guérison radicale. Cela veut dire : « Vivre dans un état de conscience qui est conforme à la guérison radicale. » Comment expliquer ?... Vous avez en vous un tableau, ou une image ou une formation qui réalise en elle-même tous les rapports et tous les éléments nécessaires pour que la guérison puisse exister et qu'elle soit totale. Cela s'appelle « avoir la conscience de la guérison radicale ». Cela ne veut pas dire qu'il y ait un état de conscience qui soit en lui-même une guérison radicale, et que si vous obtenez cette conscience, eh bien, vous obtenez la guérison. Ce n'est pas comme cela.

7 octobre 1953 - p. 319

Comment faire pour effacer dans le corps le souvenir d'une maladie et obtenir la guérison

Quand on a eu ou une expérience, ou, comme ça, un phénomène quelconque, ou une maladie (et surtout dans les cas de la maladie, ou même un accident), le corps se souvient pendant très longtemps. Si vous voulez tout à fait guérir, il faut guérir ce souvenir dans le corps, c'est absolument indispensable. Et en le sachant ou en ne le sachant pas, vous travaillez pour guérir le souvenir dans le corps. Quand le souvenir est effacé, le corps est vraiment guéri.

Mais malheureusement, au lieu de détruire le souvenir, on le repousse. La plupart du temps, on le repousse dans le subconscient, et quelquefois dans l'inconscient, plus profondément encore. Mais alors, s'il est repoussé, s'il n'est pas complètement effacé, comme ça, tout doucement, tout doucement, sans avoir l'air de rien, cela revient à la surface ; et une chose pour laquelle on a pu être guéri pendant des années, si par hasard elle passe par votre cerveau, simplement comme ça, comme une petite flèche, pas plus longtemps que ça, comme une flèche qui passe : « Tiens, à cette époque-là j'ai eu ça... », vous pouvez être sûr que plus ou moins longtemps après — quelques secondes, quelques minutes, quelques heures, quelques jours —, cela reviendra. Vous pouvez... Cela peut revenir sous une forme très atténuée, cela peut venir sous une forme identique, cela peut venir même plus fort. Ça, ça dépend de vos dispositions intérieures. Si vous êtes dans des dispositions pessimistes, cela reviendra plus fort. Si vous êtes dans des dispositions optimistes, cela sera beaucoup plus faible. Mais cela reviendra, et il faudra que vous recommenciez toute la bataille contre le souvenir de votre corps afin — si cette fois vous êtes plus attentif — de le détruire. Si vous pouvez le détruire, alors vous êtes guéri. Mais si vous ne le détruisez pas, cela reviendra. Cela prendra plus ou moins longtemps, ce sera plus ou moins total, mais cela reviendra. Cela peut revenir l'espace d'un éclair. Si vous êtes très éveillé, et, quand cela revient, que vous ayez assez de connaissance et assez, justement, de perspicacité pour vous dire : « Tiens ! Voilà ce maudit souvenir qui vient encore faire ses blagues... », alors on peut lui donner, lui asséner un coup violent et, n'est-ce pas, détruire sa réalité. Si vous savez faire cela, alors c'est une occasion de vous débarrasser de la chose tout à fait. Mais ce n'est pas très facile à faire. (...)

C'est la même chose que... le même système que de savoir détruire une formation, n'est-ce pas.

C'est une certaine puissance dissolvante qui peut défaire les formations. Cela dépend de la nature de la formation. Si c'est comme ça, une formation de nature adverse, alors, c'est la force d'une lumière constructrice parfaitement pure. Si vous avez cela à votre disposition, alors il n'y a qu'à bombarder la chose avec ça, et vous pouvez la dissoudre. Mais c'est une opération qui doit se faire avec des forces intérieures ; cela ne peut pas se faire physiquement.

C'est pour cela que tous les remèdes physiques, ce sont simplement des palliatifs ; ce ne sont pas des guérisons, parce que cela ne suffit pas pour toucher le centre vivant de la chose.

C'est le même phénomène avec les difficultés morales. Si l'on pouvait arriver à détruire leur souvenir, à détruire en soi le souvenir de l'état dans lequel on se trouve quand on est dans la difficulté, si l'on est sincère, ce serait la fin des difficultés pour toujours.

13 octobre 1954 - pp. 407-409

Comment préparer la conscience physique pour qu'elle reçoive la Force de guérison

Chacun doit trouver son propre mouvement ; parce que ce qui est le plus efficace pour chacun, c'est la méthode à laquelle il s'est préparé plus ou moins et qui lui est la plus familière. Alors il est très difficile de faire une règle générale.

Mais il y a une préparation qui peut être d'un ordre général. C'est, méthodiquement, d'habituer son corps à comprendre qu'il n'est que l'expression extérieure d'une réalité plus vraie et plus profonde, et que c'est cette réalité plus vraie et plus profonde qui régit sa destinée — quoi qu'il ne s'en aperçoive pas généralement.

On peut préparer le corps par des séries d'observations, d'études, de compréhensions[*], en lui montrant des exemples, en lui faisant comprendre les choses comme on les fait comprendre à un enfant, soit en observant les mouvements en soi-même (mais généralement, là, on est un peu plus aveugle !), soit en les observant chez d'autres. Et d'une façon plus générale, cette préparation sera basée sur les études reconnues, les faits qui sont patents. Comme celui-ci, par exemple, qu'un certain nombre d'individus, placés exactement dans des circonstances analogues, éprouvent chacun des conséquences très différentes. On peut même aller plus loin : dans un ensemble de circonstances données, définies, il y a un certain nombre d'individus donnés, définis, qui se trouvent dans des conditions apparemment tout à fait identiques, et pour les uns, les effets sont catastrophiques, tandis que les autres s'en tirent sans aucun dommage.

Pendant la guerre, on a eu un très grand nombre d'exemples de ce genre à étudier. Dans les épidémies, c'est la même chose ; dans les cataclysmes de la Nature, comme les raz de marée ou les tremblements de terre ou les cyclones, c'est la même chose.

Le corps comprend ces choses si on lui montre et qu'on lui explique comme on explique à un enfant : « Tu vois, il y avait quelque chose *d'autre* qui agissait là, pas seulement le fait matériel, brutal, tout seul. » Et à moins qu'il n'y mette de la mauvaise volonté, il comprend.

Ça, c'est une préparation.

Petit à petit, si vous utilisez cette compréhension, il faut, avec un travail méthodique d'infusion de la conscience dans les cellules du corps, infuser en même temps la vérité de la Présence divine. C'est un travail qui prend du temps, mais qui, s'il se fait méthodiquement et constamment, produit un effet.

Alors, vous avez préparé le terrain.

Arrive une douleur quelconque provenant d'une maladie quelconque, sur un point précis. À ce moment-là cela dépendra, comme je l'ai dit au commencement, de l'approche qui vous est la plus familière. Mais nous pouvons donner un exemple. Vous avez mal, très mal ; cela fait très mal, n'est-ce pas, vous souffrez beaucoup.

---

[*] « *Comprendre, pour le corps, c'est la capacité d'exécuter obtenue par la contagion de l'exemple. Car pour le corps, "comprendre", c'est pouvoir faire.* » (Note de la Mère)

Premier point : ne pas insister sur la douleur en vous disant à vous-même : « Oh ! comme j'ai mal ! Oh ! ce mal est insupportable ! Oh ! cela devient de pire en pire, je ne pourrai jamais supporter cela », etc., tout ce genre de choses. À mesure que vous pensez comme cela et que vous sentez comme cela et que votre attention est concentrée là-dessus, le mal croît merveilleusement.

Alors, premier point : vous contrôler suffisamment pour ne pas faire cela.

Second point. Comme je l'ai dit, cela dépend de vos habitudes. Si vous savez vous concentrer, être tranquille, et que vous soyez capable d'amener en vous une certaine paix, d'une nature quelconque (cela peut être une paix mentale, cela peut être une paix vitale, cela peut être une paix psychique ; elles ont des valeurs et des qualités différentes, c'est une question individuelle), vous tâchez de réaliser en vous un état de paix, ou vous essayez d'entrer en rapport conscient avec une force de paix... Admettez que vous ayez plus ou moins partiellement réussi. Alors, si vous pouvez attirer la paix en vous et la faire descendre dans votre plexus solaire (parce que nous ne parlons pas des états intérieurs, nous parlons de votre corps physique) et, de là, la diriger d'une façon très tranquille, très lente je pourrais dire, mais très obstinée, vers l'endroit où se trouve la douleur plus ou moins aiguë, et la fixer là, c'est très bien.

Ce n'est pas toujours suffisant.

Mais si, en amplifiant ce mouvement, vous pouvez ajouter une sorte de formation mentale un peu vivante (pas seulement froide, mais un peu vivante) que la seule réalité est la Réalité divine, et toutes les cellules de ce corps sont l'expression plus ou moins déformée de cette Réalité divine — il n'y a qu'une Réalité, le Divin, et notre corps est l'expression plus ou moins déformée de cette *unique* Réalité —, si par mon aspiration, par ma concentration, je peux amener dans les cellules du corps la conscience de cette unique Réalité, tout désordre doit nécessairement cesser.

Si à cela vous pouvez ajouter un mouvement d'abandon confiant en la Grâce, alors je ne vous donne pas cinq minutes pour que votre douleur disparaisse. Si vous savez le faire.

Vous pouvez essayer et puis ne pas réussir. Mais il faut savoir essayer encore et encore et encore, jusqu'à ce que l'on réussisse. Mais si l'on fait ces trois choses-là en même temps, eh bien, il n'y a pas de douleur qui puisse résister.

4 juillet 1956 - pp. 237-240

GUIDANCE

Comment être guidé grâce à l'intensité de l'aspiration

Si vous avez une difficulté ou si vous voulez être aidé —, vous vous concentrez et puis vous mettez une marque dans un livre, et vous tombez sur la chose qui est la réponse à votre demande. Ça, c'est le moyen le plus matériel ; mais si le mental est dans de bonnes dispositions, eh bien, tout naturellement, quand il lira les titres, il dira : « Oh, c'est ça que je veux lire », sans même savoir ce qu'il y a dedans, parce qu'il sentira que c'est ça qu'il faut lire pour répondre à sa question ou à son besoin.

Il y a des gens qui ont ce pouvoir-là même sans essayer de faire des progrès, et il viendra toujours quelqu'un pour leur dire, sans même savoir pourquoi, en leur donnant un livre : « Lisez donc ce livre, ça vous intéressera » ; ou bien ils entreront dans une maison et ils verront sur la table un livre — c'est justement celui-là qu'ils voudront lire. Ça dépend beaucoup de l'intensité de l'aspiration intérieure. Si on est dans un état d'aspiration consciente et tout à fait sincère, eh bien, tout s'arrangera autour de vous pour vous aider dans votre aspiration, soit directement, soit indirectement, c'est-à-dire, soit pour vous faire faire un progrès, vous mettre en rapport avec quelque chose de nouveau, soit pour éliminer de votre nature quelque chose qui doit disparaître. C'est une chose tout à fait remarquable. Si on est vraiment dans un état d'intensité d'aspiration, il n'y a pas de circonstance qui ne vienne vous aider à réaliser cette aspiration. Tout vient, tout ; comme si c'était une conscience parfaite et absolue qui organisait autour de vous toutes choses, et vous-même, dans votre ignorance extérieure, vous pouvez ne pas le reconnaître, et protester d'abord contre les circonstances telles qu'elles se présentent, vous plaindre, essayer de les changer ; mais après quelque temps, quand vous serez devenu plus sage, et qu'il y aura un recul entre vous et l'événement, eh bien, vous vous rendrez compte que c'était justement ce qu'il vous fallait faire pour que vous fassiez le progrès nécessaire. Et n'est-ce pas, c'est une volonté, une bonne volonté suprême qui arrange autour de vous toutes choses, et même quand vous vous plaignez et que, au contraire, vous protestez, c'est justement à ces moments-là qu'elle agit de la façon la plus active.

J'ai écrit une petite phrase qui paraîtra dans le *Bulletin* (...). Elle est à peu près comme ceci (...) : Si tu dis au Divin avec conviction : « Je ne veux que Toi », le Divin arrangera toutes les circonstances de manière à t'obliger à être sincère. Quelque chose dans l'être : « Je ne veux que Toi »... l'aspiration... et puis, on veut une centaine de choses différentes tout le temps, n'est-ce pas. Quelquefois une chose vient, justement — généralement pour tout troubler —, qui se tient sur le chemin et vous empêche de réaliser votre aspiration. Eh bien, le Divin viendra sans se montrer, sans que vous le voyiez, sans que vous vous en doutiez, et il arrangera toutes les circonstances de telle façon que toutes les choses qui vous empêchent d'être uniquement au Divin seront enlevées de votre route, inévitablement. Alors, quand elles sont enlevées, vous commencez à hurler et à vous plaindre ; puis après, si vous êtes sincère et que vous vous regardez bien droit dans les yeux... Vous avez dit au Seigneur, vous avez dit : « Je ne veux que Toi. » Il restera auprès de toi ; tout le reste s'en ira. Ça, c'est une grâce supérieure. Seulement il faut le dire avec conviction. Je ne veux pas même dire qu'il faut le dire intégralement, parce que si on le dit intégralement, le travail est fait. Il faut qu'une partie de l'être, n'est-ce pas, vraiment la volonté centrale, le dise avec conviction : « Je ne veux que Toi. » Même une fois, cela suffit ; tout ça, ça prend plus ou moins de temps, quelquefois cela s'étend sur des années, mais on arrive au but.

6 juin 1954 - pp. 196-198

Comment recevoir des réponses en ouvrant un livre au hasard

Tout le monde peut le faire. Cela consiste en ceci : vous vous concentrez. Alors cela dépend de ce que vous voulez. Si vous avez un problème intérieur et que vous voulez la solution, vous vous concentrez sur ce problème ; si vous voulez savoir votre condition, que vous ne connaissez pas, et que vous voulez avoir une lumière sur l'état dans lequel vous vous trouvez, vous vous présentez comme cela, avec simplicité, et vous demandez la lumière. Ou bien, tout simplement, si vous avez la curiosité de savoir ce que la connaissance invisible a à vous dire, vous restez un moment tranquille et silencieux et vous ouvrez. Je disais toujours de prendre un coupe-papier, parce que c'est plus fin ; pendant que vous êtes concentré, vous le piquez dedans, et avec la pointe vous indiquez quelque chose. Alors si vous savez vous concentrer, c'est-à-dire si vraiment vous le faites avec une aspiration, pour avoir une réponse, cela répond toujours.

Parce que dans des livres comme cela (*Mère désigne La Synthèse des Yogas*), des livres de révélation, il y a toujours une accumulation de forces — au moins de forces mentales supérieures, et le plus souvent de forces spirituelles de la connaissance la plus haute. Chaque livre, à cause des mots qui y sont contenus, est comme un petit accumulateur de ces forces. Les gens ne le savent pas, parce qu'ils ne savent pas s'en servir, mais c'est comme cela. De même, dans chaque image (une photographie), il y a une accumulation, une petite accumulation représentative de la force de celui dont c'est l'image, de sa nature et, s'il a des pouvoirs, de ses pouvoirs. Mais alors, vous, quand vous êtes sincère et que vous avez une aspiration, vous émanez une certaine vibration, la vibration de votre aspiration, qui va rencontrer la force correspondante dans le livre, et c'est une conscience supérieure qui vous donnera la réponse. (…)

Il y a toujours une façon de lire et de comprendre ce qu'on lit, qui donne une réponse à ce que vous voulez. Ce n'est pas un hasard ni un amusement, ni une sorte de distraction. On peut le faire "comme ça", et alors il ne vous arrive rien du tout, vous n'avez aucune réponse et ce n'est pas intéressant. Mais si vous le faites sérieusement, si, sérieusement, votre aspiration essaye de se concentrer sur cet instrument (c'est comme une batterie, n'est-ce pas, qui contient des énergies), essaye d'entrer en rapport avec l'énergie qui est là et insiste pour obtenir la réponse à ce qu'elle veut savoir, eh bien, naturellement, l'énergie qui est là — l'union des deux forces, la force émanée de vous et celle qui est accumulée dans le livre — guidera votre main et votre coupe-papier, ou n'importe, ce que vous avez ; elle guidera juste sur la chose qui exprimera ce que vous devez savoir… Évidemment, si on le fait sans sincérité et sans conviction, il n'arrive rien du tout. Si on le fait sincèrement, on a une réponse.

Certains livres sont comme cela, plus puissamment chargés que d'autres ; il y en a d'autres où naturellement le résultat est moins clair. Mais généralement, les livres qui contiennent des aphorismes ou de courtes phrases (pas de très longues explications philosophiques, plutôt des choses qui sont sous une forme condensée et précise), ce sont ceux-là avec lesquels on réussit le mieux.

Naturellement, la valeur de la réponse dépendra de la valeur de la force spirituelle qui est contenue dans le livre. Si vous prenez un roman, il ne vous racontera rien du tout, que des bêtises. Mais si vous prenez un livre qui contient une condensation de forces — de connaissance ou de force spirituelle ou de puissance d'instruction —, vous recevrez votre réponse.

6 juin 1956 - pp. 183-185

HARMONIE

Comment harmoniser sa nature avec son aspiration la plus haute

En essayant.

Il faut d'abord être conscient du genre d'harmonie que l'on veut réaliser. Il faut se rendre compte des points sur lesquels cette harmonie n'existe pas ; il faut les sentir, et comprendre la contradiction entre la conscience intérieure et certains mouvements extérieurs. Il faut devenir conscient de ça d'abord, et une fois qu'on en est conscient, alors on tâche d'adapter l'action extérieure, les mouvements extérieurs, à l'idéal intérieur. Mais il faut d'abord se rendre compte du désaccord. Parce qu'il y a beaucoup de gens qui croient que tout va bien ; et si on leur dit : « Non, votre nature extérieure est en contradiction avec votre aspiration intérieure », ils protestent, ils ne se rendent pas compte. Par conséquent, le premier pas, c'est de se rendre compte, c'est de devenir conscient de ce qui ne s'accorde pas.

D'abord, la majorité des gens diront : « Qu'estce que c'est que cette conscience intérieure dont vous me parlez ? Je ne la connais pas ! » Alors, évidemment, ils ne peuvent pas établir un accord, s'ils ne sont même pas conscients de quelque chose d'intérieur qui est supérieur à leur conscience ordinaire. Ce qui fait qu'il y a beaucoup de choses préparatoires, de prises de conscience préparatoires, avant d'être prêt pour cette harmonisation.

Il faut d'abord savoir quel est le but intérieur de l'être, l'aspiration, la force qui descend, ce qui la reçoit — tout doit devenir conscient. Et puis après, alors, on doit regarder les mouvements extérieurs à la lumière de cette conscience intérieure, et voir ce qui s'accorde et ce qui ne s'accorde pas. Et puis, quand on a vu ce qui ne s'accorde pas, il faut rassembler la volonté et l'aspiration pour le changer et commencer par le bout le plus facile. Il ne faut pas commencer par la chose la plus difficile, il faut commencer par la chose la plus facile, celle qu'on comprend le mieux, le plus facilement, le désaccord qui vous paraît le plus évident. Puis de là, petit à petit, on ira vers les choses plus difficiles et plus centrales...

5 janvier 1955 - pp. 1-2

HARMONIE UNIVERSELLE

Comment réaliser l'harmonisation de la terre
« En ce qui concerne la terre, le moyen d'atteindre ce but est dans la réalisation de l'unité humaine par l'éveil en tous et la manifestation par tous de la Divinité intérieure qui est une.

« En d'autres mots : créer l'unité en établissant le royaume de Dieu qui est en tous.

« Par suite, l'œuvre la plus utile à faire est :

« 1) Pour chacun individuellement la prise de conscience en soi de la divine Présence et son identification avec elle. »

« 2) L'individualisation d'états d'être qui ne furent encore jamais conscients dans l'homme et, par suite, la mise en rapport de la terre avec une ou plusieurs sources de force universelle qui sont encore scellées pour elle. »

« 3) Redire au monde, sous une forme nouvelle adaptée à l'état actuel de sa mentalité, la parole éternelle. »

« 4) Collectivement, fonder la société idéale dans le lieu propice à l'éclosion de la nouvelle race, celle des "Fils de Dieu". »

Quelques Paroles - citation tirée du texte du 7 mai 1912

Je ne savais même pas si cela correspondait à quelque chose. Je n'avais rien décidé du tout. Simplement, j'avais vu cet état, ce qui devait être fait.
11 novembre 1953 - pp. 388-390

HUMANITÉ

Comment se préparer à la nouvelle étape évolutive de l'humanité
Tout le problème est de savoir si l'humanité est arrivée à l'état d'or pur ou si elle a encore besoin de passer par le creuset.

Un fait est évident, c'est que l'humanité n'est pas arrivée à l'état d'or pur, c'est visible et certain.

Mais quelque chose s'est produit dans l'histoire du monde, qui permet d'espérer qu'une sélection dans l'humanité, un petit nombre d'êtres, peut-être, sont prêts à être transformés en or pur et qu'alors ceux-là seront capables de manifester la force sans violence, l'héroïsme sans destruction et le courage sans catastrophe. (…)

Si seulement l'humanité consentait à être spiritualisée. Au lieu de mettre « humanité », nous allons mettre l'« individu » : si seulement l'individu *consentait* à être spiritualisé... consentait*.

Quelque chose en lui demande, aspire, et tout le reste refuse, veut continuer à être ce qu'il est : le minerai mélangé qui a besoin d'être jeté dans la fournaise.

Nous sommes en ce moment à un tournant décisif de l'histoire terrestre, encore une fois. De beaucoup de côtés, on me demande : « Qu'est-ce qui va se passer ? » Partout, il y a une angoisse, une attente, une peur. « Qu'est-ce qui va se passer ? ». Il n'y a qu'une réponse : « Si seulement l'humanité consentait à être spiritualisée. »

Et peut-être suffirait-il que quelques individus deviennent de l'or pur pour que cet exemple suffise à changer le cours des événements... Nous sommes en face de cette nécessité, d'une façon urgente. (...)

Ma réponse est celle de Sri Aurobindo : Si seulement l'humanité consentait à être spiritualisée. Et j'ajoute : le temps presse... au point de vue humain.

27 mars 1957 - pp. 84-85

HUMILITÉ

Comment être vraiment humble

L'humilité est un état de conscience dans lequel vous savez, si haute que soit votre réalisation, que l'infini est toujours devant vous. (...) Il faut être vraiment bien arrogant pour refuser d'admirer et pour être content de soi, de ses propres petits accomplissements, en oubliant l'infini qui est toujours loin au-delà de tout cela. De toute façon, il est nécessaire d'être humble, non seulement quand vous n'avez rien de substantiel ni de divin en vous, mais même quand vous êtes sur le chemin de la transformation.

1931 - s.d. p. 198

✶

---

*. « *Tout changerait si seulement l'homme consentait à être spiritualisé. Mais sa nature mentale, vitale et physique se révolte contre la loi supérieure. Il aime son imperfection.* » (Sri Aurobindo – *Pensées et Aphorismes*)

Il y a une chose que l'on a toujours dite, mais qu'on a toujours mal comprise, c'est la nécessité de l'humilité. (...) Soyez humble, si vous le pouvez de la vraie manière ; ne le soyez surtout pas de la mauvaise manière parce que cela ne vous mène nulle part. Mais il y a une chose : si vous pouvez sortir de vous cette graine de mauvaise herbe qu'est la vanité, alors là vous aurez fait quelque chose. Mais si vous saviez comme c'est difficile ! Vous ne pouvez pas faire une chose bien, vous ne pouvez pas avoir une bonne idée, vous ne pouvez pas avoir un bon mouvement, vous ne pouvez pas faire un progrès sans vous gonfler intérieurement (sans même vous en rendre compte) d'une satisfaction pleine de vanité. Et vous êtes obligé alors de donner des coups de marteau là-dessus pour que cela casse. Et encore, il en reste des morceaux ! et ces morceaux recommencent à germer. Il faut travailler toute sa vie et ne jamais oublier de travailler pour enlever cette mauvaise herbe, qui repousse et repousse d'une façon si insidieuse que vous croyez que c'est parti, et vous vous sentez très modeste, vous dites : « Ce n'est pas moi qui ai fait cela, je sens que c'est le Divin, je ne suis rien s'Il n'est pas là », et puis la minute d'après, vous êtes si content de vous, simplement parce que vous avez pensé cela ! (...)

C'est très simple, quand on dit aux gens « soyez humbles », ils pensent tout de suite à « être humble vis-à-vis des autres hommes » et cette humilité-là est mauvaise. La vraie humilité, c'est l'humilité vis-à-vis du Divin, c'est-à-dire le sens précis, exact, vivant, que l'on n'est rien, que l'on ne peut rien, que l'on ne comprend rien sans le Divin, que même si l'on est un être exceptionnellement intelligent et capable, ce n'est rien en comparaison de la Conscience divine ; et cela, on doit le garder toujours, parce que toujours on a la vraie attitude de réceptivité — réceptivité humble, qui n'oppose pas de prétention personnelle vis-à-vis du Divin.

13 mai 1953 - p. 49

IMAGINATION

Comment utiliser l'imagination dans le yoga

L'imagination est en fait un pouvoir formateur mental. Quand ce pouvoir est mis au service du Divin, il est non seulement formateur, mais créateur. D'ailleurs il n'existe pas de formations irréelles, car toute image est une réalité sur le plan mental. (...)

Le pouvoir formateur mental est très utile dans le yoga. Quand le mental est mis en communication avec la Volonté divine, la vérité supramentale commence à descendre en traversant les couches qui séparent le mental de la Lumière la plus haute, et si, en atteignant le mental, elle y trouve le pouvoir de créer des formes, alors elle peut facilement s'incarner et elle reste comme une force créatrice en vous. C'est pourquoi, je vous le répète, ne soyez jamais déprimé ni triste. Que votre imagination soit toujours pleine d'espoir, qu'elle reste toujours plastique, joyeusement, sous la pression de la Vérité plus haute, afin que celle-ci trouve en vous toutes les formations nécessaires pour contenir sa lumière créatrice.

L'imagination est comme un couteau, elle peut être utilisée pour le bien ou pour le mal. Si vous gardez toujours l'idée ou le sentiment que vous allez être transformé, alors vous aidez le processus du yoga. Si, au contraire, vous vous laissez aller à la dépression et si vous vous lamentez en répétant que vous n'êtes pas prêt ou que vous n'êtes pas capable d'arriver à la réalisation, vous empoisonnez votre être. C'est justement à cause de cette vérité très importante que j'insiste tant et vous répète inlassablement : arrive ce qui arrive, mais ne vous laissez pas déprimer.

1931 - s.d. pp. 175-176

Comment contrôler l'imagination

Combien de fois on s'assoit et on s'aperçoit que la pensée commence à se faire des images, à se raconter une histoire ; et alors, quand on est un petit peu expert, non seulement on voit se dérouler l'histoire de ce que l'on voudrait qui se passe dans la vie, dans sa vie, mais on peut retrancher une chose, ajouter un détail, parfaire son travail, faire une *jolie* histoire où tout est conforme à notre aspiration la meilleure. Et une fois que l'on a fait une construction harmonieuse, complète, aussi parfaite qu'on peut la faire, alors on ouvre les mains et on laisse l'oiseau s'envoler.

Si c'est bien fait, ça finit toujours par se réaliser. C'est cela que l'on ne sait pas.

Mais la chose se réalise dans le temps, quelquefois longtemps après, alors qu'on a oublié son histoire, qu'on ne se souvient plus de se l'être racontée — on a beaucoup changé, on pense à autre chose, on fait d'autres histoires, et celle-là ne vous intéresse plus ; et si l'on n'est pas très attentif, quand le résultat de cette première histoire arrive, on est déjà très loin d'elle et on ne se souvient plus du tout que c'est le résultat de notre histoire... Et c'est pour cela qu'il est tellement important de se contrôler parce que si, au-dedans de vous, il y a des volontés multiples et contradictoires — non seulement des volontés mais des tendances, des orientations, des niveaux de vie —, cela fait des batailles dans votre vie. Par exemple, à votre niveau le plus élevé, vous avez fait une belle histoire que vous envoyez dans le monde, mais alors, peut-être le lendemain, peut-être le jour même, peut-être quelque temps après, on est descendu à un niveau beaucoup plus matériel, et ces choses de là-haut vous paraissent un peu... féeriques, irréelles ; et on commence à faire des formations très concrètes, très utilitaires et qui ne sont pas toujours très jolies... Et celles-là aussi s'en vont.

J'ai connu des personnes qui avaient des côtés si opposés dans leur nature, si contradictoires, qu'un jour elles pouvaient faire une formation magnifique, lumineuse, puissante, réalisatrice, et puis le lendemain, une formation défaitiste, sombre, noire — une formation de désespoir — puis les deux s'en allaient. Et j'ai pu suivre dans les circonstances la chose belle qui se réalisait et la chose sombre qui, à mesure que l'une se réalisait, démolissait ce que l'autre avait fait. Et c'est comme cela dans les grandes lignes de la vie comme dans les petits détails. Et tout cela, parce que l'on ne se regarde pas penser, parce que l'on se croit les esclaves de ces mouvements contradictoires, parce que l'on dit : « Oh ! aujourd'hui, je ne me sens pas bien, oh ! aujourd'hui, les choses me paraissent tristes », et on dit cela comme si c'était une fatalité inéluctable contre laquelle on ne pouvait rien. Mais si l'on se recule d'un pas, ou que l'on monte d'un degré, on peut regarder toutes ces choses, les mettre à leur place, retenir, détruire ou chasser celles que l'on ne veut pas et mettre toute sa force imaginative (que l'on appelle imaginative) seulement dans celles que l'on veut et qui sont conformes à l'aspiration la plus haute. C'est cela que j'appelle contrôler son imagination.

C'est très intéressant. Quand on apprend à le faire et qu'on le fait régulièrement, on n'a plus le temps de s'ennuyer.

Et au lieu d'être un bouchon qui flotte sur les vagues de la mer et que chaque vague envoie se promener ici ou là et qui est sans défense, on devient un oiseau qui ouvre ses ailes, qui vole au-dessus des vagues et qui va où il veut.

3 septembre 1958 - pp. 432-433

IMMOBILITÉ intérieure

Comment exercer la puissance d'une immobilité totale

La plus grande puissance est dans l'immobilité. C'est la puissance souveraine.

Et il y a une toute petite application superficielle que peut-être tu comprendras. Il y a quelqu'un qui vient vous insulter ou vous dire des choses désagréables ; et si l'on se met à vibrer à l'unisson de cette colère ou de cette mauvaise volonté, on se sent tout à fait faible et démuni, et on fait des bêtises généralement. Mais si l'on arrive à garder au-dedans de soi, et spécialement dans sa tête, une complète immobilité qui refuse de recevoir ces vibrations, alors en même temps on sent une grande force, et l'autre ne peut pas vous déranger. Si l'on reste très tranquille, même physiquement, et que la violence vienne vers vous et que vous soyez capable de rester très tranquille, très silencieux, très immobile, eh bien, cela a un pouvoir non seulement sur vous, mais sur l'autre aussi. Si vous n'avez pas toutes ces vibrations de réponse intérieure, si vous pouvez rester absolument immobile au-dedans de vous, partout, cela a une action pour ainsi dire immédiate sur l'autre.

Cela te donne une idée de ce qu'est le pouvoir de l'immobilité. Et c'est un fait courant, qui peut se produire tous les jours ; ce n'est pas une grande chose de la vie spirituelle, c'est une chose de la vie matérielle, extérieure.

Il y a un pouvoir formidable dans l'immobilité : l'immobilité mentale, l'immobilité sensorielle, l'immobilité physique. Si vous pouvez rester comme un mur, absolument immobile, tout ce que l'autre envoie lui retombera dessus immédiatement. Et cela a une action immédiate. Cela peut arrêter le bras de l'assassin, tu comprends, cela a cette force-là. Seulement, il ne faut pas avoir l'air d'être immobile, et puis au-dedans être dans un bouillonnement ! Ce n'est pas cela que je veux dire. Je veux dire une immobilité intégrale.

22 février 1956 - pp. 76-77

IMPULSIONS

Comment résister aux impulsions

Le mental est un instrument qui est fait pour voir toutes les choses de tous les côtés. Alors comment veux-tu avoir une volonté assez forte pour résister à une impulsion quand le mental regarde de ce côté-ci et puis regarde de ce côté-là ? Et puis il dit : « Après tout, c'est comme cela, et puis pourquoi ne serait-ce pas comme cela ? » Et alors, où est ta volonté ? (…)

Il trouve toujours un moyen de tout expliquer, tout légitimer, et de donner des raisons admirables à toutes choses.

Ce n'est que l'être psychique qui a la force d'intervenir. Si ton mental est en rapport avec l'être psychique, s'il reçoit l'influence de l'être psychique, alors il est assez fort pour organiser la résistance. Il sait quelle est la chose vraie, quelle est la chose fausse ; et sachant quelle est la chose vraie, s'il a de la bonne volonté, il organisera la résistance, il livrera la bataille et remportera la victoire. Mais c'est la seule condition : il faut qu'il soit en rapport avec l'être psychique.

Parce que même les plus belles théories, même si l'on sait mentalement beaucoup de choses et que l'on ait d'admirables principes, ce n'est pas suffisamment fort pour créer une volonté qui puisse résister à une impulsion. Il y a un moment où l'on est tout à fait déterminé, on a décidé que ce serait comme cela : par exemple, que l'on ne ferait pas telle chose — c'est décidé, on ne le fera pas —, mais comment se fait-il que tout d'un coup (on ne sait comment ni pourquoi, ni ce qui s'est passé) on n'a plus décidé du tout ! Et alors on trouve en soi immédiatement une excellente excuse pour le faire… Parmi d'autres, il y a un certain genre d'excuse que l'on se donne toujours : « Eh bien, si je le fais cette fois-ci, au moins je serai convaincu que c'est très mauvais et je ne le ferai plus, et ce sera la dernière fois. » C'est la plus jolie excuse que l'on se donne toujours : « C'est la dernière fois que je le fais. Cette fois-ci, je fais pour bien comprendre que c'est mauvais et qu'il ne faut pas le faire, et je ne le ferai plus. C'est la dernière fois. » Chaque fois, c'est la dernière fois ! et on recommence.

Il y a naturellement ceux qui ont des idées moins claires et qui se disent : « Après tout, pourquoi ne voulais-je pas le faire ? Ce sont des théories, ce sont des principes qui peuvent ne pas être vrais. Si j'ai cette impulsion, qu'est-ce qui me dit que cette impulsion n'est pas meilleure qu'une théorie ? » Ce n'est pas pour eux, la dernière fois. C'est quelque chose qu'ils acceptent comme tout à fait naturel.

Entre ces deux extrêmes, il y a toutes les possibilités. Mais le plus dangereux de tout, c'est de dire : « Eh bien, je le fais encore cette fois, parce que cela va me purger de cette chose-là. Après, je ne le ferai plus. » Maintenant la purge n'est jamais suffisante !

C'est seulement si l'on a décidé : « Eh bien, cette fois-ci, je vais essayer de ne pas le faire, et je ne le ferai pas et je m'y appliquerai de toute ma force et je ne le ferai pas. » Même si l'on a un tout petit succès, c'est beaucoup. Pas un grand succès, même un tout petit succès, un succès très partiel : vous n'exécutez pas ce que vous avez envie de faire ; mais l'envie, le désir, la passion est encore là, et qui fait des remous dedans, mais vous résistez extérieurement : « Je ne le ferai pas, je ne bougerai pas ; même s'il faut que je me lie les pieds et les mains, je ne le ferai pas. » C'est un succès partiel — mais c'est une grande victoire parce que, à cause de lui, la prochaine fois vous pourrez faire un petit peu plus. C'est-à-dire qu'au lieu de garder toutes les passions violentes en vous, vous pouvez commencer à les calmer un peu ; et vous les calmerez d'abord lentement, avec difficulté. Elle restera longtemps, elle reviendra, elle vous troublera, elle vous ennuiera, elle vous donnera un grand dégoût, tout cela, mais si vous résistez bien et que vous disiez : « Non, je n'exécuterai rien ; quoi qu'il m'en coûte, je n'exécuterai rien ; je reste comme une pierre », alors, petit à petit, petit à petit, ça s'atténue, ça s'atténue, et on peut commencer à apprendre la seconde attitude : « Maintenant je veux que ma conscience soit au-dessus de ces choses-là. Il y aura encore de nombreuses batailles, mais si ma conscience est au-dessus de ça, petit à petit il y aura un moment où ça ne viendra plus. » Et puis il y a un moment où l'on sent qu'on est tout à fait libre : on ne s'en aperçoit même pas, et puis c'est tout. Ça peut prendre longtemps, ça peut venir vite : cela dépend de la force de caractère, de la sincérité de l'aspiration. Mais même pour les gens qui ont une petite sincérité, s'ils s'astreignent à ce procédé, ils réussissent. Cela prend du temps. Ils réussissent la première chose : ne pas manifester. Toutes les forces dans le monde terrestre tendent à la manifestation. Ce sont des forces qui viennent dans le but de se manifester, et si vous mettez une barrière et que vous refusiez la manifestation, elles peuvent essayer de se battre contre la barrière pendant un temps, mais à la longue elles se fatigueront, et n'étant pas manifestées, elles se retireront, elles vous laisseront tranquille.

Alors, il ne faut jamais se dire : « Je vais d'abord purifier ma pensée, purifier mon corps, purifier mon être vital, et puis je purifierai mon action après. » C'est l'ordre normal, mais cela ne réussit jamais. L'ordre efficace, c'est de commencer par le dehors : « D'abord, je ne le fais pas, et après, je ne désire plus, et après, je ferme ma porte complètement à toutes les impulsions : elles n'existent plus pour moi, je suis maintenant en dehors de ça. » C'est l'ordre réel, l'ordre efficace. D'abord, ne faites pas. Et puis vous ne désirerez plus, et puis ça sortira de votre conscience complètement.

5 août 1953 - pp. 232-235

Comment gérer les impulsions sexuelles et autres

Il y a un (…) danger ; il a rapport aux impulsions sexuelles. Le yoga, dans son œuvre de purification, met à nu et fait monter à la surface les impulsions et les désirs cachés. Vous devez apprendre à ne rien celer ni laisser de côté. Vous devez faire face à ces mouvements d'ignorance, les conquérir, et leur donner une nouvelle forme. Cependant, le premier effet du yoga est la suppression du contrôle mental ; et les appétits qui étaient assoupis, soudainement libérés, se précipitent pour envahir tout l'être. Tant que ce contrôle mental n'est pas remplacé par le contrôle divin, il y a une période de transition pendant laquelle votre sincérité et votre soumission sont mises à l'épreuve.

La force des impulsions, et surtout des impulsions sexuelles, réside dans le fait que les gens y attachent beaucoup trop d'importance. Ils protestent contre elles violemment et essayent de les contrôler par coercition, en les gardant emprisonnées en eux-mêmes. Mais, plus l'on concentre son attention sur une chose en pensant : « Je n'en veux pas, je n'en veux pas », plus on y est lié. Ce que vous devez faire, est de garder la chose éloignée de vous, de vous en dissocier, d'y attacher aussi peu d'importance que possible, et même s'il vous arrive d'y penser, de rester indifférent et détaché.

C'est avec un esprit de détachement et de sérénité qu'il vous faut faire face aux impulsions et aux désirs mis en évidence par la pression du yoga, comme à des choses étrangères à vous-même et appartenant au monde extérieur. Faites-en l'offrande au Divin, afin que le Divin puisse les prendre et les transmuer en vous.

14 avril 1929 - pp. 5-6

Comment se purifier des mauvaises impulsions

Si elles [les mauvaises impulsions, les mauvaises pensées] viennent, on peut en faire l'offrande et demander à s'en débarrasser. (…)

La Conscience agit pour purifier. Cela ne sert à rien de cacher les choses et de les pousser en arrière, comme ça, et de s'imaginer qu'elles ne sont pas là parce qu'on a mis un voile devant. Il vaut beaucoup mieux se voir tel qu'on est — à condition d'être prêt à abandonner cette manière d'être. (...)

Automatiquement la conscience agit comme cela, c'est comme le rayon qui fait la lumière là où il n'y en avait pas. Mais seulement, ce qui est nécessaire, c'est d'être dans l'état où l'on *veut* donner la chose, s'en débarrasser – pas s'y accrocher et la garder.

26 septembre 1956 - pp. 343-344

INCONSCIENCE

Comment sortir de l'inconscience
La Volonté originelle était de former des êtres individuels qui seraient capables de redevenir conscients de leur Origine divine. Le procédé d'individualisation a fait que, pour être un individu, il faut se sentir séparé. De la minute où l'on est séparé, on est coupé de la Conscience originelle, au moins apparemment et on tombe dans l'inconscience. Puisque la seule chose qui est la Vie de la vie, c'est l'Origine, si vous vous coupez de cela, la conscience naturellement se change en inconscience. Et alors, c'est cette inconscience même qui fait que vous ne vous rendez plus compte de la vérité de votre être... C'est un processus. On ne peut pas discuter si c'était inévitable ou évitable : le fait est que c'est comme cela. Ce processus de formation, de création, a fait que la pureté ne se manifeste plus dans son essence et sa pureté, mais à travers la déformation de l'inconscience et de l'ignorance. (...)

C'est pour cela qu'il y a toutes les laideurs, qu'il y a la mort. C'est pour cela qu'il y a les maladies, c'est pour cela qu'il y a la méchanceté ; c'est pour cela qu'il y a la souffrance. Il n'y a pas d'autre remède, il n'y a qu'une seule façon pour toutes ces choses. Cela se produit dans des domaines différents et avec des vibrations différentes, mais la cause de tout cela est la même. C'est cette inconscience qui s'est produite à cause de la nécessité de la formation individuelle. Je le dis encore : je n'affirme pas que c'était indispensable. Cela, c'est un autre problème que, peut-être, plus tard, nous serons à même de résoudre ; mais enfin, pour le moment, nous sommes obligés de constater que c'est comme cela.

Et alors, le remède ? Puisque telle est la cause, le seul moyen de tout arranger, c'est de reprendre conscience. Et c'est très simple, c'est très simple.

Admets qu'il y ait dans l'univers deux éléments opposés et contradictoires, comme certaines religions l'ont prêché : il y avait le bien et le mal, et il y aura toujours le bien et le mal, ce sera un conflit, une bataille, une lutte. Celui qui sera le plus fort, que ce soit le bien ou le mal, triomphera : s'il y a un peu plus de bien ce sera le bien, s'il y a un peu plus de mal ce sera le mal ; mais les deux existeront toujours. Si c'était comme cela, ce serait sans espoir, et alors il n'y aurait pas à dire ni que c'est difficile ni que c'est facile : ce serait impossible. On ne pourrait pas s'en sortir. Mais il se trouve que ce n'est pas comme cela.

Il se trouve qu'il n'y a qu'une Origine, et que cette Origine c'est la perfection de la Vérité, puisque c'est la seule chose qui soit vraiment existante ; et en s'extériorisant, en se projetant au-dehors, en s'éparpillant, cela produit ce que nous voyons, et des tas de petits cerveaux qui sont tous très gentils, très brillants, mais qui sont à la recherche de quelque chose qu'ils n'ont pas encore attrapé — mais qu'ils peuvent attraper, parce que la chose qu'ils cherchent est au-dedans d'eux. Cela, c'est une certitude. Cela peut prendre plus ou moins de temps, mais c'est sûr d'arriver. Le remède est au centre même du mal, voilà.

On a appelé cela de toutes sortes de noms, chacun l'a présenté à sa façon. Selon l'angle on a une expérience. Tous les gens qui ont trouvé le Divin au-dedans d'eux l'ont trouvé d'une certaine façon, après une certaine expérience et sous un certain angle, et cet angle était pour eux évident. Et alors, s'ils ne sont pas bien sur leurs gardes, ils commencent à dire : « Pour trouver le Divin, il faut faire ceci et cela. Et c'est comme cela, et c'est ce chemin-là qu'il faut suivre », parce que c'est celui qui leur a réussi. Quand on est un peu plus loin, quand on a un peu plus d'expérience, on se rend compte que ce n'est pas nécessairement comme cela, que cela peut être par des millions de moyens... Il n'y a qu'une chose qui est sûre, c'est que ce que l'on trouve est le même. Et c'est cela qui est remarquable, c'est que quel que soit le chemin suivi, quelle que soit la forme qu'on lui ait donnée, le résultat est le même. Leur expérience à tous est la même. Quand ils ont touché à la Chose, c'est pour tous la même chose. C'est justement la preuve qu'ils ont touché à Ça, parce que c'est la même chose pour tous. Si ce n'est pas la même chose, cela veut dire qu'ils n'ont pas encore touché à Ça. Quand ils ont touché Ça, c'est la même chose. Et à Cela, vous pouvez donner tous les noms que vous voulez, cela ne fait rien.

27 mai 1953 - pp. 77-79

INERTIE

Comment transformer l'inertie de la matière

Il est évident que le caractère le plus dominant de la matière est l'inertie et que, s'il n'y avait pas cette violence, peut-être que les consciences individuelles seraient si inertes qu'elles accepteraient de vivre dans une perpétuelle imperfection plutôt que de changer... C'est possible. En tout cas, c'est comme cela que les choses sont faites, et à nous qui savons un peu plus, il ne nous reste qu'une chose à faire, c'est de changer tout cela, dans la mesure de nos moyens, en faisant appel justement à la Force, à la Conscience, à la Puissance nouvelle qui a le pouvoir d'infuser dans la substance matérielle la vibration capable de la transformer, de la rendre plastique, souple, progressive.

6 février 1957 - pp. 39-40

INFLUENCE DIVINE

Comment distinguer entre une influence qui vient du Divin et une influence qui vient d'ailleurs

C'est quand on a une sensibilité assez délicate et raffinée pour percevoir exactement la valeur d'une vibration ; toutes les vibrations qui viennent des activités extérieures, qu'elles soient mentales, vitales ou physiques, ou même psychiques, sont des vibrations d'une certaine qualité, mais ce qui provient de l'influence divine est d'une nature et d'une qualité absolument différentes. Pour pouvoir distinguer, il faut d'abord avoir senti les deux ; et même quand on a senti les deux, il faut être très calme, très attentif, justement très immobile intérieurement, pour pouvoir distinguer l'une de l'autre et ne pas se méprendre. Si votre pensée active vient en travers, c'est fini, vous ne pouvez plus distinguer ; vous commencez à questionner. Et alors vous vous servez de vos notions de bien et de mal pour juger si cela vient du Divin ou si cela ne vient pas du Divin. C'est absurde. C'est impossible !

Même quand on a eu cette double expérience et que l'on peut faire la distinction, il y a encore des précautions à prendre et un contrôle à faire pour être sûr de ne pas se tromper. C'est seulement quand on a ouvert tout grand la porte du psychique, qu'on est entré consciemment, qu'on a eu le contact absolu, total, complet, avec le Divin, quand on a l'impression d'être né à une vie nouvelle, qu'on est un autre être, qu'on ne voit plus rien de la même manière, on ne sent plus rien de la même manière — alors on connaît intimement, profondément, complètement ce qu'est la vie divine. Et même après, si la porte se referme comme ça, on peut garder le souvenir exact. Et c'est comme cela que ça se manifeste. Il est impossible de se tromper. C'est tout autre chose, il n'y a aucune comparaison, rien ; on ne peut rien comparer à ça, c'est unique et c'est absolu. C'est pour cela que je vous ai demandé : « Pouvez-vous distinguer ? » Parce que certainement si l'un d'entre vous a eu cette expérience, il sait de cette manière-là ce qui vient du Divin ; et nécessairement, s'il sait d'une façon absolue ce qui vient du Divin, il sait forcément tout ce qui n'en vient pas. Alors là, je t'ai posé la question. Parce que j'aurais été très heureuse que l'un d'entre vous puisse me dire avec sincérité : « J'ai eu l'expérience et je sais. » Mais c'est seulement après cette expérience-là qu'on sait, pas avant. C'est pour cela que si l'on veut sincèrement progresser, il faut à chaque pas demander, être sûr d'où vient cette influence : « Qui m'a donné cette suggestion ? est-ce que c'est une partie de moi ? est-ce que c'est quelque chose d'extérieur ? est-ce que cela vient du Divin ? »

12 mai 1954 - pp. 146-147

Comment repousser les influences extérieures et agir selon l'influence divine

En se concentrant de plus en plus totalement et complètement sur le Divin. Si avec toute votre ardeur vous aspirez, si vous ne voulez recevoir que l'influence divine, si tout le temps vous retirez vers vous ce qui est pris, attrapé par les autres influences et qu'avec votre volonté vous le mettez sous l'influence divine, vous y arrivez. C'est un travail qui ne peut pas se faire en un jour, en une minute ; il faut être vigilant pendant très longtemps, pendant des années ; mais on peut y arriver.

Il faut d'abord vouloir.

Pour toute chose, il faut d'abord comprendre, vouloir, et puis commencer à pratiquer — commencer un tout petit peu. Quand vous vous attrapez en train de faire une chose parce que quelqu'un d'autre l'a voulu ou parce que vous n'êtes pas très sûr de ce que vous voulez faire et que vous avez pris l'habitude de faire ce que celui-ci ou celui-là ou les traditions ou les habitudes vous font faire... parce que, parmi les influences sous lesquelles on se trouve, il y a les suggestions collectives, les traditions sociales, beaucoup ! Les habitudes sociales, c'est une chose terrible ; on vous fourre ça dans la conscience, depuis tout petit ; on est un bébé, on vous dit déjà : « Ça, ça doit se faire ; ça, ça ne doit pas se faire ; il faut faire ça comme ça ; il ne faut pas faire ça comme ça », et tout cela ; ce sont des idées que généralement les parents ou les instructeurs ont reçues de la même manière quand ils étaient tout petits et auxquelles ils se sont habitués, et ils se soumettent par habitude ; ça, ce sont les influences les plus dangereuses, parce qu'elles sont subtiles, elles ne s'expriment pas par des mots extérieurs ; on vous a fourré ça dans votre tête et dans vos sentiments et dans vos réactions quand vous étiez tout petit, et c'est seulement plus tard, beaucoup plus tard, quand on commence à réfléchir et qu'on essaye de savoir ce que c'est que la vérité... et dès qu'on comprend qu'il y a quelque chose qui doit dominer tout le reste, qu'il y a quelque chose qui peut vraiment vous apprendre à vivre, qui doit former votre caractère, qui doit régir vos mouvements... quand on comprend ça, alors on peut se regarder faire, s'objectiver, rire un peu de tous ces multiples petits esclavages de l'habitude, des traditions, de l'éducation que l'on a reçue, et puis mettre la lumière, la conscience, l'aspiration de soumission au Divin sur ces choses, et essayer de recevoir l'inspiration divine pour faire les choses comme il faut, non pas selon les habitudes, non pas selon ses impulsions vitales, non pas en accord avec toutes les impulsions vitales et les volontés personnelles que l'on reçoit des autres gens et qui vous poussent à faire des choses que peut-être vous n'auriez pas faites sans cela.

Il faut observer toutes ces choses, les regarder attentivement et l'une après l'autre les mettre en face de la Vérité divine telle que vous pouvez la recevoir — c'est progressif, on la reçoit de plus en plus pure, de plus en plus forte, de plus en plus clairvoyante — mettre toutes ces choses en face de cela et, avec une sincérité absolue, vouloir que ce soit cela qui vous guide et rien d'autre. Vous faites ça une fois, cent fois, mille fois, des millions de fois et, après des années d'un effort soutenu, vous pouvez petit à petit vous apercevoir qu'enfin vous êtes un être libre. Parce que c'est ça qui est remarquable : c'est que lorsqu'on est parfaitement soumis au Divin, on est parfaitement libre ; et c'est ça, la condition absolue de la liberté : c'est de n'appartenir qu'au Divin — vous êtes libre du monde tout entier parce que vous n'appartenez qu'à Lui. Et cette soumission-là c'est la suprême libération ; vous êtes libre aussi de votre petit ego personnel, et ça c'est de toutes les choses la plus difficile — et la plus heureuse aussi, la seule qui puisse vous donner une paix constante, une joie ininterrompue, et le sentiment d'une infinie liberté de tout ce qui vous afflige, vous rapetisse, vous amoindrit, vous appauvrit, et de tout ce qui peut créer en vous la moindre anxiété, la moindre frayeur. Vous n'avez plus peur de rien, vous ne craignez plus rien, vous êtes le maître suprême de votre destinée, parce que c'est le Divin qui veut en vous et qui guide tout. Mais ça ne se fait pas du jour au lendemain : un peu de temps et beaucoup d'ardeur dans la volonté, ne pas avoir peur de l'effort et ne pas se décourager quand on ne réussit pas, savoir que la victoire est certaine et qu'il faut durer jusqu'à ce qu'elle vienne.

20 juillet 1955 - pp. 268-270

INSINCÉRITÉ

Comment reconnaître le manque de sincérité

Il y a beaucoup de places où peut se loger l'insincérité, c'est pour cela qu'il ne faut jamais dire comme on me le dit souvent : « Je suis parfaitement sincère. » C'est comme les gens qui vous affirment : « Je n'ai jamais dit un mensonge. » Si vous étiez parfaitement sincère, vous seriez le Divin, si vous n'aviez jamais dit un mensonge, c'est-à-dire quelque chose qui ne soit pas vrai, vous seriez la Vérité ! Alors, comme vous n'êtes ni le Divin ni la Vérité en fait (vous l'êtes en essence, mais pas en fait), vous avez toujours beaucoup de chemin à faire pour arriver à la Vérité et à la sincérité.

26 mars 1951 - p. 279

INTELLIGENCE

Comment développer l'intelligence

Si vous voulez être vraiment intelligent, il faut savoir faire de la gymnastique mentale ; n'est-ce pas, comme... si vous voulez avoir vraiment un corps un peu fort, il faut savoir faire de la gymnastique physique. C'est la même chose. Les gens qui n'ont jamais fait de gymnastique mentale, ils ont un pauvre petit cerveau tout simpliste et ils pensent toute leur vie comme pensent les enfants. Il faut savoir faire ça — pas le prendre au sérieux, dans le sens qu'il ne faut pas avoir des convictions, dire : « Cette idée est vraie et celle-là est fausse ; cette formulation est exacte et celle-là est incorrecte, et cette religion est la vraie et cette religion est fausse », et patati, patata... ça, si vous allez là-dedans, alors vous devenez tout à fait bête.

Mais si vous pouvez voir tout cela, et par exemple prendre toutes les religions l'une après l'autre et voir comment elles ont exprimé cette même aspiration de l'être humain pour un Absolu quelconque, cela devient très intéressant ; et alors vous commencez, oui, vous commencez à pouvoir jongler avec tout ça. Et puis quand vous avez maîtrisé tout ça, alors vous pouvez vous élever au-dessus et puis regarder toutes les éternelles discussions humaines avec un sourire. Alors là, vous êtes maître de la pensée et vous n'êtes plus capable de vous mettre en fureur parce que quelqu'un ne pense pas comme vous.

16 mars 1955 - p. 101

INTUITION

Comment développer l'intuition

Il y a différents genres d'intuition, et on porte ces capacités en soi. Elles sont toujours un peu actives, mais nous ne les discernons pas parce que nous ne faisons pas suffisamment attention à ce qui se passe en nous.

Il y a, derrière les émotions, profondément dans l'être, dans une conscience qui se trouve à peu près au niveau du plexus solaire, une sorte de prescience, comme une capacité de prévision, mais pas sous forme d'idées : sous une forme de sentiments plutôt, une perception presque de sensations. Par exemple, quand on va décider de faire quelque chose, quelquefois il y a une sorte de malaise ou de refus intérieur, et généralement si l'on écoute cette indication plus profonde, on s'aperçoit qu'elle était légitime.

Il y a, dans d'autres cas, comme une chose qui pousse, qui indique, qui insiste (je ne parle pas d'impulsions, n'est-ce pas, de tous les mouvements qui viennent du vital et de beaucoup plus bas), des indications qui sont derrière les sentiments, qui viennent du côté affectif de l'être ; là aussi on peut recevoir une indication assez sûre de la chose qu'il faut faire. Ce sont des formes d'intuition ou d'un instinct supérieur qui se cultivent par l'observation et aussi par l'étude des résultats. Naturellement, il faut le faire d'une façon tout à fait sincère, objective, sans parti pris. Si l'on veut voir les choses d'une certaine manière et en même temps faire cette observation, tout est inutile. Il faut le faire comme si l'on regardait ce qui se passait en dehors de soi, chez quelqu'un d'autre.

C'est une forme d'intuition, et peut-être la première forme qui se manifeste généralement.

Il existe une autre forme, mais celle-là est beaucoup plus difficile à observer parce que, pour ceux qui sont habitués à penser, à agir par la raison — pas par les impulsions mais par la raison —, à réfléchir avant de faire quelque chose, il y a un processus extrêmement rapide de cause à effet dans la pensée semi-consciente qui fait que l'on ne voit pas la ligne, toute la ligne du raisonnement et que par conséquent on ne pense pas que c'est un raisonnement, et cela, c'est assez trompeur. Vous avez l'impression d'une intuition, mais ce n'est pas une intuition, c'est un raisonnement extrêmement rapide, subconscient, qui prend un problème et qui va droit aux conséquences. Il ne faut pas confondre cela avec l'intuition.

L'intuition, dans le fonctionnement cérébral ordinaire, est quelque chose qui tombe tout d'un coup, comme une goutte de lumière. Si on a la capacité, un commencement de capacité de vision mentale, cela donne l'impression de quelque chose qui vient du dehors, ou d'au-dessus, et qui est comme le petit choc dans le cerveau, d'une goutte de lumière, absolument indépendant de tout raisonnement.

Ça se perçoit plus facilement quand on arrive à faire taire son mental, à le tenir immobile et attentif avec un arrêt dans son fonctionnement ordinaire, comme si le mental se transformait en une sorte de miroir, qui se tourne vers une faculté supérieure dans une attention soutenue et silencieuse. Ça aussi, on peut apprendre à le faire. Il *faut* apprendre à le faire, c'est une discipline nécessaire.

Quand on a une question à résoudre, quelle qu'elle soit, généralement on concentre son attention ici (*geste entre les sourcils*), dans le centre juste au-dessus des yeux, qui est le centre de la volonté consciente. Mais là, si vous faites cela, vous ne pouvez pas être en relation avec l'intuition. Vous pouvez être en relation avec la source de la volonté, de l'effort, même d'un certain genre de connaissance, mais dans le domaine extérieur, presque matériel ; tandis que si vous voulez avoir un rapport avec l'intuition, il faut que ça (*Mère désigne le front*), ce soit tenu tout à fait immobile. La pensée active doit s'arrêter autant que possible et toute la faculté mentale former comme... au sommet du crâne et un petit peu au-dessus si l'on peut, une sorte de miroir, très tranquille, très immobile, tourné vers le haut, dans une attention silencieuse très concentrée. Si l'on réussit, alors on peut — peut-être pas immédiatement — mais on peut avoir la perception de ces gouttes de lumière qui tombent d'une région encore inconnue, sur le miroir, et qui se traduisent par une pensée consciente qui n'a aucun rapport avec tout le reste de sa pensée puisque l'on est arrivé à la garder silencieuse. Ça, c'est le vrai commencement de l'intuition intellectuelle.

C'est une discipline à suivre. Pendant longtemps, on peut essayer et ne pas réussir, mais dès que l'on réussit à "faire le miroir" immobile et attentif, on a toujours un résultat, pas nécessairement avec une forme de pensée précise, mais toujours avec la sensation d'une lumière qui vient d'en haut. Et alors, cette lumière qui vient d'en haut, quand on peut la recevoir sans immédiatement entrer dans une activité tourbillonnante, la recevoir dans le calme et le silence et la laisser entrer profondément dans l'être, alors, quelque temps après, elle se traduit ou par une pensée lumineuse ou par une indication très précise ici (*Mère désigne le cœur*), dans cet autre centre.

Naturellement, d'abord il faut arriver à développer ces deux capacités ; ensuite, dès que l'on a un résultat, il faut observer le résultat comme je l'ai dit et voir le rapport avec ce qui se passe, les conséquences : voir, observer très attentivement ce qui s'est introduit, ce qui a pu déformer, ce que l'on a ajouté de raisonnement plus ou moins conscient, d'intervention d'une volonté inférieure plus ou moins consciente aussi ; et c'est par une étude approfondie (au fond presque de chaque instant, en tout cas quotidienne et très fréquente) que l'on arrive à développer son intuition. C'est long. C'est long et il y a des embûches : on peut se tromper soi-même, on peut prendre pour des intuitions des volontés subconscientes qui essayent de se manifester, des indications données par des impulsions que l'on a refusé de recevoir ouvertement, enfin toutes sortes de difficultés. Il faut s'attendre à cela. Mais si l'on persiste, on est sûr de réussir.

Et il y a un moment où l'on sent comme une direction intérieure, quelque chose qui vous conduit très perceptiblement dans tout ce que vous faites. Mais alors, pour que la direction ait son maximum de pouvoir, il faut y ajouter, naturellement, la soumission consciente : il faut être sincèrement décidé à suivre l'indication donnée par la force supérieure. Si l'on fait cela, alors... on saute des années d'études, on peut se saisir du résultat extrêmement rapidement. Si l'on ajoute cela, le résultat vient très rapidement. Mais là, il faut le faire avec sincérité et... une sorte de spontanéité intérieure. Si l'on veut le faire sans cette soumission, on réussit — comme on réussit aussi à développer sa volonté personnelle et à en faire un pouvoir très considérable —, mais cela prend beaucoup de temps et on rencontre beaucoup d'obstacles, et le résultat est très précaire ;

il faut être extrêmement persistant, obstiné, persévérant, et on est sûr de réussir, mais après un grand labeur.

Faites votre soumission dans un don de soi sincère, complet, et vous brûlerez les étapes, vous irez beaucoup plus vite ; mais il ne faut pas le faire avec calcul parce que ça gâte tout !

23 juillet 1958 - pp. 398-401

JOIE

Comment développer la joie

C'est l'effort qui donne la joie : un être humain qui ne sait pas faire d'efforts n'aura jamais de joie. Les gens essentiellement paresseux n'auront jamais la joie — ils n'ont pas la force d'être joyeux ! C'est l'effort qui donne la joie. L'effort fait vibrer l'être à un certain degré de tension qui vous rend capable de sentir la joie.

C'est seulement l'effort, en quelque domaine que ce soit — l'effort matériel, l'effort moral, l'effort intellectuel —, qui crée en soi certaines vibrations qui vous permettent d'entrer en rapport avec les vibrations universelles, et c'est cela qui donne la joie. C'est l'effort qui vous sort de l'inertie ; c'est l'effort qui vous rend réceptif aux forces universelles. Et la chose entre toutes qui donne spontanément la joie, même à ceux qui ne font pas de yoga, qui n'ont pas d'aspiration spirituelle, qui ont une vie tout à fait ordinaire, c'est l'échange de forces avec les forces universelles. Les gens ne le savent pas, ils seraient incapables de vous dire que c'est à cause de cela, mais c'est bien cela.

Il y a des êtres qui sont simplement comme de beaux animaux — tous leurs mouvements sont harmonieux, leurs énergies se dépensent harmonieusement, leurs efforts sans calcul appellent des énergies tout le temps et ils sont toujours joyeux ; mais parfois ils n'ont pas de pensées dans la tête, quelquefois ils n'ont pas de sentiments dans leur cœur, ils vivent une vie tout à fait animale. J'ai connu des personnes comme cela : de beaux animaux. Ils étaient beaux, leurs gestes étaient harmonieux, leurs forces tout à fait équilibrées et ils dépensaient sans calcul, ils recevaient sans calcul. Ils étaient en rapport avec les forces universelles matérielles et ils vivaient dans la joie. Ils ne pouvaient pas, peut-être, vous dire qu'ils étaient joyeux — la joie, chez eux, était si spontanée qu'elle était naturelle — et ils étaient encore moins capables de vous dire pourquoi, parce que l'intelligence n'était pas très développée. J'ai connu des gens ainsi, qui étaient capables de faire l'effort nécessaire (pas un effort prudent et calculé, mais spontané) dans n'importe quel domaine : matériel, vital, intellectuel, etc., et dans cet effort il y avait toujours de la joie. Par exemple, une personne s'assoit pour écrire un livre, elle fait l'effort qui fait vibrer quelque chose dans son cerveau pour attirer des idées — eh bien, tout de suite, cette personne éprouve de la joie. Il est tout à fait certain que, quoi que vous fassiez, même les travaux les plus matériels, comme de balayer une chambre ou de faire de la cuisine, si vous faites l'effort nécessaire pour que ce travail soit fait au maximum de votre capacité, vous aurez de la joie, même si la chose que vous faites est contraire à votre nature. Quand on veut réaliser quelque chose, on fait tout spontanément l'effort nécessaire ; cela concentre vos énergies sur la chose à réaliser et cela donne une raison d'être à votre vie. Cela vous oblige à une sorte d'organisation de vous-même, une sorte de concentration de vos énergies, parce que c'est cela que vous voulez faire et pas cinquante autres choses qui la contredisent. Et c'est dans cette concentration, dans cette intensité de la volonté, que se trouve l'origine de la joie. Cela vous donne le pouvoir de recevoir les énergies en échange de celles que vous dépensez.

13 janvier 1951 - pp. 36-39

Comment vivre dans la joie

Quand on est joyeux, cela veut dire qu'on est ouvert et qu'on reçoit la Force ; quand on ne sent rien, cela veut dire qu'on est fermé.

Mais qu'est-ce qui vous rend ouverts ou qu'est-ce qui vous rend fermés ? Pour chacun c'est différent. (…)

Il y a beaucoup de raisons différentes qui font que l'on se sent parfois plus vivant, plus plein de force et de joie… Généralement, dans la vie ordinaire, il y a des gens qui, à cause même de leur constitution, de la façon dont ils sont construits, sont dans une certaine harmonie avec la Nature, comme s'ils respiraient d'un même rythme, et ceux-là sont d'habitude toujours joyeux, contents ; ils réussissent ce qu'ils font, ils évitent beaucoup d'ennuis et de catastrophes, enfin ce sont ceux qui sont en accord avec le rythme de la vie et de la Nature. Et en plus, il y a les jours où l'on est en rapport avec la Conscience divine qui est à l'œuvre, avec la Grâce ; et alors, tout se teinte, se colore de cette Présence, et les choses qui généralement vous paraissent mornes ou sans intérêt deviennent charmantes, plaisantes, attractives, instructives — tout vit et vibre, et c'est plein de promesses et de force. Alors, quand on s'ouvre à cela, on se sent plus fort, plus libre, plus heureux, plein d'énergie, et tout a un sens. On comprend pourquoi les choses sont comme elles sont, et on participe au mouvement général.

Il y a d'autres moments où, pour une raison quelconque, on est obscurci ou fermé, ou descendu dans un trou, et alors, on ne sent plus rien et toutes les choses perdent leur goût, leur intérêt, leur valeur ; on est comme un morceau de bois ambulant.

Maintenant, si l'on réussit à s'unir consciemment à son être psychique, alors on peut toujours être dans cet état de réceptivité, de joie intérieure, d'énergie, de progrès, de communion avec la Présence divine. Et quand on est en communion avec Elle, on La voit partout, en toute chose, et toutes les choses prennent leur signification vraie.

De quoi cela dépend ?... D'un rythme intérieur. Peut-être d'une grâce. En tout cas, d'une réceptivité à quelque chose qui vous dépasse.

26 septembre 1956 - pp. 339

Comment vivre la joie pure

D'abord, pour commencer, il faut, par une observation attentive, s'apercevoir que les désirs et la satisfaction des désirs ne donnent qu'un vague plaisir incertain, mélangé, fugitif et tout à fait insatisfaisant. Cela, c'est généralement le point de départ.

Alors, si l'on est un être raisonnable, il faut apprendre à discerner ce qui est désir et se refuser à faire quoi que ce soit pour satisfaire ses désirs. Il faut les repousser sans essayer de les satisfaire. Et alors le premier résultat, c'est justement l'une des premières constatations du Bouddha dans son enseignement : il y a une joie infiniment plus grande à maîtriser et supprimer un désir qu'à le satisfaire. Tout chercheur sincère et obstiné, au bout de quelque temps, plus ou moins longtemps, quelquefois très peu de temps, s'apercevra que c'est une vérité absolue, et que la joie qu'on éprouve à surmonter un désir est incomparablement supérieure au petit plaisir fugitif et mélangé que l'on peut trouver à la satisfaction de ses désirs. Cela, c'est le second pas.

Naturellement, avec cette discipline continue, au bout de très peu de temps les désirs seront à une distance et ne vous ennuieront plus. Alors vous serez libre d'entrer un peu plus profondément dans votre être et de vous ouvrir dans une aspiration vers... le Donneur de Joie, l'élément divin, la Grâce divine. Et si on le fait avec un don de soi sincère — quelque chose qui se donne, qui s'offre et qui n'attend rien en échange de son offrande —, on sentira cette espèce de chaleur, douce, confortable, intime, rayonnante, qui remplit le cœur et qui est l'avant-coureur de la Joie.

Après, le chemin est facile.

Il y a un moment, quand on commence à être un peu prêt, où l'on peut sentir dans chaque chose, dans chaque objet, dans chaque mouvement, dans chaque vibration, dans toutes les choses qui vous entourent — pas seulement les gens et les consciences, mais les choses, les objets ; pas seulement les arbres et les plantes et les choses vivantes, mais simplement un objet dont on se sert, les choses qui vous entourent — cette joie, cette joie d'être, d'être tel qu'on est, simplement d'être. Et on voit que tout cela, ça vibre comme cela. On touche une chose et on sent cette joie. Mais naturellement, je dis, il faut avoir suivi la discipline dont j'ai parlé au commencement ; autrement, tant que l'on a un désir, une préférence, un attachement, ou des affinités et des répulsions et tout cela, on ne peut pas — on ne peut pas.

Et tant que l'on trouve des plaisirs — le plaisir, n'est-ce pas, le plaisir vital ou physique à une chose — on ne peut pas sentir cette joie. Parce que cette joie est partout. Cette joie est quelque chose de très subtil. On bouge au milieu des choses et c'est comme si elles vous chantaient toutes leur joie. Il arrive un moment où c'est très familier dans la vie qui vous entoure. Naturellement, je dois reconnaître que c'est un petit peu difficile de la sentir dans les êtres humains, parce qu'il y a toutes leurs formations mentales et vitales qui viennent dans le champ de la perception et qui dérangent cela. Il y a trop cette espèce d'âpreté égoïste qui se mélange aux choses, alors c'est plus difficile de toucher la joie là. Mais même dans les animaux, on la sent ; c'est déjà un peu plus difficile que dans les plantes. Mais dans les plantes, dans les fleurs, c'est si merveilleux ! Elles parlent toute leur joie, elles l'expriment. Et je l'ai dit, n'est-ce pas, tous les objets familiers, les choses que l'on a autour de soi, dont on se sert, il y a un état de conscience où chacune est joyeuse d'être, telle qu'elle est. Alors on sait à ce moment-là que l'on a touché la vraie joie. Et cela, ce n'est pas conditionné. Je veux dire, cela ne dépend pas... cela ne dépend de rien. Cela ne dépend pas des circonstances extérieures, cela ne dépend pas d'un état plus ou moins favorable, cela ne dépend de rien : c'est une communion avec la raison d'être de l'univers.

Et quand cela vient, ça remplit toutes les cellules du corps. Ce n'est pas une chose qui se pense même — on ne raisonne pas, on n'analyse pas, ce n'est pas cela : c'est un état dans lequel on vit. Et quand le corps y participe, il est si frais — si frais, si spontané, si... il n'a plus aucun retour sur lui-même, il n'y a plus aucun sens d'observation propre, d'analyse de soi ou des choses. Tout cela, c'est comme un cantique de vibrations joyeuses, mais très, très tranquille, sans violence, sans passion, rien de tout cela. C'est très subtil et très intense en même temps, et quand ça passe, il semble que tout l'univers soit une harmonie merveilleuse. Même ce qui pour la conscience humaine ordinaire est laid, déplaisant, apparaît merveilleux.

Malheureusement, comme je dis, les gens, les circonstances, tout cela, avec toutes ces formations mentales et vitales, ça dérange tout le temps. Alors on est obligé de retourner à cette perception si ignorante, si aveugle des choses. Mais autrement, dès que tout cela s'arrête et que l'on peut s'en sortir... tout change. (...) Une harmonie merveilleuse. Et c'est tout la Joie, la vraie Joie, la Joie véritable.

Cela demande un peu de travail.

Et cette discipline dont j'ai parlé, à laquelle il faut se soumettre, si on la fait dans le but de trouver la joie, on retarde le résultat, parce qu'on y introduit un élément égoïste, on le fait dans un but et ce n'est plus une offrande, c'est une demande, et alors....Ça vient — ça viendra, même si cela prend beaucoup plus de temps — quand on ne demande rien, quand on n'attend rien, qu'on n'espère rien, que simplement c'est cela, c'est le don de soi et l'aspiration, et le besoin spontané, sans aucun marchandage — le besoin d'être divin, c'est tout.

23 Janvier 1957 - p. 24-27

JUGEMENT

Comment avoir un jugement correct et connaître par identité

C'est seulement quand on a conquis toute attraction et toute répulsion que l'on peut avoir un jugement correct. Aussi longtemps qu'il y a des choses qui vous attirent et des choses qui vous répugnent, il n'est pas possible d'avoir un fonctionnement des sens absolument sûr. (...)

Voir objectivement, c'est voir et juger sans rien ajouter de soi, en dehors de toute réaction personnelle. Il faut arriver à voir une chose sans rien y mélanger de ses propres sentiments. (...)

Quand la conscience est une, vous pouvez savoir par identité ; c'est-à-dire qu'en unissant votre conscience à l'objet ou à la personne que vous désirez connaître ou juger d'une façon impartiale, vous entrez en contact intérieur avec cet objet ou cette personne, et alors il est possible de savoir d'une façon tout à fait sûre.

28 décembre 1950 - pp. 14-16

Comment dépasser le jugement

Quand vous êtes en contact avec quelqu'un et que vous lui parlez, c'est (…) à ce qui dépasse toute animalité que vous devez parler ; c'est à l'âme qu'il faut vous adresser, jamais au corps. On vous demande même bien davantage, puisqu'on vous demande de vous adresser au Divin — même pas à l'âme — au Divin unique en tout être, et d'avoir conscience de cela. (…)

Tant que ce n'est pas à la Présence divine que vous vous adressez quand vous parlez à quelqu'un, cela veut dire que vous n'en avez pas la conscience en vous. Et qu'alors, c'est une outrecuidance formidable de juger de l'état dans lequel cette autre personne se trouve. Qu'est-ce que vous en savez ? Si vous-même, vous n'êtes pas conscient du Divin dans l'autre être, de quel droit pouvez-vous dire qu'il en est ou qu'il n'en est pas conscient ? Sur quoi vous basez-vous ? Sur votre petite intelligence extérieure ? Mais elle ne sait rien ! Elle est tout à fait incapable de percevoir quoi que ce soit.

À moins que votre vision ne soit *constamment* la vision du Divin en toutes choses, vous n'avez non seulement aucun droit, mais aucune capacité de pouvoir juger de la condition dans laquelle se trouvent les autres. Et prononcer un jugement sur quelqu'un sans avoir cette vision spontanément, sans effort, représente justement l'outrecuidance mentale dont Sri Aurobindo a toujours parlé... Et il se trouve ceci, que celui qui a la vision, celui qui a la conscience, qui est capable de voir la vérité en toutes choses, celui-là ne sent nullement le besoin de juger quoi que ce soit. Parce qu'il comprend tout et qu'il sait tout. Par conséquent, une fois pour toutes, il faut vous dire que de la minute où vous commencez à juger des choses, des gens, des circonstances, vous êtes dans l'ignorance humaine la plus totale.

On pourrait résumer ainsi : quand on comprend, on ne juge plus et quand on juge, c'est qu'on ne sait pas.

Juger est l'une des premières choses qui doit être balayée totalement de la conscience avant que vous puissiez faire un pas sur le chemin supramental, parce que cela, ce n'est pas un progrès matériel, ce n'est pas un progrès corporel, c'est un progrès seulement un petit peu de la pensée, mental. Et à moins que vous n'ayez balayé votre mental de toute son ignorance, vous ne pouvez pas espérer faire un pas sur le chemin supramental.

26 juin 1957 - pp. 149-151

Comment devenir indifférent au jugement des autres

Monter quelque part sur l'échelle — dans sa propre conscience —, regarder les choses d'une façon un peu plus vaste, un peu plus générale. Par exemple, si à un moment donné il y a quelque chose qui vous tient, qui vous *grip* comme ça, qui vous tient serré, et que vous voulez absolument que « ça soit », et vous êtes en train de lutter contre un obstacle terrible, n'est-ce pas, quelque chose qui fait que « ça n'est pas », si simplement, à ce moment-là, vous commencez à sentir, à réaliser les milliards de milliards d'années qu'il y a eues avant ce moment présent, et les milliards de milliards d'années qu'il y aura après ce moment présent, et comment ce petit événement-là a une importance par rapport à tout ça — il n'y a pas besoin d'entrer dans une conscience spirituelle, ou n'importe quoi, simplement entrer en rapport avec l'espace et le temps, de tout ce qui est avant, de tout ce qui est après et de tout ce qui se passe en même temps —, si on n'est pas un idiot, immédiatement on se dit : « Oh bien, je suis en train d'attacher de l'importance à quelque chose qui n'en a pas. » C'est forcé, n'est-ce pas. Ça perd toute son importance, immédiatement.

Si on peut visualiser l'immensité simplement de la création — je ne suis pas en train de parler de monter dans des hauteurs spirituelles —, simplement l'immensité de la création dans le temps et l'espace, et ce petit événement sur lequel vous vous concentrez avec une importance (comme si c'était quelque chose qui a de l'importance) ... immédiatement, ça, ça fait comme ça (*geste*), et ça se dissout, si vous le faites sincèrement. Si, naturellement, il y a une partie de vous-même qui vous dit : « Ah, mais pour moi, ça a de l'importance », alors, là, vous n'avez qu'à abandonner la partie et garder votre conscience telle quelle. Mais si sincèrement vous voulez voir les choses dans leur vraie valeur, c'est très facile.

Il y a d'autres procédés, n'est-ce pas. Il y a un sage chinois qui vous conseillait de vous coucher sur les événements comme on fait la planche sur l'océan, en imaginant cette immensité de l'océan et que vous vous laissez aller sur cette... n'est-ce pas, sur les vagues, comme quelque chose qui contemple le ciel et qui se laisse emporter. En chinois, ils appellent ça wu weï. Quand vous pouvez faire ça, tous vos tourments s'en vont. Je connaissais un Irlandais qui, lui, se couchait sur le dos, et il regardait dehors, autant que possible un soir où il y avait des étoiles au ciel, il regardait, contemplait le ciel et s'imaginait qu'il flottait dans cette immensité innombrable de points lumineux.

Et immédiatement, tous les tourments se calment.

Il y a beaucoup de manières. Mais sincèrement, vous n'avez qu'à... le sens de la relativité entre votre petite personne et l'importance que vous donnez aux choses qui vous concernent, et l'immensité universelle, ça suffit. Naturellement, il y a un autre moyen, c'est de se dégager de la conscience terrestre, et de monter dans une conscience supérieure où, alors là, ces choses terrestres prennent leur vraie place — c'est-à-dire qu'elle est toute petite.

30 novembre 1955 - pp. 431-432

KARMA

Comment modifier le karma

La Grâce divine contredit complètement le karma. (…) Cela le fait fondre comme quand on met du beurre au soleil. (…)

Si vous avez une aspiration assez sincère ou une prière assez intense, vous pouvez faire descendre en vous Quelque Chose qui changera tout, tout — véritablement on change tout. On peut donner un exemple, qui est extrêmement limité, tout petit, mais qui fait bien comprendre les choses : mécaniquement, une pierre tombe ; disons qu'une tuile tombe (si elle se détache, elle tombera, n'est-ce pas), mais s'il vient un déterminisme, par exemple vital ou mental, de quelqu'un qui passe et qui ne veut pas que cela tombe et qui met sa main, cela tombera sur la main, mais cela ne tombera pas par terre. Alors il a changé la destinée de cette pierre ou de cette tuile. C'est un autre déterminisme qui est venu, et au lieu que la pierre vienne tomber sur la tête de quelqu'un, elle tombe dans la main et elle ne tuera personne. Cela, c'est l'intervention d'un autre plan, d'une volonté consciente qui entre dans un mécanisme plus ou moins inconscient.

Alors les conséquences du karma ne sont pas rigoureuses ?

Non, pas du tout. Les gens qui ont dit cela dans toutes les religions, qui ont donné de ces règles si absolues, moi, je crois que c'était pour se substituer à la Nature et pour tirer les ficelles. Il y a toujours cette espèce d'instinct de vouloir se substituer à la Nature et de tirer les ficelles des gens. Alors on leur dit : « Il y a une conséquence absolue à tout ce que vous faites. » C'est un concept qui est nécessaire à un moment donné de l'évolution pour empêcher les gens d'être dans un égoïsme complètement inconscient et dans une inconscience totale des conséquences de ce que l'on fait. Il ne manque pas de gens qui sont encore comme cela, je crois que c'est la majorité : ils suivent leurs impulsions et ne se demandent même pas si ce qu'ils ont fait va avoir des conséquences pour eux et pour les autres. Alors c'est bon que quelqu'un vous dise tout d'un coup, avec un air sévère : « Prenez garde, cela a des conséquences qui dureront pendant un temps très long ! » Et puis, il y a ceux qui sont venus vous dire : « Vous payerez cela dans une autre vie. » Cela, c'est une de ces histoires fantastiques... Mais enfin, cela ne fait rien ; cela aussi peut être pour le bien des gens. Il y a d'autres religions qui vous disent : « Oh ! si vous faites ce péché-là, vous irez en enfer pour l'éternité. » Tu vois cela d'ici !... Alors les gens ont tellement peur que cela les empêche un peu, cela leur donne juste une seconde de réflexion avant d'obéir à l'impulsion — et pas toujours ; quelquefois la réflexion vient après, un peu tard.

Ce n'est pas absolu. Ce sont encore des constructions mentales, plus ou moins sincères, qui coupent les choses en petits morceaux comme cela, bien nettement coupés, et qui vous disent : « Fais ça ou fais ça. Si ce n'est pas ça, ce sera ça. » Oh ! comme c'est embêtant la vie comme cela ! Et alors les gens s'affolent, ils sont épouvantés : « C'est ça ou bien ça ? » Et s'ils ont envie que ce ne soit ni ça ni ça, comment faire ? Ils n'ont qu'à monter à l'étage supérieur. Il faut leur donner la clef pour ouvrir la porte. Il y a une porte à l'escalier, il faut une clef. La clef, c'est ce que je vous ai dit tout à l'heure, c'est l'aspiration suffisamment sincère ou la prière suffisamment intense. Et j'ai dit « ou » — je ne crois pas que ce soit « ou ». Il y a des gens qui aiment mieux l'un et il y a des gens qui aiment mieux l'autre. Mais il y a un pouvoir magique dans tous les deux ; il faut savoir s'en servir.

Il y a quelque chose de très beau dans les deux, je vous en parlerai un jour, je vous dirai ce qu'il y a dans l'aspiration et ce qu'il y a dans la prière, et pourquoi tous les deux sont beaux... Certains détestent la prière (s'ils allaient tout au fond de leur cœur, ils verraient que c'est un orgueil — pire que cela, une vanité). Et alors, il y a ceux qui n'ont pas d'aspiration, qui essayent, qui ne peuvent pas ; c'est parce qu'ils n'ont pas la flamme de la volonté, c'est parce qu'ils n'ont pas la flamme d'humilité.

Il faut les deux : il faut une très grande humilité et une très grande volonté pour changer son karma.

3 juin 1953 - pp. 99-101

LÂCHETÉ

Comment vaincre la lâcheté
Pour ne pas être lâche, il faut faire un effort, commencer par un effort, et après ça devient très intéressant. Mais la meilleure chose, c'est de faire l'effort de surmonter cette espèce de fuite hors de soi. Au lieu de faire face, on recule, on s'enfuit, on tourne le dos et on s'enfuit. Parce que l'effort initial est difficile. Et alors, ce qui vous empêche de faire un effort, c'est la nature inerte, ignorante.

Dès que vous entrez dans une nature râjasique, l'effort vous plaît. Et au moins, l'avantage des gens râjasiques, c'est qu'ils sont courageux. Tandis que les gens tâmasiques sont des lâches. C'est la crainte de l'effort qui vous rend lâche. Parce qu'une fois qu'on a commencé, une fois qu'on a pris la décision et qu'on a commencé l'effort, alors on est intéressé. C'est exactement la même chose qui fait que les gens n'aiment pas apprendre leurs leçons, n'aiment pas écouter le professeur ; c'est tâmasique, c'est endormi, ça évite l'effort qu'il faut faire pour accrocher la chose et puis la saisir et la garder. C'est une demi-somnolence. Alors ça, c'est la même chose physiquement, c'est une somnolence de l'être, une inertie.

26 janvier 1955 - p. 27

LIBÉRATION

Comment libérer la nature humaine de ses tourments
Il n'y a qu'un moyen, un chemin pour sortir de la condition que moi j'appelle misérable, dans laquelle [l'homme] se trouve, et surgir dans un état supérieur où le souci est remplacé par l'abandon confiant et la certitude de l'aboutissement lumineux — ce moyen, c'est de changer de conscience.

À vrai dire, il n'est pas de condition plus misérable que d'être responsable d'une existence dont on n'a pas la clef, c'est-à-dire dont on ne possède pas les fils qui peuvent conduire et résoudre les problèmes. L'animal ne se pose pas de problèmes : il vit. Son instinct le pousse, il dépend d'une conscience collective qui a une connaissance innée et qui est supérieure à lui-même, mais c'est automatique, spontané, il n'a pas besoin de le vouloir et de faire effort pour que ce soit, c'est tout naturellement comme cela ; et comme il n'est pas responsable de sa vie, il ne se fait pas de souci. Avec l'homme, naît ce sens d'avoir à dépendre de soi-même, et comme il n'a pas la connaissance nécessaire, il s'ensuit un tourment perpétuel. Ce tourment ne peut cesser qu'avec la soumission totale à une conscience supérieure à la sienne, à laquelle on peut se confier totalement, remettre le souci de soi-même et laisser le soin de diriger la vie et de tout organiser.

Comment résoudre un problème quand on n'a pas la connaissance voulue ? Et le malheur est que l'homme croit qu'il a à résoudre tous les problèmes de sa vie, et il n'a pas la connaissance nécessaire pour le faire. C'est la source, l'origine de tous les tourments. Cette question perpétuelle : « Qu'est-ce qu'il faut faire ?... » à laquelle s'ajoute une autre encore plus aiguë : « Qu'est-ce qui va arriver ? », et en même temps, plus ou moins, l'incapacité de répondre.

C'est pour cela que toutes les disciplines spirituelles commencent par la nécessité d'abandonner toute responsabilité et de s'en remettre à un principe supérieur. Autrement la paix est impossible.

Et pourtant, la conscience a été donnée à l'homme pour qu'il progresse, pour qu'il découvre ce qu'il ne sait pas, pour qu'il développe ce qu'il n'est pas encore ; et ainsi, on peut dire qu'il y a un état supérieur à celui d'une paix immobile et statique : c'est une confiance suffisamment totale pour que l'on puisse garder cette volonté de progrès, conserver l'effort de progrès, en le débarrassant de toute anxiété, de tout souci des résultats et des conséquences. C'est cela qui est un pas en avant sur les méthodes que l'on pourrait appeler «quiétistes», qui se basent sur le rejet de toute activité et l'immersion dans une immobilité et un silence intérieurs, qui abandonnent toute vie parce qu'il avait été senti tout de suite que sans la paix on ne peut pas avoir une réalisation intérieure, et tout naturellement on a pensé que l'on ne pouvait pas avoir la paix tant que l'on vivait dans les conditions extérieures, dans cet état d'anxiété du problème qui se pose et que l'on ne peut pas résoudre parce que l'on n'a pas la connaissance pour le faire.

Le pas de plus, c'est de faire face au problème, mais avec le calme et la certitude d'une confiance absolue en la Puissance suprême qui sait, et qui peut vous faire agir. Et alors, au lieu d'abandonner l'action, on peut faire l'action dans une paix supérieure qui est forte et active.

C'est ce que l'on pourrait appeler un nouvel aspect de l'intervention divine dans la vie, une nouvelle forme de l'intervention des forces divines dans l'existence, un nouvel aspect de la réalisation spirituelle.

26 mars 1958 - pp. 338-340

Comment se détacher des besoins du corps par la libération intérieure

Ce n'est pas de s'abstenir de nourriture qui peut vous faire faire un progrès spirituel. C'est d'être libre, non seulement de tout attachement et de tout désir et de toute préoccupation pour la nourriture, mais même de tout besoin ; d'être dans cet état où ces choses sont si étrangères à votre conscience qu'elles n'y occupent aucune place. C'est à ce moment-là, comme un résultat spontané, naturel, que l'on peut cesser de manger d'une façon utile. On pourrait dire que la condition essentielle, c'est d'oublier de manger — d'oublier, parce que toutes les énergies de l'être et toutes ses concentrations sont tournées vers une réalisation intérieure plus totale, plus vraie ; vers cette préoccupation *constante*, impérative, de l'union de tout l'être, y compris ses cellules corporelles, avec la vibration des forces divines, avec la Force supramentale qui se manifeste ; que cela soit la vraie vie : non seulement la raison d'être de la vie, non seulement un besoin impératif de la vie, mais toute sa joie et toute sa raison d'être.

Quand c'est là, quand cette réalisation est obtenue, alors manger, ne pas manger, dormir, ne pas dormir, tout cela n'a plus aucune importance. C'est un rythme extérieur laissé au jeu des forces universelles dans leur ensemble, s'exprimant dans les circonstances et les personnes qui vous entourent ; et alors le corps, uni totalement à la vérité intérieure, a une souplesse, une adaptation constante : si la nourriture est là, il la prend ; si elle n'est pas là, il n'y pense pas ; si le sommeil est là, il le prend ; s'il n'est pas là, il n'y pense pas. Et ainsi de suite pour toutes choses... Ce n'est pas cela, la vie ! Ce sont des modes d'exister auxquels on s'adapte sans y donner aucune pensée. Cela vous fait l'effet d'une sorte d'épanouissement, comme une fleur s'ouvre sur une plante ; une sorte d'activité qui ne provient pas d'une volonté concentrée, mais qui est une harmonie avec toutes les forces qui vous entourent, qui est une manière d'être adaptée aux circonstances dans lesquelles on vit et qui n'ont absolument aucune importance en elles-mêmes.

Il y a un moment où, libre de tout, pratiquement on n'a plus besoin de rien, et on peut tout utiliser, tout faire sans que cela ait aucune influence véritable sur l'état de conscience dans lequel on se trouve. C'est cela qui importe. Essayer par des gestes extérieurs ou des décisions arbitraires provenant d'une conscience mentale qui aspire à une vie supérieure peut être un moyen, pas très efficace, mais enfin une sorte de rappel à l'être qu'il doit être autre chose que ce qu'il est dans son animalité — mais ce n'est pas cela, ce n'est pas cela du tout ! Quelqu'un qui pourrait être entièrement absorbé dans son aspiration intérieure au point de ne donner aucune pensée et aucun souci à ces choses extérieures, qui prendrait ce qui vient et qui n'y penserait pas quand cela ne vient pas, serait infiniment plus loin sur le chemin que celui qui s'obligerait à des pratiques ascétiques avec l'idée que ça le conduira à la réalisation.

La *seule chose* qui soit vraiment efficace, c'est le changement de la conscience ; c'est la libération intérieure par une union intime, constante, absolue, inévitable, avec la vibration des forces supramentales. La préoccupation de chaque seconde, la volonté de tous les éléments de l'être, l'aspiration de l'être total, y compris de toutes les cellules du corps, c'est cette union avec les forces supramentales, les forces divines. Et il n'est plus du tout besoin de se préoccuper de ce que seront les conséquences. Ce qui devra être dans le jeu des forces universelles et leur manifestation, sera tout naturellement, spontanément, automatiquement, on n'a pas besoin de s'en préoccuper. La seule chose qui importe, c'est le maintien constant, total, complet — constant, oui, constant — avec la Force, la Lumière, la Vérité, le Pouvoir, et cette joie indicible de la Conscience supramentale.

12 juin 1957 - pp. 132-134

Comment se libérer, en dépassant l'autosatisfaction du mental

Tant que le mental est convaincu qu'il est le sommet de la conscience humaine, qu'il n'y a rien au-delà et au-dessus de lui, il prend son fonctionnement pour un fonctionnement parfait et il se satisfait pleinement des progrès qu'il peut faire dans les limites de ce fonctionnement, et d'une augmentation de clarté, de précision, de complexité, de souplesse, de plasticité dans ses mouvements.

Il a toujours une tendance spontanée à être très satisfait de lui-même et de ce qu'il peut faire, et s'il n'y a pas une force plus grande que la sienne, une puissance plus haute qui lui apprenne d'une façon irréfutable ses limitations, son indigence, jamais il ne fera effort pour en sortir par la vraie porte de sortie : la libération dans une manière d'être plus haute et plus vraie.

Quand la force spirituelle peut agir, quand elle commence à avoir une influence, elle secoue cette satisfaction de soi du mental et, par une pression continue, elle commence à lui faire sentir qu'au-delà de lui, il y a quelque chose de plus haut et de plus vrai ; alors un petit peu de cette vanité qui lui est propre cède sous cette influence, et dès qu'il se rend compte qu'il est limité, ignorant, incapable de toucher à la vérité vraie, alors commence la libération et la possibilité de s'ouvrir à quelque chose qui est au-delà. Mais il faut qu'il sente la puissance, la beauté, la force de cet au-delà pour qu'il se soumette. Il faut qu'il puisse percevoir son incapacité et ses limitations en présence de quelque chose qui lui est supérieur, autrement comment pourrait-il jamais sentir son infirmité !

Il suffit parfois d'un seul contact, quelque chose qui fait une petite déchirure dans ce contentement de soi, alors le désir d'aller au-delà, le besoin d'une lumière plus pure s'éveillent, et avec cet éveil vient l'aspiration à les conquérir, et avec l'aspiration commence la libération, et un jour on s'épanouit en faisant éclater ses limites dans la Lumière infinie.

S'il n'y avait pas cette pression constante, à la fois du dedans et du dehors, d'en haut et de la profondeur la plus grande, jamais rien ne changerait.

Même avec cela, combien de temps il faut pour que les choses changent ! Quelle résistance obstinée dans cette nature inférieure, quel attachement aveugle et stupide aux manières animales de l'être, quel refus de se libérer !

Il y a dans toute la manifestation une Grâce infinie qui travaille constamment à faire sortir le monde de la misère, de l'obscurité et de la stupidité dans lesquelles il se trouve. De tout temps, cette Grâce est à l'œuvre, sans jamais cesser son effort, et combien de millénaires ont été nécessaires pour que ce monde s'éveille à la nécessité de quelque chose de plus vrai, de plus grand, de plus beau...

Chacun peut mesurer à la résistance qu'il rencontre dans son être, la résistance formidable que le monde oppose à l'œuvre de la Grâce.

Et c'est seulement quand on comprend que toutes les choses extérieures, *toutes* les constructions mentales, tous les efforts matériels sont vains, inutiles s'ils ne sont pas entièrement consacrés à cette Lumière et à cette Force d'en haut, à cette Vérité qui essaye de s'exprimer, que l'on est prêt au progrès décisif. Ainsi, la seule attitude vraiment efficace est un don parfait, total, fervent, de son être à Cela qui est au-dessus de nous et qui seul a le pouvoir de tout changer.

Quand on s'ouvre à l'Esprit au-dedans de soi, il vous donne un premier avant-goût de cette vie supérieure qui seule vaut d'être vécue, alors vient la volonté de s'élever vers cela, l'espoir d'y atteindre, la certitude que c'est possible, et finalement la force de faire l'effort nécessaire et la résolution d'aller jusqu'au bout.

D'abord il faut s'éveiller, ensuite on peut conquérir.

29 octobre 1958 - pp. 460-471

LIBERTÉ

Comment être libre de la "liberté de l'esprit" et choisir le Divin

Les choses acquièrent une valeur intérieure et deviennent réelles pour vous seulement quand vous les avez obtenues par le libre exercice de votre choix, et non quand elles vous ont été imposées. Si vous voulez être sûr de votre religion, vous devez la choisir ; si vous voulez être sûr de votre pays, vous devez le choisir ; si vous voulez être sûr de votre famille, même elle, il vous faut la choisir. Si vous acceptez, sans questionner, ce que le hasard vous a apporté, vous ne pouvez pas être certain que ce soit bon ou mauvais pour vous, ou que ce soit la vérité de votre vie.

Faites un pas en arrière, hors de tout ce qui constitue votre entourage naturel, votre héritage atavique, qui a été fabriqué et mis de force sur vous par la marche aveugle et mécanique de la Nature ; rentrez au-dedans de vous-même et regardez toutes ces choses, tranquillement et sans passion. Pesez leur valeur respective et choisissez librement. Alors vous pourrez dire avec vérité : « Voici ma famille, mon pays, ma religion. »

Si nous faisons un peu de chemin au-dedans de nous-mêmes, nous découvrirons qu'en chacun de nous, il y a une conscience qui a vécu à travers les âges et s'est manifestée dans une multitude de formes. Chacun de nous est né dans beaucoup de pays différents, a appartenu à de nombreuses nationalités, a cru aux religions les plus diverses. Pourquoi devrions-nous accepter la dernière comme la meilleure ? Les expériences que nous avons amassées durant toutes ces vies, en des contrées et des religions variées, sont conservées dans la continuité interne de notre conscience, qui persiste à travers toutes les naissances. Il y a en nous de multiples personnalités créées par ces expériences passées ; et quand nous devenons conscients de cette multitude en nous, il ne nous est plus possible de parler d'une forme particulière de vérité comme de la vérité unique, d'un pays comme de notre seul pays, d'une religion comme de la seule vraie. (…)

Si votre but est d'être libre de la liberté de l'esprit, vous devez vous débarrasser de tous les liens qui ne sont pas la vérité intérieure de votre être, mais proviennent d'habitudes subconscientes. Si vous voulez vous consacrer entièrement, absolument et exclusivement au Divin, faites-le d'une façon complète et sincère ; ne laissez pas des fragments de vous-même enchaînés ici ou là. Vous pouvez me dire qu'il n'est pas facile de couper radicalement toutes ses amarres ! Mais avez-vous jamais regardé en arrière dans votre vie et observé les changements qui ont pris place en vous en l'espace de quelques années ? Lorsque vous le faites, vous vous demandez presque toujours comment il se peut que vous ayez senti ce que vous avez senti et agi comme vous l'avez fait en certaines circonstances ; et parfois même, vous n'arrivez plus à vous reconnaître en celui que vous étiez seulement dix ans auparavant. Comment pouvez-vous donc vous lier à ce qui a été ou à ce qui est ? et comment pouvez-vous fixer d'avance ce qui peut ou ne peut pas être dans l'avenir ?

Toutes vos relations doivent être nouvellement bâties sur une liberté et un choix intérieurs. Les traditions dans lesquelles vous vivez ou avez été élevé vous ont été imposées par la pression du milieu, de la suggestion collective, ou du choix des autres. Il y a inévitablement un élément de compulsion dans votre acquiescement. La religion elle-même a été imposée aux hommes ; le plus souvent elle est maintenue par l'influence d'une peur religieuse ou par quelque menace spirituelle ou autre. Il ne peut y avoir aucune contrainte de ce genre dans votre relation avec le Divin ; elle doit être libre, le résultat du choix de votre mental et de votre cœur, suivi avec enthousiasme et joie. Quelle est donc cette union dans laquelle on tremble et dit : « Je suis obligé, je ne puis faire autrement » ? (…)

Quand vous venez au yoga, il faut vous attendre à voir mis en pièces toutes vos constructions mentales et tous les échafaudages de votre vital. Vous devez être prêt à être suspendu en l'air sans rien pour vous supporter, excepté votre foi. Vous aurez à oublier complètement votre moi passé et tous ses attachements, à l'arracher de votre conscience pour renaître à nouveau, libre de tout esclavage. Ne pensez plus à celui que vous étiez, mais à celui que vous aspirez à être ; soyez tout entier dans ce que vous voulez réaliser. Détournez-vous de votre passé mort et regardez droit devant vous vers l'avenir. Vous n'aurez plus qu'une religion, qu'un pays, qu'une famille : le Divin.

9 juin 1929 - pp. 92-95

Comment être véritablement libre

La seule façon d'être véritablement libre est de faire votre soumission totale et sans réserve au Divin parce que, alors, tout ce qui attache, lie et enchaîne, tombe tout naturellement de vous et n'a plus aucune espèce d'importance. Si quelqu'un vient vous blâmer, vous pouvez dire : « De quelle autorité me blâme-t-il, est-ce qu'il connaît la Volonté suprême ? », et la même chose quand on vous félicite. Ce n'est pas pour vous conseiller de ne pas profiter de ce qui vous vient des autres — j'ai appris à travers toute ma vie que même un petit enfant peut vous donner une leçon. Non qu'il soit moins ignorant que vous, mais il est comme un miroir qui vous renvoie le portrait de ce que vous êtes ; il peut vous dire quelque chose qui n'est pas vrai, mais aussi vous montrer quelque chose que vous ne connaissiez pas. Vous pouvez donc en tirer un très grand profit, si vous recevez la leçon sans réaction indésirable.

Toutes les heures de ma vie j'ai appris que l'on peut apprendre quelque chose ; mais je ne me suis jamais sentie liée par l'opinion des autres, car je considère qu'il n'y a qu'une vérité au monde qui puisse savoir quelque chose, et c'est la Vérité suprême. Alors on est tout à fait libre. Et c'est cette liberté-là que je veux de vous — libre de tout attachement, de toute ignorance, de toute réaction ; libre de tout, sauf une soumission totale au Divin. C'est la porte de sortie de toute responsabilité vis-à-vis du monde. Le Divin seul est responsable.

10 février 1951 - pp. 101-102

MAHÂKÂLÎ

Comment faire pour recevoir le « coup de Mahâkâlî* »

Il faut avoir une sincérité dans l'aspiration, vouloir vraiment le progrès. Il faut vraiment dire : « Oui, je veux progresser », avec une sincérité... « Quoi que ce soit qui arrive, je veux progresser. » Alors, cela vient. Mais comme je dis, cela vient avec une puissance de plénitude qui contient une joie intense. Quand on a pris une décision, que l'on a décidé de boucler quelque chose en soi, justement de ne pas refaire une bêtise que l'on a faite, ou de faire quelque chose que l'on trouve impossible et difficile à faire, et que l'on sait qu'elle doit être faite, et quand on a pris la décision et qu'alors on a mis la pleine sincérité de sa volonté, eh bien, quand un coup formidable vient pour vous obliger à faire ce que vous avez décidé de faire, c'est un coup, mais on se sent glorifié, on est tout content ; c'est magnifique, n'est-ce pas, on sent quelque chose de magnifique, là (*Mère désigne le cœur*).

Il y a une si grande différence entre les malheurs qui vous viennent, justement, parce que vous êtes dans une conscience purement extérieure, mécanique, physique, et que vous êtes dans un état d'ignorance qui vous fait faire toutes les sottises possibles — qui naturellement portent leurs conséquences, fatalement —, il y a une si grande différence entre cela et l'état tout à fait supérieur auquel on s'élève quand on a décidé que l'on se surmonterait soi-même, que l'on ne vivrait que dans la conscience de la vérité, que coûte que coûte, quoi que ce soit que cela coûte de progresser, on progressera... Et les choses qui vous arrivent à ce moment-là sont si pleines de sens, on voit si bien en elles cette vérité qui brille, cette lumière qui vous éclaire sur le chemin comme si l'on avait un phare, là, pour vous guider... On voit si clair ! Ce n'est plus comme quelque chose qui vous

---

* *Mahâkâlî exprime la Force et l'Énergie de la Mère suprême.*

« L'indifférence, la négligence et la paresse dans le travail divin lui sont insupportables, et elle assène un coup aussitôt, pour réveiller par une douleur cuisante si besoin est, le dormeur intempestif ou le traînard. »

« ... Elle est aimée et adorée par le grand, le fort et le noble ; car ils sentent que ses coups martèlent et transforment en énergie et en vérité parfaite ce qui est rebelle dans leur matière, redressent ce qui est faux et pervers, et expulsent ce qui est impur ou défectueux. » (Extrait de *La Mère* de Sri Aurobindo)

écrase, comme un bloc de pierre qui vous tombe sur le dos. C'est un éblouissement.

C'est pour cela que l'on dit toujours : il n'y a que le premier pas qui coûte. Le premier pas, cela veut dire : sortez de ce niveau-là, et montez à celui-ci. Après cela, tout, tout change.

15 septembre 1954 - pp. 361-362

MAÎTRISE DE SOI

Comment maîtriser les différentes parties de l'être et changer sa nature

Il faut d'abord être conscient, ensuite maîtriser et, par la continuité de la maîtrise, on change le caractère. Changer le caractère est ce qui vient en dernier. Il faut maîtriser les mauvaises habitudes, les vieilles habitudes, pendant très longtemps pour qu'elles tombent et que le caractère puisse changer.

On peut prendre l'exemple de celui qui a des dépressions fréquentes. Quand les choses ne sont pas exactement comme il désire qu'elles soient, il devient déprimé. Alors, d'abord, il faut qu'il prenne conscience de sa dépression — non seulement de la dépression, mais des causes de dépression, pourquoi il devient déprimé si facilement. Puis, une fois qu'il est devenu conscient, il faut qu'il maîtrise les dépressions, qu'il s'empêche d'être déprimé même quand la cause de la dépression arrive — il maîtrise sa dépression, il l'empêche de venir. Et finalement, après avoir fait ce travail pendant plus ou moins longtemps, la nature perd l'habitude d'avoir des dépressions et ne réagit plus de la même manière, la nature est changée.

21 Avril 1951 - p. 377

Comment devenir maître de soi et de sa destinée

Quel que soit le chemin que nous suivons, le sujet que nous étudions, nous arrivons toujours au même résultat. La chose la plus importante, pour un individu, c'est de s'unifier autour de son centre divin ; comme cela, il devient un vrai individu, maître de lui-même et de sa destinée. Autrement, il est un jouet des forces qui le ballottent comme un bouchon sur une rivière. Il va où il ne veut pas aller, on lui fait faire ce qu'il ne veut pas faire, et finalement il se perd dans un trou sans avoir aucun pouvoir de se rattraper. Mais si vous êtes organisé consciemment, unifié autour du centre divin, gouverné, dirigé par lui, vous êtes le maître de votre destinée. Cela vaut la peine d'essayer... En tout cas, je trouve qu'il est préférable d'être le maître que d'être l'esclave. C'est une sensation assez désagréable de sentir qu'on est tiré par des ficelles et qu'on vous fait faire des choses que vous voulez ou que vous ne voulez pas faire — c'est tout à fait indifférent —, mais que vous êtes obligé de faire parce que quelque chose vous tire par des ficelles et que vous ne le voyez même pas. C'est très ennuyeux.

1er juillet 1953 - pp. 151-152

Comment parvenir à la maîtrise de soi et du corps et devenir un vrai dirigeant

Sri Aurobindo parle (...) de cette invariable bonne humeur qu'il faut avoir en toutes circonstances, cet oubli de soi : ne pas jeter ses petits inconvénients sur les autres ; quand on est fatigué ou mal à l'aise, ne pas devenir désagréable, impatient. Cela demande toute une perfection, une maîtrise de soi qui est un grand pas sur le chemin de la réalisation. Si l'on remplissait les conditions nécessaires pour être un vrai chef, ne serait-ce qu'un chef d'un petit groupe d'enfants, eh bien, on serait déjà très en avant dans la discipline nécessaire pour l'accomplissement du yoga.

C'est sous cet aspect-là qu'il faut regarder le problème, l'aspect de la maîtrise de soi, du contrôle, de cette endurance qui fait que votre condition personnelle ne réagit pas sur votre action de groupe ou de collectivité. S'oublier soi-même est l'une des conditions les plus essentielles pour être un vrai chef : ne rien rapporter à soi, ne rien vouloir pour soi, ne considérer que le bien du groupe, de l'ensemble, de la totalité qui dépend de vous ; n'agir que dans ce but, sans vouloir aucun profit personnel de son action.

Un chef de petit groupe peut devenir ainsi un chef parfait pour un grand groupe, pour une nation, et se préparer à un rôle collectif. C'est une école d'une importance capitale, et c'est vraiment ce que nous avons essayé et que nous continuons à essayer ici : c'est de donner aussitôt que possible, à chacun, une responsabilité, petite ou grande, afin qu'il apprenne à devenir un vrai chef.

Pour être un vrai chef, il faut être complètement désintéressé et annuler en soi, autant qu'il est possible, tout retour sur soi et toute action égoïste. Pour être un chef, il faut maîtriser son ego, et maîtriser son ego est le premier pas indispensable pour faire le yoga. Et c'est cela qui peut faire des sports une aide puissante pour la réalisation du Divin.

Peu de personnes le comprennent, et généralement ceux qui sont contre cette discipline extérieure qu'est le sport, cette concentration sur la réalisation matérielle, sont des gens qui manquent *totalement* de contrôle sur leur être physique. Et pour réaliser le yoga intégral de Sri Aurobindo, le contrôle de son corps est un premier pas in-dis-pen-sable. Ceux qui méprisent les activités physiques sont des gens qui ne pourront pas faire un seul pas sur le vrai chemin du yoga intégral, à moins qu'ils ne se débarrassent d'abord de leur mépris. Le contrôle du corps sous toutes ses formes est une base indispensable. Un corps qui vous gouverne est un ennemi, c'est un désordre qui est inacceptable. C'est la volonté éclairée de l'esprit qui doit gouverner le corps, et non le corps qui doit imposer sa loi à l'esprit. Quand on sait qu'une chose est mauvaise, il faut être capable de ne pas la faire. Quand on veut qu'une chose se réalise, il faut être capable de la faire, et il ne faut pas à chaque pas être arrêté par une incapacité, ou une mauvaise volonté ou un manque de collaboration du corps ; et pour cela, il faut suivre une discipline physique et être le maître dans sa propre maison.

C'est très joli de s'évader dans des méditations et de regarder du haut de sa soi-disant grandeur les choses matérielles, mais celui qui n'est pas le maître chez lui est un esclave.

10 avril 1957 - pp. 91-93

MAL DE TÊTE

Comment guérir le mal de tête

Si jamais vous avez mal à la tête, je vous conseille de faire ça, de prendre la force de pensée, la force mentale — et même aussi si vous pouvez attirer un peu de votre force vitale —, et vous la faites descendre, comme ça.... (*Mère fait glisser très lentement les deux mains du haut de la tête vers le bas*) Eh bien, si vous avez mal à la tête, ou que vous avez une congestion, que vous avez attrapé du soleil, par exemple, enfin qu'il vous est arrivé quelque chose, eh bien, si vous savez faire cela et que vous l'amenez là, comme ça, ici (*indiquant le centre de la poitrine*), ou même plus bas (*indiquant le ventre*), eh bien, ça s'en ira. Ça s'en ira ! Vous pourrez faire cela en cinq minutes. Vous pouvez essayer, la prochaine fois que vous aurez mal à la tête... j'espère que vous n'aurez pas mal à la tête, mais la prochaine fois que vous aurez mal à la tête, essayez ça. Vous vous asseyez bien droit, comme ça (*mouvement indiquant une posture d'âsana*). Les Japonais disent qu'il faut s'asseoir sur ses talons — mais ça, ça peut vous distraire de votre méditation, de vous asseoir comme ça —, ils appellent cela s'asseoir à l'aise. La façon indienne, comme ça (*jambes croisées*), autrement il faut s'asseoir comme ça (*sur les talons*) ; ça, c'est plus dur, quand on n'est pas habitué.

Alors mettez-vous bien à l'aise, et puis toute votre force comme si vous preniez, n'est-ce pas... toute l'énergie qui est dans votre tête, vous la prenez, et puis vous la faites descendre, descendre, descendre, comme ça, lentement, très soigneusement, jusque-là, jusqu'au nombril. Et vous verrez que votre mal de tête s'en ira. J'en ai fait l'expérience beaucoup de fois... C'est un très bon remède, très facile ; il n'y a pas besoin de prendre des pilules ou des "injections" ; ça guérit comme ça. Voilà !

8 septembre 1954 - pp. 346-347

MAL de DENTS

Comment dépasser la douleur liée au mal de dents

De toutes les choses, celle qui est considérée comme la plus difficile au point de vue yoguique, c'est le mal de dents, parce que c'est très près du cerveau. Eh bien, je sais que cela peut être fait au point, vraiment, de ne pas sentir la douleur du tout ; cela ne guérit pas la dent malade, mais il y a des cas où on peut arriver à tuer le nerf qui souffre. Généralement, dans une dent, c'est le nerf qui a été atteint par la carie, par la maladie, et qui commence à protester avec toute sa capacité de protester. Alors si vous arrivez à établir cette immobilité-là, vous l'empêchez de vibrer, vous l'empêchez de protester. Et ce qui est remarquable, c'est que si vous le faites d'une façon assez constante, avec assez de persévérance, le nerf malade mourra, et vous ne souffrirez plus du tout. Parce que c'est lui qui souffrait, et quand il est mort, il ne souffre plus.

17 novembre 1954 – pp. 449-451

MALADIE

Comment bien réagir face à la maladie

Il y a des gens qui ont une aspiration si constante et une bonne volonté si totale que tout ce qui leur arrive, ils le prennent comme une épreuve sur le chemin pour faire un progrès. J'ai connu des gens, dès qu'ils étaient malades, ils voyaient là la preuve de la Grâce divine pour les aider à faire un progrès. Ils se disaient : c'est une bonne indication, je vais trouver quelle est la cause de ma maladie et je ferai le progrès nécessaire. J'en ai connu quelques-uns comme cela, et ceux-là marchaient d'une façon magnifique. Il y en a d'autres au contraire qui, loin de s'en servir, se laissent aplatir par terre. C'est tant pis pour eux. Mais la vraie attitude quand on est malade, c'est de se dire : « Il y a quelque chose qui ne va pas. Je vais voir ce que c'est. » Il ne faut jamais penser que le Divin vous a donné une maladie exprès, parce que vraiment ce serait un très vilain Divin !

22 juillet 1953 - pp. 180-181

Comment arrêter une maladie que l'on sent venir

D'abord, il ne faut pas la vouloir, et il faut que rien dans le corps ne la veuille. Il faut avoir une très forte volonté de ne pas être malade. Ça, c'est la première condition.

La seconde condition, c'est d'appeler la lumière, une lumière d'équilibre, une lumière de paix, de tranquillité et d'équilibre, et de la pousser dans toutes les cellules du corps, leur enjoignant de ne pas avoir peur, parce que ça c'est la seconde condition.

D'abord ne pas vouloir être malade, et puis ne pas avoir peur de la maladie. Il ne faut ni attirer ni trembler. Il ne faut pas vouloir la maladie du tout. Mais il ne faut pas ne pas la vouloir parce qu'on en a peur ; il ne faut pas avoir peur ; il faut avoir une calme certitude et une confiance complète dans le pouvoir de la Grâce de vous mettre à l'abri de tout, et puis penser à autre chose, ne plus s'en occuper. Quand on a fait ces deux choses-là : refuser la maladie avec toute sa volonté et infuser une confiance qui élimine complètement la peur dans les cellules du corps, et puis s'occuper de quelque chose d'autre, ne plus penser à la maladie, oublier que ça existe... voilà, si vous savez faire ça, vous pouvez même être en rapport avec des gens qui ont des maladies contagieuses, et vous ne les attrapez pas. Mais il faut savoir le faire.

Il y a beaucoup de gens qui disent : « Oh ! oui, ici, je n'ai pas peur. » Ils n'ont pas peur dans leur mental, leur mental n'a pas peur ; il est fort, il n'a pas peur ; mais le corps tremble, et on ne le sait pas, parce que c'est dans les cellules du corps que ça tremble. Ça tremble avec une anxiété terrible, et c'est ça qui attire la maladie. C'est là qu'il faut mettre la Force, et la tranquillité d'une paix parfaite et d'une confiance absolue dans la Grâce. Et puis quelquefois on est obligé de chasser, avec une force similaire dans la pensée, toutes les suggestions que « après tout, le monde physique est plein de maladies, et que c'est contagieux, et puisqu'on a été en rapport avec quelqu'un qui est malade, on est sûr de l'attraper, et puis que les moyens internes ne sont pas suffisamment puissants pour agir dans le physique », et toutes sortes de stupidités dont l'air est plein. Ce sont des suggestions collectives que tout le monde se passe de l'un à l'autre. Et si par hasard il y a deux ou trois docteurs, alors ça devient terrible.

11 mai 1955 - pp. 158-159

Comment empêcher les maladies de traverser le corps subtil et d'entrer dans le corps physique

Si l'on est très sensitif, très sensitif — il faut être très sensitif — au moment où elles touchent le corps subtil et qu'elles essayent de passer, on le sent. Ce n'est pas comme quelque chose qui vous touche le corps, c'est une sorte d'impression. Si vous pouvez savoir à ce moment-là, vous avez encore le pouvoir de dire non, et ça s'en va. Mais pour cela, il faut être extrêmement sensible. Mais cela se développe. Toutes ces choses peuvent être développées méthodiquement par la volonté. Vous pouvez devenir tout à fait conscient de cette enveloppe, et même, si vous la développez suffisamment, vous n'avez pas besoin de regarder ou de voir, vous sentez que quelque chose vous a touché. Je peux vous en donner un exemple, il y en a beaucoup comme cela.

Quelqu'un était en train de vouloir établir un rapport constant et conscient — tout à fait constant et conscient — avec la Divinité intérieure, non seulement l'être psychique mais la Présence divine dans l'être psychique, et elle avait décidé qu'elle serait comme cela, qu'elle ne s'occuperait de rien que de cela, c'est-à-dire que cette personne pouvait faire n'importe quoi, sa concentration était là-dessus, et même quand elle sortait et qu'elle marchait dans la rue, sa concentration était là-dessus. Elle vivait dans une grande ville où il y avait beaucoup de circulation : autobus, tramways, etc., beaucoup de choses, et pour traverser les rues, il fallait un soin considérable et une attention bien éveillée, autrement on pouvait se faire écraser ; mais cette personne avait décidé qu'elle ne sortirait pas de sa concentration. Un jour qu'elle traversait l'une des grandes avenues avec ses automobiles, ses tramways, toute dans sa concentration, à sa recherche intérieure, elle a senti tout d'un coup, à la distance d'un bras à peu près, un petit choc, comme ça ; elle a sauté en arrière et une automobile est passée juste à côté. Si elle n'avait pas sauté en arrière, l'automobile aurait passé sur elle... C'est un point extrême, mais sans arriver à ce degré, on peut très bien sentir comme un petit malaise (ce n'est pas quelque chose qui s'impose avec une grande force), un petit malaise qui vous approche à un endroit quelconque : devant, derrière, en haut, en bas. Si, à ce moment-là, vous êtes suffisamment alerté, vous dites non, comme si vous rejetiez le contact avec une grande force, et c'est fini. Si vous n'êtes pas conscient à ce moment-là, l'instant d'après, ou quelques moments après, vous sentez au-dedans comme quelque chose qui vous tourne sur le cœur, un froid dans le dos, un petit malaise, le commencement d'une disharmonie ; vous sentez une disharmonie quelque part, comme si l'harmonie générale était dérangée. Alors, il faut se concentrer davantage et, avec une grande force de volonté, avoir la foi que rien ne peut vous faire du mal, que rien ne peut vous toucher. Ça suffit, vous pouvez rejeter la maladie à ce moment-là. Mais il faut le faire tout de suite, n'est-ce pas, il ne faut pas attendre cinq minutes, il faut que ce soit fait immédiatement. Si vous attendez trop longtemps et que vous commenciez à sentir vraiment un malaise quelque part, que quelque chose commence à être tout à fait dérangé, alors il est bon de s'asseoir, de se concentrer et d'appeler la Force, de la concentrer à l'endroit qui commence à être dérangé, c'est-à-dire qui commence à devenir malade. Mais si vous ne faites rien du tout, vraiment quelque part une maladie s'installe ; tout cela, parce que vous n'étiez pas suffisamment alerté. Et parfois on est obligé de suivre toute la courbe pour retrouver le moment favorable et se débarrasser de l'affaire. J'ai dit quelque part que, dans le domaine physique, tout est une question de procédé — il faut un procédé pour réaliser toute chose. Et si la maladie a réussi à toucher le physique-physique, eh bien, il faut suivre le procédé pour arriver à s'en débarrasser. C'est ce que la science médicale appelle "le cours de la maladie". On peut hâter ce cours à l'aide des forces spirituelles, mais tout de même il faut suivre le procédé. Il y a comme quatre stades différents. Le tout premier est instantané. Le deuxième peut se fait en quelques minutes, le troisième peut prendre plusieurs heures et le quatrième, plusieurs jours. Et alors là, une fois que la chose est installée, tout dépendra, non seulement de la réceptivité du corps, mais encore de la bonne volonté de la partie qui est la cause du désordre. N'est-ce pas, quand la chose vient du dehors, elle est en affinité avec quelque chose au-dedans. Si ça arrive à passer, à entrer sans que l'on s'en aperçoive, c'est qu'il y a une affinité quelque part, et c'est cette partie de l'être, qui a répondu, qu'il faut convaincre.

J'ai connu des cas vraiment extraordinaires. Si vous pouvez au moment... Tenez, prenons un exemple qui est tout à fait concret : un coup de soleil. Cela vous dérange considérablement, c'est l'une des choses qui vous rend le plus malade — un coup de soleil dérange tout, il dérange les fonctions intérieures, il donne généralement une congestion à la tête et une très forte fièvre. Alors, si c'est arrivé, s'il a réussi à passer la protection, à entrer en vous, eh bien, si vous pouvez simplement entrer dans un endroit tranquille, vous étendre tout à fait à plat, sortir de votre corps (naturellement il faut apprendre ; il y a des gens qui le font spontanément, pour d'autres il faut une longue discipline), sortir de son corps, rester au-dessus de façon que l'on puisse voir son corps (vous connaissez le phénomène, voir son corps quand on est dehors ? Cela peut se faire à volonté, sortir de son corps et se trouver juste au-dessus), le corps est étendu sur un lit, un banc, le sol, n'importe quoi ; vous êtes étendu juste au-dessus et, de là, consciemment, vous tirez la Force d'en haut et, si vous en avez l'habitude, si votre aspiration est suffisante, vous avez la réponse ; et alors, de là, en ayant soin de ne pas rentrer dans votre corps, vous commencez à pousser cette Force sur le corps, comme cela, régulièrement, jusqu'à ce que vous voyiez que le corps reçoit (car les premiers moments, cela n'entre pas, parce que le corps est tout à fait dérangé avec sa maladie, il n'est pas réceptif, il est crispé), vous poussez doucement, doucement, tranquillement, sans énervement, très paisiblement, sur le corps. Mais il ne faut pas que l'on vous dérange. Si quelqu'un vient et vous voit étendu et vous secoue, c'est extrêmement dangereux. Il faut le faire dans des conditions tranquilles, demander aux gens de ne pas vous déranger, ou bien vous enfermer à un endroit où ils ne peuvent pas vous déranger. Mais on peut se concentrer lentement (cela prend plus ou moins de temps — dix minutes, une demi-heure, une heure, deux heures —, cela dépend de l'importance du désordre qui s'est créé), lentement, de là-haut, vous concentrez la Force, jusqu'à ce que vous voyiez que le corps reçoit, que la Force entre, que le désordre se rétablit et que la détente se produit dans le corps lui-même. Une fois que c'est fait, vous pouvez entrer et vous êtes guéri. Cela s'est fait pour un coup de soleil, qui est une chose assez violente, et aussi pour une fièvre typhoïde, et pour beaucoup d'autres choses, comme par exemple un foie qui s'est soudain dérangé pour une raison quelconque (pas une indigestion, mais le foie qui ne fonctionne plus convenablement), on peut le guérir aussi de la même façon. Il y a eu un cas de choléra qui a été guéri comme cela. Le choléra avait été juste attrapé, c'était entré, ce n'était pas encore établi, mais il a été guéri complètement. Par conséquent, quand je dis que, si l'on maîtrise la force spirituelle et que l'on sait s'en servir, il n'est pas de maladie que l'on ne puisse guérir, je ne le dis pas comme cela, en l'air : c'est dit avec l'expérience de la chose. Naturellement, on me dira que l'on ne sait pas sortir de son corps, attirer la Force, la concentrer, avoir toute cette maîtrise... Ce n'est pas très fréquent, mais ce n'est pas impossible ; cela se fait, ce n'est pas impossible. Et on peut avoir confiance que, si l'on est aidé... En fait, il y a un procédé beaucoup plus commode, c'est d'appeler au secours.

Mais la condition dans tous les cas — dans tous les cas —, qu'on le fasse soi-même et en ne dépendant que de soi-même, ou qu'on le fasse en demandant à quelqu'un de le faire pour soi, la première condition : pas de peur et être tranquille. Si vous commencez à bouillonner et à vous énerver dans votre corps, c'est fini, vous ne pouvez rien faire.

Pour toute chose — vivre la vie spirituelle, guérir les maladies — pour toute chose, il faut être tranquille.

31 mars 1951 - pp. 296-300

Comment empêcher les maladies de se produire et comment les guérir

On peut essayer les moyens ordinaires, et parfois cela réussit. C'est généralement quand le corps est convaincu qu'on lui a donné les conditions dans lesquelles il doit bien se porter : il a pris la résolution de bien se porter et il guérit. Mais si votre corps n'a pas la volonté, la résolution de guérir, vous pouvez essayer tout ce que vous voulez, il ne guérira pas. Cela aussi, je le sais par expérience. Parce que j'ai connu des gens que l'on guérissait en cinq minutes, même d'une chose considérée comme très sérieuse, et j'ai connu des gens qui n'avaient pas de maladie mortelle, mais qui la gardaient avec tant de persistance qu'elle devenait mortelle. Il était impossible de convaincre leur corps de laisser partir la maladie.

Et c'est là où il faut être très soigneux et se regarder avec beaucoup de discernement pour découvrir en soi la petite partie qui... comment dire... prend plaisir à être malade. Oh ! il y a beaucoup de raisons. Il y a des gens qui sont malades par dépit, il y a des gens qui sont malades par rancune, il y a des gens qui sont malades par désespoir, il y a des gens... Et ce ne sont pas des mouvements formidables : un tout petit mouvement dans l'être ; on est vexé, on dit : « On verra bien ce qui va arriver, on verra la conséquence de ce qu'il m'a fait ! Qu'elle arrive ! Je vais être malade. » On ne se le dit pas ouvertement parce que l'on se gronderait, mais il y a quelque chose, quelque part, qui pense comme cela.

Alors il y a deux choses à faire quand vous avez découvert le désordre, petit ou grand, la désharmonie. D'abord, nous avons dit que cette désharmonie crée une sorte de trépidation et un manque de paix dans l'être physique, dans le corps. C'est une sorte de fièvre. Même si la fièvre n'est pas générale, il y a des petites fièvres locales, il y a des gens qui ont de l'agitation. Donc, la première chose à faire est de se pacifier, d'apporter la paix, la tranquillité, la détente, dans une confiance totale, dans ce petit coin (pas nécessairement dans tout le corps). Après cela, vous voyez quelle est la cause du désordre. Vous voyez. Il y en a beaucoup, mais enfin, vous tâchez de trouver approximativement la cause de ce désordre et, par une pression de lumière, de connaissance, de force spirituelle, vous rétablissez cette harmonie, ce bon fonctionnement. Et si la partie malade est réceptive, si elle n'offre pas une résistance obstinée, vous pouvez guérir en quelques secondes.

Ce n'est pas toujours le cas. Il y a quelquefois, comme je l'ai dit, une mauvaise volonté : on est plus ou moins en grève, enfin on veut que la maladie ait des conséquences. Alors, cela prend un peu plus longtemps. Mais enfin, si l'on n'est pas d'une mauvaise volonté notoire, au bout d'un certain temps la Force agit : quelques minutes, ou quelques heures ou au plus quelques jours, et puis on guérit.

Maintenant, dans le cas spécial des attaques de forces adverses, la chose se complique, parce que vous n'avez pas affaire seulement à la volonté corporelle (notez que je n'accepte pas l'argument de ceux qui me disent : « Mais moi, je ne veux pas être malade ! » parce que votre conscience dit toujours qu'elle ne veut pas être malade, il faut être à demi fou pour dire « je veux être malade », mais ce n'est pas votre conscience qui veut être malade, c'est quelque partie de votre corps, ou tout au plus un fragment du vital qui s'est mis de travers et qui veut être malade, et à moins que vous n'observiez avec beaucoup d'attention, vous ne vous en apercevez pas). Mais je dis que la situation se complique si, derrière, il y a une attaque et une pression des forces adverses qui vous veulent vraiment du mal. Vous pouvez avoir ouvert la porte par une erreur spirituelle : par un mouvement de vanité, un mouvement de colère, un mouvement de rancune, un mouvement de violence ; même si ce n'est qu'un mouvement qui va et qui vient, cela peut ouvrir la porte. Il y a toujours des germes qui guettent là et qui n'attendent qu'une occasion ; c'est pour cela qu'il faut être très soigneux. Mais enfin, pour une raison quelconque, l'influence a pénétré la carapace de protection et elle agit là pour encourager la maladie à devenir aussi mauvaise qu'elle peut être. Alors le premier moyen n'est pas tout à fait suffisant. Dans ce cas-là, il faut y ajouter une chose : il faut y ajouter la Force de purification spirituelle, qui est une force tellement, absolument, parfaitement constructive que tout ce qui est destructif le moins du monde ne peut pas y subsister. Si vous avez cette Force à votre disposition, ou si vous pouvez la demander et l'obtenir, vous la mettez sur l'endroit, et la force adverse généralement s'enfuit immédiatement, parce que si elle se trouve dans cette Force, elle se dissout, elle disparaît ; parce que toute force de désintégration ne peut pas subsister dans cette Force ; par conséquent, la désintégration disparaissant, elle disparaît. Elle peut être changée en une force constructive, c'est possible, ou elle peut être simplement dissoute et réduite à néant. Et avec cela, non seulement la maladie est guérie, mais la possibilité du retour de la maladie est éliminée. Vous êtes guéri de la maladie une fois pour toutes, elle ne revient plus. Voilà.

Maintenant, tout cela est vu en gros ; les détails, on pourrait écrire des livres. Je vous ai seulement donné les explications générales.

12 juillet 1953 - pp. 203-206

Comment guérir la maladie en rétablissant l'équilibre du corps

Au fond, une maladie est seulement un déséquilibre ; et alors, si vous avez le pouvoir d'établir un autre équilibre, ce déséquilibre-là disparaît. Une maladie est tout simplement, toujours, dans tous les cas, même quand les docteurs vous disent qu'il y a des microbes, dans tous les cas, c'est un déséquilibre dans l'être : un déséquilibre entre divers fonctionnements, un déséquilibre entre les forces.

Ce n'est pas pour dire qu'il n'y ait pas de microbes : il y en a, il y a beaucoup plus de microbes encore qu'on n'en connaît. Mais ce n'est pas pour cela que vous êtes malade, parce qu'ils sont toujours là. Il se trouve qu'ils sont toujours là et qu'il y a des jours où ils ne vous font rien, et puis tout d'un coup, un jour, il y en a un qui s'empare de vous et qui vous rend malade. Pourquoi ? Simplement parce que la résistance n'était pas ce qu'elle était d'habitude, parce qu'il y a eu un déséquilibre quelque part, que le fonctionnement n'était plus normal. Mais si, par un pouvoir intérieur, vous pouvez rétablir l'équilibre, alors c'est fini, il n'y a plus de difficulté, le déséquilibre disparaît.

Il n'y a pas d'autre manière de guérir les gens. C'est simplement quand on voit le déséquilibre et que l'on est capable de rétablir l'équilibre que l'on est guéri. Seulement on rencontre deux catégories très différentes... Les uns tiennent à leur déséquilibre — ils y tiennent, ils s'y cramponnent, ils ne veulent pas le laisser aller. Alors vous pouvez essayer tout ce que vous voulez : même si vous rétablissez l'équilibre, la minute suivante ils se déséquilibreront encore, parce qu'ils aiment cela. Ils disent : « Oh ! non, je ne veux pas être malade », mais au-dedans d'eux il y a quelque chose qui tient ferme à un déséquilibre, qui ne veut pas le laisser. Il y en a d'autres, au contraire, qui sont sincèrement amoureux de l'équilibre, et dès que vous leur donnez le pouvoir de retrouver leur équilibre, l'équilibre est rétabli et en quelques minutes ils sont guéris. Ils n'avaient pas la connaissance suffisante ou ils n'avaient pas le pouvoir suffisant pour rétablir l'ordre — le déséquilibre est un désordre. Mais si vous intervenez, que vous ayez la connaissance et que vous rétablissiez l'équilibre, tout naturellement la maladie va disparaître ; et les gens qui vous laissent faire guérissent. Ce sont seulement ceux qui ne vous laissent pas faire qui ne guérissent pas ; et c'est visible, ils ne vous laissent pas faire, ils s'agrippent. Je leur dis : « Ah ! vous n'êtes pas guéri ? Allez donc voir un docteur. » Et le plus beau de l'affaire, c'est qu'ils croient aux docteurs la plupart du temps, alors que le fonctionnement est le même ! Tout docteur qui est un petit peu philosophe vous dira : « C'est comme cela : nous, nous donnons seulement l'occasion, mais c'est le corps qui se guérit. Quand le corps veut guérir, il se guérit. » Eh bien, il y a des corps, à moins qu'on ne leur fasse absorber une médecine ou quelque chose de très précis qui leur donne l'impression qu'on s'occupe vraiment d'eux, qui n'acceptent pas que l'équilibre soit rétabli ; mais si vous leur donnez un traitement très précis, très exact, et quelquefois très difficile à suivre, ils commencent à être convaincus qu'il n'y a rien de mieux à faire que de se remettre en équilibre, et ils se remettent en équilibre !

24 juin 1953 - pp. 132-135

Comment guérir spirituellement une maladie

« Chaque point du corps est symbolique d'un mouvement intérieur ; il y a là un monde de correspondances subtiles. [...] La partie particulière du corps qui est atteinte de maladie, est l'indice de la nature du désordre intérieur qui a pris place ; elle nous indique l'origine de la maladie, elle est un signe de sa cause. Elle révèle aussi la nature de la résistance qui empêche l'être d'avancer dans son ensemble avec la même rapidité. Et ceci nous apprend quels sont le traitement et la guérison. Si l'on pouvait comprendre parfaitement où gît l'erreur, trouver ce qui a manqué de réceptivité, ouvrir cette partie à la Force et à la Lumière, il serait possible de rétablir en un moment l'harmonie qui a été dérangée, et la maladie disparaîtrait immédiatement. »

(Extrait de l'Entretien du 16 juin 1929)

Il y a deux façons de guérir spirituellement une maladie. L'une consiste à mettre une force de Conscience et de Vérité sur le point physique qui est malade. Dans ce cas, l'effet produit dépend naturellement de la réceptivité du sujet. Supposons que le sujet soit réceptif ; on met la force de la Conscience sur le point malade et la pression qu'elle fait rétablit l'ordre. Beaucoup d'entre vous ici peuvent dire comment Sri Aurobindo les a guéris. C'était comme une main qui venait et qui enlevait la douleur. C'est aussi clair que cela.

En d'autres cas, si le corps manque totalement de réceptivité ou si sa réceptivité est insuffisante, on voit la correspondance intérieure avec l'état psychologique qui a créé la maladie, et on agit là-dessus. Mais si la cause de la maladie est réfractaire, on ne peut pas faire grand-chose. Mettons que l'origine soit vitale. Le vital se refuse absolument à changer, il tient énormément à la condition dans laquelle il se trouve ; alors c'est sans espoir. Vous mettez la Force, et généralement cela provoque une augmentation de la maladie, produite par la résistance du vital qui ne voulait rien savoir. Je dis le vital, mais ce peut être le mental ou autre chose.

Quand l'action est directe sur le corps, c'est-à-dire sur le point malade, il se peut que l'on soit soulagé, puis, quelques heures après ou même quelques jours, le mal revient. Cela veut dire que la cause n'a pas été changée, que c'était une cause vitale et que la cause est toujours là ; c'est seulement l'effet qui a été guéri. Mais si l'on peut agir simultanément sur l'effet et sur la cause, et que la cause soit assez réceptive pour accepter de changer, alors on est guéri totalement, une fois pour toutes.

MANTRA

Comment trouver et utiliser son mantra

Quand on joue et que l'on s'aperçoit tout d'un coup qu'il y a quelque chose qui échappe — on commet des maladresses, on est inattentif, quelquefois il y a des courants opposés qui viennent en travers de ce que l'on fait —, si l'on prend l'habitude, automatiquement, à ce moment, d'appeler comme par un mantra, de répéter un mot, cela a un effet extraordinaire. On choisit son mantra ; ou plutôt, un jour, il vous vient spontanément à un moment de difficulté. À un moment où les choses sont très difficiles, quand on a une sorte d'angoisse, d'inquiétude, que l'on ne sait pas ce qui va arriver, tout d'un coup, cela jaillit en vous, le mot jaillit en vous. Pour chacun, il peut être différent. Mais si on note cela et que chaque fois que l'on est en face d'une difficulté, on le répète, c'est irrésistible. Par exemple, si l'on sent que l'on va être malade, si l'on sent que l'on fait mal ce que l'on fait, si l'on sent que quelque chose de mauvais vient vous attaquer, alors... Mais il faut que ce soit une spontanéité de l'être, que cela jaillisse de vous sans que vous ayez besoin de penser : vous choisissez votre mantra parce qu'il est une expression spontanée de votre aspiration ; ce peut être un mot, deux ou trois mots, une phrase, cela dépend de chacun, mais il faut que ce soit un son qui éveille en vous une certaine condition. Alors, quand vous avez cela, je vous réponds que vous pouvez passer à travers tout sans difficulté. Même en face d'un danger réel, véritable — d'une attaque, par exemple, de quelqu'un qui veut vous tuer —, si, sans s'agiter, sans se troubler, on répète tranquillement son mantra, on ne peut rien vous faire. Naturellement, il faut être très maître de soi ; il ne faut pas qu'une partie de l'être soit là à trembler comme une feuille ; non, il faut le faire entièrement, sincèrement, alors c'est tout-puissant. Le mieux, c'est quand le mot vous vient spontanément : vous appelez, n'est-ce pas, dans un moment de grande difficulté (mentale, vitale, physique, émotive, n'importe) et tout d'un coup cela jaillit en vous, deux ou trois mots, comme des mots magiques. Il faut se souvenir de cela et il faut prendre l'habitude de les répéter au moment où les difficultés viennent. Si vous en prenez l'habitude, un jour cela vous viendra spontanément : quand la difficulté viendra, en même temps le mantra viendra. Alors vous verrez que les résultats sont merveilleux. Mais il ne faut pas que ce soit une chose artificielle ou que vous décidiez arbitrairement : « Je me servirai de ces mots-là », ou que quelqu'un d'autre vous dise : « Oh ! vous savez, ça, c'est très bon » — c'est peut-être très bon pour lui, mais pas pour tout le monde.

5 mai 1951 - pp. 427-429

MÉDITATION

Comment méditer

Ne tombez pas dans l'erreur si commune de croire qu'il faut s'asseoir dans un coin tout à fait silencieux où personne ne passe, où vous êtes dans une position classique et tout à fait immobile, pour pouvoir méditer — ce n'est pas vrai. Ce qu'il faut, c'est arriver à méditer en toutes circonstances, et j'appelle "méditer" non pas vider votre tête, mais vous concentrer dans une contemplation du Divin ; et si vous gardez cette contemplation au-dedans de vous, tout ce que vous ferez changera de qualité — pas d'apparence, car apparemment ce sera la même chose, mais de qualité. Et la vie changera de qualité, et vous, vous vous sentirez un peu différent de ce que vous étiez, avec une paix, une certitude, une tranquillité intérieure, une force invariable, quelque chose qui ne fléchit jamais.

17 février 1951 - p. 135

✻

Il est très difficile de méditer. Il y a toutes sortes de méditations... On peut prendre une idée et la suivre pour arriver à un résultat quelconque — c'est une méditation active ; les gens qui cherchent un problème ou qui veulent écrire, méditent ainsi sans savoir qu'ils sont en train de méditer. D'autres s'assoient et essayent de se concentrer sur quelque chose, sans suivre d'idée ; simplement, se concentrer sur un point pour intensifier le pouvoir de concentration ; et il arrive ce qui arrive généralement quand vous vous concentrez sur un point : si vous réussissez à rassembler votre capacité de concentration suffisamment, que ce soit sur un point mental, vital ou physique, à un moment donné vous passez au travers et vous entrez dans une autre conscience. D'autres aussi essayent de chasser de leur tête tous les mouvements, toutes les idées, tous les réflexes, toutes les réactions et d'arriver à une véritable tranquillité silencieuse. C'est extrêmement difficile ; certaines gens ont essayé pendant vingt-cinq ans et n'y ont pas réussi, car c'est un peu comme de prendre le taureau par les cornes.

Il y a un autre genre de méditation qui consiste à être aussi tranquille que l'on peut, mais sans essayer d'arrêter toutes les pensées, car il y en a qui sont purement mécaniques et si vous essayez d'arrêter tout cela, il faut des années et, par-dessus le marché, vous ne serez pas sûr du résultat ; au lieu de cela, vous rassemblez toute votre conscience et vous restez aussi tranquille et paisible que possible, vous vous détachez des choses extérieures comme si elles ne vous intéressaient pas du tout, et, tout d'un coup, vous avivez cette flamme d'aspiration et vous mettez dedans tout ce qui peut venir à vous, afin que la flamme monte de plus en plus, de plus en plus ; vous vous identifiez à elle et vous allez jusqu'au point extrême de votre conscience et de votre aspiration, en ne pensant à rien d'autre — simplement, une aspiration qui monte, qui monte, qui monte, sans songer une minute au résultat, à ce qui peut arriver, surtout pas, et surtout ne pas avoir le désir qu'il vous arrive quelque chose — simplement, la joie de l'aspiration qui monte, monte, monte en s'intensifiant de plus en plus dans une concentration constante. Et là, je peux vous assurer que ce qui arrive est le mieux qui puisse arriver. C'est-à-dire que c'est le maximum de vos possibilités qui s'accomplit quand vous faites cela. Ces possibilités peuvent être très différentes suivant les individus. Mais alors, tous ces soucis de vouloir se taire, de passer derrière les apparences, d'appeler une force qui réponde, d'attendre une réponse à vos questions, tout cela s'évanouit comme une vapeur irréelle. Et si vous arrivez à vivre consciemment dans cette flamme, dans cette colonne d'aspiration qui monte, vous verrez que si vous n'avez pas un résultat immédiat, au bout de quelque temps, quelque chose vous arrivera.

12 février 1950 - pp. 115-117

✻

Il vaut toujours mieux tâcher de se concentrer dans un centre, le centre de l'aspiration si l'on peut dire, le lieu où brûle la flamme de l'aspiration, ramener toutes les énergies là, au centre du plexus solaire et, si possible, obtenir un silence attentif comme si l'on voulait écouter quelque chose d'extrêmement subtil, quelque chose qui nécessite une attention complète, une concentration complète et un silence total. Et puis ne plus bouger. Ne plus penser, ne plus bouger, et faire ce mouvement d'ouverture de façon à recevoir tout ce qui peut être reçu, mais en prenant bien soin de ne pas essayer de savoir ce qui se passe pendant que ça se passe, parce que, si l'on veut comprendre ou même observer activement, cela maintient une sorte d'activité cérébrale qui est défavorable à la plénitude de la réceptivité — se taire, se taire aussi totalement que possible, dans une concentration attentive et puis ne plus bouger.

Si l'on réussit cela, alors, quand tout est fini, quand on est sorti de la méditation, quelque temps après (généralement pas immédiatement), surgit du dedans de l'être quelque chose de nouveau dans la conscience : une nouvelle compréhension, une nouvelle appréciation des choses, une nouvelle attitude dans la vie — en somme, une nouvelle manière d'être. Cela peut être fugitif, mais à ce moment-là, si on le note, on s'aperçoit qu'il y a quelque chose qui a avancé d'un pas sur le chemin de la compréhension ou de la transformation. Ce peut être une illumination, une compréhension plus vraie ou plus proche de la vérité, ou un pouvoir de transformation qui vous fait faire un progrès psychologique, ou une augmentation de conscience ou une augmentation de maîtrise sur les mouvements, sur les activités de l'être.

Et ces résultats-là ne sont jamais immédiats. Parce que, si l'on essaye de les avoir immédiatement, on se maintient dans un état d'activité tout à fait contraire à la vraie réceptivité. Il faut être aussi neutre, aussi immobile, aussi passif que l'on peut l'être, avec un arrière-plan d'aspiration silencieuse, pas formulée avec des mots ni des idées, ni même des sentiments ; quelque chose qui fait comme cela (*geste, comme une flamme qui monte*) dans une vibration ardente, mais qui ne formule pas, et surtout qui n'essaye pas de comprendre.

On arrive (avec un peu de pratique) à un état que l'on obtient à volonté, en quelques secondes, c'est-à-dire que l'on ne perd aucun temps de la méditation. Naturellement, au début, il faut lentement calmer son esprit, rassembler sa conscience, se concentrer ; on perd les trois quarts du temps à se préparer.

Mais quand on a la pratique de la chose, en deux, trois secondes on peut l'obtenir, et alors on bénéficie de tout le temps de la réceptivité.

Naturellement, il y a des conditions encore plus avancées ou perfectionnées, mais ça vient plus tard. Mais si l'on obtient cela déjà, on a le plein profit de la méditation.

5 juin 1957 - pp. 128-130

✱

Faire le vide en soi dans la méditation crée un silence intérieur ; cela ne veut pas dire que l'on ne soit plus rien ou que l'on soit devenu une masse inerte et morte. À faire le vide, on invite ce qui va le remplir. C'est-à-dire que l'on permet une détente dans l'insistance de la conscience sur la réalisation. Cependant, la nature de la conscience et le degré habituel de l'insistance déterminent non seulement les forces que l'on met en jeu, mais également la manière dont elles agiront : si elles aideront et accompliront, ou bien échoueront, ou même si elles entraveront et seront nuisibles.

Les conditions dans lesquelles on peut méditer sont nombreuses, et chacune a son effet sur les forces qui descendent et pénètrent, et sur leur action. Si vous méditez seul, c'est votre propre condition interne et externe qui compte. Si vous méditez en groupe, c'est la condition générale qui est de première importance. Mais dans les deux cas, les conditions seront toujours variables, et les forces qui répondront ne seront jamais deux fois les mêmes.

Une concentration unifiée, faite comme il convient, peut avoir une force remarquable. Il est dit, dans une vieille tradition, que si douze hommes sincères unissaient leur volonté et leur aspiration pour évoquer le Divin, il serait obligé de se manifester. Mais la volonté doit être unique et semblable, l'aspiration d'une sincérité complète. Car ceux qui tentent l'expérience peuvent être unis dans une sorte d'inertie, ou même dans un désir erroné et perverti, et le résultat est alors désastreux.

En méditation, la première et la plus impérieuse nécessité est un état de sincérité parfaite et absolue dans la conscience entière. Il est indispensable de ne pas se tromper soi-même et de ne pas tromper les autres ou être trompé par eux. Nous avons déjà dit quelle futile et vaine entreprise serait celle de vouloir tromper le Divin. Souvent, les gens souhaitent certaines choses, ils ont une préférence mentale ou un désir vital ; ils veulent que l'expérience se produise d'une certaine façon ou qu'elle prenne une certaine tournure qui satisfasse leurs idées, leurs désirs ou leurs préférences ; ils ne restent pas impartiaux, comme une page blanche prête à enregistrer simplement et fidèlement le phénomène. Dans ce cas, si ce qui se passe ne leur plaît pas, ils peuvent facilement se tromper eux-mêmes ; ils voient une certaine chose, mais ils la tordent juste un petit peu et en font quelque chose d'autre ; ils détournent de son sens une chose qui peut être simple et droite, pour la magnifier en une expérience extraordinaire.

Quand vous entrez en méditation, vous devez être aussi candide et aussi simple qu'un enfant, n'intervenant pas avec votre mental extérieur, n'attendant rien, n'insistant sur rien. Lorsque vous avez obtenu cette condition, tout dépend ensuite de l'aspiration qui est au fond de vous-même. Si, des profondeurs, vous demandez la paix, elle viendra à vous ; si c'est la force, le pouvoir, la connaissance, ils viendront aussi. Mais tous viendront dans la mesure de votre capacité de les recevoir. Et si vous appelez le Divin, alors aussi — en admettant que le Divin entende votre appel, c'est-à-dire que votre appel soit assez pur et fort pour l'atteindre — vous recevrez sa réponse.

23 juin 1929 - pp. 111-112

Comment méditer sur un sujet

Chacun a son procédé spécial. Cela dépend tout à fait de chacun. Les uns peuvent avoir une imagerie qui les aide ; les autres, au contraire, ont un esprit plus abstrait et voient seulement les idées ; les autres, qui vivent davantage par la sensation ou le sentiment, ont plutôt des mouvements psychologiques, des mouvements de sentiments internes ou de sensations — cela dépend de chacun. Ceux qui ont un mental physique actif et particulièrement formateur, ceux-là voient des images, mais tout le monde n'éprouve pas la même chose. (...)

C'est plus fréquemment une sensation (je veux dire généralement), plus fréquemment une sensation ou un sentiment qu'une image. L'image vient toujours pour ceux qui ont un pouvoir mental formateur, un mental physique qui est actif. C'est un signe que l'on est actif dans sa conscience mentale. (...)

Mais tout est correct, si cela a un résultat ! Quel que soit le moyen, il est bon. Des images ne sont pas forcément ridicules. Elles ne sont pas ridicules, n'est-ce pas, ce sont des images mentales. Si elles vous produisent un effet, elles sont tout à fait appropriées. Si cela vous donne une expérience, c'est approprié.

Par exemple, quand je vous demande de descendre au-dedans de vous-même, il y en a qui se concentreront dans une sensation, mais il y en a très bien qui auront l'impression de descendre dans un puits profond, et ils ont tout à fait l'image, n'est-ce pas, de pas qui descendent dans un puits obscur et profond et ils descendent de plus en plus, de plus en plus, et quelquefois ils aboutissent à une porte justement, ils s'installent devant la porte avec la volonté d'entrer, et parfois la porte s'ouvre, et alors on entre et on voit comme une salle, ou une chambre, ou une grotte, ou quelque chose, et puis de là, si l'on continue, on peut arriver à une autre porte et encore s'arrêter, et avec un effort la porte s'ouvre et on va plus loin, et si on le fait avec assez de persistance et que l'on puisse continuer l'expérience, il y a un moment où l'on se trouve devant une porte qui a... un caractère spécial de solidité ou de solennité, et avec un grand effort de concentration, la porte s'ouvre, et on pénètre soudain dans une salle de clarté, de lumière ; et alors, on a l'expérience, n'est-ce pas, du contact avec son âme...

27 août 1958 - pp. 422-423

Comment méditer sur une pensée exprimée par une phrase

Quand on médite sur une phrase, il y a deux moyens. Il y a un moyen extérieur, actif, ordinaire, qui est de réfléchir et de tâcher de comprendre ce que ces mots veulent dire, comprendre intellectuellement ce que veut dire exactement cette phrase — ça, c'est une méditation active. On se concentre sur ces quelques mots et on prend la pensée qu'ils expriment et on essaye, par le raisonnement, par la déduction, par l'analyse, de comprendre ce que cela veut dire.

Il y a un autre moyen, qui est plus direct et plus profond, c'est de prendre cette formation mentale, cet ensemble de mots avec la pensée qu'ils représentent, et de rassembler toutes ses énergies d'attention là-dessus en s'obligeant à concentrer toute sa force sur cette formation. Au lieu, par exemple, de concentrer toutes ses énergies sur quelque chose que l'on voit physiquement, on prend cette pensée et on concentre toutes ses énergies sur cette pensée, dans le mental naturellement.

Et alors, si l'on arrive à concentrer la pensée suffisamment et à l'empêcher de vaciller, tout naturellement on passe de la pensée exprimée par les mots à *l'idée* qui est derrière, et qui pourrait s'exprimer dans d'autres mots, d'autres formes. Le propre de l'idée, c'est de pouvoir se revêtir de beaucoup de pensées différentes. Et quand on est arrivé là, on est déjà arrivé beaucoup plus profondément que par la simple compréhension des mots. Naturellement, si l'on continue à se concentrer et que l'on sache le faire, on peut passer de l'idée à la force lumineuse qui est derrière. Alors là, vous entrez dans un domaine beaucoup plus profond et plus vaste. Mais cela demande une éducation. Mais enfin, c'est le principe même de la méditation.

Si l'on arrive à aller assez profondément, on trouve le Principe et la Force qui sont derrière l'idée, et cela vous donne le pouvoir de la réalisation. C'est comme cela que ceux qui prennent la méditation comme moyen de développement spirituel arrivent à joindre le Principe qui est derrière les choses et à obtenir le pouvoir d'agir sur ces choses, de là-haut.

Mais sans même aller si loin (cela implique une assez forte discipline, n'est-ce pas, une grande habitude), on peut très bien passer de la pensée à l'idée, et alors cela vous donne une lumière et une compréhension dans l'esprit qui vous permet, à votre tour, d'exprimer l'idée sous n'importe quelle forme. Une idée peut s'exprimer sous beaucoup de formes différentes, sous beaucoup de pensées différentes, de même que si vous descendez à un niveau plus matériel, la pensée peut s'exprimer à travers beaucoup de mots différents. En s'en allant vers le bas, vers l'expression, c'est-à-dire l'expression parlée ou l'expression écrite, il y a beaucoup de mots différents et de formules différentes qui peuvent servir à exprimer une pensée, mais cette pensée est seulement une des formes de pensée qui peuvent exprimer l'idée, le Principe qui est derrière, et cette idée elle-même, si on la suit profondément, a derrière elle un principe de connaissance spirituel et de pouvoir qui, alors, peut se répandre et agir sur la manifestation.

Quand tu as une pensée, tu cherches des mots, n'est-ce pas, et puis tu essayes d'arranger ces mots pour exprimer ta pensée ; tu peux te servir de beaucoup de mots pour exprimer une pensée, tu te dis : « Non, tiens, si je mettais ce mot-là au lieu de celui-ci, ça exprimerait mieux ce que je pense. » C'est ce que l'on vous apprend quand on vous enseigne le style, à écrire.

Mais quand je vous donne une phrase écrite qui a un pouvoir d'exprimer une pensée, et que je vous dis de vous concentrer là-dessus, alors, à travers cette forme de pensée, vous pouvez remonter jusqu'à l'idée qui est derrière, et qui peut s'exprimer à travers beaucoup de pensées différentes. C'est comme une grande hiérarchie : il y a un Principe qui est tout en haut, qui lui-même n'est pas unique parce que l'on peut remonter encore plus haut ; mais ce Principe peut s'exprimer dans des idées, et ces idées peuvent s'exprimer dans un grand nombre de pensées et ce grand nombre de pensées peut se servir d'un grand nombre de langages et d'un plus grand nombre encore de mots.

Quand je vous donne une pensée, c'est simplement pour vous aider à vous concentrer... Il y a des écoles qui mettent un objet devant vous, une fleur ou une pierre, ou un objet quelconque, et puis vous vous asseyez tout autour et vous vous concentrez là-dessus et vos yeux font comme cela (*Mère se met à loucher*) ... jusqu'à ce que vous deveniez l'objet. C'est aussi un moyen de concentration. À force de regarder comme cela, sans bouger, finalement vous passez dans la chose que vous regardez. Mais il ne faut pas se mettre à regarder toutes sortes de choses : seulement fixer ça. Ça vous donne un regard... ça vous fait loucher.

Tout cela, c'est pour apprendre la concentration, c'est tout. Quelquefois, une de ces phrases exprime une vérité très profonde. C'est l'une de ces phrases heureuses qui sont très expressives. Alors cela vous aide à trouver la vérité qui est derrière.

27 août 1958 - pp. 425-428

Comment avoir une méditation dynamique

Je pense que le plus important, c'est de savoir pourquoi l'on médite ; c'est cela qui donne la qualité de la méditation, qui fait qu'elle est d'un ordre ou d'un autre.

On peut méditer pour s'ouvrir à la Force divine, on peut méditer pour rejeter la conscience ordinaire, on peut méditer pour entrer dans les profondeurs de son être, on peut méditer pour apprendre à se donner intégralement ; on peut méditer pour toutes sortes de choses. On peut méditer pour entrer dans la paix et le calme et le silence (c'est généralement ce que font les gens, sans y réussir très bien). Mais on peut méditer aussi pour recevoir la Force de transformation, pour découvrir les points à transformer, pour se tracer le chemin du progrès. Et puis, on peut aussi méditer pour des raisons très pratiques : quand on a une difficulté à résoudre, une solution à trouver, qu'on veut être aidé dans une action quelconque ; on peut méditer pour cela aussi.

Je pense que chacun a son propre mode de méditation. Mais si l'on veut que la méditation soit dynamique, il faut avoir une aspiration de progrès et que la méditation soit faite pour favoriser et pour satisfaire cette aspiration de progrès. Alors cela devient dynamique.

14 mars 1956 - pp. 101-102

Comment faire pour que méditation et prière restent sincères et ne deviennent pas mécaniques.

Pour se concentrer et méditer, il faut faire un exercice que je pourrais appeler "musculaire mental" de concentration. Il faut vraiment faire un effort — comme on fait un effort des muscles, par exemple, pour lever un poids —, si vous voulez que la concentration soit sincère et pas artificielle.

La même chose pour l'élan de la prière : tout d'un coup une flamme s'allume, vous avez un élan enthousiaste, une grande ferveur, et vous exprimez cela en des mots qui, pour être vrais, doivent être spontanés. Il faut que cela vienne du cœur, tout droit, sans passer par la tête, avec ardeur. Cela, c'est une prière. Si ce sont des mots qui se cognent dans votre tête, ce n'est plus une prière. Eh bien, si vous ne jetez pas des aliments dans la flamme, au bout d'un certain temps elle s'éteint. Si vous ne donnez pas une détente à vos muscles, si vous ne relâchez pas le mouvement, vos muscles perdent la capacité de la tension. Alors il est tout à fait naturel, et même indispensable, que l'intensité du mouvement cesse au bout d'un certain temps. Naturellement, celui qui a l'habitude de lever des poids peut le faire pendant beaucoup plus longtemps que celui qui ne l'a jamais fait. C'est la même chose ; celui qui a l'habitude de la concentration peut se concentrer pendant beaucoup plus longtemps que celui qui n'en a pas l'habitude. Mais pour tout le monde, il y a un moment où il faut se laisser aller, se détendre, pour recommencer. Par conséquent, que ce soit tout de suite ou au bout de quelques minutes ou de quelques heures, si le mouvement devient mécanique, cela veut dire que vous vous êtes détendu et qu'il n'est plus du tout nécessaire de prétendre que vous méditez. Il vaut mieux faire quelque chose d'utile.

Si vous n'avez pas la possibilité de faire un peu d'exercice, par exemple, pour contrebalancer l'effet de la tension mentale, vous pouvez lire ou vous pouvez tâcher de noter ce qui vous est arrivé, vous pouvez exprimer. Alors cela produit une détente, la détente nécessaire. Mais la durée de la méditation n'a qu'une importance relative ; sa longueur donne simplement la mesure de votre habitude de cette activité.

Bien entendu, cela peut augmenter beaucoup, mais il y a toujours des limites ; et au moment des limites, il faut arrêter, c'est tout. Ce n'est pas une insincérité, c'est une incapacité. Ce qui devient insincère, c'est quand vous prétendez méditer alors que vous ne méditez plus, ou que vous faites des prières comme beaucoup de gens qui vont au temple ou à l'église, qui font des cérémonies et qui répètent leurs prières comme on répète une leçon plus ou moins bien apprise. Alors, ce n'est plus ni une prière ni une méditation, c'est simplement une profession. Ce n'est pas intéressant.

18 juillet 1956 - pp. 244-246

Comment méditer individuellement, collectivement et pour favoriser le travail de la Force supramentale

Dans tous les groupes initiatiques, dans tous les collèges spirituels des temps anciens, on a toujours pratiqué la méditation en commun (…). On s'assemblait pour faire un progrès collectif, s'ouvrir ensemble à une force, une lumière, une influence, et… c'est un peu ce que nous voulons essayer de faire.

Il y a pourtant deux méthodes, et c'est cela que je vais vous expliquer. Dans les deux cas, il faut pratiquer comme on pratique pour la méditation individuelle, c'est-à-dire se mettre dans une position à la fois assez confortable pour pouvoir la garder et pas trop confortable pour ne pas s'endormir ! Et alors [vous vous préparez à la méditation, essayez] de devenir calmes et silencieux ; non seulement de ne pas bavarder extérieurement, mais de tâcher de vous taire dans votre esprit et de rassembler votre conscience, qui est dispersée dans toutes les pensées que l'on a et les préoccupations ; la rassembler, la ramener vers soi aussi complètement qu'on le peut et la concentrer ici, dans la région du cœur, vers le plexus solaire, de façon que toutes les énergies actives qui sont dans la tête et tout ce qui fait marcher le cerveau soit ramené et concentré ici. Cela peut se faire en quelques secondes, cela peut prendre quelques minutes : cela dépend de chacun. Enfin cela, c'est une attitude préparatoire. Et alors, une fois que c'est fait (ou fait aussi bien que vous pouvez le faire), vous pouvez avoir deux attitudes, c'est-à-dire avoir une attitude active ou avoir une attitude passive.

Ce que j'appelle une attitude active, c'est de vous concentrer sur (je le mettrai d'une façon générale) la personne qui dirige la méditation, avec la volonté de vous ouvrir et de recevoir d'elle ce qu'elle a l'intention de vous donner ou la force avec laquelle elle veut vous mettre en rapport. Cela, c'est actif, parce qu'il y a là une volonté qui agit et une concentration active pour vous ouvrir à quelqu'un, sur quelqu'un.

L'autre, la passive, c'est simplement ceci : vous êtes concentré comme je vous le disais, vous vous ouvrez comme on ouvre une porte — n'est-ce pas, vous avez une porte ici (*geste au niveau du cœur*) — et après vous être concentré, vous ouvrez la porte et vous restez comme cela (*geste immobile*). Ou bien, vous pouvez prendre une autre image, comme si c'était un livre, et vous ouvrez votre livre tout grand avec des feuilles bien blanches, c'est-à-dire bien silencieuses, et vous restez comme cela, à attendre ce qui se passera.

Cela, ce sont les deux attitudes. Vous pouvez les prendre l'une ou l'autre, suivant les jours, suivant le cas, ou vous pouvez en adopter une de préférence si cela vous aide davantage. Les deux sont efficaces et peuvent avoir des résultats aussi bons l'un que l'autre.

Et alors, maintenant, pour notre cas spécial, je vous dirai ce que j'essaye de faire... Il y aura bientôt un an que nous avons eu, un mercredi, la manifestation de la Force supramentale. Depuis ce moment, elle travaille très activement, même quand il y a fort peu de gens qui s'en aperçoivent (!), mais enfin j'ai pensé que le temps était venu pour que... comment dire... nous l'aidions un peu dans son travail en faisant un effort de réceptivité.

Naturellement, elle ne travaille pas seulement dans l'Ashram, elle travaille dans le monde entier, et partout où il y a une réceptivité cette Force est à l'œuvre, et je dois dire que l'Ashram n'a pas l'exclusive réceptivité dans le monde, l'exclusivité de la réceptivité. Mais puisqu'il se trouve que nous sommes tous ici sachant plus ou moins ce qui s'est passé, eh bien, j'espère qu'individuellement chacun fait de son mieux pour profiter de la circonstance ; mais collectivement nous pouvons faire quelque chose, c'est-à-dire essayer d'unifier un terrain, de produire un sol particulièrement fertile pour que le maximum de réceptivité soit obtenu collectivement et qu'il y ait aussi peu de gaspillage que possible du temps et des forces.

Alors maintenant, vous êtes prévenus d'une façon générale de ce que l'on veut essayer de faire.

7 février 1957 - pp. 43-45

MÉMOIRE

Comment développer sa mémoire
Augmente ta conscience et ta mémoire augmentera.

La conscience est une mémoire très supérieure à la mémoire mécanique du cerveau. (...) La mémoire mécanique du cerveau peut oublier — et peut confondre et peut déformer —, tandis que si vous êtes capables de rétablir en vous l'état de conscience dans lequel vous étiez à un moment donné, vous avez exactement la même expérience. Et c'est la seule vraie mémoire. Et cela dépend entièrement du développement de votre conscience.

16 septembre 1953 - p. 295

Comment mémoriser ce que nous apprenons

La vraie manière pour que ça reste, c'est de comprendre, ce n'est pas d'apprendre par cœur. Vous apprenez quelque chose par cœur, c'est mécanique, n'est-ce pas ; mais ça, au bout d'un certain temps, ça s'effacera, à moins que vous ne vous serviez de ça constamment. Par exemple, on vous fait apprendre par cœur les tables de multiplication ; si vous vous en servez constamment, vous vous en souviendrez, mais si par hasard vous restez des années sans vous en servir, vous l'oublierez tout à fait. Mais si vous comprenez le principe, alors vous pourrez vous en souvenir. Le principe de la multiplication, si vous le comprenez avec un sens mathématique, vous n'aurez plus besoin de vous en souvenir par cœur, l'opération se fera tout naturellement dans votre cerveau ; et c'est pour tout la même chose.

Si vous comprenez la chose, si vous avez le sens du principe qui est derrière, vous pouvez vous en souvenir indéfiniment, pour des centaines d'années si vous durez des centaines d'années. Tandis que quelque chose que vous avez appris par cœur... au bout d'un certain temps, les cellules cérébrales se multiplient, sont remplacées, et il y a des choses qui s'effacent. Vous êtes encore trop petits[1] pour des expériences de ce genre, mais plus tard on s'aperçoit que dans la vie il y a des choses qui restent comme des jalons, il y en a d'autres qui s'effacent totalement, au point qu'on ne s'en souvient pas du tout, c'est parti. Mais il y a des choses qui sont comme ça, vraiment comme des jalons, comme des points de repère de l'existence. Eh bien, ce sont des choses qui ont été des expériences conscientes, c'est-à-dire qui ont été comprises ; alors l'expérience reste indéfiniment, et avec juste un certain petit mouvement de conscience, vous pouvez la ramener en avant. Mais une chose qui est apprise d'une façon mécanique — à moins, je vous dis, que vous ne vous en serviez quotidiennement —, ça s'efface.

23 mars 1955 - pp. 104-105

Comment remplacer le phénomène de mémoire pure par un phénomène de conscience

La mémoire est un phénomène mental, purement mental. Le souvenir peut être un phénomène de conscience. On peut se souvenir dans tous les domaines de son être : on peut se souvenir vitalement, on peut se souvenir physiquement, on peut se souvenir psychiquement, on peut se souvenir mentalement aussi. Tandis que la mémoire est un phénomène purement mental. La mémoire peut d'abord se déformer, et elle peut aussi s'oblitérer, on peut oublier. Le phénomène de conscience est très précis : si vous pouvez ramener la conscience à l'état dans lequel elle était, les choses reviennent exactement comme elles étaient. C'est comme si vous reviviez le même moment. Vous pouvez le revivre une fois, deux fois, dix fois, cent fois, mais vous revivez le phénomène de conscience. C'est très différent de la mémoire d'un fait que vous inscrivez quelque part dans votre cerveau. Et si les associations cérébrales se dérangent le moins du monde (parce qu'il y a beaucoup de choses dans votre cerveau et c'est un instrument très délicat), s'il y a le moindre petit dérangement, votre mémoire se fausse.

Et alors il y a des trous qui se forment et vous oubliez. Tandis que si vous savez ramener un certain état de conscience en vous, il revient identiquement à ce qu'il était. Maintenant, il se peut aussi qu'un souvenir soit purement mental et que ce soient des activités cérébrales qui continuent, mais ça, c'est un souvenir mental. Et on a des souvenirs dans le sentiment, des souvenirs dans la sensation. (...)

C'est ce que je voulais dire : remplacer la mémoire purement mentale par des états de conscience. C'est exactement ce que je voulais dire. Parce que, si vous essayez d'apprendre une chose par cœur, au bout d'un certain temps vous êtes sûrs de l'oublier. Ou bien il y a des trous : vous vous souvenez d'une chose, vous ne vous souvenez pas d'une autre. Mais si vous avez un phénomène de conscience associé à une certaine connaissance, vous pouvez toujours le ramener, et la connaissance reviendra telle quelle.

30 septembre 1953 - pp. 317-309

Comment garder la mémoire des états de conscience non ordinaires

Tu entres dans un état de conscience qui est différent de ton état de conscience ordinaire, et probablement le lien entre les deux n'est pas très bien établi. Cela prend du temps. C'est comme si l'on devait construire un pont. Autrement, on fait un saut brusque d'un côté ou de l'autre, et alors, en sautant, on oublie ce qui était là, on laisse derrière l'expérience que l'on a eue. Mais si l'on fait la chose méthodiquement, c'est-à-dire si tous les jours on prend un certain temps pour cela et que l'on fasse une méditation de dix minutes ou de quinze minutes pour établir le contact entre ça et la vie extérieure, eh bien, au bout d'un certain temps on réussit, et alors on se souvient, et cela devient très utile. C'est très utile. Et si ton pouvoir de concentration est complet, alors il n'est pas de problème que tu ne puisses résoudre — je ne veux pas dire des problèmes d'arithmétique (rires), je veux dire des problèmes de conduite de vie, de décisions à prendre, des problèmes psychologiques à résoudre. Il n'en est pas qui résistent à ce pouvoir de concentration.

Et en effet, c'est très commode de prendre un point : on fixe le point, et on le fixe tellement qu'à un moment donné on devient le point. On n'est plus quelque chose qui regarde dans le point : on est le point. Et alors, si l'on continue avec assez de force et de tranquillité sans que rien vous dérange, on peut tout d'un coup se trouver en face d'une porte qui s'ouvre et on passe de l'autre côté. Et alors on a la révélation. (...)

Si on le fait par une discipline méthodique, généralement on est obligé de passer d'un plan à l'autre : on s'éveille dans un certain plan, et puis, là, on entre dans le repos et on s'éveille dans un autre plan, et ainsi de suite. Et si on le fait comme cela, alors on se souvient, parce qu'on le fait avec sa volonté consciente et on assiste à l'opération — ces mouvements pour tranquilliser l'être afin de pouvoir justement entrer quelque part et voir ce qui s'y passe, et le mouvement de prendre des notes de ce qui s'y passe et de se préparer à une autre ouverture plus haute, tout cela établit le contact conscient entre les différentes parties de l'être, et alors on peut avoir des expériences sans rien oublier, et par-dessus le marché à volonté.

23 décembre 1953 - pp. 437-439

MÉMOIRE DE LA TERRE

Comment accéder à la mémoire de la Terre

Derrière l'idée commune qu'un yogi peut savoir toute chose et répondre à toutes les questions, se tient le fait réel qu'il y a un plan du mental où le souvenir de toutes les choses est préservé et existe toujours. Tous les mouvements du mental appartenant à la vie terrestre sont enregistrés et conservés dans ce domaine. Ceux qui sont capables d'aller à cet endroit, peuvent, s'ils en prennent la peine, y lire et y apprendre tout ce qu'ils veulent. Mais cette région ne doit, en aucune façon, être prise pour l'un des plans du supramental. Et cependant, pour atteindre seulement là, il faut faire taire les bruits du mental physique ou matériel, mettre de côté toutes les sensations et arrêter les mouvements ordinaires de la pensée, quels qu'ils soient ; il faut sortir du vital et se libérer de

l'esclavage du corps. C'est alors seulement que l'on peut entrer dans cette région et y voir. Toutefois, si vous êtes suffisamment intéressé pour faire l'effort nécessaire, vous pouvez aller à cet endroit et y lire ce qui est écrit dans la mémoire de la terre.
23 juin 1929 - pp. 106-107

*

D'abord, apprendre à sortir consciemment de son corps et à entrer dans un autre corps plus subtil ; se servir de sa volonté pour aller à l'endroit où l'on veut ; ne jamais avoir peur et, quelquefois, faire face à des choses inattendues et parfois terrifiantes ; être paisible, développer le sens visuel du mental, habituer son mental à être tout à fait paisible et tranquille...
19 février 1951 - p. 138

*

« Il y a un plan du mental où le souvenir de toutes les choses est préservé et existe toujours. Tous les mouvements du mental appartenant à la vie terrestre sont enregistrés et conservés dans ce domaine. Ceux qui sont capables d'aller à cet endroit, peuvent, s'ils en prennent la peine, y lire et y apprendre tout ce qu'ils veulent. Mais cette région ne doit, en aucune façon, être prise pour l'un des plans du supramental. Et cependant, pour atteindre seulement là, il faut faire taire les bruits du mental physique ou matériel, mettre de côté toutes les sensations et arrêter les mouvements ordinaires de la pensée, quels qu'ils soient ; il faut sortir du vital et se libérer de l'esclavage du corps. C'est alors seulement que l'on peut entrer dans cette région et y voir. Toutefois, si vous êtes suffisamment intéressé pour faire l'effort nécessaire, vous pouvez aller à cet endroit et y lire ce qui est écrit dans la mémoire de la terre. »
(passage cité dans Entretien du 23 juin 1929)

Pour aller dans cet endroit-là, au moment d'y aller, il faut pouvoir faire le silence complet dans le mental (...). Par exemple, tu décides : « Maintenant, je vais aller lire tel chapitre de l'histoire terrestre », alors tu te mets confortablement dans une chaise longue, tu demandes aux gens de ne pas te déranger, tu t'intériorises, tu arrêtes complètement ta pensée, et tu envoies ton messager mental dans cet endroit-là... Il est préférable de connaître quelqu'un qui puisse t'y conduire, parce que, autrement, tu pourrais te tromper de chemin et aller ailleurs ! Et alors, tu vas. C'est comme une très vaste bibliothèque avec un tas de petits compartiments. Alors tu trouves le compartiment qui correspond à la connaissance que tu veux avoir. Tu presses un bouton et ça s'ouvre. Et là-dedans, tu trouves comme un rouleau, une formation mentale qui se déroule devant toi comme un parchemin, et tu lis. Alors tu notes ce que tu as lu, et puis tu reviens tranquillement avec ta nouvelle connaissance dans ton corps, et tu traduis physiquement, si tu peux, ce que tu as trouvé, et puis tu te lèves et tu recommences ta vie comme avant... Ça peut te prendre dix minutes, ça peut te prendre une heure, ça peut te prendre une demi-heure, cela dépend de tes capacités, mais il est important de savoir le chemin, comme je dis, pour ne pas se tromper. (...)

C'est exactement tout ce qui s'est passé sur la terre — depuis le commencement de la terre jusqu'à maintenant, tous les mouvements du mental sont inscrits, tous. Alors, quand tu as besoin d'un renseignement précis sur quelque chose, tu n'as qu'à aller là, tu trouves ton chemin. C'est un endroit très curieux ; c'est fait comme des petites cellules, ce sont comme des petits casiers ; et comme cela, en suivant des rayons et des sortes de... comment dire ? Il y a des bibliothèques qui sont comme cela. Tiens, j'ai vu une image que l'on nous a montrée au cinéma, c'était l'image d'une bibliothèque à New York. Eh bien, c'est arrangé un peu comme cela. C'est un arrangement similaire. Cela m'avait intéressée à cause de cela. Mais au lieu d'être des livres, ce sont comme des petits carrés. C'est tout fermé, et alors on met son doigt, on presse sur un bouton et ça s'ouvre. Et puis il y a comme un rouleau qui sort, et on ouvre ça et on peut lire — tout, tout ce qui est écrit dessus concernant un sujet. Il y en a des millions et des millions et des millions. Et alors, heureusement, dans le mental, on peut aller en bas, on peut aller en haut, on peut aller tout en haut. On n'a pas besoin d'échelle !

Comment lit-on ? Comme on lit dans les livres ?

Oui. C'est une sorte de perception mentale. Cela correspond à cela. On voit très, très bien toute la description, ou le renseignement — cela dépend de ce que c'est. Quelquefois ce sont des images : c'est comme une image qui est gardée. Quelquefois c'est un récit. Quelquefois c'est simplement une réponse à une question. Toutes les choses possibles et imaginables qui ont été enregistrées mentalement sont là. On peut trouver beaucoup de rectifications (justement des faits qui ont été mis dans les livres et qui ne sont pas corrects). Et on n'a pas besoin de marcher ni de monter : on envoie tout simplement quelque chose qui est une conscience mentale concentrée et qui se promène. Alors elle touche ça. Seulement, si en le faisant on n'est pas complètement détaché du fonctionnement de son propre cerveau, je soupçonne que l'on doit voir ce que l'on a dans sa propre tête ! Au lieu de voir la chose telle qu'elle est, peut-être fait-on une promenade dans son cerveau et y voit-on ce qui s'y trouve — c'est un danger. Il faut pouvoir faire taire absolument sa tête et être complètement détaché, ne pas avoir (par exemple, tu cherches la solution d'un problème), ne pas avoir déjà dans ta tête la solution qui te paraît vraie, ou meilleure, ou profitable. Ça, il ne faut pas que cela existe. Il faut être absolument comme une feuille blanche, sans rien. Et on va, comme ça, avec une très sincère aspiration de savoir ce qui est vrai, mais sans postuler à l'avance que ce sera comme ceci ou comme cela, parce que, autrement, on ne verra que sa propre formation. La première condition, c'est que la tête se taise complètement pendant le temps où l'on voit.

Et pour être plus sûr (mais là, il faut être tout à fait dressé, il faut avoir une éducation très bien faite), pour être tout à fait sûr de rapporter clairement la connaissance reçue sans rien déformer, il vaut mieux dire ce que l'on voit et ce qu'on lit (nous disons lire, mais enfin ce que l'on perçoit), le dire au fur et à mesure qu'on le perçoit, et que ce soit quelqu'un d'autre qui l'écrive... Je répète : tu es tranquillement étendue sur ta chaise longue, immobile et tout à fait tranquille, et tu envoies un messager de ta tête. Alors, quelqu'un est assis à côté de toi, et quand tu arrives à l'endroit et que tu as ouvert la porte et que tu tires le manuscrit (ou appelle-le comme tu veux), tu commences, au lieu de lire seulement avec tes yeux qui sont partis, à exprimer ce que tu vois. Tu prends l'habitude de parler, et à mesure que tu perçois là-bas, tu parles ici. Tu te racontes justement ton voyage au milieu de ces salles immenses, et que tu es arrivée à cet endroit, et que cet endroit avait la petite marque qui était le signe de ce que tu voulais voir. Alors tu ouvres ce petit endroit, et puis tu sors ce rouleau et tu commences à lire. Et tu le lis à haute voix. Et la personne qui est là, assise à côté de toi, note au fur et à mesure ce que tu lis. Comme cela, il n'y a pas de danger que ce soit changé quand tu reviens ; parce que, pour la partie de ton être qui est là, au moment de l'expérience c'est très clair et très précis, mais quand on revient dans le monde matériel tel qu'il est, il y a quelque chose qui échappe presque toujours, et qui n'échappe pas quand on parle directement au moment où l'on travaille... Alors, tout cela, ce sont beaucoup de conditions à remplir, ce n'est pas si facile que de prendre un livre à la bibliothèque et de le lire ! Ça, c'est à la portée de tout le monde. L'autre est un petit peu plus difficile à réaliser.

30 septembre 1953 - pp. 304-308

MENSONGE

Comment se libérer du mensonge

En vérité, le seul fait de sortir le mensonge et de le mettre à la Lumière serait en soi une conversion capitale qui préparerait le chemin à la Victoire finale. Car, chaque fois que l'on met à nu un mensonge, c'est en soi une victoire ; chaque fois que l'on s'avoue une erreur, on détruit l'un des seigneurs des Ténèbres. Cet aveu peut être fait à soi-même, pourvu qu'il soit absolument honnête et que ce ne soit pas un vague regret que l'on oublie le moment d'après sans avoir la force de prendre la résolution inébranlable de ne pas répéter la même erreur. Cet aveu peut encore être fait au Divin incarné dans le guru, et du fait de votre confession directe et personnelle au guru, votre résolution n'est plus la vôtre, parce que, si vous êtes sincère, le *fiat* divin est prononcé en votre faveur.

1931 - s. d. pp. 161-162

MENTAL

Comment élargir la pensée et assouplir le mental

« Pour compléter ce mouvement de découverte intérieure, il sera bon de ne pas négliger le développement mental. Car l'instrument mental peut être, indifféremment, une grande aide ou un très grand obstacle. La mentalité humaine, à son état naturel, est toujours limitée dans sa vision, bornée dans sa compréhension, rigide dans ses conceptions. Il faut donc faire un effort constant pour l'élargir, l'assouplir et l'approfondir. »

(La Science de Vivre, *Bulletin* de novembre 1950)

Le malheur est que la plupart des gens, plus ils pensent, plus ils se croient supérieurs. Le mental est satisfait de soi et n'aspire pas beaucoup au progrès — il pense tout savoir. Et beaucoup de gens pensent que leur façon de penser est la meilleure ; ils ne peuvent pas comprendre qu'il y a toujours plusieurs façons de penser un même sujet. Et plus leur pensée est forte et précise, plus ils sont convaincus qu'il y a une façon de penser. C'est pourquoi j'ai dit ici que certains exercices peuvent élargir votre pensée et vous donner l'habitude de voir les choses à plusieurs points de vue à la fois :

« *Il est très nécessaire de considérer chaque chose à autant de points de vue que possible. Pour cela, il est un exercice qui donne beaucoup de souplesse et d'élévation à la pensée ; voici en quoi il consiste : on pose une thèse en la formulant clairement, puis on lui oppose son antithèse avec la même précision. Ensuite, par la réflexion attentive, il faut élargir le problème ou s'élever au-dessus, jusqu'à ce que l'on ait trouvé la synthèse qui unisse les deux contraires en une idée plus vaste, plus haute et plus compréhensive.* »

(ibid)

20 janvier 1951 - p. 50

✻

Pour avoir un mental capable de progresser, de s'adapter à une vie nouvelle, de s'ouvrir à des forces supérieures, il faut lui faire faire toutes sortes de gymnastiques. C'est pour cela que l'on envoie les enfants à l'école, ce n'est pas pour qu'ils se souviennent de tout ce qu'ils apprennent — qui se souvient de ce qu'il a appris ? Quand ils sont obligés d'enseigner aux autres, plus tard, il faut qu'ils rapprennent tout, ils ont tout oublié. Cela revient vite, mais ils ont oublié. Mais s'ils ne sont jamais allés à l'école, s'ils n'ont jamais appris et qu'ils doivent tout commencer... quand on commence à faire des barres parallèles à quarante-cinq ans, n'est-ce pas, cela fait mal. C'est la même chose, le cerveau manque de plasticité. Savez-vous quelle est la meilleure gymnastique ? C'est d'avoir une conversation quotidienne avec un métaphysicien, parce qu'il n'y a rien de concret, vous ne pouvez pas vous concentrer sur quelque chose qui ait une forme, une réalité objective ; tout se passe, justement, exclusivement avec des mots, dans le domaine de l'abstraction, c'est une gymnastique purement mentale. Et si vous pouvez entrer dans la formation mentale d'un métaphysicien et arriver à comprendre et à lui répondre, c'est une gymnastique parfaite !

12 mars 1951 - p. 226

Comment éduquer le mental

Le mental, si on ne le tient pas, est quelque chose de flottant, d'imprécis. Si on n'a pas l'habitude de le concentrer sur quelque chose, il est tout le temps à flotter. Il va, il ne s'arrête nulle part, et il flotte dans un monde d'imprécision. Et alors, quand on veut fixer son attention, ça fait mal ! Il y a un petit effort, là, comme ça : « Oh ! c'est fatigant, ça fait mal ! » Alors on ne le fait pas. Et on vit dans une sorte de nuage. Et vous avez la tête comme un nuage ; c'est comme cela, la plupart des cerveaux sont comme des nuages : ça n'a pas de précision, ça n'a pas d'exactitude, ça n'a pas de clarté, c'est fumeux — vague et fumeux. Vous avez plus des impressions qu'une connaissance des choses. Vous vivez dans une approximation, et vous pouvez garder au-dedans de vous toutes sortes d'idées contradictoires qui sont faites surtout d'impressions, de sensations, de sentiments, d'émotions — toutes sortes de choses comme cela, qui ont très peu à faire avec la pensée et... qui sont des "vagueries".

Mais si vous voulez arriver à avoir une pensée précise, concrète, claire, déterminée sur un point, il vous faut faire un effort, vous rassembler, vous fixer, vous concentrer. Et la première fois que vous le faites, littéralement cela fait mal, c'est fatigant ! Mais si vous n'en prenez pas l'habitude, alors vous resterez toute votre vie à vivre dans un flottement. Et quand il s'agira de choses pratiques, quand vous serez en présence... parce que, malgré tout, on est toujours en présence d'un nombre plus ou moins grand de problèmes à résoudre, d'un ordre tout à fait pratique... eh bien, au lieu de pouvoir prendre les éléments du problème, les mettre tous l'un en face de l'autre, regarder la question de tous les côtés, s'élever au-dessus et puis voir la solution, au lieu de cela, vous serez ballottés dans des volutes de quelque chose de gris et d'incertain, et ce sera comme autant d'araignées qui courront dans votre tête — mais vous n'arriverez pas à saisir la chose.

Je parle du problème le plus simple, n'est-ce pas ; je ne parle pas de décider du sort du monde ou de l'humanité, ou même d'un pays — rien de tout cela. Je parle du problème de votre vie quotidienne, de chaque jour. Cela devient quelque chose de tout à fait cotonneux.

Eh bien, c'est pour éviter cela que l'on vous dit, quand votre cerveau est en train de se former : au lieu de le laisser se former avec ces habitudes et ces qualités-là, tâchez de lui donner un peu d'exactitude, de précision, de capacité de se concentrer, de choisir, de décider, de mettre les choses l'une en face de l'autre, tâchez d'utiliser la raison.

Parce qu'il est bien entendu que la raison n'est pas la capacité suprême de l'homme et qu'elle doit être dépassée ; mais il est de toute évidence que, si vous n'en avez pas, vous vivrez une vie tout à fait incohérente, vous ne saurez même pas vous conduire d'une façon rationnelle. La moindre chose vous bouleversera totalement et vous ne saurez même pas pourquoi, et encore moins comment y remédier. Tandis que celui qui a établi en soi un état de raison active, claire, il peut faire face à des assauts de tous genres, des assauts émotifs ou des assauts d'épreuves quelconques ; parce que la vie est entièrement faite de ces choses-là — des désagréments, des tracasseries — qui sont petites, mais qui sont à la mesure de celui qui les sent, et qui naturellement les sent très grandes parce qu'elles sont à sa mesure. Eh bien, la raison peut se tenir un peu en arrière, regarder cela, sourire et dire : « Oh ! non, il ne faut pas faire d'embarras pour une toute petite chose. »

Si vous n'avez pas de raison, vous serez comme un bouchon sur une mer démontée. Je ne sais pas si le bouchon souffre de sa condition, mais elle ne me paraît pas très avantageuse.

13 juin 1956 - pp. 203-205

Comment savoir si le mental et les autres parties de l'être sont dans le "vrai mouvement"

Pour pouvoir dire quel est le vrai mouvement, il faut savoir d'abord de quel mouvement on parle. Tu as un corps, n'est-ce pas, tu n'attends pas de ton corps qu'il marche sur sa tête ou sur ses mains, ou qu'il se traîne à plat ventre, ou bien que ta tête soit en bas et que tes pieds soient en l'air. Tu donnes à chacun de tes membres une occupation spéciale qui lui est propre. Cela te paraît tout naturel parce que c'est une habitude ; autrement les tout petits, ils ne savent pas du tout quoi faire, ni avec leurs jambes, ni avec leurs mains, ni avec leur tête ; c'est seulement petit à petit qu'ils apprennent cela. Eh bien, c'est la même chose avec les fonctions mentales. Il faut savoir de quelle partie du mental on parle, quelle est sa fonction propre, et alors on peut dire quel est son vrai mouvement et quel n'est pas son vrai mouvement. Par exemple, pour la partie qui doit recevoir les idées maîtresses et les changer en pensée, son vrai mouvement est d'être ouverte aux idées maîtresses, de les recevoir et de les changer en une pensée aussi exacte, aussi précise, aussi expressive que possible.

Pour la partie du mental qui est chargée d'organiser toutes ces pensées entre elles afin que cela fasse un ensemble cohérent et classifié, pas un chaos, le vrai mouvement est justement de faire la classification selon une logique supérieure et dans un ordre tout à fait clair, précis et expressif, qui puisse servir chaque fois que l'on doit se référer à une pensée afin que l'on sache où la trouver et qu'on ne mette pas ensemble des choses très contradictoires. Il y a des individus dont la mentalité ne travaille pas comme cela ; toutes les idées qui viennent, sans même qu'ils s'aperçoivent de ce qu'est l'idée, se traduisent par des pensées confuses qui restent dans une sorte de chaos intérieur. (…)

Quelle que soit la partie de l'être, que ce soit l'intellect ou une autre partie, que ce soit le mental, que ce soit le vital, que ce soit n'importe où, le vrai mouvement est double : d'abord, qu'il n'intercepte pas la Vérité divine dans sa manifestation, et secondement qu'il l'aide à se manifester. Un côté négatif qui consiste à ne pas être un écran, à ne rien intercepter, à ne pas boucher le passage à la Force divine qui veut s'exprimer ; l'autre côté, c'est d'être suffisamment clair et pur pour pouvoir aider à cette manifestation.

On peut appliquer cela partout, c'est très commode.

17 juin 1953 - pp. 118-119 et 121

Comment se libérer des constructions mentales et se rendre disponible au service divin

L'égalité d'âme est la base indispensable du yoga ; elle doit être bien établie avant que l'on puisse avancer librement sur le chemin. Il va de soi que, de ce point de vue, tous les ennuis sont des épreuves qu'il faut passer. Mais ils sont nécessaires aussi pour jeter bas les limites que vos constructions mentales ont dressées autour de vous et qui vous empêchent de vous ouvrir à la Lumière et à la Vérité. Le monde mental dans lequel vous vivez est limité, quoiqu'il se puisse que vous ne connaissiez ni ne sentiez ses limitations ; quelque chose doit venir détruire cette construction dans laquelle votre mental s'est enfermé, et le libérer. (…) Chaque homme a sa manie, son mot d'ordre préféré ; chacun pense qu'il est libre de tel ou tel préjugé, dont les autres sont affublés, et il est prêt à condamner de telles notions comme tout à fait fausses ; mais en même temps, il s'imagine que les siennes ne sont pas du tout du même genre ; les siennes sont pour lui la vérité, la vraie vérité.

L'attachement à une règle mentale est l'indication d'un aveuglement qui se cache encore quelque part. Prenez, par exemple, cette superstition faisant loi dans le monde entier, que l'ascétisme et la spiritualité sont une seule et même chose. Si vous parlez de quelqu'un comme d'un homme spirituel, la plupart des gens se le représentent ne mangeant pas, assis toute la journée sans bouger, ou vivant très pauvrement dans une hutte, ayant donné tout ce qu'il possédait sans rien garder pour lui. (…) Pour [eux], la seule preuve valable de spiritualité est la pauvreté et l'abstinence de tout ce qui peut être agréable ou confortable. C'est une construction mentale qui doit être détruite si l'on veut être libre de voir et de suivre la vérité spirituelle. Sinon, voici ce qui peut arriver : vous allez à la vie spirituelle avec une sincère aspiration et vous voulez rencontrer le Divin et Le réaliser dans votre conscience et votre vie ; votre recherche vous amène à un endroit qui n'est pas du tout une cabane et vous vous trouvez en présence de l'Homme-Dieu vivant confortablement, mangeant librement, entouré de belles et luxueuses choses, ne distribuant pas ce qu'il a aux pauvres, mais acceptant et utilisant tout ce qui lui est donné. Immédiatement, à cause de votre idée préconçue, vous êtes déconcerté et vous vous écriez : « Comment ? Je pensais rencontrer un homme spirituel ! » Cette fausse conception doit être brisée et disparaître. Dès que vous en êtes débarrassé, vous découvrez quelque chose de beaucoup plus haut et grand que votre étroite règle ascétique, vous trouvez une ouverture totale qui laisse l'être complètement libre. Si vous devez avoir quelque chose, vous l'acceptez ; si cette même chose vous quitte, vous vous en séparez avec un égal bon vouloir. Les choses viennent à vous et vous les prenez, les choses s'en vont et vous ne les retenez pas, et vous conservez toujours la même sérénité souriante, que ce soit en prenant ou en laissant aller. (…)

Quand on se tourne vers le Divin, il faut faire table rase de toutes les conceptions mentales ; mais en général, au lieu de le faire, on jette toutes ses conceptions sur le Divin et l'on veut que le Divin leur obéisse. La seule vraie attitude pour un yogi est d'être plastique et prêt à exécuter l'ordre Divin, quel qu'il puisse être ; rien ne doit lui être indispensable, rien ne doit non plus lui être à charge. Souvent, le premier mouvement de ceux qui décident de vivre la vie spirituelle est de rejeter loin d'eux tout ce qu'ils ont ; mais ils le font parce qu'ils cherchent à se débarrasser d'un fardeau, non parce qu'ils veulent en faire une offrande au Divin. Lorsque les hommes qui ont du bien et sont entourés de choses qui donnent le luxe et des jouissances, se tournent vers le Divin, leur immédiate impulsion est de s'enfuir loin de ces choses ; c'est ce qu'ils appellent « échapper à leur esclavage ». Mais c'est un mouvement ignorant et faux. Vous ne devez pas penser que les choses que vous avez vous appartiennent ; toutes choses appartiennent au Divin. Si le Divin veut que vous ayez la jouissance de quoi que ce soit, jouissez-en ; mais soyez prêt aussi à en faire l'abandon, d'aussi bonne grâce, la minute suivante, si telle est la Volonté Divine.

19 mai 1929 - pp. 59-62

Comment empêcher le mental d'intervenir

Ah ! d'abord il faut le vouloir, et puis il faut, comme quand les gens font beaucoup de bruit et qu'on leur dit : « Taisez-vous, taisez-vous, taisez-vous ! », il faut faire comme ça quand le mental vient avec toutes ses suggestions et tous ses mouvements. Il faut le tranquilliser, l'apaiser, le faire taire.

La première chose, c'est de ne pas l'écouter. La plupart du temps, dès que ça vient, toutes ces pensées-là, on regarde, on cherche à comprendre, on écoute, alors naturellement cet imbécile croit que vous êtes très intéressé : il augmente son activité. Il ne faut pas écouter, il ne faut pas faire attention. S'il fait trop de bruit, il faut lui dire : « Tiens-toi tranquille ! allez, silence, tais-toi ! » sans faire trop de bruit soi-même, n'est-ce pas ! Il ne faut pas faire comme les gens qui se mettent à hurler : « Taisez-vous », et qui font tellement de bruit eux-mêmes qu'ils en font encore plus que les autres !

19 mai 1954 - pp. 157-158

*

Il faut que le mental apprenne à se taire — rester tranquille, attentif, sans faire de bruit. Si l'on essaye de faire taire le mental directement, c'est un dur travail, presque impossible, car la partie la plus matérielle du mental ne cesse jamais son activité — elle marche, marche, comme une machine à enregistrer qui ne s'arrêtera jamais. Elle répète tout ce qu'elle enregistre, et à moins que l'on n'ait un interrupteur pour l'arrêter, ça continue et ça continue, indéfiniment. Tandis que si l'on arrive à faire passer sa conscience dans un domaine supérieur, au-dessus du mental ordinaire, cette ouverture à la Lumière tranquillise le mental, il ne bouge plus, et le silence mental ainsi obtenu peut devenir constant. Une fois entré dans ce domaine, on peut très bien ne plus en sortir — le mental extérieur est toujours tranquille.

La seule vraie solution est l'aspiration à la lumière supérieure.
8 mars 1951 - pp. 202-203

Comment dépasser le jugement du mental physique

Quand vous vous mettez dans votre petite mentalité humaine, cette mentalité de la conscience physique qui fonctionne tout le temps, qui regarde tout, qui juge tout du haut de sa supériorité dérisoire, qui dit « cela est mauvais, cela ne doit pas être comme ça », vous êtes sûr de vous tromper, sans exception. Et le mieux est de se taire et de regarder bien les choses, et, petit à petit, vous formez au-dedans de vous des enregistrements et vous gardez tout cela sans prononcer aucun jugement. Quand vous êtes capable de garder tout cela au-dedans de vous, tranquillement, sans aucune agitation, et de le présenter tout tranquillement à la partie la plus haute de votre conscience en essayant de garder un silence attentif, et d'attendre, alors peut-être, lentement, comme venant de très loin et de très haut, quelque chose comme une lumière se manifestera, et vous saurez un peu plus de vérité.

Mais aussi longtemps que vous agitez vos pensées et les débitez en petits morceaux, vous ne saurez jamais rien. Je vous répéterai cela cent fois s'il le faut, mais je puis vous assurer que tant que vous n'êtes pas convaincu de cela, vous ne sortirez jamais de votre ignorance.
20 janvier 1951 - p. 54-55

Comment utiliser le pouvoir de formation du mental

Le mental est un instrument d'action et de formation, non un instrument de connaissance ; à chaque moment il crée des formes. Les pensées sont des formes et ont une vie individuelle, indépendante de leur auteur ; envoyées par lui à travers le monde, elles y évoluent vers la réalisation de leur raison d'être. Quand vous pensez à quelqu'un, vos pensées prennent une forme et vont le trouver ; et si vous avez associé votre pensée à une volonté qui la supporte, la forme-pensée qui est sortie de vous fait un effort pour se réaliser. (…)

Cette connaissance est d'une grande importance, si elle est donnée en même temps que le secret d'en faire un bon usage. La discipline et la maîtrise de soi sont le secret ; le secret est de trouver en soi-même la source de la Vérité et ce constant gouvernement de la Volonté Divine, qui seul peut donner à chaque formation son plein pouvoir et sa réalisation intégrale et harmonieuse.

En général, les hommes forment des pensées sans savoir comment ces formations se meuvent et agissent. Construites dans un état de confusion et d'ignorance, elles entrent en conflit l'une avec l'autre, créent une sensation de tension, d'effort et de fatigue, et donnent l'impression que l'on doit se percer un chemin à travers une multitude d'obstacles. Ces conditions d'ignorance et d'incohérence produisent une sorte de mêlée dans laquelle les formes les plus fortes et les plus durables remportent la victoire sur les autres.

19 mai 1929 - p. 56-58

Comment faire pour que le mental et le vital soient clairs, tranquilles, paisibles

Oui, c'est difficile. C'est un grand travail. (…) Il faut d'abord comprendre ce que c'est, être clair. Et puis il faut aspirer, et avec persistance ; et chaque fois que quelque chose vient vous obscurcir, l'écarter, le repousser, ne pas l'accepter.

Le mental et le vital ont une très mauvaise habitude : quand on est arrivé par une aspiration à avoir une expérience, être en rapport avec la Force divine, immédiatement ils se précipitent pour en faire leur propriété (…), comme un chat se jette sur une souris. Et puis ils l'attrapent, ils disent : « C'est pour moi. » Et alors, le mental le change en toutes sortes de spéculations, et d'affirmations, et de constructions, et il s'en fait une grande gloire ; et le vital se sert du pouvoir pour réaliser ses désirs.

Alors, c'est pour éviter cela que l'on dit qu'il faut qu'ils soient clairs, tranquilles, paisibles, et qu'ils ne se précipitent pas sur la Force qui essaye de se manifester pour en faire un outil pour leur usage personnel. Pour que le mental soit clair, il faut qu'il soit silencieux — au moins dans une certaine mesure —, et pour que le vital soit clair, il faut qu'il abandonne ses désirs, qu'il n'ait pas de désirs et d'impulsions, et de passions.

Ça, c'est la condition essentielle. Après, si on entre dans les détails, il faut que ni l'un ni l'autre n'ait une préférence, un attachement, une certaine manière d'être, ou un certain ensemble d'idées.

10 novembre 1954 - p. 438

Comment utiliser le mental pour le processus de transformation

Tout ce qui nous arrive dans le monde spirituel, toujours, nous avons tendance à le traduire mentalement ; on veut se l'expliquer à soi-même, en tirer des conséquences, changer l'expérience en une règle d'action, tirer un profit mental de ce qui s'est passé afin de transformer l'expérience en quelque chose d'utile pratiquement. C'est ce que Sri Aurobindo appelle prendre possession mentalement de l'expérience. On le fait pour ainsi dire automatiquement. Malheureusement, la meilleure partie de l'expérience échappe toujours ; et même, si on veut la garder intacte, il faudrait rester dans l'état où l'expérience n'est pas mentalisée ; mais si l'on vit dans le monde extérieur, c'est pratiquement impossible. C'est pour cela que ceux qui voulaient jouir de leur expérience spirituelle sans intervention du mental restaient dans des états de transe et évitaient soigneusement de redescendre au niveau de l'action. Mais si l'on veut transformer la vie, si l'on veut que l'expérience spirituelle ait un effet sur le mental, le vital et le corps, sur l'action de chaque jour, il est indispensable d'essayer de la traduire mentalement et d'accepter la diminution inévitable, jusqu'au moment où le mental lui-même sera transformé et capable de participer à l'expérience sans la déformer.

Ce que l'on veut faire est encore plus difficile puisque l'on veut que le vital aussi soit transformé et puisse participer à l'expérience sans la déformer, et finalement que le physique lui-même, le corps, soit transformé par l'action spirituelle et qu'il ne soit plus un obstacle à l'expérience.

Cette transformation est justement le point le plus difficile à accepter pour la pensée ordinaire, parce que c'est presque la faculté qui doit être changée. Tous les fonctionnements doivent être changés pour que cette transformation soit possible, et l'on est habitué à identifier tellement l'activité et son fonctionnement que l'on se demande s'il est possible de penser autrement que de la manière dont on pense d'ordinaire.

Ce n'est possible que quand on a eu l'expérience d'un silence total dans la région mentale et que la force spirituelle, avec sa lumière et son pouvoir, descend à travers le mental et le fait agir directement sans qu'il suive sa méthode habituelle d'analyse, de déduction, de raisonnement. Il faut que toutes ces facultés, qui sont considérées comme les activités normales du mental, soient arrêtées et que tout de même la Lumière, la Connaissance et le Pouvoir spirituels puissent les transformer en une expression directe, qui ne passe pas par ces moyens pour s'exprimer.

17 septembre 1958 - pp. 446-447

MÈRE

Comment être plastique au toucher de Mère

Quand vous êtes de très bonne volonté, que vous savez que vous ne savez rien, que vous avez tout à apprendre, que vous ne pouvez rien, que là aussi vous avez tout à apprendre, alors vous commencez à devenir un peu plastiques — quand il y a une force qui met une pression, alors vous répondez. (…)

La première condition, c'est une saine humilité qui vous fait voir que, à moins que vous ne soyez soutenu, nourri, aidé, éclairé, guidé par le Divin, vous n'êtes rien du tout ! Voilà. Quand vous aurez senti cela, pas seulement compris avec la tête, mais senti jusque dans votre corps, alors vous commencerez à être sage, mais pas avant.

25 août 1954 - pp. 334- 336

Comment utiliser les photographies de Mère

Douce Mère, quand on se concentre sur une de tes photos — il y a beaucoup de photos, chacune a une expression différente —, est-ce que cela fait une différence pour nous, celle sur laquelle on se concentre ?

Si vous le faites exprès, oui, sûrement. Si vous choisissez cette photo pour telle raison, ou cette autre photo pour telle autre raison, sûrement. Ça a un effet. C'est comme si vous choisissiez de vous concentrer sur un aspect de la Mère plutôt qu'un autre ; par exemple, si vous choisissez de vous concentrer sur Mahâkâlî, ou sur Mahâlakshmî, ou sur Maheshwarî, les résultats seront différents. La partie de vous qui répond à ces qualités-là, s'éveillera et deviendra réceptive. Alors, c'est la même chose. Mais quelqu'un qui n'a qu'une photo, quelle qu'elle soit, et qui se concentre, sans choisir celle-ci ou celle-là, parce qu'il n'en a qu'une, alors cela n'a aucune importance, laquelle c'est. Parce que le fait de se concentrer sur la photographie met en rapport avec la Force ; et c'est ce qui est nécessaire dans le cas de chacun, qui répond automatiquement.

C'est seulement si la personne qui se concentre met une volonté spéciale, d'un rapport spécial, dans sa concentration, alors ça a un effet. Autrement la relation est plus générale, et elle est toujours l'expression du besoin ou de l'aspiration de la personne qui se concentre. Si elle est tout à fait neutre, qu'elle ne choisit pas, qu'elle n'aspire pas pour une chose particulière, qu'elle vienne comme ça, comme une feuille blanche et tout à fait neutre, alors ce sont les forces et les aspects qui lui sont nécessaires qui répondront à la concentration ; et peut-être même que la personne elle-même ne saura pas quelles sont les choses particulières dont elle a besoin.

24 août 1955 - pp. 301-302

Comment appeler la Mère dans un juste état d'esprit

Si vous appelez pour faire aussi bien que vous pouvez, il n'y a pas de mal (...); au contraire, c'est moi qui vous dirai : « Mes enfants, si vous faites quelque chose de difficile, appelez-moi, appelez-moi. » Non pas pour être le premier ou pour avoir une victoire, mais pour qu'il ne vous arrive rien de désagréable. Appelez-moi pour que ce soit aussi bien que cela peut être, non pas pour la gloriole, mais pour le plaisir de bien faire. Et puis, vous pouvez appeler aussi pour faire la chose comme une offrande, et alors cela devient très bien.

30 juin 1954 - p. 225 - 226

MONDE

Comment rendre le monde meilleur

Nous sommes tous d'accord que le monde est détestable, qu'il n'est pas ce qu'il devrait être, et la seule chose que nous ayons à faire, c'est de travailler pour qu'il soit autrement. Par conséquent, toute notre préoccupation doit être de trouver le meilleur moyen de le rendre autrement ; et nous pouvons comprendre une chose, c'est que le meilleur moyen (quoique nous ne le connaissions pas très bien encore), c'est nous-même, n'est-ce pas ! Et sûrement, vous vous comprenez mieux que vous ne comprenez votre voisin — vous comprenez mieux la conscience qui se manifeste dans un être humain que celle qui se manifeste dans les étoiles, par exemple. Alors, après un peu d'hésitation, vous pouvez dire : « Après tout, le meilleur moyen, c'est ce que je suis. Je ne sais pas très bien ce que je suis, mais cette espèce d'ensemble de choses que je suis, c'est peut-être mon travail, c'est peut-être ma part du travail, et si je le fais aussi bien que je peux, peut-être ferai-je le mieux que je puisse faire. » C'est un très grand commencement, très grand. Ce n'est pas écrasant, ce n'est pas en dehors des limites de vos possibilités. Vous avez votre travail sous la main, il est toujours à portée de votre main, pour ainsi dire, il est toujours là pour que vous vous en préoccupiez — un champ d'action proportionné à votre force, mais assez multiple, assez complexe, assez vaste, assez profond pour être intéressant. Et vous allez à la découverte dans ce monde inconnu.

Beaucoup de gens vous disent : « Mais alors, c'est de l'égoïsme ! » C'est un égoïsme si vous le faites d'une façon égoïste, pour votre profit personnel, si vous essayez d'acquérir des pouvoirs, de devenir assez puissant pour influencer les autres, ou si vous cherchez les moyens de vous créer une existence agréable. Naturellement, si vous le faites dans cet état d'esprit, ce sera égoïste. Mais le plus beau de l'affaire, c'est que vous n'arriverez à rien ! Vous commencerez par vous tromper vous-même, vous vivrez dans des illusions croissantes et vous irez à reculons dans une obscurité de plus en plus grande. Par conséquent, les choses sont organisées beaucoup mieux qu'on ne le croit ; si vous faites votre travail d'une façon égoïste (nous avons dit que notre champ de travail est toujours à portée de notre main), vous n'arriverez à rien. Et par conséquent, la condition requise est de le faire avec une sincérité absolue dans votre aspiration à la réalisation de l'Œuvre divine. Alors, si vous partez comme cela, je peux vous garantir que vous ferez un voyage tellement intéressant que, même s'il prend très longtemps, jamais vous ne serez fatigué. Mais il faut le faire comme cela, avec une intensité de volonté, avec persévérance et avec cette bonne humeur indispensable qui fait sourire devant les difficultés et rire devant les erreurs. Alors, tout ira bien.

26 mars 1951 p. 279-281

MONDE NOUVEAU

Comment s'ouvrir à un monde nouveau

Il est assez difficile de se libérer des vieilles habitudes d'être pour pouvoir librement concevoir une vie nouvelle, un monde nouveau. Et naturellement, la libération commence sur les plans les plus élevés de la conscience : il est plus facile pour l'esprit ou l'intelligence supérieure de concevoir les choses nouvelles qu'il n'est facile pour l'être vital, par exemple, de sentir les choses d'une façon nouvelle. Et il est encore plus difficile que le corps ait une perception purement matérielle de ce que sera un monde nouveau. Pourtant, cette perception doit *précéder* la transformation matérielle ; on doit d'abord *sentir*, d'une façon très concrète, l'étrangeté des choses anciennes, leur manque d'actualité si je puis dire. Il faut avoir l'impression, même matérielle, qu'elles sont périmées, qu'elles appartiennent à un passé qui n'a plus de raison d'être. Parce que les vieilles impressions que l'on avait des choses passées, qui sont devenues historiques (qui ont leur intérêt à ce point de vue et qui soutiennent la marche du présent et de l'avenir), c'est encore un mouvement qui appartient au monde ancien : c'est le monde ancien qui se déroule, qui a un passé, un présent, un futur. Mais pour la création d'un monde nouveau, il n'y a pour ainsi dire qu'une continuité de transition qui donne l'apparence — l'impression plutôt —, qui donne l'impression de deux choses qui sont entremêlées encore, mais presque décalées, et que les choses du passé n'ont plus le pouvoir ou la force de se perpétuer, avec plus ou moins de changements, dans les choses nouvelles. Cela, cet autre monde, c'est forcément une expérience *tout à fait* nouvelle.

10 juillet 1957 - pp. 162-163

Comment s'ouvrir aux possibilités à venir

Comme il serait bon d'imaginer que la Conscience suprême, essentiellement libre, qui préside à la Manifestation universelle, puisse être fantaisiste dans son choix et faire succéder les choses, non pas selon une logique accessible à la pensée humaine, mais selon un autre genre de logique, celle de l'imprévu.

Alors, il n'y aurait plus de limites aux possibilités, à l'inattendu, au merveilleux ; et l'on pourrait espérer les choses les plus splendides, les plus réjouissantes, de cette Volonté souverainement libre, jouant éternellement avec tous les éléments et produisant sans cesse un monde nouveau, qui pourrait n'avoir absolument rien à faire logiquement avec le monde précédent.

Vous ne croyez pas que ce serait charmant ? Nous en avons assez du monde tel qu'il est ! Pourquoi ne pas le laisser devenir au moins ce que nous concevons qu'il devrait être ?

Et tout ce que je vous en dis, c'est pour que chacun mette aussi peu de barrières qu'il peut devant les possibilités à venir.

3 octobre 1956 - pp. 351-353

Comment participer au monde nouveau
    Il y a des gens qui aiment l'aventure. C'est à eux que je fais appel, et je leur dis ceci : « Je vous convie à la grande aventure. »

    Il ne s'agit pas de refaire spirituellement ce que les autres ont fait avant nous, parce que notre aventure commence par-delà. Il s'agit d'une création nouvelle, entièrement nouvelle, avec tout ce qu'elle comporte d'imprévu, de risques, d'aléas — une vraie aventure, dont le but est une victoire certaine, mais dont la route est inconnue et doit être tracée pas à pas dans l'inexploré. Quelque chose qui n'a jamais été dans cet univers présent et qui ne sera plus jamais de la même manière. Si cela vous intéresse... eh bien, on s'embarque. Ce qui vous arrivera demain, je n'en sais rien.

    Il faut laisser de côté tout ce que l'on a prévu, tout ce que l'on a combiné, tout ce que l'on a bâti, et puis... se mettre en marche dans l'inconnu. Et advienne que pourra !

10 juillet 1957 - p. 169

MORT

Comment repousser la mort
    Il y a deux choses nécessaires. D'abord, que rien dans votre être, aucune partie de votre être ne désire mourir. Cela n'arrive pas souvent. Vous avez toujours un défaitiste en vous, quelque part : quelque chose qui est fatigué, quelque chose qui est dégoûté, quelque chose qui en a assez, quelque chose qui est paresseux, quelque chose qui ne veut pas lutter et qui dit : « Tiens ! ah ! que ce soit fini, tant mieux. » Cela suffit, vous êtes mort.

    Mais c'est un fait : si rien, absolument rien de vous ne consent à mourir, vous ne mourrez pas. Pour que quelqu'un meure, il y a toujours une seconde, peut-être la centième partie d'une seconde, où il va consentir. S'il n'y a pas cette seconde de consentement, il ne meurt pas.

    J'ai connu des gens qui, vraiment, selon toutes les lois physiques et vitales, auraient dû mourir ; et ils ont refusé. Ils ont dit : « Non, je ne mourrai pas », et ils ont vécu. Il y en a d'autres qui n'auraient pas du tout besoin de mourir, mais ils sont comme cela : « Ah ! bien ! oui, tant mieux, ce sera fini », et c'est fini. Même rien que cela, même pas plus que cela. Vous n'avez pas besoin d'un désir persistant, vous n'avez qu'à dire : « Eh bien, oui, j'en ai assez ! » et c'est fini. Alors c'est vraiment comme cela. Comme tu dis, on peut avoir la mort debout à son chevet et lui dire : « Je ne te veux pas, va-t'en », et elle sera obligée de s'en aller. Mais généralement on fléchit, parce qu'il faut lutter, parce qu'il faut être fort, parce qu'il faut être très courageux et endurant et avoir une grande foi dans la nécessité de la vie ; comme quelqu'un, par exemple, qui sent très fortement qu'il a encore quelque chose à faire et qu'il faut absolument qu'il le fasse. Mais qui est sûr qu'il n'a pas au-dedans de lui un petit bout de défaitiste, quelque part, qui juste cède et dit : « C'est bien » ?...

1er juillet 1953 - pp. 150-151

Comment dépasser la peur de la mort

Il y a deux remèdes. Il y en a beaucoup, mais enfin il y en a deux. En tout cas, c'est l'usage d'une conscience plus profonde qui s'impose. Dans un cas, le remède consiste à dire que c'est une chose qui arrivera à tout le monde (prenons-le sur ce plan-là), c'est une chose qui arrive à tout le monde et, par conséquent, tôt ou tard, ça arrivera et il n'y a pas de raison d'avoir peur, c'est une chose tout à fait normale. Vous pouvez ajouter à cela une idée de plus, à savoir que, d'après l'expérience (pas la vôtre, mais justement l'expérience humaine collective), les circonstances étant les mêmes, absolument identiques, dans un cas les gens meurent, et dans l'autre ils ne meurent pas — pourquoi ? Et si vous poussez la chose encore un peu plus loin, vous vous dites que, après tout, cela doit dépendre de quelque chose qui est tout à fait en dehors de votre conscience — et finalement, on meurt quand on doit mourir. C'est tout. Quand on doit mourir on meurt, et quand on ne doit pas mourir on ne meurt pas. Même si vous êtes dans un danger mortel, si ce n'est pas votre moment de mourir, vous ne mourrez pas, et même si vous êtes hors de tout danger, il suffira de vous piquer le pied pour mourir, parce qu'il y a des gens qui sont morts d'une piqûre d'épingle au pied — parce que leur moment était venu. Par conséquent, la peur n'a pas de sens. Ce que vous pouvez faire, c'est d'arriver à un état de conscience où vous direz : « C'est comme cela, nous acceptons le fait parce qu'il semble reconnu que ce soit un fait inévitable. Mais je n'ai pas besoin de me tourmenter, parce que ça ne m'arrivera que quand ça doit m'arriver. Par conséquent, je n'ai pas besoin d'avoir peur : quand ça ne doit pas m'arriver, ça ne m'arrivera pas ; quand ça doit m'arriver, ça m'arrivera. Et comme cela m'arrivera inévitablement, il vaut mieux que je n'aie pas peur de la chose ; au contraire, il faut accepter ce qui est tout à fait naturel. » Ça, c'est un remède qui est très répandu, c'est-à-dire très en usage.

Il y en a un autre, un petit peu plus difficile, mais que je crois meilleur. C'est de se dire : « Ce corps, ce n'est pas moi », et de chercher en soi la partie qui est vraiment soi-même — jusqu'à ce que l'on ait trouvé son être psychique. Et quand on a trouvé son être psychique — instantanément, vous entendez —, on a le sens de l'immortalité. Et on sait que ça, ce qui s'en va ou ce qui vient, c'est seulement une commodité : « Je ne vais pas pleurer après une paire de chaussures que je laisse quand elle est toute trouée ! Quand ma paire de chaussures est usée, je la laisse, et je ne pleure pas. » Eh bien, l'être psychique a pris ce corps parce qu'il avait besoin de s'en servir pour faire son travail, mais quand le moment de quitter le corps est venu, c'est-à-dire quand on doit le laisser parce qu'il n'est plus bon à rien pour une raison ou une autre, on le laisse, on n'a pas peur. C'est un geste tout à fait naturel — et que l'on accomplit même sans regret, c'est tout.

Et de la minute où vous êtes dans l'être psychique, vous êtes dans ce sentiment-là, spontanément et sans effort. Vous planez au-dessus de la vie physique et vous avez le sens de l'immortalité. Pour moi, je considère que c'est le meilleur remède. L'autre est un remède intellectuel, de bon sens et de raisonnement. Celui-là est une expérience profonde que l'on peut toujours retrouver de la minute où l'on retrouve le contact avec son être psychique. C'est un phénomène vraiment intéressant parce que c'est automatique : de la minute où vous êtes en rapport avec votre être psychique, vous avez le sens de l'immortalité, d'avoir toujours été et d'être toujours, éternellement. Et alors, ce qui vient et s'en va, ce sont des accidents de la vie, cela n'a pas d'importance. Ça, c'est le meilleur remède. L'autre, c'est le prisonnier qui trouve de bonnes raisons pour accepter sa prison. Ça, c'est celui pour qui il n'existe plus de prison.

Maintenant, il faut aussi savoir une troisième chose, mais pour cela, alors, il faut être un yogi formidable. C'est de savoir que la mort n'est pas une chose inévitable, que c'est un accident qui s'est toujours produit jusqu'à présent (qui en tout cas a l'air de s'être toujours produit jusqu'à présent), et que nous avons mis dans notre tête et dans notre volonté de vaincre cet accident et de le surmonter. Mais ça, c'est une bataille si terrible, si formidable, contre toutes les lois de la Nature, toutes les suggestions collectives, toutes les habitudes terrestres, que, à moins, comme je l'ai dit, d'être un guerrier de première classe et que rien n'effraye, il vaut mieux ne pas commencer la bataille. Il faut être un héros absolument intrépide parce que, à chaque pas et à chaque seconde, on a à livrer une bataille contre tout ce qui est établi. Alors ce n'est pas très commode. Et même individuellement c'est une bataille contre soi-même, parce que (je crois vous l'avoir déjà dit une fois), si vous voulez que votre conscience physique soit dans un état qui permette l'immortalité physique, il faut tellement que vous soyez libre de tout ce que représente maintenant la conscience physique, que c'est une bataille de chaque seconde. Tous les sentiments, toutes les sensations, toutes les pensées, tous les réflexes, toutes les attractions, toutes les répulsions, tout ce qui existe, tout ce qui est le tissu de notre vie physique doit être surmonté, transformé et libéré de toutes ses habitudes. Ça, c'est une bataille de chaque seconde contre des milliers et des millions d'adversaires. À moins que l'on ne se sente un héros, il vaut mieux ne pas essayer. Parce que cette solution-là, eh bien... Je ne sais pas, je crois que l'on m'a posé cette question déjà une fois : « Est-ce que quelqu'un a déjà réussi ? » À dire vrai, je n'en sais rien parce que je n'ai pas rencontré cette personne... Je n'ai pas le sentiment que l'on ait réussi encore jusqu'à présent. Mais c'est possible. Seulement, celui ou celle qui l'a fait ne l'a pas déclaré, en tout cas jusqu'à présent.

Les deux autres solutions sont sûres, et à votre portée.

14 octobre 1953 - pp. 345-350

Comment aborder le problème de la mort de manière positive

S'il est nécessaire pour une raison quelconque de quitter son corps et d'en avoir d'autres, ne vaut-il pas mieux faire de sa mort une chose magnifique, joyeuse, enthousiaste, que d'en faire une défaite dégoûtante ? Ces gens qui s'accrochent, qui essayent par tous les moyens possibles de retarder la fin d'une minute ou deux, qui vous donnent l'exemple d'une angoisse épouvantable, c'est qu'ils n'ont pas conscience de leur âme... Après tout, c'est peut-être un moyen, n'est-ce pas ? On peut changer cet accident en un moyen ; si l'on est conscient, on peut en faire une belle chose, une très belle chose, comme de tout. Et notez, les gens qui n'en ont pas peur, qui ne la craignent pas, qui peuvent mourir sans sordidité, ce sont ceux qui n'y pensent jamais, qui ne sont pas tout le temps hantés par cette "horreur" qui est en face d'eux et à laquelle il faut échapper et qu'ils essayent de repousser aussi loin d'eux qu'ils peuvent. Ceux-là, quand l'occasion se présente, peuvent lever la tête, sourire et dire : « Me voilà. »

Ce sont ceux qui ont la volonté de faire de leur vie le maximum de ce que l'on peut en faire, ce sont ceux qui disent : « Je resterai ici tant qu'il faudra, jusqu'à la dernière seconde, et je ne perdrai pas une minute pour réaliser mon but », ceux-là, quand la nécessité vient, font la plus belle figure. Pourquoi ? C'est très simple : parce qu'ils vivent dans leur idéal, dans la vérité de leur idéal, que c'est la chose réelle pour eux, c'est leur raison d'être, et en toutes choses ils peuvent voir cet idéal, cette raison d'être, et jamais ils ne descendent en bas dans la sordidité de la vie matérielle.

Alors, conclusion :
Il ne faut jamais souhaiter la mort.
Il ne faut jamais vouloir mourir.
Il ne faut jamais avoir peur de mourir.
Et il faut en toute circonstance vouloir se surpasser soi-même.

23 avril 1951- p. 392

Comment rester unifié après la mort

Je vous ai dit beaucoup de fois et je ne saurais vous le répéter trop souvent, qu'on n'est pas fait d'un seul morceau. Nous avons au-dedans de nous beaucoup d'états d'être, et chaque état d'être a sa vie propre. Tout cela est réuni dans un seul corps, tant que vous avez un corps, et agit à travers un seul corps ; alors cela vous donne l'impression que c'est une seule personne, un seul être. Mais il y en a beaucoup, et surtout il y a des concentrations dans des plans différents : de même que vous avez un être physique, vous avez un être vital, vous avez un être mental, vous avez un être psychique, vous en avez beaucoup d'autres et tous les intermédiaires possibles. Mais c'est un peu compliqué, vous pourriez ne pas comprendre. Mettez que vous viviez une vie de désirs, de passions, d'impulsions : vous vivez avec une prédominance en vous de votre être vital ; mais si vous vivez avec un effort spirituel, une grande bonne volonté, le désir de bien faire, et un désintéressement, une volonté de progrès, vous vivez avec une prédominance de l'être psychique. Alors, quand vous allez quitter votre corps, tous ces êtres vont se disperser. Ce n'est que si vous êtes un yogi très avancé et que vous ayez été capable d'unifier votre être autour du centre divin que ces êtres restent reliés ensemble. Si vous n'avez pas su vous unifier, alors au moment de la mort tout cela se disperse : chacun retourne dans son domaine. Par exemple, pour l'être vital, vos différents désirs vont se séparer et courir chacun à sa réalisation, tout à fait indépendamment, parce qu'il n'y aura plus d'être physique pour les tenir ensemble. Mais si vous avez uni votre conscience à la conscience psychique, quand vous mourrez vous resterez conscient de votre être psychique, et l'être psychique retourne dans le monde psychique, qui est un monde de béatitude, de joie, de paix, de tranquillité, et d'une connaissance croissante. Alors, si vous voulez appeler cela un paradis, c'est très bien ; parce que, en effet, dans la mesure où vous êtes identifié à votre être psychique, vous restez conscient de lui, vous êtes uni à lui, et lui est immortel et va dans son domaine immortel vivre d'une vie ou d'un repos parfaitement heureux. Si vous voulez appeler cela paradis, appelez-le paradis. Si vous êtes bon, que vous ayez pris conscience de votre psychique et que vous viviez en lui, eh bien, quand votre corps mourra, vous irez avec votre être psychique vous reposer dans le monde psychique, dans un état de béatitude.

Mais si vous avez vécu dans votre vital et dans toutes les impulsions, chaque impulsion va essayer de se réaliser ici et là... Par exemple, l'avare qui était concentré sur son argent, quand il meurt, la partie de son vital qui était intéressée par son argent va se fixer là et restera à veiller sur l'argent pour que personne ne le prenne. Les gens ne le voient pas, mais il est là tout de même, et très malheureux s'il arrive quelque chose à son cher argent. J'ai connu très bien une dame qui avait une certaine fortune et des enfants ; elle avait cinq enfants qui étaient tous plus prodigues les uns que les autres ; autant elle avait pris soin de se créer une fortune, autant ils semblaient prendre soin de la dilapider ; ils la dépensaient à tort et à travers. Et alors cette pauvre vieille dame, quand elle est morte, elle est venue me trouver et elle m'a dit : « Ah ! maintenant ils vont gaspiller tout mon argent ! » Et elle était très malheureuse. Je l'ai consolée un peu, mais j'ai eu beaucoup de peine à la décider à ne pas rester à veiller sur son argent pour qu'on ne le gaspille pas. Voilà.

Et maintenant, si vous vivez exclusivement dans votre conscience physique (c'est difficile parce que vous avez, après tout, des pensées et des sentiments), mais si vous vivez exclusivement dans votre physique, quand l'être physique disparaît, vous disparaissez en même temps, c'est fini... Il y a un esprit de la forme : votre forme a un esprit qui persiste pendant sept jours après votre mort. Les docteurs ont déclaré que vous êtes mort, mais l'esprit de votre forme est vivant, et non seulement vivant, mais conscient dans la plupart des cas. Mais cela dure de sept à huit jours, et après, cela aussi se dissout — je ne parle pas des yogis, je vous parle des gens ordinaires. Les yogis n'ont pas de lois, c'est tout à fait différent ; pour eux, le monde est différent.

Je vous parle des gens ordinaires, vivant une vie ordinaire ; pour eux, c'est comme cela.

Donc, la conclusion est que si vous voulez préserver votre conscience, il vaut mieux la centraliser sur une partie de votre être qui est immortelle ; autrement elle s'évaporera comme une flamme dans l'air.

1er juillet 1953 - pp. 145-148

*

L'état de votre être, après la mort, dépend beaucoup de la conversion ou non du vital ici-bas. Si vous n'êtes vous-même qu'un pêle-mêle d'impulsions incohérentes, alors, au moment de votre mort, lorsque la conscience se retire à l'arrière-plan, les différentes personnalités qui vous constituent se séparent et se précipitent ici et là pour trouver le milieu propre qui leur conviendra. Une partie peut entrer dans une autre personne qui a une affinité pour elle, une autre peut même entrer dans un animal, tandis que ce qui était éveillé à la Présence divine peut rester attaché à l'être psychique central. Mais si vous êtes totalement converti et organisé en un seul individu, résolu à atteindre le but de l'évolution, alors vous resterez conscient après la mort et vous préserverez votre continuité. (…)

C'est seulement si une discipline mentale a été imposée aux différentes parties de l'être et si celles-ci ont été dressées à servir un idéal mental commun, qu'il peut avoir un certain genre d'individualité vraie gardant la mémoire de sa vie terrestre et donc survivant de façon consciente. L'artiste, le philosophe et d'autres personnes développées qui ont organisé, individualisé et, jusqu'à un certain point, converti leur être vital, peuvent être considérés comme survivant, parce qu'ils ont introduit dans leur conscience extérieure quelque reflet de l'entité psychique qui est immortelle de par sa nature même et dont le but est de construire l'être, progressivement, autour de la Volonté divine centrale.

1931 - s. d. pp. 163-165

Comment aider ceux qui meurent

Si, au moment de la mort, le vital est attaqué dans le monde vital par des forces ou des entités hostiles, ne cherche-t-il pas un abri quelque part ?

Oui, c'est pour cette raison que l'on recommande dans tous les pays et dans toutes les religions de se rassembler pendant sept jours, au moins, après la mort de quelqu'un pour penser à lui. Parce que, quand vous pensez à lui avec affection (sans désordre intérieur, sans sanglots, sans toutes ces passions désespérées), si vous pouvez être tranquille, votre atmosphère devient comme un phare pour lui ; et quand il est attaqué par des forces hostiles (je parle de l'être vital, n'est-ce pas, pas de l'être psychique qui va se reposer), il peut se sentir tout à fait perdu, ne pas savoir que faire et être en grande détresse, alors il voit, par affinité, la lumière de ceux qui pensent à lui avec affection et il se précipite là. Il arrive presque constamment qu'une formation vitale, une partie du vital de la personne qui est morte (ou parfois la totalité du vital s'il est bien organisé) se réfugie dans l'aura, dans l'atmosphère des gens ou de la personne qui l'ont aimée. Il y a des personnes qui portent toujours avec elles une partie du vital de celui qui est parti. C'est cela l'utilité réelle de ces soi-disant cérémonies, qui n'ont pas de sens autrement.

Il est préférable de le faire sans cérémonies. Les cérémonies sont plutôt nuisibles, pour une raison très simple : quand on est occupé à faire une cérémonie, on pense plus à elle qu'à la personne.

12 mars 1951 - p. 227

MOUVEMENTS INTÉRIEURS INDÉSIRABLES

Comment découvrir ses mauvais mouvements et s'en guérir

Naturellement si vous me demandez : « Qu'est-ce que moi, je dois faire ? » — n'importe lequel d'entre vous —, je vous dirai : « Mes enfants, c'est très facile, vous n'avez qu'à m'appeler, et puis quand vous sentez le contact, eh bien, vous le mettez dessus jusqu'à ce que cette partie ait compris. »

Mais là aussi il faut savoir, ça fait un peu mal, je vous préviens, parce que c'est accroché quelque part, et pour le décrocher il faut avoir du courage ; et quand vous mettez la Lumière de Vérité, eh bien, ça brûle, quelquefois ça cuit, n'est-ce pas, il faut savoir supporter cela. Il faut que la sincérité soit suffisante pour... au lieu de se refermer comme ça et dire : « Oh ! ça fait mal », il faut s'ouvrir tout grand et recevoir en plein.

Il y a des gens qui ont toutes sortes de petites choses comme ça dans leur cerveau, des petites choses noires. Il y a des gens qui l'ont ici

(*Mère indique le cœur*), il y a des gens qui l'ont plus bas, pour chacun ça dépend, mais pour chacun c'est la même chose, c'est toujours... je dis cela parce que c'est très remarquable que, si on fait le travail — qui que ce soit —, le résultat est toujours le même ; où que ce soit, je dis, ou dans la tête ou dans la poitrine ou dans tous les centres de conscience, si on pousse l'investigation assez loin, de proche en proche, de proche en proche, inlassablement, on arrive toujours à quelque chose ; ça fait de loin l'effet d'un petit pois... comme les petits pois... un petit pois noir ; mais si on s'approche assez attentivement (cela dépend du degré de concentration), on s'aperçoit que c'est comme un tout petit... un serpent qui a la dimension d'un microbe, mais c'est tout petit, tout lové comme ça, roulé sur lui-même comme ça. Alors on le prend par la queue — et on tire. (...)

Là où c'est le plus facile à découvrir et à guérir, c'est ici (*Mère indique le centre de la poitrine*), mais c'est là où ça fait le plus mal ; c'est pourtant l'endroit où on le trouve le mieux et où on le guérit le plus radicalement. Plus bas dans le vital, c'est plus obscur et embrouillé. C'est assez embrouillé. C'est tout mélangé et il y en a beaucoup — quand il y en a, il y en a beaucoup. Il faut mettre de l'ordre d'abord avant de trouver. Il y en a qui sont entrelacés comme ça (*geste*). Par exemple, il y a beaucoup de gens qui ont une tendance à s'emporter — tout d'un coup ça s'empare d'eux, pouf ! ils entrent dans une colère terrible —, c'est là qu'il faut chercher la cause ; et là c'est tout embrouillé, comme ça, tout mélangé, et il faut aller très profond et très vite, parce que ça se répand avec la rapidité d'une inondation ; et quand c'est répandu, alors c'est toute une masse de... comme de fumée noire qui monte et qui alourdit la conscience, et c'est très, très difficile de mettre de l'ordre là-dedans. Mais quand on sent que la fureur va monter, si on se précipite immédiatement là, comme ça, dans le centre vital, et qu'on y va avec une torche qui éclaire bien, on peut trouver le coin. Si on trouve le coin, hop ! on fait comme ça, on s'en empare et c'est fini, la colère tombe instantanément, avant même qu'on ait eu le temps d'exprimer un mot. Je donne cet exemple, il y en a des centaines d'autres. Toutes les affaires de sentiment, d'amour-propre, d'ambition, de passion — de passion... oui, mais enfin pas de passion purement matérielle, je veux dire (je n'aime pas employer le mot parce que c'est un travestissement, mais enfin...) ce que les hommes appellent l'amour —, tout ça, c'est là qu'on le trouve, tous les attachements, toutes les sentimentalités, tout ça, c'est là-dedans. (...)

Dans la tête, c'est toutes les perversions des pensées, toutes les trahisons — les trahisons, il y en a une quantité formidable : on trahit son âme si souvent et d'une façon si persistante, c'est effrayant —, toutes les décisions, les points de vue et puis les explications favorables, comme je vous disais, et puis une espèce d'habitude de critiquer... Ce que l'on ne veut pas écouter, quand il y a quelque chose de supérieur qui vous fait sentir votre faute, il y a cette habitude de trouver immédiatement une explication et une critique sévère soit de l'idée, soit de la pensée ; ou bien alors il y a des gens qui tournent cela en ridicule ; il y a des gens qui immédiatement opposent à cela une autre idée ou un lieu commun quelconque. Vous n'imaginez pas le bazar qu'il y a dans la tête ! C'est quelque chose de terrible. Si vous regardiez vraiment objectivement ce qui se passe là-dedans, c'est effrayant — avant de mettre de l'ordre, de voir clair, d'arranger tout ça, de faire que deux idées contradictoires ne puissent pas être parallèles. (...)

Si vous avez des idées sur les choses — vous devez bien avoir quelques idées sur les choses, sur le monde, sur la vie, sur la raison d'être de l'existence, sur le but de l'existence, sur la réalisation future ; enfin vous avez bien des idées —, eh bien, essayez ce petit jeu-là un jour, de mettre toutes les idées en face de vous, comme ça, et puis de les arranger ; vous verrez comme ce sera facile, et vous vous amuserez peut-être ; vous trouverez des choses surprenantes.

Déjà, rien que le travail, rien que ce travail d'exposition, de les mettre simplement l'une à côté de l'autre en face de vous, toutes les idées que vous avez sur un sujet quelconque, comme si vous étiez obligé de les écrire dans un devoir — n'est-ce pas, une rédaction qu'on vous demande : « Que pensez-vous de telle chose, de tel sujet ? » et vous êtes obligé d'en faire la rédaction —, mettez toutes les idées l'une à côté de l'autre, vous verrez, ce sera drôle. À moins que vous n'ayez eu l'habitude d'avoir une idée centrale, si possible une vérité centrale immuable, autour de laquelle vous arrangez toutes les idées, vous les organisez dans un ordre logique avec la relation qui convient entre chacune d'elles, chacune à sa place, et vous en faites une espèce de monument — si vous n'avez jamais fait cela et que vous essayiez de lire dans votre mental, vous y verrez vraiment quelque chose. (...)

On ne peut pas s'imaginer à quel point on peut, dans l'espace d'une heure, penser les choses les plus contradictoires et sans étonnement.

C'est un bon travail de faire ça : voilà, je vais écrire un petit essai sur « Quel est... (prenez celui-là, prenez n'importe lequel, ça ne fait rien), quel est le but vers quoi tend la vie ? », ou bien « Quelle est la raison d'être de l'existence sur terre ? », ou bien « Pourquoi les hommes naissent-ils pour mourir ? » — n'importe quoi, vous prenez des choses comme ça. Je ne dis pas de prendre « Pourquoi vous avez joué au football aujourd'hui et jouerez au basket-ball demain », non, pas des choses comme ça, parce que ça, vous pourrez toujours les expliquer. Je vous parle des choses un peu plus générales. Mettez cela en face de vous et puis alignez les idées que vous avez sur le sujet, vous verrez, ce sera drôle.

16 mars 1955 - pp. 95-99

Comment agir sur les mouvements inférieurs de notre nature

Le plus sûr moyen, c'est de ne pas descendre, (...) c'est de rester en haut et, de là, mettre une pression sur ce qui est en bas. Mais si tu descends, il est très difficile de garder le contact avec ce qui est en haut ; alors si on oublie, on ne peut rien faire, on devient comme la partie dans laquelle on est descendu. Alors, comme c'est une chose très difficile à faire, au contraire, il vaut mieux rester dans sa conscience supérieure et, de là, agir sur les mouvements inférieurs, sans descendre en eux.

C'est comme, par exemple, si on sent une colère qui monte du subconscient, eh bien, si on veut contrôler ça, il faut bien se garder de s'identifier avec elle. Il ne faut pas descendre là-dedans. Il faut rester dans sa conscience en haut, tranquille, paisible et, de là, regarder cette colère, et puis mettre dessus la lumière et la tranquillité pour que ça se calme et que ça disparaisse. Mais si on s'identifie avec elle, on est en colère aussi, on ne peut pas la changer.

6 avril 1955 - pp. 23-124

Comment se libérer des mouvements indésirables ancrés dans le subconscient

Il y a une grande différence entre repousser une chose simplement parce qu'on n'en veut pas, et changer la condition de sa conscience qui fait que cette chose devient totalement étrangère à votre nature. D'habitude, quand on a un mouvement dont on ne veut pas, on le chasse, on le repousse, mais on ne prend pas la précaution de trouver en soi ce qui a servi et ce qui sert encore de soutien à ce mouvement, la tendance spéciale, le pli de conscience qui fait que cette chose est capable d'entrer dans la conscience. Si au contraire, au lieu simplement de faire un mouvement de réprobation et de rejet, on entre profondément dans sa conscience vitale et qu'on trouve le support, c'est-à-dire comme une petite vibration spéciale qui est enfouie très profondément dans un coin, souvent dans un coin si obscur qu'on a de la difficulté à la trouver là ; si on part en chasse, c'est-à-dire si on s'intériorise, si on se concentre, si on suit comme à la piste ce mouvement jusqu'à son origine, on trouve quelque chose comme un tout petit serpent lové, quelque chose, quelquefois, de tout petit, pas plus grand qu'un pois, mais qui est très noir et enfoncé très fort.

Et alors, il y a deux procédés : ou mettre une lumière tellement intense, la lumière d'une Conscience de Vérité tellement forte, que ça sera dissous ; ou bien attraper ça comme avec une pince, le tirer de l'endroit où ça se trouve et le mettre en face de sa conscience. Le premier procédé est radical, mais on n'a pas toujours à sa disposition cette Lumière de Vérité, alors on ne peut pas toujours l'employer. Le second procédé, on peut le prendre, mais ça fait mal, ça fait un mal aussi grand que si on vous arrache une dent (…). Quand ça fait très mal, eh bien, on essaye d'effacer ça comme ça (*geste*), et c'est pour cela que les choses persistent. Mais si on a le courage de le prendre et de tirer jusqu'à ce que ça soit là et de le mettre en face de soi, même si ça fait très, très mal… alors le tenir comme ça (*geste*), jusqu'à ce qu'on puisse voir clair, et puis le dissoudre, alors c'est fini. La chose ne se cachera plus jamais dans le subconscient et ne reviendra jamais plus vous ennuyer. Mais c'est une opération radicale. Il faut le faire comme une opération.

Il faut d'abord avoir beaucoup de persévérance dans la recherche, parce que généralement quand on se met à la recherche de ces choses, le mental vient donner cent et une explications favorables pour que vous n'ayez pas besoin de chercher. Il vous dit : « Mais non, ce n'est pas du tout votre faute ; c'est ceci, c'est cela, ce sont les circonstances, ce sont les gens, ce sont des choses reçues du dehors » — toutes sortes d'excellentes excuses, ce qui fait qu'à moins que vous ne soyez très ferme dans votre résolution, vous laissez aller et puis c'est fini ; et alors au bout de quelque temps toute l'affaire est à recommencer, l'impulsion mauvaise ou la chose dont vous ne vouliez pas, le mouvement dont vous ne vouliez pas revient, et alors il faut tout recommencer, jusqu'au jour où vous aurez décidé de faire l'opération. Quand l'opération est faite, c'est fini, on est libre. Mais, comme je dis, il faut se méfier des explications mentales, parce que chaque fois on dit : « Oui, oui, les autres fois c'était comme ça, mais cette fois-ci vraiment, vraiment ce n'est pas ma faute, ce n'est pas ma faute. » Voilà. Alors c'est fini, c'est à recommencer. Le subconscient est là, la chose descend, reste là, très confortable, et le premier jour où vous n'êtes pas sur vos gardes, hop ! ça remonte et ça peut durer (...).

Oui, ça fait mal, ça fait un peu mal, c'est tout ; après c'est fini.

16 mars 1955 - pp. 90-92

Comment se débarrasser des mouvements inférieurs

Pour cela, il faut d'abord devenir conscient de [l'élément noir en nous], n'est-ce pas, le mettre en face de soi, et couper les liens qui le rattachent à votre conscience. C'est un travail de psychologie interne, n'est-ce pas.

On peut voir, quand on s'étudie très attentivement... Par exemple, si l'on s'observe, on voit qu'un jour on est très généreux. Mettons cela, c'est facile à comprendre. Très généreux : généreux dans ses sentiments, généreux dans ses sensations, généreux dans ses pensées et même généreux matériellement ; c'est-à-dire que l'on comprend les fautes des autres, les intentions, les faiblesses, même les mouvements qui sont vilains — on voit tout cela, et on se sent plein de bons sentiments, de générosité. On se dit : « Bien... chacun fait aussi bien qu'il peut ! » — comme ça. Un autre jour — ou peut-être même le moment suivant —, on apercevra en soi une sorte d'aridité, de fixité, quelque chose qui est âpre, qui juge sévèrement, qui va jusqu'à en vouloir, qui a de la rancune, qui voudrait que celui qui a mal fait soit puni, qui a presque des sentiments de vengeance : juste l'opposé de cela. Un jour on vous fait du mal, vous dites : « Bon, il ne savait pas... » ou : « Il ne pouvait pas faire autrement... » ou : « C'était sa nature... » ou : « Il ne pouvait pas comprendre ! » Le lendemain — ou peut-être une heure après —, vous dites : « Il faut qu'il soit puni ! Il faut que ça retombe sur lui ! Il faut qu'il sente qu'il a mal fait ! » avec une sorte de rage ; et on veut prendre les choses, on veut les garder pour soi, on a tous ces sentiments de jalousie, d'envie, d'étroitesse, n'est-ce pas, juste l'opposé de l'autre sentiment. Cela, c'est le côté d'ombre. Et alors, au moment où on le voit, n'est-ce pas, si on le regarde, si on ne dit pas : « C'est moi », si on dit : « Non, c'est l'ombre de moi-même, c'est cet être qu'il faut rejeter en dehors de moi », on met la lumière de l'autre partie, on tâche de les confronter ; et avec cette connaissance et cette lumière de l'autre, on n'essaye pas beaucoup de convaincre, parce que c'est très difficile, mais on l'oblige à se tenir tranquille — d'abord à s'éloigner, ensuite on le rejette bien loin pour qu'il ne puisse plus revenir —, avec une grande lumière sur lui. Il y a des cas où c'est possible de changer, mais c'est très rare. Il y a des cas où l'on peut mettre sur cet être, ou sur cette ombre, mettre dessus une lumière tellement intense que cela le transforme, et qu'il se change en ce qui est la vérité de votre être.

Mais ça, c'est une chose rare. Cela peut se faire, mais c'est une chose rare. Mais d'habitude, la meilleure chose, c'est de dire : « Non, ça, ce n'est pas moi. Je n'en veux pas ! Je n'ai rien à faire avec ce mouvement-là, ça n'existe pas pour moi, c'est quelque chose qui est contraire à ma nature. » Et alors, à force d'insister et de le repousser, finalement on se sépare de lui.

Mais il faut d'abord être suffisamment lucide et sincère pour voir l'opposition au-dedans de soi. Généralement, l'on ne fait pas attention à ces choses-là. On passe d'un extrême à l'autre. N'est-ce pas, on peut dire, prendre des mots très simples : un jour on est bon, le lendemain on est méchant. Et cela paraît tout à fait naturel. Ou même, quelquefois, une heure on est bon et l'heure suivante on est méchant ; ou bien, quelquefois, toute la journée on est bon, et tout d'un coup on devient méchant, une minute très méchant, d'autant plus méchant qu'on a été bon ! Seulement on ne l'observe pas, on a des pensées qui vous traversent l'esprit, des choses violentes, mauvaises, haineuses, comme ça... On n'y fait pas attention généralement. Mais c'est cela qu'il faut attraper ! Dès que cela se manifeste, il faut l'attraper comme ça (geste), avec une poigne très solide, et puis le tenir, le tenir en face de la lumière et dire : Non ! Toi, je-ne-te-veux-pas ! Je-ne-te-veux-pas ! Je n'ai rien à faire avec ça ! Tu vas t'en aller d'ici, et tu ne reviendras pas ! »

Et c'est une chose, une expérience qu'on peut avoir quotidiennement, presque... Quand on a de ces mouvements de grand enthousiasme, de grande aspiration, que l'on devient tout d'un coup conscient du but divin, de l'élan vers le Divin, de ce désir de participer à l'Œuvre divine, que l'on sort de soi-même dans une grande joie et une grande force, et puis, quelques heures après, on est misérable pour une toute petite chose ; on a un retour sur soi, si mesquin, si étroit, si vulgaire, on a un désir si plat... Et tout ça, ça s'est évaporé, comme si ça n'existait pas. On est très habitué aux contradictions ; on n'y fait pas attention, et c'est pour cela que tout ça, ça voisine confortablement. Il faut d'abord les découvrir, et justement empêcher que cela se mélange dans la conscience : les départager, séparer l'ombre de la lumière. Après, on peut se débarrasser de l'ombre.

28 juillet 1954 - pp. 292-294

Comment rejeter les mouvements indésirables venus de l'extérieur

Il faut d'abord être conscient, et se rendre compte qu'ils viennent, que ces mouvements... qu'il y a une pression ; et puis, il faut avoir une volonté, la volonté de ne pas les accepter ; et puis alors on apprend, c'est... comment dire... c'est un petit truc à apprendre, un mouvement de la conscience, de la volonté, et en même temps comme si on se servait d'une force qui émane du corps ; et puis faire comme ça (*geste de repousser*), repousser le mouvement, et ne pas l'avoir.

Mais il faut d'abord être conscient. Si l'on n'est pas conscient, on ne peut rien faire. Il faut d'abord voir venir la pression, l'influence, la suggestion, peu importe ce que c'est, la chose du dehors ; la sentir venir, la voir, l'observer ; et puis se décider, refuser, ne pas en vouloir. Il y a trois choses consécutives.

29 septembre 1954 - p. 376

MUSIQUE

Comment vraiment écouter la musique

Si l'on peut être tout à fait silencieux, tout à fait immobile et comme cela, alors ça, ça entre. Et c'est seulement après, quelque temps après, que l'on peut s'apercevoir de l'effet, ou de ce que cela voulait dire, ou de l'impression que cela vous a créée.

Mais la meilleure façon d'écouter, c'est cela, c'est d'être comme un miroir immobile et très concentré, très silencieux. D'ailleurs on voit, n'est-ce pas, les gens qui aiment vraiment la musique — j'ai vu des musiciens écouter de la musique, des musiciens, des compositeurs ou des exécutants qui aimaient vraiment la musique, je les ai vus écouter la musique —, ils s'immobilisent complètement, ils sont comme ça, ils ne bougent plus. Tout, tout est comme ça. Et si l'on peut ne pas penser, alors c'est très bien, alors on a le plein profit... C'est un des moyens d'ouverture intérieure qui est le plus puissant.

20 octobre 1954 - pp. 422-423

Comment utiliser la musique indienne pour être dans la conscience psychique

La musique indienne, presque toujours, quand ce sont de bons musiciens, a une origine psychique ; par exemple les râgas ont une origine psychique, cela vient du psychique. L'inspiration ne vient pas souvent de plus haut. Mais la musique indienne est très rarement revêtue d'un vital puissant. C'est plutôt d'origine intérieure et intime. (…) Elle se traduit presque directement dans le physique. Et vraiment il faut alors se concentrer, et comme c'est… comment dire… très mince, très ténu, qu'il n'y a pas ces vibrations vitales intenses, on peut très facilement glisser là-dedans et remonter à cette origine psychique de la musique. Cela vous fait cet effet, c'est une espèce de transe extatique, comme d'une intoxication. Cela vous fait un peu entrer en transe. Alors, si on écoute bien et qu'on se laisse aller, on va comme cela et on glisse, on glisse dans une conscience psychique. Mais si on reste seulement dans la conscience extérieure, c'est tellement mince qu'il n'y a aucune réponse du vital ; cela vous laisse plat comme tout (…). Moi, j'aime beaucoup cette musique-là, cette espèce de thème qui se développe en un jeu. C'est très essentiellement musical, le thème ; et alors il se développe avec des variations, d'innombrables variations, et c'est toujours le même thème qui se développe d'une façon ou de l'autre. Il y avait des musiciens qui étaient vraiment musiciens en Europe, et ils avaient cela aussi : Bach avait cela, il faisait des choses comme cela ; Mozart avait cela, sa musique était purement musicale, il n'avait pas l'intention d'exprimer autre chose, c'était de la musique pour la musique. Mais cette façon de prendre un certain nombre de notes dans une certaine relation (ce sont comme des variations presque infinies), moi, je trouve cela merveilleux pour vous mettre au repos, et vous entrez au-dedans profondément. Et alors, si vous êtes prêt, cela vous donne la conscience psychique : quelque chose qui vous fait reculer de la conscience extérieure, qui vous fait entrer autre part, entrer au-dedans.

27 mai 1953 - pp. 83-84

NATURE INFÉRIEURE

Comment empêcher la nature inférieure de nous dominer

C'est la nature inférieure, les instincts du subconscient qui vous dominent, et qui vous font faire des choses que vous ne devez pas faire. Et alors, c'est un choix entre votre volonté et accepter d'être soumis. Il y a toujours un moment où l'on peut décider. Cela va jusqu'au point où j'ai dit que, même, il y a un moment où l'on peut décider d'être malade ou de ne pas être malade. Cela va même jusqu'au point où il y a un moment où l'on peut décider de mourir ou de ne pas mourir. Mais pour cela, il faut avoir une conscience *extrêmement* éveillée, parce que ce point est infinitésimal dans le temps, que c'est comme une centième partie d'une seconde et que, avant, on ne peut rien et, après, on ne peut rien. Mais à ce moment-là, on peut. Et si on est absolument éveillé, on peut, à ce moment-là, prendre la décision.

Mais pour des choses ordinaires comme, par exemple, de se soumettre à une impulsion, ou de la refuser, ce n'est pas un espace, ce n'est même pas l'espace d'une seconde ; on a beaucoup de temps devant soi, on a certainement plusieurs minutes. Et c'est un choix entre la soumission faible et la volonté qui s'impose. Et si la volonté est claire, si elle est basée sur la vérité, si vraiment elle obéit à la vérité et qu'elle est claire, elle a toujours le pouvoir de refuser le mauvais mouvement. C'est une excuse qu'on se donne, de dire : « Je n'ai pas pu. » Ce n'est pas vrai. C'est vraiment qu'on n'a pas voulu de la vraie manière. Parce qu'il y a toujours le choix de dire oui, ou de dire non. Mais on choisit d'être faible, et après on se donne cette excuse, en se disant : « Ce n'est pas ma faute, ça a été plus fort que moi. » C'est votre faute, si ça a été plus fort que vous. Parce que vous n'êtes pas ces impulsions. Parce que vous êtes une âme consciente, et une volonté intelligente, et que votre devoir, c'est que ce soit ça qui vous gouverne et pas les impulsions d'en bas.

29 septembre 1954 - pp. 380-381

Comment faire le travail sur la Nature inférieure

Tu as des défauts, n'est-ce pas, des choses qui t'empêchent de progresser ; lors, le côté négatif, c'est de te débarrasser de tes défauts. Il y a des choses que tu dois être, devenir, des qualités qu'il faut que tu construises en toi-même pour pouvoir réaliser ; alors ce côté de la construction, c'est le côté positif.

Tu as un défaut, par exemple une propension à ne pas dire la vérité. Alors cette habitude de mensonge, de ne pas voir ou ne pas dire la vérité, tu luttes contre ça en rejetant le mensonge de la conscience, et en tâchant d'éliminer cette habitude de ne pas dire la vérité. Pour que la chose soit faite, il faut construire en soi l'habitude de ne dire que la vérité. Pour que la chose soit faite, il faut construire en soi l'habitude de percevoir et de toujours dire la vérité. L'un est négatif : tu supprimes un défaut. L'autre est positif : tu construis la qualité. C'est comme ça.

Pour toutes choses c'est comme ça. Par exemple, on a quelque part dans son être cette espèce d'habitude de révolte, de révolte ignorante, arrogante, obscure, de refus de ce qui vient d'en haut. Alors le côté négatif c'est de lutter contre ça, de l'empêcher de se manifester et de le rejeter de sa nature ; et de l'autre côté, il faut construire positivement la soumission, la compréhension, la consécration, le don de soi et le sens d'une complète collaboration avec les forces divines. Ça, c'est le côté positif.

La même chose aussi : des gens qui se mettent en colère... l'habitude de s'emporter, de se mettre en colère... on lutte contre ça, on refuse de se mettre en colère, on rejette ces vibrations de colère de son être, mais il faut remplacer ça par un calme imperturbable, une tolérance parfaite, une compréhension du point de vue des autres, une vision claire et tranquille, une décision calme — qui est le côté positif.

15 juin 1955 - pp. 224-225

*

Il y a un côté positif et un côté négatif à ce travail.

Le côté positif est d'accroître son aspiration, de développer sa conscience, d'unifier son être, de s'intérioriser pour entrer de plus en plus en rapport avec son être psychique ; de prendre toutes les parties ou tous les mouvements, toutes les activités de son être, de les présenter devant cette conscience psychique pour qu'elles prennent leur place véritable vis-à-vis de ce centre ; enfin, d'organiser toute l'aspiration vers le Divin et le progrès vers le Divin. C'est le côté positif.

En même temps, le côté négatif consiste à refuser méthodiquement et avec discernement toutes les influences qui viennent du dehors, ou du subconscient, ou de l'inconscient, ou de l'entourage, et qui s'opposent au progrès spirituel. Il faut discerner ces influences, ces suggestions, ces impulsions, et les refuser systématiquement sans jamais se décourager de leur persistance et sans jamais céder à leur volonté. Il faut en même temps s'apercevoir dans son être des différents éléments obscurs, égoïstes, inconscients, ou même de mauvaise volonté, qui répondent, consciemment ou non, à ces influences mauvaises et qui leur permettent non seulement de pénétrer dans la conscience, mais quelquefois de s'y installer. C'est le côté négatif.

Les deux doivent être poursuivis en même temps. Suivant les moments, suivant les occasions, suivant la facilité intérieure, il faut insister tantôt sur l'un tantôt sur l'autre, mais ne jamais les oublier, ni l'un ni l'autre.

Généralement, tout progrès que l'on fait d'un côté a sa contrepartie dans l'attaque des forces adverses de l'autre côté. Alors, plus on avance, plus on doit devenir vigilant. Et la qualité la plus nécessaire, c'est la persévérance, l'endurance, et une... comment dire... une sorte de bonne humeur intérieure qui fait que l'on ne se décourage pas, que l'on ne s'attriste pas, et que l'on fait face en souriant à toutes les difficultés. Il y a un mot anglais qui exprime cela très bien, c'est *cheerfulness*. Si l'on peut garder cela au-dedans de soi, on lutte beaucoup mieux, on résiste beaucoup mieux, dans la lumière, à ces influences mauvaises qui essayent d'empêcher de progresser.

Voilà le travail. Il est vaste et il est complexe. Et il ne faut jamais rien oublier.

18 janvier 1956 - pp. 24-25

NOURRITURE

Comment gérer son rapport à la nourriture

Au fond, le mieux c'est de ne pas y penser, c'est de régler sa vie d'une façon assez automatique pour ne pas avoir besoin de penser à manger. Vous mangez à heures fixes, vous mangez raisonnablement, vous n'avez même pas besoin de penser à la nourriture quand vous la prenez ; (...) il faut manger calmement, c'est tout, tranquillement, avec concentration, et quand vous ne mangez pas, il ne faut jamais y penser. Il ne faut pas manger trop, parce qu'alors il faudra que vous pensiez à votre digestion, et que ce sera très désagréable pour vous, et que cela vous fera perdre beaucoup de temps. Il faut manger juste... il faut cesser tout désir, toute attraction, tout mouvement du vital, parce que quand vous mangez simplement parce que le corps a besoin de manger, le corps vous dira d'une façon tout à fait précise et exacte quand il aura assez ; n'est-ce pas, quand on n'est pas mû par un désir vital ou des idées mentales, on le saisit avec certitude. « Maintenant ça suffit, dit le corps, je n'en veux plus. » Alors on s'arrête. Dès qu'on a des idées, ou bien qu'on a des désirs dans le vital, qu'il y a par exemple quelque chose que vous aimez particulièrement, et parce que vous l'aimez particulièrement vous en mangez trois fois trop... D'ailleurs, ça peut vous guérir dans une certaine mesure, parce que si vous n'avez pas un estomac très solide, vous avez une indigestion, et alors après ça, vous avez un dégoût pour la chose qui vous a donné l'indigestion. Mais enfin, ce sont des moyens un peu drastiques. On peut faire des progrès sans avoir recours à ces moyens-là. Le mieux c'est de ne pas y penser.

23 février 1955 - p. 67

NOUVELLE NAISSANCE

Comment savoir si l'on a vécu "la nouvelle naissance"

L'esprit est capable de comprendre et de communier avec la divinité la plus haute et en même temps il est l'intermédiaire le plus pur, le moins déformé peut-on dire, de la divinité la plus haute dans la manifestation la plus extérieure. C'est l'esprit, à l'aide de l'âme, qui tourne la conscience vers le Haut, vers le Divin, et c'est dans l'esprit que la conscience peut commencer à comprendre le Divin. (...)

Ce que l'on appelle «la nouvelle naissance», c'est la naissance à la vie spirituelle, à la conscience spirituelle, c'est porter en soi quelque chose de l'esprit qui, individuellement, à travers l'âme, peut commencer à gouverner la vie et à être le maître de l'existence. Mais dans le monde supramental, c'est l'esprit qui sera le maître de ce monde tout entier et de toutes ses manifestations, de toutes ses expressions, consciemment, spontanément, naturellement.

Dans l'existence individuelle, c'est cela qui fait toute la différence ; tant que l'on parle de l'esprit et que c'est quelque chose que l'on a lu, dont on connaît vaguement l'existence et qui est une réalité pas très concrète pour la conscience, cela veut dire qu'on n'est pas né à l'esprit. Et quand on est né à l'esprit, il devient quelque chose de beaucoup plus concret, beaucoup plus vivant, beaucoup plus réel, beaucoup plus tangible que tout le monde matériel. Et c'est cela qui fait la différence essentielle entre les êtres. Quand c'est ça qui est spontanément réel — l'existence vraie, concrète, l'atmosphère dans laquelle on peut respirer librement —, alors on sait qu'on est passé de l'autre côté. Mais tant que c'est quelque chose d'un peu vague et imprécis — on en a bien entendu parler, on sait que ça existe mais... ça n'a pas de réalité concrète —, eh bien, cela veut dire que la nouvelle naissance n'a pas encore eu lieu. Tant que l'on se dit : « Oui, ça je vois, ça je touche, le mal dont je souffre, la faim qui me tourmente, le sommeil qui m'alourdit, ça c'est vrai, ça c'est concret... », (*Mère rit*) cela veut dire qu'on n'est pas encore passé de l'autre côté, on n'est pas né à l'esprit.

26 novembre 1958 - pp. 480-481

✵

En fait, tant qu'il y a hésitation ou doute, tant que l'on se pose la question de savoir si l'on a ou si l'on n'a pas réalisé cette âme éternelle en soi, cela prouve que le vrai contact n'a pas eu lieu. Parce que, quand le phénomène se produit, il apporte avec lui un «quelque chose» d'inexprimable, de tellement nouveau et de tellement définitif, que le doute et la question ne sont plus possibles. C'est vraiment, dans le sens absolu du mot, une nouvelle naissance.

On devient une nouvelle personne, et quels que puissent être le chemin ou les difficultés du chemin ensuite, ce sens-là ne vous quitte plus. Ce n'est pas quelque chose même — comme beaucoup d'autres expériences — qui se recule, qui passe à l'arrière-plan, qui vous laisse extérieurement une sorte de vague souvenir auquel on a de la difficulté à s'accrocher, dont le souvenir s'atténue, s'estompe — ce n'est pas cela. On est une nouvelle personne, et on est cela définitivement, quoi qu'il arrive. Et même toutes les incapacités du mental, toutes les difficultés du vital, toutes les inerties du physique n'arrivent pas à changer cet état nouveau — un état nouveau qui fait une coupure *décisive* dans la vie de la conscience. L'être que l'on était avant et l'être que l'on est après, n'est plus le même. La position que l'on a dans l'univers, par rapport à l'univers, dans la vie et par rapport à la vie, dans la compréhension et par rapport à la compréhension, n'est plus la même : c'est un véritable renversement qui ne peut plus se défaire. C'est pourquoi, quand les gens me disent : « Je voudrais bien savoir si je suis en contact avec mon âme ou pas », je leur dis : « Ça suffit, si vous vous posez la question, cela prouve que vous ne l'êtes pas. Vous n'avez pas besoin d'avoir une réponse, vous vous la donnez à vous-même. » Quand c'est ça, c'est ça, et puis c'est fini, ce n'est plus autre chose.

Et puisque nous parlons de cela, je vous rappellerai ce que Sri Aurobindo a dit, répété, écrit, affirmé, et redit encore et encore, c'est que son yoga, le yoga intégral, ne peut commencer *qu'après* cette expérience-là, pas avant.

Ainsi, il ne faut pas se bercer d'illusions et s'imaginer que l'on peut commencer à savoir ce qu'est le Supramental et que l'on peut en juger d'une façon quelconque, si minime que ce soit, avant d'avoir eu *cette expérience-là*.

Par conséquent, si l'on veut avancer sur le chemin, il faut très modestement se mettre en route pour la nouvelle naissance, d'abord, et la réaliser avant de se bercer de l'illusion que l'on puisse avoir des expériences supramentales.

Pour vous consoler, je puis vous dire que par le fait que vous vivez sur la terre en ce moment — que vous en soyez conscients ou que vous n'en soyez pas conscients, même que vous le vouliez ou que vous ne le vouliez pas —, vous absorbez avec l'air que vous respirez cette nouvelle substance supramentale qui est en train de se répandre dans l'atmosphère terrestre. Et elle prépare en vous des choses qui se manifesteront *très soudainement,* dès que vous aurez fait le pas décisif. (…)

Et en tout cas, votre attitude vis-à-vis de la vie sera *tellement* différente que vous comprendrez ce que l'on veut dire quand on parle de vivre spirituellement. Et à ce moment-là, vous comprendrez aussi une grande chose, une très *grande* chose, c'est comment on peut vivre sans ego.

Jusque-là, on ne le comprend pas. Toute la vie est *tellement* dépendante de l'ego qu'il paraît absolument impossible de vivre et d'agir si ce n'est avec et par l'ego ; mais après cette nouvelle naissance, on peut regarder l'ego avec un sourire et lui dire : « Mon ami, je n'ai plus besoin de toi ! »

C'est même l'une des conséquences qui vous apporte un sens de libération tout à fait décisif.

4 juin 1958 - pp. 375-376

OBJETS

Comment faire bon usage des objets

D'abord, se servir des choses avec la compréhension de leur vraie utilité, la connaissance de leur emploi réel, avec le maximum de soin pour que ça ne se détériore pas et le minimum de confusion.

Je vais vous donner un exemple : vous avez une paire de ciseaux. Il y a des ciseaux de tous les genres, il y a des ciseaux pour couper le papier, et il y a des ciseaux pour couper le fil… alors si vous avez la paire de ciseaux dont vous avez besoin, utilisez-la pour la chose pour laquelle elle est faite. Mais je connais des gens, quand ils ont une paire de ciseaux, ils s'en servent sans aucun discernement pour couper n'importe quoi, pour couper des petits fils de soie, et ils essayent de couper du fil de fer aussi avec, ou bien ils s'en servent comme d'un outil pour ouvrir les boîtes de conserves, n'est-ce pas ; dans n'importe quel cas où ils ont besoin d'un instrument, ils se saisissent de leurs ciseaux et ils s'en servent. Alors naturellement, au bout de très peu de temps ils reviennent me dire : « Oh, ma paire de ciseaux est abîmée, j'en voudrais une autre. » Et ils sont très étonnés quand je leur dis : « Non, vous n'en aurez pas d'autre, parce que vous avez abîmé celle-là, parce que vous vous en êtes mal servi. » C'est un exemple seulement. Je pourrais en donner beaucoup d'autres.

On se sert de quelque chose qui se salit, et qui s'abîme en étant sale, on oublie de le nettoyer ou on le néglige, parce que ça prend du temps.

Il y a une sorte de respect de l'objet que l'on a, qui doit faire qu'on le traite avec beaucoup de considération, et qu'on essaye de le conserver aussi longtemps que possible, non pas parce qu'on y est attaché et qu'on le désire, mais parce qu'un objet est quelque chose de respectable, qui a quelquefois coûté beaucoup d'effort et de travail pour être produit, et qu'en conséquence il faut le considérer avec le respect qui est dû au travail et à l'effort qui ont été mis.

Il y a des gens qui n'ont rien, qui n'ont même pas les choses tout à fait indispensables, et qui sont obligés de les fabriquer tant bien que mal pour leur usage personnel. J'ai vu des gens comme ça, qui justement avec beaucoup d'effort et d'ingéniosité avaient réussi à se fabriquer certaines choses qui sont plus ou moins indispensables, au point de vue pratique. Mais la façon dont ils les traitaient, parce qu'ils étaient conscients de l'effort qu'ils avaient mis pour les faire, c'était remarquable — le soin, cette sorte de respect pour l'objet qu'ils avaient produit, parce qu'ils savaient combien de travail ça leur avait coûté. Tandis que les gens qui ont de l'argent plein leurs poches, et qui, lorsqu'ils ont besoin de quelque chose, tournent le bouton de porte d'un magasin, ils entrent et ils mettent de l'argent et prennent la chose, ils traitent ça comme ça. Ils se font du mal à eux-mêmes et ils donnent un très mauvais exemple.

Bien des fois, j'ai dit : « Non, utilisez ce que vous avez. Tâchez d'en faire le meilleur usage possible. Ne jetez pas inutilement, ne demandez pas inutilement. Tâchez de vous arranger avec ce que vous avez, en y mettant tout le soin, tout l'ordre, toute la méthode nécessaires, et en évitant la confusion. »

16 février 1955 - pp. 53-54

ORDRE INTÉRIEUR

Comment mettre de l'ordre à l'intérieur de soi-même
En soi-même, on a des volontés contradictoires.

Oui, beaucoup. Ça, c'est l'une des premières découvertes. Il y a une partie qui veut comme cela ; et puis à un autre moment, on veut comme cela ; et puis à un troisième moment, on veut encore autre chose ! Et puis, il y a même cela : une chose qui veut et l'autre qui dit non. Mais c'est cela qu'il faut trouver si l'on veut le moins du monde s'organiser soi-même ! ourquoi ne pas se mettre sur un écran, comme le cinéma, et puis se regarder bouger ? Comme c'est intéressant !

C'est le premier pas.

On se projette sur un écran, et puis on observe et on voit tout ce qui bouge comme cela, et comment ça bouge et qu'est-ce qui arrive. On fait un petit schéma, alors cela devient très intéressant. Et puis, au bout d'un certain temps, quand on est bien habitué à voir, on peut faire un pas de plus et prendre une décision. Ou alors, un pas encore plus grand : on fait une organisation — arranger, prendre tout cela, mettre chaque chose à sa place, organiser de telle façon que l'on commence à avoir un mouvement rectiligne qui ait un sens intérieur. Et alors, on devient conscient de son orientation et on peut dire : « Très bien, ce sera comme cela. Ma vie se développera comme cela, parce que c'est la logique de mon être. Maintenant, j'ai arrangé tout cela au-dedans de moi, chaque chose a été mise à sa place, et alors, tout naturellement, il y a une orientation centrale qui se forme. Je suis cette orientation. Et un pas de plus et je sais ce qui m'arrivera, parce que c'est moi-même qui le décide... » (…)

Mettre tout cela sur un écran en face de soi et regarder ce qui se passe. Et le premier pas, c'est de savoir tout ce qui se passe, et puis il ne faut pas essayer de fermer les yeux quand quelque chose ne vous paraît pas joli ! Il faut les ouvrir tout grands et mettre chaque chose comme cela, devant l'écran. Alors c'est une découverte tout à fait intéressante. Et puis le pas suivant, c'est de commencer à dire : « Puisque tout cela se passe au-dedans de moi, pourquoi ne mettrais-je pas cela comme ça, et puis cela comme ça, et puis cela comme ça, et ne ferais-je pas une chose logique, qui ait un sens ? Pourquoi ne déplacerais-je pas cela qui vient obstruer le chemin, ces volontés opposées ? Pourquoi ? Et qu'est-ce que cela représente dans l'être ? Pourquoi est-ce que c'est là ? Si c'était mis là, est-ce que cela n'aiderait pas au lieu de nuire ? » Et ainsi de suite.

Et petit à petit, petit à petit, on voit clair, et puis on voit pourquoi on est construit comme cela, quelle est la chose que l'on a à faire — celle pour laquelle on est né. Et alors, tout naturellement, puisque tout s'organise pour que cette chose arrive, le chemin devient tout droit, et on peut d'avance dire : c'est comme cela que ce sera. Et quand les choses viennent du dehors pour essayer de déranger tout cela, on devient capable de dire : « Non, cela j'accepte, parce que ça aide ; cela je refuse, parce que ça nuit. » Et puis au bout de quelques années, on se tient comme on tient un cheval en bride : on fait ce que l'on veut, comme l'on veut et on va où l'on veut.

Il me semble que cela vaut la peine. Je crois que c'est la chose la plus intéressante.

Douce Mère, quel est ce petit écran ?

Cet écran ? C'est la conscience psychique.

Et ce jeu* ?

Jeu ? C'est le jeu de la conscience centrale. C'est justement la conscience qui est à l'origine de l'être psychique. Et alors là, il n'y a qu'un tout petit pas à faire pour se rendre compte comment cette conscience psychique doit refléter et traduire la Conscience unique suprême. Et c'est fini. Ce dernier pas-là devient très facile.

Mais c'est le secret qu'on découvre à la fin. Et quand on le découvre, il n'y a plus de bataille, parce qu'on a déjà fait la bataille avant, on a tout arrangé ; alors c'est d'un seul mouvement et d'une façon aussi simple, aussi naturelle, aussi droite que possible que l'événement se produit, sans réaction.

---

* *« Dans le jeu universel, la plupart sont des instruments ignorants, tels des acteurs ne sachant rien, qui seraient mis en mouvement comme des marionnettes. D'autres sont conscients, et ceux-ci jouent leur rôle sachant que c'est un jeu. Et quelques-uns, tout en ayant la pleine connaissance du mouvement universel et lui étant identifiés ainsi qu'à la divine Conscience, consentent cependant à agir comme s'ils étaient quelque chose de séparé, des fragments du tout. Il y a beaucoup de stades intermédiaires entre l'ignorance et cette pleine connaissance, beaucoup de manières de participer au jeu. »*

(Entretien du 26 mai 1929)

Je pense que c'est cela que les sages du passé voulaient dire quand ils disaient : « Connais-toi toi-même. » Ce n'est pas autre chose. Mais alors, au lieu d'aller là-dedans comme avec un bandeau sur les yeux et de se cogner le nez, ou le front, sur quelque chose de dur pour savoir que c'est dur, ou que c'est un mur, ou que c'est une porte fermée, ou que c'est une obstruction, ou que c'est une mauvaise volonté, au lieu de cela, on n'a pas besoin d'années d'expériences et de toutes sortes d'infortunes et de circonstances plus ou moins désagréables pour apprendre à se connaître soi-même : on fait le travail tranquillement, comme cela.

Quand j'ai fait cela, il n'y avait pas de cinéma, alors je ne pouvais pas comparer ce que je faisais à un cinéma — il n'y en avait pas encore —, mais c'est exactement projeter sur l'écran ce qui est au-dedans, l'objectiver. Et un écran qui est bien blanc, bien droit, qui ne déforme pas. Si l'écran n'était pas très droit et pas très blanc, votre image serait toute brouillée, vous ne pourriez plus rien voir. Eh bien, c'est la même chose. Il faut que l'écran soit bien blanc, bien droit, bien net, bien pur. Alors on voit les choses comme elles sont.

Il faut beaucoup de sincérité, un peu de courage, de la persévérance, et puis une sorte de curiosité d'esprit, n'est-ce pas, curieux, qui cherche à savoir, qui est intéressé, qui aime à apprendre. Aimer à apprendre. Cela, il faut l'avoir dans sa nature. Ne pas pouvoir tolérer d'être en face de quelque chose qui est gris, tout brouillé et dans lequel on ne voit pas clair et qui vous donne une impression tout à fait désagréable parce que vous ne savez pas où vous commencez ni où vous finissez, ce qui est vôtre, ce qui n'est pas vôtre, et ce qui se décide, ce qui ne se décide pas — quelle est cette espèce de bouillie que vous appelez vous-même où les choses s'enchevêtrent et agissent les unes sur les autres sans même vous en rendre compte ? On se demande : « Tiens, pourquoi ai-je fait cela ? » Vous n'en savez rien. « Et pourquoi ai-je senti cela ? » Vous n'en savez rien non plus. Et alors, vous êtes projeté dans un monde dehors qui est une fumée, et vous êtes projeté dans un monde dedans qui est aussi pour vous un autre genre de fumée, encore plus impénétrable, où vous vivez, comme cela, comme un bouchon qui est rejeté sur l'eau, et les vagues l'emportent et le jettent en l'air et il retombe et il roule. C'est une condition assez désagréable. Je ne sais pas, cela me paraît désagréable.

Voir clair, voir son chemin, où l'on va, pourquoi on va là, comment on va y aller, et qu'est-ce qu'on va faire et quel est le genre de relation avec les autres. Mais c'est un problème si merveilleusement intéressant — il est intéressant — et on peut toujours découvrir des choses à chaque minute ! On n'a jamais fini son travail.

Il y a un moment, il y a une certaine condition de conscience où on a l'impression qu'on est comme cela, avec tout le poids du monde qui pèse sur soi, et puis vous avez des œillères et vous ne savez pas où vous allez mais il y a quelque chose qui vous pousse. Et cela, c'est vraiment une condition très désagréable. Il y a un autre moment où on s'est redressé et puis on est arrivé à voir ce qui est là-haut, et on le devient, et puis on regarde le monde comme du haut d'une très, très haute montagne, et on voit tout ce qui se passe en bas, et alors on peut décider le chemin et le suivre. C'est une condition plus agréable. Et cela, c'est vraiment la vérité, on est sur la terre pour ça, n'est-ce pas. Tous les êtres individuels et toutes les petites concentrations de conscience ont été créés pour faire ce travail. C'est la raison même de la vie : arriver à prendre pleinement conscience d'une certaine somme de vibrations qui représente un être individuel, et mettre de l'ordre là-dedans et trouver son chemin et suivre le chemin.

Et alors, comme les gens ne le savent pas et ne le font pas, la vie vient qui leur donne un coup ici : « Ah ! ça fait mal », puis un coup là : « Ah ! ça me fait mal. » Et ça va comme ça, et c'est tout le temps comme ça. Et tout le temps ils ont mal ici ou là. Ils souffrent, ils crient, ils gémissent. Mais c'est tout simplement pour cette raison, il n'y en a pas d'autres : c'est qu'ils n'ont pas fait ce petit travail-là. Si, quand ils étaient tout petits, quelqu'un leur avait appris à faire le travail et qu'ils l'aient fait sans perdre de temps, ils pourraient aller à travers la vie glorieusement et, au lieu de souffrir, ils seraient les maîtres tout-puissants de leur destinée.

Ce n'est pas pour dire que, nécessairement, toutes les choses deviendraient agréables. Ce n'est pas du tout comme cela. Mais la réaction que l'on a vis-à-vis des choses devient la réaction vraie et, au lieu de souffrir, on apprend ; au lieu d'être malheureux, on fait un progrès.

29 juillet 1953 - pp. 218-223

PAIX INTÉRIEURE

Comment trouver la paix intérieure et se libérer des influences extérieures

La plupart d'entre vous vivent à la surface de leur être, exposés au contact des influences extérieures. Vous vivez, pour ainsi dire, presque projetés à l'extérieur de votre corps, et lorsque vous rencontrez un être désagréable, projeté comme vous hors de son corps, vous êtes bouleversés. Toute la difficulté vient de ce que votre être n'a pas l'habitude de prendre du recul. Il faut toujours rentrer en vous-même. Apprenez à descendre profondément à l'intérieur. Prenez du recul et vous serez en sûreté. Ne vous abandonnez pas aux forces superficielles qui se meuvent dans le monde extérieur. Même si vous êtes pressé de faire quelque chose, prenez du recul un instant et vous découvrirez, à votre propre surprise, que vous ferez beaucoup plus vite et beaucoup mieux le travail que vous avez à faire. Si quelqu'un est en colère contre vous, ne vous laissez pas prendre dans ses vibrations, mais simplement prenez du recul, et sa colère ne trouvant en vous ni support ni réponse, s'évanouira. Restez toujours en paix, résistez à toute tentation de perdre cette paix. Ne décidez rien sans prendre du recul, ne dites jamais un mot sans prendre du recul, ne vous jetez jamais dans l'action sans prendre du recul.

Tout ce qui appartient au monde ordinaire est fugitif, sans durée, il n'y a là rien qui vaille la peine de se laisser bouleverser. Ce qui dure, ce qui est éternel, immortel et infini, c'est cela en vérité qui vaut la peine d'être obtenu, conquis, possédé. C'est la Lumière divine, l'Amour divin, la Vie divine, et c'est aussi la Paix suprême, la Joie parfaite et toute Maîtrise sur terre, avec la Manifestation intégrale comme couronnement. Ayez le sens de la relativité des choses ; alors, quoi qu'il arrive, vous pourrez prendre du recul et regarder, vous pourrez rester paisible et appeler la Force divine et attendre sa réponse. Alors vous saurez exactement ce qu'il faut faire. Rappelez-vous aussi que vous ne pouvez pas recevoir de réponse à votre appel tant que vous n'êtes pas parfaitement paisible. Mettez en pratique cette paix intérieure ; au moins essayez un peu et continuez à vous exercer jusqu'à ce que cela devienne une habitude en vous.

1931 - s.d. pp. 179-180

PARESSE

Comment gérer la paresse

Si on a une nature tâmasique (...) il faut mettre sa conscience, sa volonté, sa force, rassembler son énergie, se secouer un peu et se donner des coups de fouet : clac ! clac ! marche ! Si c'est la paresse qui vous empêche, par exemple, de faire de la voltige, il faut faire immédiatement quelque chose de beaucoup plus fatigant et dire : « Ah ! bien, tu ne veux pas faire ça ? Eh bien, tu vas courir 1500 m ! » Ou bien : « Je ne veux pas lever le poids aujourd'hui, je ne me sens pas disposé : bon, je sauterai à la corde quatre mille fois sans m'arrêter. »
On applique la même méthode pour les études aussi ?

Oui, exactement. Si l'on n'a pas envie d'apprendre sa leçon, on prend un livre dix fois plus embêtant, quelque chose qui est sec, et on s'oblige à le lire avec attention. Il y a de ces livres qui sont tellement secs, d'une connaissance tellement aride... Eh bien, si vous n'avez pas envie de lire votre livre d'histoire ou de géographie, qui après tout sont très faciles et très amusants, au lieu de cela on prend un de ces livres comme on vous en donne (*Mère regarde un professeur*) ... je n'ose pas dire parce que votre professeur est là !... excessivement aride, et on s'oblige à étudier au moins la moitié du livre. Après, le reste vous paraît enchanteur.

24 juin 1953 - p. 131

PAROLE

Comment éviter de parler inutilement

Penser ! On n'a qu'à réfléchir un peu plus ! Si l'on prend seulement l'habitude de réfléchir avant de parler, cela vous évite au moins la moitié de ce que vous dites. Réfléchir avant de parler, et ne dire que ce qui vous paraît tout à fait indispensable ; alors on s'aperçoit très vite qu'il y a très peu de choses qui soient indispensables — excepté au point de vue matériel, dans le travail, quand on travaille avec quelqu'un et qu'on est obligé de se dire des mots : « Fais ceci... », « Donne-moi ça... », ou « Comme ça... », ou « Comme ça... » Et encore, cela peut être réduit au minimum.

14 juillet 1954 - p. 249

PENSÉE(S)

Comment utiliser correctement la pensée pour le progrès spirituel

Quelle que soit votre pensée, même si elle est très haute, très pure, très noble, très vraie, ce n'est qu'un tout petit, microscopique aspect de la Vérité, et par conséquent elle n'est pas entièrement vraie. Alors, dans ce domaine-là, il faut être pratique, adopter la pensée pour le moment, celle qui vous aide à faire un progrès au moment où vous l'avez. Quelquefois, cela vient comme une illumination, et cela vous aide à faire un progrès. Tant qu'elle vous aide à faire un progrès, gardez-la ; quand elle commence à s'effriter, à ne plus avoir d'action, eh bien, laissez-la tomber, et tâchez d'en avoir une autre qui vous mènera un peu plus loin.

6 octobre 1954 - pp. 397-398

Comment utiliser la pensée comme outil de création positive

Ce qu'il [Sri Aurobindo] dit*, c'est qu'il faut, pour faire un progrès, il faut briser les anciennes constructions, jeter bas, démolir toutes les idées préconçues. Les idées préconçues, ce sont les constructions mentales habituelles dans lesquelles on vit, et qui sont fixées, qui deviennent des forteresses sans plasticité et ne peuvent pas progresser, parce qu'elles sont fixes. Tout ce qui est fixe ne peut pas progresser. Alors le conseil est de jeter bas, c'est-à-dire de détruire toutes les idées préconçues, toutes les constructions mentales fixées. Et c'est cela, le moyen de faire naître les idées nouvelles ou la pensée — la pensée active — qui, *elle*, est créatrice.

Et plus loin, Sri Aurobindo dit qu'il faut d'abord prendre conscience de soi-même, *puis* penser, et *puis* agir. C'est la vision de la vérité intérieure de l'être qui doit précéder toute action ; d'abord la vision de la vérité, puis cette vérité se formulant en pensée, puis la pensée créant l'action. C'est cela, le procédé normal.

Et c'est cela que Sri Aurobindo donne comme le procédé de la création. Dans le Non-Manifesté, une pensée s'est mise à jouer, c'est-à-dire qu'elle s'est éveillée et qu'elle est devenue active ; et parce que la pensée est devenue active, le monde a été créé.

---

*. Mère commente ici le texte de Sri Aurobindo dans *Aperçus* et *Pensées*, *Le But*.

Et pour conclure, Sri Aurobindo déclare que la pensée n'est pas essentielle à l'existence, elle n'est pas la cause de l'existence, mais elle est justement le procédé, le moyen du devenir, parce que la pensée est un principe de formulation précise qui a le pouvoir de créer la forme. Et comme illustration, Sri Aurobindo dit que tout ce que l'on pense de soi, par le fait même qu'on le pense, on peut le devenir. Cette connaissance du fait que tout ce que l'on pense, on peut l'être, est une clef très importante pour le développement de l'être, et non seulement au point de vue des possibilités de l'être, mais aussi au point de vue du contrôle et du choix de ce que l'on sera, de ce que l'on veut être.

Cela fait comprendre la nécessité de n'admettre en soi aucune pensée qui détruise l'aspiration ou la création de la vérité de son être. Cela révèle l'importance considérable qu'il y a à ne pas permettre à ce que l'on ne veut pas être, ou à ce que l'on ne veut pas faire, de se formuler en pensée dans l'être. Parce que penser ces choses, c'est déjà un commencement de réalisation. À tous les points de vue, il est mauvais de se concentrer sur ce que l'on ne veut pas, sur ce que l'on doit rejeter, sur ce que l'on refuse d'être, parce que le fait de la pensée donne une sorte de droit d'exister en soi à ces choses que l'on veut repousser. Cela explique l'importance considérable qu'il y a à ne pas laisser entrer les suggestions destructives, les pensées de mauvaise volonté, de haine, de destruction ; car d'y penser seulement, c'est déjà leur donner un pouvoir de réalisation. Sri Aurobindo dit que la pensée n'est pas la cause de l'existence, mais c'est un intermédiaire, l'instrument de la mise en forme de la vie, de la création, et le contrôle de cet instrument est d'une importance capitale si l'on veut que le désordre et tout ce qui est antidivin disparaisse de la création.

On ne doit pas admettre en soi les pensées mauvaises sous prétexte que ce ne sont que des pensées. Ce sont des outils d'exécution. Et on ne doit pas leur permettre d'exister en soi quand on ne veut pas qu'ils fassent leur œuvre de destruction.

19 décembre 1956 - pp. 441-442

Comment communiquer ses pensées

Les mots sont des mots. Au fond, cela ne veut rien dire s'il n'y a pas quelque chose derrière. Tu n'as jamais remarqué que quand tu parles à certaines gens, tu peux t'exprimer tout à fait clairement, ils ne comprennent rien ; et à d'autres gens, tu dis deux mots, ils comprennent tout de suite ? (...) Par conséquent cela ne dépend pas de la forme extérieure, des mots que l'on dit, mais de la force de pensée que l'on met dedans ; et plus la force de pensée est grande, puissante, précise, claire, plus ce que vous dites a une chance d'être perçu par les gens qui sont capables de recevoir cette force-là. Mais si quelqu'un parle sans penser, généralement il est impossible de comprendre ce qu'il dit. Ça fait une sorte de bruit, c'est tout. Par exemple, quand vous avez l'habitude de parler avec quelqu'un, d'échanger vos idées, et que vous vous êtes ajustés mentalement, c'est-à-dire que vous avez pris la précaution de dire : « Quand je dis ce mot-là, je veux dire cela » et que l'autre a dit : « Quand je dis ce mot-là, je veux dire cela », et ainsi de suite ; quand on a pris l'habitude de l'échange, que l'on a établi une sorte de contact entre cerveau et cerveau — même ne serait-ce que cela —, on se comprend très facilement. Mais avec des gens qui viennent tout à fait d'ailleurs, avec qui vous n'avez jamais parlé, il vous faut un petit moment d'ajustement, d'adaptation pour comprendre ce qu'ils veulent dire avec les mots qu'ils emploient. Qu'est-ce qui fait que vous vous comprenez ? C'est justement cette espèce de sens mental qui est derrière les mots. Quand la pensée est pensée fortement, on a une puissance de vibrations, et c'est cela qui est perçu ; le mot n'est qu'un moyen intermédiaire. On peut développer cela au point d'avoir un contact mental direct avec un minimum de mots, ou même pas de mots du tout ; mais alors il faut avoir une très grande force de concentration de pensée.

27 mai 1953 - pp. 79-80

Comment avoir le contrôle sur les pensées

Tous ceux qui ont fait des exercices physiques ordonnés et organisés savent, par exemple, les différents muscles qu'il faut faire mouvoir pour obtenir un certain mouvement, et quelle est la meilleure manière de les faire mouvoir et comment obtenir le maximum d'effet avec le minimum de perte d'énergie. Eh bien, pour la pensée, c'est la même chose. Quand on s'entraîne méthodiquement, il arrive un moment où l'on peut suivre un raisonnement d'une façon tout à fait objective, comme on projetterait une image sur un écran — on peut suivre la déduction logique d'une idée à partir d'une autre, et la marche normale, logique, organisée, avec le minimum de perte de temps, depuis une proposition jusqu'à son aboutissement. Une fois que l'on a l'habitude de faire cela comme on a l'habitude de faire mouvoir logiquement les muscles qui doivent se mouvoir pour obtenir un résultat, on a la pensée claire. Autrement, les mouvements de la pensée, les mouvements intellectuels sont vagues, imprécis, flottants ; tout d'un coup, il y a quelque chose qui surgit, on ne sait pas pourquoi, et autre chose vient contredire, on ne sait pas pourquoi non plus. Et si l'on cherche à organiser ça clairement pour se rendre compte exactement du rapport des idées entre elles, les premières fois qu'on le fait, on attrape un joli mal de tête ! Et on a l'impression que l'on est en train de chercher son chemin dans une forêt vierge très obscure.

Le mental spéculatif a besoin de discipline pour se développer. Si l'on ne le discipline pas d'une façon méthodique, on est toujours dans une sorte de nuage. L'immense majorité des êtres humains peuvent loger dans leur cerveau les idées les plus contradictoires sans en être le moins du monde gênés.

Eh bien, tant que l'on n'essaye pas d'organiser sa tête clairement, on risque, tout au moins, de ne pas avoir de contrôle sur ce que l'on pense. Et très souvent, il faut que cela descende jusqu'à l'action pour commencer à se rendre compte de la valeur de ce que l'on pense ! Ou, sinon jusqu'à l'action, du moins jusqu'aux sentiments : tout d'un coup, on s'aperçoit que l'on a des sentiments qui ne sont pas très désirables, alors on s'aperçoit que l'on n'a pas du tout contrôlé sa manière de penser. (…)

Quand ces influences surgissent à la surface, au lieu de les contrôler et de refuser celles qui sont indésirables, tout entre comme ça veut, les portes ouvertes.

On *baigne* dans toutes les choses possibles — bon, mauvais, neutre, lumineux, obscur —, tout ça, c'est là, et la conscience de chacun, en principe, doit agir comme un filtre. On ne doit recevoir que ce que l'on veut recevoir, on ne doit penser que ce que l'on veut penser ; et alors on ne doit pas admettre que ces pensées se changent en sentiments et en actions sans une autorisation formelle. (…)

Qui a le contrôle sur ses pensées ? Seulement ceux qui se sont dressés à cela, qui ont fait des efforts depuis leur enfance.

Il y a tout l'échelle, n'est-ce pas, depuis l'absence de contrôle totale qui, pour la majorité des gens, se traduit ainsi : c'est la pensée qui les domine, et non eux qui dominent leur pensée. L'immense majorité des gens sont harassés par des pensées dont ils ne peuvent pas se débarrasser et qui littéralement les possèdent, et ils n'ont pas le pouvoir de fermer la porte de leur conscience active à ces pensées. Ce sont les pensées qui les gouvernent, qui les dominent. On entend quotidiennement des gens : « Oh ! cette pensée, elle est tout le temps à me venir et me revenir, et je ne peux pas m'en débarrasser ! » Alors, ils sont assaillis par toutes sortes de choses, depuis des anxiétés jusqu'à des mauvaises volontés, des craintes. Les pensées qui traduisent la frayeur sont tout à fait harassantes ; on essaye de les renvoyer, ça revient comme un caoutchouc, et ça retombe sur vous. Qui est-ce qui a le contrôle ? Il faut des années de travail pour cela, une si grande habitude. Et alors, arriver à cette chose, qui n'est pas le contrôle complet mais enfin qui représente déjà une étape : avoir la capacité, dans sa tête, de faire ça (*Mère balaye son front*), annuler tous les mouvements, arrêter les vibrations. Et la surface mentale devient plate. Tout s'arrête, comme quand on ouvre un livre à une page blanche — mais presque matériellement, n'est-ce pas... blanc !

Essayez un peu chez vous, vous verrez, c'est très intéressant. Et alors, on suit l'endroit dans sa tête où est le petit point qui danse. J'ai vu — j'ai vu Sri Aurobindo faire cela dans la tête de quelqu'un, quelqu'un qui se plaignait justement d'être harassé par des idées. C'était comme si sa main venait, prenait le petit point noir qui dansait, et puis il faisait comme ça (*geste du bout des doigts*), comme on prend un insecte, et il le jetait loin. Et puis c'est tout. Tout immobile, tranquille, lumineux... C'était visiblement comme cela, n'est-ce pas, il prenait ça sans rien dire — fini.

8 janvier 1958 - pp. 282-285

Comment se débarrasser de pensées désagréables qui nous troublent

Il y a plusieurs moyens. Généralement... cela dépend des gens, mais généralement le moyen le plus facile est de penser à autre chose. C'est-à-dire de concentrer son attention sur quelque chose qui n'a rien à voir avec cette pensée-là, qui n'a aucun rapport avec cette pensée-là, comme la lecture ou un travail — généralement quelque chose à créer, une création. Par exemple, ceux qui écrivent, pendant tout le temps qu'ils écrivent... prenons simplement un romancier, toutes les autres pensées sont parties, parce qu'il est concentré sur ce qu'il fait. Quand il aura fini d'écrire, s'il n'a pas le contrôle, les autres pensées reviendront. Mais justement, quand on est attaqué par une pensée, on peut essayer de faire un travail créateur. Par exemple, le savant peut faire un travail de découverte, une étude spéciale pour découvrir quelque chose — quelque chose qui absorbe beaucoup, n'est-ce pas, c'est le moyen le plus facile. Naturellement, ceux qui ont un commencement de contrôle sur leur pensée peuvent faire un mouvement de rejet : repousser la pensée comme on repousserait une chose physique. Mais c'est plus difficile et cela demande beaucoup plus de maîtrise. Si l'on y réussit, c'est plus actif, en ce sens que si vous rejetez cette activité-là, cette pensée, si vous la chassez d'une façon efficace et constamment, ou d'une façon tout à fait répétée, à la fin elle ne vient plus. Tandis que dans l'autre cas, elle peut toujours revenir. Cela fait deux moyens.

Le troisième moyen, c'est d'être capable d'amener d'en haut une lumière assez grande qui soit la « contradiction » dans le sens profond ; c'est-à-dire que si cette pensée qui vient est une chose obscure (et surtout si elle vient du subconscient ou de l'inconscient et qu'elle est soutenue par l'instinct), si l'on peut amener d'en haut la lumière d'une connaissance vraie, un pouvoir supérieur, et que l'on mette la lumière sur cette pensée-là, on arrive à la dissoudre ou à l'éclairer ou à la transformer — c'est le moyen suprême. C'est encore un peu plus difficile. Mais cela peut se faire, et si on le fait, alors on guérit — non seulement la pensée ne vient plus, mais la cause est guérie.

Le premier pas, c'est de penser à autre chose (mais ça, n'est-ce pas, indéfiniment ça se répétera) ; le second, c'est de se battre ; et le troisième, c'est de transformer. Quand on est arrivé au troisième pas, alors non seulement on est guéri mais on a fait un progrès définitif.

10 février 1954 - pp. 24-25

Comment se libérer des mauvaises pensées

L'atmosphère mentale est pire qu'une place publique au moment où il y a une foule : c'est une innombrable quantité d'idées, de pensées de toute nature et de toute forme qui s'entrecroisent dans un enchevêtrement tellement compliqué qu'il est impossible de rien discerner de précis. Votre tête est là-dedans, votre mental est encore plus là-dedans : il baigne là-dedans comme quand on se baigne dans la mer. Et puis, tout cela vient, va, passe, tourne, cogne, entre, sort... Si vous étiez conscient de l'atmosphère mentale dans laquelle vous vivez, il est évident que ce serait un peu affolant ! Je pense que les limites cérébrales personnelles sont tout à fait nécessaires, comme un filtre, pendant très longtemps dans l'existence. (…)

Ce qui gouverne ce filtre de la conscience, qui fait que vous êtes conscient de certaines pensées et qu'il y en a dont vous n'êtes pas conscient, c'est votre attitude intérieure, vos affinités intérieures, vos habitudes intérieures (je parle du mental, je ne parle pas du psychique), c'est votre éducation, votre développement cérébral, etc. Cela, c'est l'espèce de filtre qui a été formé par votre ego et à travers lequel certaines pensées passent et certaines ne passent pas — automatiquement. C'est pourquoi la nature des pensées que vous recevez peut être pour vous une indication assez sérieuse du genre de votre caractère — il peut être très subconscient pour vous, parce qu'on n'a pas l'habitude de se connaître vraiment, mais c'est une indication de la tendance générale de votre caractère. Pour dire les choses d'une façon simpliste, si vous prenez un homme optimiste, par exemple, eh bien, ce sont généralement des idées optimistes qui lui viendront ; pour un pessimiste, ce seront généralement des idées pessimistes (je parle d'une façon générale) ; pour une personne d'une nature révoltée, ce seront des idées révoltées ; et pour une personne très mouton, ce seront des idées de mouton ! En admettant que les moutons aient des idées ! Cela, c'est la condition normale générale.

Maintenant, s'il se trouve que vous ayez décidé de faire des progrès et si vous entrez sur le chemin du yoga, alors il y a un nouveau facteur qui intervient. Dès que vous voulez progresser, immédiatement vous rencontrez la résistance de tout ce qui ne veut pas progresser en vous et autour de vous. Et cette résistance, naturellement, se traduit par toutes les pensées correspondantes.

Admettez que vous vouliez faire un progrès au point de vue de l'attachement à la nourriture, par exemple ; eh bien, presque constamment viendront vers vous des idées particulièrement intéressées sur la nourriture, sur ce qu'il faut prendre, ce qu'il ne faut pas prendre, comment il faut le prendre, comment il ne faut pas le prendre ; et ces idées vont vous venir, elles vous apparaîtront comme tout à fait naturelles. Et plus au-dedans de vous, vous direz : « Oh ! comme je voudrais être libéré de cela, quelle entrave à mon progrès, toutes ces préoccupations », plus cela viendra gentiment, jusqu'à ce que le progrès soit vraiment fait intérieurement et que vous soyez monté à un degré de conscience où vous pourrez regarder toutes ces choses d'en haut, et puis les mettre à leur place — qui n'est pas une très grosse place dans l'univers ! Et ainsi de suite pour toutes choses. Par conséquent, vos occupations et vos affinités vont vous mettre en rapport, d'une façon presque contradictoire, non seulement avec les idées qui ont une affinité et un rapport avec votre manière d'être, mais avec le contraire. Et si vous ne prenez pas soin, dès le commencement, d'avoir une attitude de discernement, vous serez changé en un champ de bataille mental.

Si vous savez monter à un degré supérieur, simplement dans une région mentale spéculative qui n'est plus tout à fait le mental physique ordinaire, vous pouvez voir tout ce jeu et toute cette lutte, tout ce conflit, toutes ces contradictions, comme une curiosité qui ne vous touche pas et qui ne vous affecte pas. Si vous montez à un degré encore plus haut et que vous voyiez le but vers lequel vous voulez aller, alors vous viendra petit à petit le discernement entre les idées qui sont favorables à votre progrès, et que vous garderez, et les idées qui sont en contradiction avec ce progrès, qui lui nuisent, qui l'altèrent ; et d'en haut, vous aurez le pouvoir de les écarter, tranquillement, sans en être autrement affecté. Mais si vous restez là, à ce niveau-là, au milieu de cette confusion et de ce conflit, eh bien, vous risquez d'avoir mal à la tête !

La meilleure chose à faire, c'est de vous occuper pratiquement à quelque chose qui vous obligera à une concentration spéciale : l'étude, le travail ou une occupation physique corporelle qui demande de l'attention, n'importe quoi qui vous oblige à vous concentrer sur ce que vous faites et à ne plus être comme cela la proie de ces divagations. Mais si vous avez le malheur de rester là, et puis de regarder, alors certainement, je vous l'ai dit, vous aurez mal à la tête. Parce que c'est une question qui doit être résolue, ou par une descente dans la vie pratique et une concentration dans un effort pratique, ou bien en montant au-dessus et en regardant du dessus tout ce chaos de façon à pouvoir y mettre de l'ordre et le régler.

Mais il ne faut jamais rester sur le même plan, c'est un plan qui ne vaut rien, ni pour la santé physique ni pour la santé morale.

27 juin 1956 - pp. 232-235

PERCEPTIONS

Comment harmoniser les différentes perceptions

Aussi longtemps qu'il y a des choses qui vous attirent et des choses qui vous répugnent, il n'est pas possible d'avoir un fonctionnement des sens absolument sûr.

Tout le monde sait, par exemple, que quand il arrive un accident, il peut y avoir deux, trois, dix témoins, mais ils ne voient pas du tout la même chose — une seule chose se passe, mais il n'y a pas deux personnes qui la voient de la même manière. Au choc intérieur, elles perçoivent seulement une toute petite partie de ce qui se passe.

Mais il y a un moyen d'accorder les impressions — l'idée et l'idée opposée — c'est de les considérer comme les deux bouts d'une ligne et, en mettant entre ces deux bouts une quantité innombrable d'idées qui se suivent, on finit par trouver qu'il y a un accord entre elles. On trouve aussi que c'est un exercice intéressant.

28 décembre 1950 - pp. 14-15

PERSÉVÉRANCE

Comment se maintenir dans une conscience élevée et agir sur la vie matérielle par la persévérance

Il y a un très grand pouvoir d'attraction dans les choses basses, obscures, ordinaires. Cette impression d'être tiré par les pieds dans une boue profonde... certains contacts, certaines actions, certains mouvements de conscience vous donnent l'impression que vous glissez dans un trou bourbeux et sombre.

Souvent, quand on a fait un effort et qu'on a progressé, on a l'impression de se soulever au-dessus de soi-même dans une lumière, une conscience plus pures, plus claires, plus vraies. Mais si on ne garde pas cette aspiration et si on ne s'établit pas là d'une façon définitive, il suffit d'une très petite chose — une sorte de désharmonie physique, par exemple —, ou d'une rencontre, une parole échangée, ou un geste fait inconsciemment pour qu'on ait l'impression de quelque chose qui tombe ; et on ne peut plus rattraper cette hauteur dans laquelle on était, cette lumière. Alors il faut se retirer de nouveau, gravir la pente, échapper à cette attraction d'en bas. Quelquefois, ça prend du temps ; on glisse très vite, mais on remonte — généralement avec une certaine difficulté.

C'est comme quand on lutte physiquement par des moyens yoguiques avec une maladie, ça va par alternance. On peut arriver à s'extraire, pour ainsi dire, de la maladie, à s'éloigner d'elle, à faire que cette relation que l'on avait avec elle n'existe plus ; et alors tout d'un coup on émerge au-dessus de ce sentiment de malaise, de désordre et de confusion, et on s'aperçoit qu'on est guéri. Mais il suffit même quelquefois du souvenir, il suffit d'un mouvement d'étonnement, il suffit du souvenir de ce que c'était pour que de nouveau tout soit renversé et qu'il faille recommencer le même travail. Quelquefois il faut recommencer trois fois, quatre fois, dix fois, vingt fois. Et alors il y a des gens qui peuvent faire l'effort une fois, mais la seconde fois ils ne le font plus bien, et la troisième fois ils ne le font plus du tout ; et alors ils vous disent : « Oh ! on ne peut pas se guérir par des moyens occultes, la Force divine ne vous guérit pas, il vaut mieux prendre des médicaments. » Alors pour ceux-là, il vaut mieux aller chez le docteur, parce que ça veut dire qu'ils n'ont pas de persévérance spirituelle et qu'il n'y a que les moyens matériels qui peuvent les convaincre de leur efficacité.

Quand on veut changer quelque chose de la vie matérielle, que ce soit le caractère ou le fonctionnement des organes ou les habitudes, il faut être d'une persévérance à toute épreuve, être prêt à recommencer cent fois la même chose avec la même intensité qu'on l'a faite la première fois, et comme si on ne l'avait jamais faite auparavant. Les gens qui se vexent, ils ne peuvent pas faire ça. Mais si on ne peut pas faire ça, on ne peut pas faire le yoga, en tout cas pas le yoga intégral, on ne peut pas changer son corps.

Pour changer son corps, il faut être prêt à faire des millions de fois la même chose, parce que le corps est un être d'habitudes et qu'il fonctionne par routine, et que pour détruire une routine il faut persévérer pendant des années.

30 mars 1955 - pp. 112-113

PEUR

Comment se libérer de toute peur

La condition humaine normale est un état plein d'appréhension et de peur. Si vous observez soigneusement votre mental physique pendant dix minutes, vous trouverez que durant neuf d'entre elles, il est plein de craintes. Il porte en lui-même la frayeur de beaucoup de choses, grandes et petites, proches et éloignées, visibles et invisibles ; et quoique généralement vous ne la remarquiez pas consciemment, elle est là tout de même. Un effort et une discipline continus sont nécessaires pour se libérer de toute peur.

Même si, par la discipline et l'effort, vous avez libéré votre mental et votre vital de toute appréhension et de toute crainte, il est plus difficile de convaincre le corps. Mais cela aussi doit être fait. Quand vous entrez sur le sentier du yoga, vous devez vous débarrasser de toutes les peurs : peurs du mental, peurs du vital, peurs du corps qui sont logées dans les cellules mêmes. L'un des usages des chocs et des coups que vous recevez sur le chemin du yoga est de vous délivrer de toute crainte. Les causes de vos frayeurs fondent sur vous encore et encore, jusqu'à ce que vous puissiez vous tenir devant elles, libre et indifférent, impassible et pur. L'un a peur de la mer, l'autre du feu. Ce dernier aura, sans doute, à faire face à des incendies répétés jusqu'à ce qu'il soit si entraîné que pas une cellule de son corps ne tremble. La chose qui vous fait horreur revient obstinément jusqu'à ce que l'horreur soit guérie. Celui qui veut la transformation et marche sur le sentier, doit devenir irréductiblement intrépide ; il ne doit permettre à rien de le troubler ni de l'ébranler, même dans la moindre partie de son être.

19 mai 1929 - p. 64

Comment s'insinue la peur et comment s'en guérir

La peur est le plus beau cadeau que [les êtres du vital] ont donné au monde. C'est leur premier cadeau, et c'est le plus puissant. C'est par la peur qu'ils tiennent les êtres humains. D'abord, ils créent un mouvement de peur — le mouvement de peur vous affaiblit, puis vous livre petit à petit à leur pouvoir. Et ce n'est même pas une peur raisonnée : c'est une espèce de peur qui vous saisit, on ne sait pas pourquoi, quelque chose qui vous fait trembler, qui vous donne une angoisse. Vous ne savez pas pourquoi, cela n'a pas de raison apparente. C'est leur action. (…)

Il y a beaucoup de manières de se guérir de la peur.

Si l'on a un contact quelconque avec son être psychique, il faut y faire appel tout de suite, et dans la lumière psychique remettre les choses en ordre. C'est le moyen le plus puissant.

Quand on n'a pas ce contact avec le psychique, mais que l'on est un être raisonnable, c'est-à-dire qu'on a le libre mouvement de la mentalité raisonnante, on peut s'en servir pour se raisonner, pour se parler comme on parlerait à un enfant, en expliquant que cette peur est une chose mauvaise en soi et que même s'il y a un danger, faire face au danger avec la peur est la plus grande stupidité. S'il y a un vrai danger, ce n'est qu'avec la puissance du courage que vous avez une chance de vous en sortir ; si vous avez la moindre peur, vous êtes fini. Alors avec ce raisonnement-là, arrivez à convaincre la partie qui a peur qu'elle doit cesser d'avoir peur.

Si vous avez la foi et que vous soyez consacré au Divin, il y a un moyen très simple, c'est de dire : « Que Ta volonté soit faite. Rien ne peut me faire peur, parce que c'est Toi qui diriges ma vie. Je T'appartiens et Tu diriges ma vie. » Cela agit instantanément. C'est de tous les moyens le plus efficace : ma foi, voilà. C'est-à-dire qu'il faut vraiment être consacré au Divin. Si l'on a ça, cela agit instantanément, toute peur s'évanouit comme un rêve, immédiatement. Mais l'être à l'influence mauvaise aussi s'évanouit comme un rêve en même temps que la peur. Il faut le voir s'enfuir en vitesse, prrt ! Voilà.

Maintenant, il y a des gens qui ont une puissance vitale en eux et qui sont des combattants, qui immédiatement lèvent la tête et disent : « Ah ! il y a un ennemi ici, nous allons l'abattre. » Mais pour cela, il faut avoir la connaissance et un très grand pouvoir vital. Il faut être un géant vital. Cela n'arrive pas à tout le monde.

Cela fait beaucoup de manières différentes. Elles sont toutes bonnes si l'on sait se servir de celle qui est en conformité avec sa propre nature.

24 juin 1953 - pp. 128-129

Comment différencier la peur vitale de la peur physique et comment les traiter

Il faut distinguer entre deux choses très différentes et il faut les traiter d'une façon très différente.

Si c'est une peur vitale, il faut se raisonner et aller tout de même. Mais si c'est un instinct physique (c'est possible, cela arrive très souvent qu'il y ait une sorte d'instinct physique), dans ce cas, il faut l'écouter, parce que l'instinct du corps est une chose très sûre, s'il n'est pas dérangé par la pensée ou par la volonté vitale. Le corps livré à lui-même sait très bien ce qu'il peut et ce qu'il ne peut pas faire. Et non seulement cela, mais même une chose que l'on peut faire et que l'on fait d'habitude, si un jour on sent une sorte de répugnance, comme si l'on se contractait, il faut surtout ne pas la faire ; c'est une indication que, pour une raison quelconque — une raison purement matérielle de dérangement de fonctionnement du corps —, on n'est pas apte à faire la chose à ce moment-là. Il ne faut pas la faire. Dans ce cas-là, ce n'est même pas une peur, c'est quelque chose qui se contracte, qui se retire — il n'y a rien dans la tête, cela ne correspond pas à une espèce de pensée comme : « Qu'est-ce qu'il va arriver ? » Quand la tête se met à marcher et qu'on se dit : « Qu'est-ce qui va arriver ? », il faut le balayer, parce que cela ne vaut rien ; il faut user de tous ses moyens de raison et de bon sens pour chasser cela. Mais si c'est une sensation purement physique, comme quelque chose qui se contracte, une sorte de répugnance physique, si le corps lui-même se refuse pour ainsi dire, il ne faut jamais le forcer, jamais, parce que c'est généralement quand on le force qu'il arrive un accident. Cela peut très bien être une espèce de prescience qu'il va arriver un accident, que si on fait la chose, on n'ira pas loin. Et dans ce cas, il ne faut pas la faire. Il ne faut même pas y mettre le moindre amour-propre. Il faut se rendre compte : « Aujourd'hui, je ne suis pas en état. »

Mais si c'est une peur vitale, si par exemple vous avez un concours ou un tournoi, que vous sentiez cette peur et puis : « Qu'est-ce qui va arriver ? », il faut balayer cela bien vite, cela ne vaut rien.

24 juin 1953 - pp. 130-131

Comment guérir de la peur

Il y a un petit remède qui est très, très facile. Parce qu'il est basé simplement sur une petite question de bon sens personnel... Il faut se faire une petite observation, se dire que quand on a peur, c'est comme si la peur attirait la chose dont on a peur. Si vous avez peur de la maladie, c'est comme si vous attiriez la maladie. Si vous avez peur d'un accident, c'est comme si vous attiriez l'accident. Ça, si vous observez un petit peu en vous-même ou autour de vous, vous vous en apercevrez, c'est un fait constant. Alors si vous avez un tout petit peu de bon sens, vous dites : « C'est une maladresse d'avoir peur de quelque chose, parce que justement c'est comme si je faisais un petit signe à cette chose pour qu'elle vienne à moi. » Si j'avais un ennemi qui voulait me tuer, je n'irais pas lui dire : « Tu sais, c'est moi que tu veux tuer ! » C'est quelque chose comme cela. Alors, puisque la peur est mauvaise, nous ne l'aurons pas. VEt si vous dites que vous ne pouvez pas l'empêcher avec votre raison, eh bien, cela prouve que vous n'avez aucun contrôle sur vous-même et qu'il faut travailler un petit peu à vous contrôler. C'est tout.

Oh ! il y a beaucoup de moyens de se guérir de la peur. Mais au fond, chacun trouve son moyen à lui, qui lui est bon. Il y a des personnes à qui il suffirait de dire : « Votre peur est une faiblesse », et immédiatement elles trouveraient le moyen de mépriser la peur parce qu'elles ont horreur de la faiblesse. Il y en a d'autres, on leur dit : « La peur est une suggestion des forces hostiles, il faut la repousser comme vous repoussez les forces hostiles », cela réussit très bien. Pour chacun, c'est autre chose. Mais il faut d'abord savoir que la peur est très mauvaise. C'est une chose très mauvaise, c'est un dissolvant. C'est comme un acide. Si vous en mettez une goutte sur quelque chose, ça ronge la substance. Le premier pas, c'est de ne pas admettre que l'on puisse avoir peur. Ça, c'est le premier pas. J'ai connu des gens qui se vantaient de la peur qu'ils avaient. Ceux-là sont inguérissables. C'est-à-dire qu'ils disaient tout à fait naturellement : « Ah !

imaginez-vous, j'avais si peur ! » Et puis après ! il n'y a pas de quoi se vanter. Avec ceux-là, il n'y a rien à faire.

Mais enfin, quand on reconnaît que la peur n'est pas une chose bonne, ni favorable, ni noble, ni digne d'une conscience un peu éclairée, on commence à lutter. Et je dis : le moyen qui est bon pour l'un n'est pas bon pour l'autre, il faut trouver son propre moyen. Cela dépend de chacun. La peur aussi est une chose terriblement collective et contagieuse — contagieuse, ça s'attrape encore plus que les plus contagieuses de toutes les maladies. Vous respirez une atmosphère de peur, et instantanément vous avez peur, sans même savoir ni pourquoi ni comment ni rien, simplement parce qu'il y avait une atmosphère de peur. Les paniques dans les accidents, ce n'est pas autre chose qu'une atmosphère de peur qui se répand sur tout le monde. Et c'est très guérissable. Il y a eu de nombreux cas où des personnes ont arrêté net une panique simplement parce qu'elles avaient refusé la suggestion et qu'elles avaient pu la contrecarrer par une suggestion opposée. Pour les mystiques, la meilleure guérison, dès que l'on commence à sentir qu'on a peur de quelque chose : on pense au Divin, et puis on se blottit dans Ses bras, ou à Ses pieds, et on Le laisse entièrement responsable de tout ce qui vous arrive, dedans, dehors, partout — et immédiatement la peur cesse. C'est le remède du mystique. C'est le plus facile de tous. Mais tout le monde n'a pas la grâce d'être mystique.

14 octobre 1953 - pp. 345-350

✱

Si l'on avait toujours le sentiment que c'est le meilleur qui arrive en toutes circonstances, on n'aurait pas peur.

Le premier mouvement de la peur vient automatiquement. Il y avait un grand savant, qui était aussi un grand psychologue (je ne me rappelle plus son nom), qui avait développé sa conscience intérieure, mais il voulait avoir des preuves. Alors, il a entrepris une expérience. Il voulait savoir si, par la conscience, on pouvait contrôler les réflexes du corps (probablement, il n'était pas allé assez loin pour le faire, parce que cela peut se faire ; en tout cas, pour lui, c'était encore impossible). Donc, il est allé au jardin zoologique, à l'endroit où l'on garde les serpents dans une cage de verre. Il y avait un cobra particulièrement agressif ; quand il ne dormait pas, il était presque toujours furieux, parce que, à travers le verre, il pouvait voir les gens, et cela l'agaçait terriblement. Notre savant est allé se mettre en face de la cage. Il savait très bien qu'elle était faite de telle façon que le serpent ne pourrait jamais briser le verre et qu'il n'avait aucune chance d'être attaqué. Alors, de là, il a commencé à exciter cet animal par des cris, des gestes, etc. Le cobra, furieux, se jetait contre le verre, et chaque fois qu'il le faisait, le savant fermait les yeux ! Notre psychologue se disait : « Mais, voyons ! je sais que ce serpent ne peut pas passer, pourquoi est-ce que je ferme les yeux ? » Eh bien, il faut reconnaître que c'est difficile à conquérir. C'est un sens de la protection, et si l'on sent que l'on ne peut pas se protéger, on a peur. Mais le mouvement de peur qui se traduit par un battement des yeux n'est pas une peur mmentale, ni une peur vitale : c'est une peur des cellules du corps ; c'est parce qu'on ne leur a pas inculqué qu'il n'y a pas de danger, et elles ne savent pas résister. C'est parce que l'on n'a pas fait un yoga, n'est-ce pas. Avec le yoga, on peut regarder les yeux ouverts, on ne fermerait pas les yeux ; mais on ne fermerait pas les yeux parce que l'on fait appel à quelque chose d'autre, et ce « quelque chose d'autre » est le sens de la Présence divine en soi, qui est plus forte que tout.

C'est la seule chose qui puisse vous guérir de votre peur.

14 mars 1951 - pp. 234-235

Comment dépasser la peur

Ce qui sait n'a pas peur. Ce qui est parfaitement éveillé, ce qui est tout à fait conscient, et ce qui sait, n'a pas peur. C'est toujours quelque chose d'obscur qui a peur.

L'un des grands remèdes pour vaincre la peur est de faire face à ce que l'on craint. On vous met en face du péril que vous craignez, et vous ne le craignez plus. La peur s'en va. Au point de vue yoguique, au point de vue discipline, c'est le remède préconisé. Dans les anciennes initiations, spécialement en Égypte, pour pouvoir faire de l'occultisme (…) il fallait abolir complètement la peur de la mort. Eh bien, l'une des pratiques de ce temps-là était de coucher le néophyte dans un sarcophage et de le laisser là-dedans pendant quelques jours, comme s'il était mort. Naturellement, on ne le laissait pas mourir, ni de faim ni d'étouffement, mais enfin il restait couché là comme s'il était mort. Il paraît que cela vous guérissait de la peur.

Si l'on arrive, au moment où elle vient, à mettre sur elle la conscience, la connaissance, la force, la lumière, alors on peut la guérir tout à fait.

10 mars 1954 - p. 55

Comment dépasser les peurs liées aux mouvements physiques issus de la pression du Yoga

Il y a des mouvements physiques, provenant de la pression du yoga, qui créent quelquefois des craintes sans fondement, mais capables de faire du mal si la peur n'est pas rejetée. Il y a, par exemple, une certaine pression sur la tête, dont nous avons déjà parlé et que beaucoup éprouvent, spécialement dans les commencements quand quelque chose en eux est encore fermé et doit s'ouvrir. C'est un malaise sans importance et qu'on peut surmonter facilement en sachant que c'est l'effet de la pression des forces quand elles travaillent fortement dans le corps pour produire un résultat rapide et hâter la transformation. En le prenant tranquillement, cet effet peut se changer en une sensation pas du tout déplaisante. Mais si l'on est effrayé, on est sûr de se donner un violent mal de tête, qui peut même aller jusqu'à la fièvre. Le malaise est dû à une résistance dans la nature ; si vous savez relâcher la résistance, vous êtes immédiatement débarrassé du malaise ; mais si vous êtes effrayé, cette simple incommodité se transforme en quelque chose de bien pire. Quel que soit le caractère de l'expérience que vous avez, ne laissez jamais place à la peur ; vous devez garder une confiance inébranlable et sentir que, quoi qu'il arrive, c'est cela même qui devait arriver. Une fois que vous avez choisi la voie, vous devez hardiment accepter toutes les conséquences de votre choix. Mais si vous choisissez et puis que vous reculiez, pour choisir encore et encore reculer, hésitant toujours, doutant toujours, toujours effrayé, vous créez une disharmonie dans votre être, qui non seulement retarde votre progrès, mais peut être l'origine de toutes sortes de désordres dans l'être mental et l'être vital, et de malaises ou d'indispositions dans le corps.

. 16 juin 1929 - p. 103

PLAISIR

Comment renoncer au plaisir

Renoncer au plaisir... mais ce n'est pas par une discipline ascétique qu'on renonce au plaisir ! C'est par une illumination intérieure et par une sorte de sublimation de l'être qui vous fait sentir tout ce que le plaisir a de grossier et d'obscur et de peu agréable.

Si vous ne pouvez pas sentir la différence qu'il y a entre quelque chose qui aspire à une vie supérieure et quelque chose qui se trouve tout à fait confortable dans la vie ordinaire, moi, je ne peux pas vous aider. Il faut que vous ayez trouvé cela d'abord en vous-même.

25 août 1954 - p. 335

POUVOIRS

Comment faire bon usage des pouvoirs

L'ambition a été la perte de bien des yogis. Ce ver rongeur peut se dissimuler longtemps. Beaucoup de gens partent sur le sentier sans même se rendre compte de sa présence. Mais dès qu'ils obtiennent quelques pouvoirs, l'ambition se lève en eux, d'autant plus violemment qu'elle ne s'était pas fait jour dès le commencement.

Faire montre de pouvoirs est toujours une erreur. Cela ne veut pas dire qu'on ne puisse faire d'eux aucun usage. Mais on doit s'en servir de la même manière qu'on les a reçus. C'est l'union avec le Divin qui les donne. C'est au service de la volonté divine qu'ils doivent être mis, et non à celui d'une vanité plus ou moins déguisée.

Admettons, par exemple, que vous possédiez le pouvoir de guérir les aveugles. Vous en rencontrez un sur votre chemin. Si c'est la volonté de Dieu que vous le guérissiez, vous n'aurez qu'à dire : « Qu'il voie », et il verra. Par contre, si vous désirez lui rendre la vue simplement pour le guérir, pour vous assurer à vous-même ou pour montrer que vous savez le faire, alors vous faites usage de votre pouvoir pour satisfaire votre ambition personnelle. Et dans ce cas, non seulement vous risquez fort de perdre ce pouvoir, mais aussi, le plus souvent, vous occasionnez un grand bouleversement chez l'homme dont vous vous occupez. Cependant, en apparence, il n'y a rien qui distingue les deux manières. Mais dans un cas, vous agissez suivant la volonté du Divin, et dans l'autre, pour un motif personnel.

14 avril 1929 - pp. 8-9

POUVOIR spirituel

Comment aider les autres et le monde en devenant un centre de pouvoir rayonnant

Tous ceux qui ont vécu d'une vie spirituelle ont eu la même expérience : tout d'un coup, quelque chose dans leur être s'est renversé, pour ainsi dire, s'est tourné brusquement, et parfois totalement, vers le dedans, et en même temps que vers le dedans, vers le haut, du dedans vers le haut (mais ce n'est pas un « en haut » extérieur : c'est intérieur, profond, quelque chose d'autre que les hauteurs telles qu'on les conçoit physiquement). Quelque chose s'est littéralement retourné. Il y a eu une expérience décisive, et le point de vue de la vie, la façon de regarder la vie, la position que l'on a par rapport à la vie, a changé brusquement, et dans certains cas d'une façon tout à fait définitive, irrévocable. (...)

Mais tant que l'on est dans ce domaine mental, dans cet état, pour ainsi dire, dans ce plan de conscience, on ne peut pas faire grand-chose pour les autres, ni pour la vie en général ni pour les individus en particulier, parce que, soi-même, on n'a pas de certitude, on n'a pas l'expérience définitive, la conscience n'est pas établie dans le monde spirituel, et tout ce que l'on peut dire, c'est que ce sont des activités mentales qui ont leur bon et leur mauvais côté, mais qui n'ont pas beaucoup de pouvoir, et n'ont en tout cas pas ce pouvoir de contagion spirituelle qui est le seul vraiment efficace.

La seule chose qui ait vraiment de l'effet, c'est la possibilité de transférer à d'autres un état de conscience dans lequel on vit soi-même. Mais ce pouvoir ne s'invente pas. On ne peut pas l'imiter, on ne peut pas avoir l'air de l'avoir ; il ne vient que spontanément, quand on est établi dans cet état soi-même, quand on vit là-dedans et non que l'on essaye d'y vivre — quand on y est. (...)

Si l'on veut sincèrement aider les autres et le monde, la meilleure chose que l'on puisse faire, c'est d'être soi-même ce que l'on veut que les autres soient — non pas seulement comme un exemple, mais parce que l'on devient un centre de pouvoir rayonnant qui, par le fait seul d'exister, oblige le reste du monde à se transformer.

22 octobre 1958 - pp. 465-467

PROBLÈMES DE LA VIE

Comment aborder et résoudre les problèmes

Il y a cent façons de regarder un problème. Si vous voulez trouver la solution, il faut prendre tous les éléments l'un après l'autre, vous élever au-dessus d'eux et voir comment ils s'accordent.

Il y a un état de conscience, que l'on peut appeler « gnostique », où vous pouvez percevoir à la fois toutes les théories, toutes les croyances, toutes les idées que les hommes ont exprimées dans leur conscience la plus haute — les notions les plus contradictoires, n'est-ce pas, comme les théories bouddhiques, védântiques, chrétiennes, toutes les théories philosophiques, toutes les expressions de la mentalité humaine quand elle est arrivée à attraper un petit coin de la Vérité — et dans cet état, non seulement vous mettez chaque chose à sa place, mais tout vous paraît merveilleusement vrai et tout à fait indispensable pour pouvoir comprendre quoi que ce soit à quoi que ce soit. Il y a un état de conscience... Je vais vous donner un exemple plus simple. Anatole France disait dans l'un de ses livres : « Tant que les hommes n'essayaient pas de faire progresser le monde, tout allait bien et tout le monde était content — pas de soucis de se perfectionner ou de perfectionner le monde, par conséquent tout allait bien. Donc, la pire des choses est de vouloir faire progresser les autres ; laissez-les faire ce qu'ils veulent et ne vous occupez de rien, ce sera beaucoup plus sage. » Par contre, d'autres vous disent : « Il y a une Vérité à atteindre ; le monde est dans un état d'Ignorance et il faut coûte que coûte, malgré la difficulté du trajet intermédiaire, éclairer les consciences et faire sortir l'homme de son ignorance. » Mais je vous dis qu'il y a un état de conscience où les deux façons de voir sont absolument également vraies. Naturellement, si vous prenez deux aspects seulement, il est difficile de voir clair ; il faut arriver à voir tous les aspects de la Vérité perçus par l'intelligence humaine et... quelque chose de plus. Et alors, dans cet état, rien n'est absolument faux, rien n'est absolument mauvais. Dans cet état, on est libre de tous les problèmes, de toutes les difficultés, de toutes les batailles, et tout vous paraît admirablement harmonieux.

26 février 1951 - pp. 174-176

PROGRÈS

Comment avoir l'attitude juste dans la recherche du progrès

Ne pas se décourager !... Le découragement ne mène nulle part.

D'abord, la première chose à se dire, c'est que l'on est à peu près totalement incapable de savoir si l'on fait un progrès ou si l'on n'en fait pas, parce que, très souvent, ce qui nous paraît être un état de stagnation est une longue — quelquefois longue, mais en tout cas pas interminable — préparation pour un bond en avant. Il nous semble parfois piétiner pendant des semaines ou des mois, et puis tout d'un coup quelque chose qui se préparait fait son apparition, et nous voyons que c'est un changement assez considérable et sur plusieurs points à la fois.

Il faut, comme pour toute chose dans le yoga, que l'effort de progrès soit fait pour l'amour de l'effort de progrès. Il faut que la joie de l'effort, l'aspiration vers le progrès se suffisent à elles-mêmes, tout à fait indépendamment du résultat. Tout ce que l'on fait dans le yoga, il faut le faire pour la joie de le faire et non pas en vue du résultat que l'on veut obtenir... Au fond, dans la vie, toujours, en toute chose, le résultat ne nous appartient pas. Et si nous voulons être dans la vraie attitude, il faut agir, sentir, penser, faire effort, spontanément, parce que c'est cela que l'on doit faire et non en vue du résultat à obtenir.

Dès que nous pensons au résultat, nous commençons à faire un marchandage et cela enlève toute la sincérité de l'effort. Vous faites effort pour progresser parce que vous sentez en vous le besoin, le besoin impérieux, de faire effort et de progresser ; et cet effort est le don que vous faites à la Conscience divine en vous, à la Conscience divine dans l'Univers, c'est votre façon d'exprimer votre gratitude, d'offrir votre personne ; et que cela ait pour résultat un progrès ou non, cela n'a pas d'importance. Vous progresserez quand il sera décidé que le temps est venu de progresser, et non parce que vous le désirez.

Si vous désirez un progrès, si vous faites un effort pour vous maîtriser par exemple, pour surmonter certains défauts, certaines faiblesses, certaines imperfections, et que vous vous attendiez à avoir un résultat plus ou moins immédiat à votre effort, votre effort perd toute sincérité, cela devient un marchandage. Vous dites : « Tiens ! je vais faire un effort, mais c'est parce que je veux ça en échange de mon effort. » Vous n'êtes plus spontané, vous n'êtes plus naturel.

Alors, il y a deux choses à retenir. D'abord, nous sommes incapables de juger quel doit être le résultat. Si nous faisons confiance au Divin... si nous disons : « Eh bien, je vais donner tout, tout, tout ce que je peux donner, d'effort, de concentration, et c'est Lui qui jugera de ce qui doit être donné en échange... ou même si quelque chose doit être donné en échange, et je ne sais pas, moi, quel doit être le résultat. » Est-ce que, avant d'avoir transformé quelque chose en nous, nous sommes bien sûrs de la direction, du sens, de la forme que doit prendre cette transformation ? Pas du tout. C'est donc seulement une imagination que nous avons, et généralement nous limitons beaucoup, nous rendons tout à fait petit, mesquin et superficiel, relatif, le résultat à obtenir. Nous ne savons pas quel peut être vraiment le résultat, quel il doit être. Nous le savons après. Quand ça vient, quand le changement se produit, alors, si nous regardons en arrière, nous disons : « Ah ! voilà, c'était à cela que je tendais ! » Mais on ne le sait qu'après. Avant, on a de vagues imaginations, qui sont tout à fait superficielles et enfantines en comparaison du progrès véritable, de la transformation véritable.

Alors, nous disons, premier point : nous avons une aspiration, mais nous ne savons pas vraiment quel est le résultat vrai que nous devons obtenir. Ce n'est que le Divin qui peut savoir cela.

Et secondement, si nous disons au Divin : « Je te donne mon effort, mais tu sais, il faut qu'en échange je fasse un progrès, autrement je ne te donne rien du tout ! », ça, c'est un marchandage. Voilà !

L'acte spontané, fait parce que l'on ne peut pas faire autrement et fait comme une offrande de la bonne volonté, est le seul qui ait vraiment de la valeur.

23 avril 1958 - pp. 353-355

*

Dans votre désir de progrès et votre aspiration vers la réalisation, gardez-vous bien d'essayer de tirer les forces vers vous. Donnez-vous, ouvrez-vous avec autant de désintéressement que vous pouvez en avoir par un oubli de soi constant, augmentez au maximum votre réceptivité, mais n'essayez jamais de tirer la Force vers vous, parce que vouloir tirer, c'est déjà un dangereux égoïsme. Vous pouvez aspirer, vous pouvez vous ouvrir, vous pouvez vous donner, mais ne cherchez jamais à prendre. Quand les choses vont mal, on met le blâme sur la Force, mais ce n'est pas la Force qui est responsable : c'est l'ambition, c'est l'égoïsme, c'est l'ignorance et c'est la faiblesse du réceptacle.

Donnez-vous généreusement et avec un désintéressement parfait, et au point de vue profond, il ne vous arrivera jamais rien de mauvais. Essayez de prendre et vous côtoierez l'abîme.

18 décembre 1957- pp. 262-269

Comment utiliser les difficultés et les épreuves en occasions de progrès

Vous avez fait une grosse faute, vous vous trouvez dans une grande difficulté : alors, si vous avez la foi, si vous avez confiance dans la Grâce divine, si vous vous en remettez à Elle vraiment, vous vous apercevrez tout d'un coup que c'est une leçon, que votre difficulté ou votre faute n'est rien autre qu'une leçon et que c'est pour vous apprendre à trouver en vous ce qui doit être changé ; et avec cette aide de la Grâce divine, vous découvrirez en vous ce qui doit être changé. Et vous le changerez. Et alors, d'une difficulté, vous aurez fait un grand progrès, un saut en avant considérable. Ça, ça se passe tout le temps. Seulement, il faut être vraiment sincère, c'est-à-dire, s'en remettre à la Grâce et la laisser travailler en vous — pas comme cela : une partie de vous demande que vous soyez aidé, et l'autre résiste autant qu'elle peut, parce qu'elle ne veut pas changer... Cela, c'est la difficulté.

21 juillet 1954 - p. 270

*

Ce monde est si plein de forces adverses qui veulent tout déranger... mais elles réussissent dans une très petite mesure, seulement dans la mesure nécessaire pour vous faire faire un nouveau progrès.

Chaque fois que vous recevez un coup de la vie, dites-vous immédiatement : « Ah ! j'ai un progrès à faire », alors le coup devient une bénédiction. Au lieu de rentrer la tête dans les épaules, vous levez la tête avec joie et vous dites : « Qu'est-ce qu'il faut que j'apprenne ? je veux savoir. Qu'est-ce que je dois changer ? je veux savoir. » C'est comme cela qu'il faut faire.

17 février 1951 - pp. 135-136

Comment favoriser son propre progrès

Plus vous êtes prêt à laisser en arrière tout ce que vous avez expérimenté, pour pouvoir vous en aller vers quelque chose de meilleur et de supérieur, plus vous irez vite ; plus vous traînez un lourd fardeau de tout le passé dont vous ne voulez pas vous débarrasser, plus votre marche est ralentie.

Il faudrait que tout le passé soit toujours simplement comme un marchepied, ou une échelle, quelque chose pour vous mener plus loin, que cela n'ait pas d'autre valeur que celle de vous pousser en avant. Et si on peut sentir les choses comme ça et toujours tourner le dos à ce qui est passé et regarder ce que l'on veut faire, alors on va beaucoup plus vite, on ne perd pas de temps en route. Ce qui vous fait perdre du temps, c'est toujours de s'accrocher à ce qui a été, à ce qui est, ce qui vous a paru beau et bon dans ce qui a été. Il faut que cela vous aide seulement, il ne faut pas le rejeter, mais il faut que cela vous aide à aller en avant, simplement que ce soit quelque chose sur quoi vous vous appuyez pour faire un pas en avant.

Alors à un certain moment, un ensemble de circonstances intérieures et extérieures a fait qu'on a été réceptif à une certaine vibration ; que, par exemple, (...) en regardant les étoiles ou en contemplant un paysage, ou en lisant une page, ou en entendant un discours, on a tout d'un coup une révélation intérieure, une expérience, quelque chose qui vous frappe et qui vous donne une impression que vous êtes ouvert à une chose nouvelle. Mais si vous voulez garder ça serré comme ça, vous perdrez tout, parce qu'on ne peut pas garder le passé, parce qu'il faut marcher, marcher, marcher toujours. Il faut que cette illumination vous prépare pour que vous puissiez à ce nouveau niveau organiser tout votre être, afin que tout d'un coup, une fois, vous puissiez sauter encore à un degré supérieur.

Il y a une marche horizontale entre des ascensions brusques. C'est le moment des ascensions brusques qui vous donne une impression de quelque chose comme une révélation, une grande joie intérieure. Mais une fois que vous avez franchi le pas, si vous voulez le refranchir, encore, il faudrait redescendre. Il faut que vous alliez en vous préparant à ce niveau-là, pour franchir un autre pas supérieur. Ces choses-là qui vous donnent tout d'un coup une grande joie, ce sont toujours des ascensions. Mais ces ascensions-là se préparent par un lent travail de progrès horizontal, c'est-à-dire qu'il faut devenir de plus en plus conscient, établir de plus en plus parfaitement ce que l'on est, en tirer toutes les conséquences intérieures, psychologiques, et dans l'action aussi. C'est une longue utilisation du saut brusque, et, comme je dis, il y a deux genres de progrès. Mais le progrès horizontal est indispensable.

Il ne faut pas s'arrêter, il ne faut pas s'accrocher comme ça à son progrès vertical, et ne plus vouloir bouger, parce qu'il vous a donné une révélation. Il faut savoir le quitter, pour se préparer à un autre.

2 février 1955 - pp. 37-38

✳

L'immense majorité des gens ne sont même pas conscients de l'action de la Force divine en eux. Si on leur parle de cela, ils vous regardent avec des yeux ronds, ils croient que vous êtes à moitié fou, ils ne savent pas de quoi vous parlez. C'est l'immense majorité des êtres humains.

Et pourtant, la Conscience est à l'œuvre et travaille tout le temps. Elle les pétrit du dedans, qu'ils le veuillent ou non. Mais alors, quand on en devient conscient, il y a des êtres que cela révolte, qui sont tellement bêtes qu'ils commencent par se révolter en disant : « Ah ! non, je veux que ce soit moi ! » Moi, c'est-à-dire un imbécile qui ne sait rien. Et puis cela passe aussi. Enfin il y a un moment où l'on collabore, et l'on dit : « Oh ! quel bonheur ! » Et on se donne, et on se veut aussi passif, aussi réceptif que possible afin de ne pas faire obstacle à cette Volonté divine, à cette Conscience divine qui agit. On devient de plus en plus attentif, et à mesure justement que l'on est plus attentif et plus sincère, on sent dans quelle direction, dans quel mouvement agit cette Conscience divine, et on se donne tout entier. Cela mûrit plus vite. Et on peut faire vraiment en quelques minutes, de cette façon-là, le travail qui prendrait des années autrement.

20 mai 1953 - p. 67

Comment mettre l'esprit de compétition au service du progrès

Au point de vue de l'éducation morale, elles [les compétitions sportives] sont essentielles, parce que, si l'on peut y prendre part avec le véritable esprit, c'est une très bonne occasion de maîtriser son ego. Si on le fait sans essayer de surmonter ses faiblesses et ses mouvements inférieurs, évidemment on ne sait pas en profiter, et cela ne fait pas de bien ; mais si on a la volonté de jouer dans l'esprit véritable, sans aucun mouvement d'ordre inférieur, sans jalousie, sans ambition, et en gardant une attitude que l'on pourrait appeler de « correction sportive », c'est-à-dire faire de son mieux et ne pas se soucier du résultat ; si l'on peut faire le maximum d'effort sans être troublé parce que l'on n'a pas rencontré le succès ou que les choses n'ont pas tourné en notre faveur, alors c'est très utile. On peut sortir de toutes ces compétitions avec une plus grande maîtrise de soi et un détachement des résultats qui aide beaucoup à la formation d'un caractère exceptionnel. Naturellement, si on le fait de la manière ordinaire et avec toutes les réactions et les vilains mouvements ordinaires, cela n'aide à rien du tout ; mais cela, quoi que l'on fasse c'est la même chose ; que ce soit dans le domaine des sports ou dans le domaine intellectuel, n'importe quel domaine, si l'on agit de la façon ordinaire, eh bien, on perd son temps. Mais si, en jouant et en prenant part à des tournois et à des compétitions, on garde le véritable esprit, c'est une très bonne éducation, parce que cela vous oblige à faire un effort spécial et à dépasser un peu vos limites ordinaires. C'est certainement une occasion de rendre conscients beaucoup de mouvements qui, autrement, resteraient toujours inconscients.

Mais naturellement, il ne faut pas oublier que ce doit être une occasion et un moyen de progrès. Si on se laisse aller à jouer d'une façon tout à fait ordinaire, on perd son temps ; mais pour tout c'est la même chose, pas seulement pour cela : pour les études et pour n'importe quoi. Tout dépend toujours de la manière dont on fait les choses ; pas tant de ce que l'on fait, mais de l'esprit dans lequel on le fait.

Si vous étiez tous des yogis, et que chaque chose que vous faites vous la fassiez avec le maximum de votre effort et de vos possibilités, aussi bien que vous pouvez le faire et toujours avec l'idée de le faire mieux encore, alors, évidemment, il n'y aurait pas besoin de concours, de prix, de récompenses, mais, comme Sri Aurobindo l'écrit, on ne peut pas demander à de petits enfants d'être des yogis, et pendant la période de préparation, il faut un stimulant pour que la conscience la plus matérielle fasse un effort de progrès... Et cette période enfantine peut durer pendant de nombreuses années ! (...)

N'ambitionne jamais rien, surtout ne prétends jamais rien, mais sois à chaque instant le maximum de ce que tu peux être.

C'est la condition idéale dans la vie intégrale — quoi que l'on fasse. Et si l'on réalise cela, eh bien, on est certainement très loin sur le chemin de la perfection... Mais il est évident qu'il faut une certaine maturité intérieure pour pouvoir le faire en toute sincérité. On peut garder cela comme un programme.

1er mai 1957 - pp. 108-109

Comment garder la souplesse nécessaire au progrès

Ce n'est pas nécessairement celui qui a fait l'expérience qui est le plus avancé. Il lui manque un élément de simplicité, de modestie, et la plasticité qui vient du fait que l'on ne s'est pas encore développé totalement. À mesure que l'on se développe, il y a quelque chose qui se cristallise dans le cerveau ; ça devient de plus en plus fixe ; et à moins que l'on ne fasse de gros efforts, on finit par être fossilisé. C'est généralement ce qui arrive aux gens, surtout ceux qui ont fait un effort de réalisation et qui sont arrivés, ou qui ont cru qu'ils arrivaient au but. En tout cas, c'était leur but personnel. Ils l'ont atteint, ils sont arrivés. C'est fini, ils restent là.

Ils se fixent, ils se disent : « Ça y est. » Et ils ne bougent plus. Alors, ils peuvent vivre après cela dix ans, vingt ans, trente ans, ils ne bougeront pas. Ils sont là, ils resteront là. Ceux-là manquent de toute la souplesse d'étoffe nécessaire pour pouvoir aller plus loin et progresser. Ils sont fixés. Ce sont de très bons objets pour mettre dans un musée, mais pas pour faire du travail. C'est comme des échantillons pour montrer ce qui peut se faire, mais pas des éléments pour faire davantage. Moi, j'avoue que j'aime mieux, pour mon travail, quelqu'un qui sait très peu, qui n'a pas fait trop d'efforts, mais qui a une grande aspiration, une grande bonne volonté, et qui sent en lui cette flamme, ce besoin de progresser. Il peut savoir très peu, et avoir réalisé encore moins, mais s'il a ça au-dedans de lui, c'est une bonne étoffe avec laquelle on peut aller très loin, beaucoup plus loin. Parce qu'il faut savoir le chemin (c'est encore la même chose que pour ta bibliothèque), il faut savoir le chemin pour aller. Eh bien, généralement, dans la vie, pour gravir une montagne ou pour aller dans un pays inconnu, on cherche quelqu'un qui y est allé, qui est un guide, et on lui demande de vous conduire. C'est la même chose. Si on se laisse guider, alors on peut arriver beaucoup plus vite que quelqu'un qui a fait de grands efforts, qui a trouvé son propre chemin, qui généralement est assez fier de lui-même et, en tout cas, qui a ce sentiment d'être arrivé, d'avoir atteint le but qu'il s'était proposé, d'être arrivé — et il s'arrête, il se fixe. Et il ne bouge plus.

Naturellement, au commencement il n'y avait pas d'enfants ici, et on n'acceptait pas les enfants, on refusait tous les enfants. C'est seulement après la guerre que l'on a pris des enfants. Mais je ne regrette pas qu'on les ait pris. Parce que je crois qu'il y a beaucoup plus d'étoffe pour l'avenir parmi les enfants qui ne savent rien que parmi les grandes personnes qui croient tout savoir... Je ne sais pas si vous connaissez grand-chose à la sculpture ? Mais pour faire de la sculpture, on prend de l'argile, on l'imbibe d'eau ; il faut que ce soit de l'argile comme une poudre très fine, et on l'imbibe d'eau, on en fait une pâte. On la garde toujours mouillée et on fait sa statue, ou quoi que ce soit. Quand c'est fini, on la cuit pour que ça ne bouge plus. Et à ce moment-là — en effet à ce moment-là — ça ne peut plus bouger. Si vous voulez changer quelque chose, il faut que vous la détruisiez et que vous en fassiez une autre. Parce que, autrement, telle qu'elle est, elle ne bouge plus. C'est solide et immobile comme de la pierre... C'est quelque chose comme cela dans la vie. Il ne faut pas être arrivé à quelque chose et puis rester cristallisé, fossilisé, immobilisé. Parce que, autrement, il faut briser, casser en petits morceaux, sinon on ne peut plus rien faire.

Tant que l'on reste de l'argile, comme cela, bien doux, bien malléable, qui n'est pas encore formé et qui n'a pas conscience d'être formé, alors on peut faire quelque chose. Et tant que l'on est un enfant… c'est un état béni (…) ; les enfants n'ont qu'une idée, c'est de devenir grands, et ils ne savent pas que, quand ils seront grands, ils auront perdu les trois quarts de leur valeur, qui consiste à être quelque chose qui peut être encore développé, formé, quelque chose de malléable, quelque chose de progressif, qui n'a pas besoin d'être cassé en petits morceaux pour faire des progrès. Il y a des gens qui sont obligés de faire tout le tour comme cela, de la montagne, depuis le bas jusqu'en haut, et qui prennent toute une vie pour arriver en haut. Il y a d'autres gens qui savent quel est le chemin, le raccourci que l'on peut prendre et par lequel on peut arriver tout droit en haut. Et alors, une fois qu'ils sont là-haut, ils sont encore pleins de jeunesse, d'énergie, et ils peuvent voir l'horizon et quelle est la prochaine montagne. Tandis que les autres, ils ont conscience d'avoir fait une œuvre considérable en tournant autour, tournant autour, et en passant toute leur vie pour arriver jusqu'en haut. Mais vous, mes enfants, on essaye de vous prendre tout en bas, de vous faire monter par le funiculaire jusqu'en haut, le chemin le plus court. Et quand vous serez en haut, alors vous aurez la vision des espaces en face de vous-mêmes et vous pourrez choisir la montagne que vous voulez gravir.

Et surtout, ne vous hâtez pas de ne plus être un enfant ! Il faut être un enfant toute sa vie, tant que l'on peut, aussi longtemps que l'on peut. Soyez heureux, joyeux, contents d'être un enfant, et restez un enfant, de la matière plastique à former.

30 septembre 1953 - pp. 312-315

Comment savoir si l'on a vraiment progressé

Chaque fois qu'il y a un vrai changement dans l'être et que l'on surmonte un défaut, on a la claire vision de tout un ensemble de choses qui paraissaient tout à fait naturelles, et qui maintenant passent sur l'écran comme une tache noire ; vous voyez l'origine, les causes et les effets. Si vous avez une mémoire précise, exacte, et que pendant une certaine période, disons dix ans, vous ayez fait des efforts sincères pour vous transformer, pour vous consacrer de plus en plus, et que vous vous souveniez de ce que vous étiez avant, vous vous dites : « Ce n'est pas possible, je n'étais pas comme cela ! » Et pourtant on était vraiment comme cela. Il y a une telle étape entre ce que l'on était avant, ce qui vous paraissait naturel avant, et ce qui vous paraît naturel maintenant, que vous ne pouvez pas croire que vous êtes la même personne. C'est l'indication la plus sûre que vous avez vraiment progressé.

12 février 1951 - pp. 114

Comment vivre la joie du progrès

La joie du progrès, elle imagine que, même si l'on a réalisé le but que l'on s'est proposé (mettez maintenant le but que nous nous proposons : si nous réalisons la vie supramentale, la conscience supramentale), eh bien, cette joie du progrès dit : « Oh ! mais ce ne sera qu'une étape dans l'éternité du temps. Après cela, il y aura autre chose ; et puis après l'autre chose, il y aura encore autre chose ; et toujours il faudra avancer. » Et c'est cela qui vous remplit de joie. Tandis que l'idée : « Ah ! maintenant on s'assoit, c'est fini, on a réalisé, on va jouir de ce que l'on a fait », oh ! comme c'est ennuyeux ! On devient tout de suite vieux, rabougri.

La définition de la jeunesse : on peut dire que la jeunesse, c'est la croissance constante et le progrès perpétuel. Et la croissance en capacités, en possibilités, en champ d'action et en étendue de conscience, et le progrès dans la réalisation des détails. (…)

C'est-à-dire que, dans la vie humaine, ce sont des périodes successives. À mesure que vous avancez, il y a quelque chose qui est terminé sous une forme et qui change de forme... Naturellement, maintenant on arrive en haut de l'échelle et on redescend ; mais c'est tout à fait fâcheux, ce n'est pas comme cela que ça doit être, c'est une mauvaise habitude. Mais quand on a fini de pousser, que l'on est arrivé au degré de hauteur que l'on conçoit comme celui qui nous exprime le mieux, on peut transformer cette force qui nous fait pousser en une force qui perfectionnera notre corps, qui le rendra de plus en plus fort, de plus en plus solide, avec une santé de plus en plus résistante, et on fera de la culture physique pour devenir un modèle de beauté physique. Et puis, en même temps, on commencera lentement et on poursuivra une perfection du caractère, de la conscience, de la connaissance, des pouvoirs et, finalement, de la Réalisation divine dans tout ce qu'elle a de merveilleusement bon et vrai, et de Son Amour parfait.

Voilà. Et cela, il faut le continuer. Et quand on aura atteint une certaine hauteur de conscience, que l'on aura fait, réalisé cette conscience dans le monde matériel et que l'on aura transformé le monde matériel à l'image de cette conscience, eh bien, on montera encore un échelon de plus, on ira à une autre conscience — et on recommencera. Voilà.

Mais ce n'est pas pour les paresseux. C'est pour les gens qui aiment le progrès.

11 janvier 1956 - pp. 21-23

Comment conserver les progrès faits, d'une vie à l'autre

Ce n'est que dans la mesure où ces progrès ont rapproché ces parties du psychique, c'est-à-dire dans la mesure où le progrès consiste à mettre successivement toutes les parties de l'être sous l'influence psychique. Parce que tout ce qui est sous l'influence psychique et identifié au psychique persiste, et c'est seulement cela qui persiste. Mais si l'on fait du psychique le centre de sa vie et de sa conscience, et si l'on organise tout l'être autour, tout l'être passe sous l'influence du psychique, devient uni à lui, et peut persister — s'il est nécessaire que cela persiste. En fait, si l'on pouvait donner au corps physique le même mouvement — les mêmes mouvements de progrès et la même capacité d'ascension que dans l'être psychique —, le corps n'aurait pas besoin de se décomposer. Mais c'est cela, la difficulté.

18 novembre 1953 - pp. 394-395

PROTECTION

Comment développer une protection autour de soi

Il y a toujours moyen de s'isoler par une atmosphère de protection, si on sait avoir une vibration extrêmement tranquille, tellement tranquille que ça fait presque comme un mur autour de vous. Mais tout le temps, tout le temps on vibre en réponse à des vibrations qui viennent du dehors. Si vous vous apercevez de ça, tout le temps il y a quelque chose qui fait comme ça, comme ça, comme ça, comme ça (*gestes*), qui répond à toutes les vibrations qui viennent du dehors. Jamais vous n'êtes dans une atmosphère tout à fait tranquille et qui émane de vous, c'est-à-dire qui vient du dedans au dehors — pas une chose qui vient du dehors au dedans —, quelque chose qui est comme une enveloppe autour de vous, très tranquille, comme ça, et vous pouvez passer n'importe où, et toutes ces vibrations qui viennent du dehors ne commencent pas à faire comme ça (geste) autour de votre atmosphère. (…)

Chacun individuellement, vous avez autour de vous quelque chose qui, au lieu d'être cette enveloppe très individuelle et très calme qui vous protège de tout ce que vous ne voulez pas recevoir... c'est-à-dire que votre réceptivité devient volontaire et consciente, autrement vous ne recevez pas ; et c'est seulement quand vous avez cette atmosphère consciente, extrêmement calme, et, comme je dis, que ça vient du dedans (ce n'est pas une chose qui vient du dehors), c'est seulement quand c'est comme ça que vous pouvez aller impunément dans la vie, c'est-à-dire parmi les autres et dans toutes les circonstances de chaque minute... Autrement, s'il y a quelque chose de mauvais à attraper, par exemple une colère, une peur, une maladie, un malaise, vous êtes sûr de l'attraper. Dès que ça commence à faire comme ça, c'est comme si vous appeliez toutes les vibrations analogues à venir s'emparer de vous.

11 mai 1955 - pp. 160-161

Comment créer un filtre protecteur contre toutes les influences indésirables

Il est recommandé de s'ouvrir seulement vers le Divin et de ne recevoir que la Force divine, à l'exclusion de toute autre chose. Cela diminue presque totalement toutes les difficultés. Il n'y a qu'une chose qui reste difficile, c'est... On peut faire cela et, à moins qu'on ne soit dans un état d'alchimie totale, eh bien, il est difficile d'être en rapport avec des gens, de leur parler, par exemple, d'avoir n'importe quel genre d'échange avec eux sans en absorber quelque chose. C'est difficile. Si on est dans une sorte de... si on est dans une atmosphère qui est comme un filtre, alors tout ce qui vient du dehors est filtré avant que cela ne vous touche. Mais c'est très difficile ; cela demande une très grande expérience. C'est pour cela, d'ailleurs, que les gens qui voulaient le chemin le plus facile s'en allaient dans la solitude s'asseoir sous un arbre, ne parlaient plus et ne voyaient plus personne ; parce que cela diminue les échanges indésirables. Seulement, on a remarqué une chose, c'est que ces gens-là commencent à s'intéresser énormément à la vie des petits animaux, à la vie des plantes, parce qu'il est difficile de ne pas avoir d'échanges avec quelque chose. Alors il vaut mieux faire face au problème carrément et s'entourer d'une atmosphère si totalement concentrée sur le Divin que ce qui traverse cette atmosphère est filtré sur le passage.

Et puis alors, même quand ça c'est fait, il reste la nourriture ; tant que notre corps sera obligé d'absorber des matières étrangères pour subsister, il absorbera en même temps une quantité considérable de forces inertes et inconscientes ou d'une conscience peu désirable, et ça, cette alchimie-là, il faut la faire au-dedans de son corps. Nous parlions des consciences que l'on absorbe avec de la nourriture, mais il y a aussi de l'inconscience qu'on absorbe avec de la nourriture, beaucoup. Et c'est pour cela que, dans beaucoup de yogas, on conseillait de faire une offrande au Divin de ce qu'on allait manger avant de le manger. (*Mère fait un geste d'offrande, les deux mains rapprochées et ouvertes vers le haut*) Cela consiste à appeler le Divin dans la nourriture avant de l'absorber. On Lui offre — c'est-à-dire qu'on la met en contact avec le Divin, afin qu'elle soit sous l'influence divine quand on l'absorbe. C'est très utile, c'est très bon. Si on sait le faire, c'est très utile, cela diminue de beaucoup le travail de transformation intérieure que l'on doit faire. Mais, n'est-ce pas, dans le monde tel qu'il est, nous sommes tous solidaires. Vous ne pouvez pas absorber l'air sans absorber les vibrations, les vibrations innombrables venant de toutes sortes de mouvements et de toutes sortes de gens, et il faut — si on veut se garder intact —, il faut être constamment dans cet état de filtre dont je parlais. C'est-à-dire qu'il faut que tout ce qui est indésirable ne soit pas autorisé à entrer, comme, quand on va dans les endroits infectés, on met des masques sur sa figure pour que l'air soit purifié avant qu'on ne le respire. Eh bien, il faut faire quelque chose d'analogue. Il faut avoir autour de soi une atmosphère tellement condensée dans une soumission totale au Divin, tellement condensée autour de soi, que tout ce qui passe est automatiquement filtré. C'est très utile dans la vie de toute façon, parce qu'il y a — nous avons parlé aussi de cela — des mauvaises pensées, des mauvaises volontés, des gens qui vous veulent du mal, qui font des formations. Il y a toutes sortes de choses tout à fait indésirables dans l'atmosphère. Et alors, s'il fallait être tout le temps à surveiller, à regarder de tous les côtés, on ne penserait qu'à une chose, c'est-à-dire à se protéger. D'abord c'est ennuyeux, et puis, n'est-ce pas, cela vous fait perdre beaucoup de temps. Si l'on est bien enveloppé comme ça, de cette lumière, lumière d'une soumission parfaitement heureuse, totalement sincère, quand on est enveloppé de ça, cela vous sert de filtre merveilleux. Toutes les choses qui sont tout à fait indésirables, toutes les choses de mauvaise volonté, ne peuvent pas passer. Alors, automatiquement, elles retournent d'où elles sont venues. S'il y a une volonté consciente mauvaise contre vous, elle arrive là, ne peut pas passer ; la porte est fermée, parce qu'elle n'est ouverte qu'aux choses divines, elle n'est pas ouverte à autre chose. Alors cela retourne tout tranquillement à la source d'où c'est venu.

Mais tout cela, ce sont des choses... On peut apprendre à les faire, par une sorte d'étude et de science. Mais on peut les faire sans étude et sans science, à condition que l'aspiration et la soumission soient absolues et totales. Si l'aspiration et la soumission sont totales, alors cela se fait automatiquement. Mais il faut que vous veilliez à ce qu'elles soient totales ; et d'ailleurs, comme je disais tout à l'heure, on s'en aperçoit très bien, parce que de la minute où elles ne sont plus totales, vous n'êtes plus heureux. Vous vous sentez comme ça, très misérable, déjeté, un peu mécontent : « Les choses ne sont pas agréables aujourd'hui. » Ce sont les mêmes qu'hier ; hier elles étaient merveilleuses, aujourd'hui elles ne sont pas agréables. Pourquoi ? Parce qu'hier vous étiez dans un état de soumission parfaite, ou plus ou moins parfaite, et qu'aujourd'hui vous n'y êtes plus. Alors ce qui était si beau hier, ne l'est plus aujourd'hui. Cette joie que vous aviez au-dedans de vous, cette confiance, cette assurance que tout ira bien, et que la grande Œuvre s'accomplira, cette certitude, tout cela, voilà, ça s'est voilé, c'est remplacé par une sorte de doute et, oui, un mécontentement : « Les choses ne sont pas belles, le monde est vilain, les gens ne sont pas agréables. » Cela va quelquefois jusqu'à : « La nourriture n'est pas bonne, hier elle était excellente. » C'est la même. Aujourd'hui, elle n'est pas bonne ! Ça, c'est un baromètre ! Vous pouvez vous dire immédiatement qu'il y a une insincérité qui a filtré quelque part. C'est très facile à savoir, il n'y a pas besoin d'être très savant, parce que, comme Sri Aurobindo le disait dans *Les Éléments du Yoga* : on sait bien si on est heureux ou si on est malheureux, on sait si on est content ou si on est mécontent ; on n'a pas besoin de se demander, de poser des questions compliquées pour cela, on le sait ! Eh bien, c'est très simple.

En même temps que vous vous sentez malheureux, vous pouvez mettre en dessous : « Je ne suis pas sincère ! » Ces deux phrases vont ensemble :

« Je me sens malheureux. »

« Je ne suis pas sincère. »

Maintenant, qu'est-ce qu'il y a qui ne va pas ? Alors on commence à regarder, on a vite fait de découvrir...

7 juillet 1954 - pp. 238-241

Comment se protéger des êtres du monde vital pendant une sortie du corps et pendant le sommeil

La façon la plus simple, qui n'exige pas de connaissances spéciales, est d'appeler le guru, ou, si l'on connaît quelqu'un qui a la connaissance, d'appeler cette personne en pensée, en esprit ; ou se protéger soi-même en faisant une sorte de mur de protection autour de soi (on peut faire beaucoup de choses), cela peut empêcher ces êtres d'entrer.

Si l'on a des dispositions pour l'extériorisation et que l'on suive un yoga, on vous demande toujours de protéger votre sommeil : par une contemplation, un mouvement mental, un mouvement quelconque — il y a beaucoup de manières de se protéger.

19 février 1951- pp. 143-144

Comment protéger à distance quelqu'un qui est en difficulté

Nous ne parlerons pas du tout des procédés occultes ; quoique, pour dire la vérité, tout ce qui se passe dans l'invisible soit occulte, par définition. Mais enfin pratiquement, il y a deux procédés, qui ne s'excluent pas et qui se complètent, mais que l'on peut employer séparément si l'on est plus enclin à l'un qu'à l'autre.

Il est évident que la pensée fait partie de l'un des moyens, une partie assez importante. Je vous ai déjà dit plusieurs fois que, si l'on pense clairement et fortement, on fait une formation mentale, et que toute formation mentale est une entité indépendante de son formateur, qui a sa vie propre et qui tend à se réaliser dans le monde mental (je ne veux pas dire que vous voyez votre formation avec vos yeux physiques, mais elle existe dans le monde mental, elle a une existence qui lui est propre et qui est indépendante). Si vous avez fait une formation dans un but précis, toute sa vie tendra à la réalisation de ce but. Par conséquent, si vous voulez aider quelqu'un à distance, vous n'avez qu'à former très clairement, d'une façon très précise et très forte, le genre d'aide que vous voulez donner et le résultat que vous voulez obtenir. Cela aura de l'effet. Je ne peux pas dire que ce soit tout-puissant, parce que le monde mental est plein d'innombrables formations de ce genre et que, naturellement, elles s'entrechoquent et se contredisent ; par conséquent, c'est la plus forte et la plus persistante qui aura le dessus.

Alors, qu'est-ce qui donne de la force et de la persistance aux formations mentales ? C'est une émotion et une volonté. Si vous savez ajouter à votre formation mentale une émotion, une affection, une tendresse, un amour, et une intensité de volonté, un dynamisme, elle aura beaucoup plus de chances de succès. C'est la première méthode. Elle est à la portée de tous ceux qui savent penser, et encore plus de ceux qui savent aimer. Mais comme je l'ai dit, le pouvoir est limité et il y a une grande compétition dans ce monde.

Par conséquent, même si l'on n'a aucune connaissance, mais que l'on ait confiance en la Grâce divine, si on a la foi qu'il y a quelque chose dans le monde, qui est la Grâce divine, et que ce Quelque chose peut répondre à une prière, à une aspiration, à une invocation, alors, lorsqu'on a fait sa formation mentale, si on l'offre à la Grâce et qu'on lui fasse confiance, qu'on lui demande d'intervenir et qu'on ait la foi qu'Elle interviendra, alors vraiment vous avez une chance de succès.

8 août 1956 - p. 284-285

QUERELLES

Comment dépasser les querelles

Vous n'avez jamais essayé d'entrer dans la conscience d'un autre, pour savoir exactement ce qui s'y passe ? Pas de projeter votre conscience dans un autre, parce qu'alors vous vous retrouvez au-dedans de lui, ce n'est pas intéressant, mais d'entrer en relation avec la conscience qui est dans l'autre, par exemple quand, pour une raison quelconque, vous ne voyez pas les choses de la même manière ; l'un les voit d'une façon, l'autre les voit de l'autre. S'ils sont raisonnables, ils ne se querellent pas. Mais s'ils ne sont pas raisonnables, ils commencent à se quereller. Alors, au lieu de se quereller, la meilleure chose à faire c'est d'entrer dans la conscience de l'autre, et se demander pourquoi il dit les choses comme ça, qu'est-ce qui le pousse à faire ça, ou à dire ça. Quelle est la raison intérieure, quelle est sa vision des choses qui fait qu'il a pris cette attitude ? C'est extrêmement intéressant. Si on fait cela, immédiatement on cesse d'être fâché. Première chose : on ne peut plus être fâché. Alors ça, c'est déjà un grand gain. Même si l'autre continue à être fâché, ça n'a pas d'effet sur vous.

Et puis après, alors, on peut essayer de s'identifier plus parfaitement et d'empêcher les mouvements de division et de déformation, et cesser les querelles. Très utile.

8 décembre 1954 - p. 469

✱

Une querelle, c'est tout simplement que l'un pense d'une manière et que l'autre pense d'une autre, que l'un a pris une attitude et que l'autre en a pris une autre, et qu'au lieu de tâcher de les mettre ensemble, et de trouver comment elles peuvent s'accorder, on se les oppose comme on se donne des coups de poing. Ce n'est pas autre chose que cela.

Mais si vous vous rendez compte de la complète relativité de votre point de vue, de votre pensée, de votre conviction, de ce qui est le bien, à quel point c'est relatif dans la marche de l'univers, alors vous serez moins violent dans vos réactions, plus tolérant. Voilà.

6 octobre 1954 - p. 398

RAISON

Comment développer la raison

La raison se développe comme les muscles, comme la volonté. Toutes ces choses-là se développent par un usage rationnel. La raison ! tout le monde porte la raison en soi, seulement on ne s'en sert pas. Il y a des gens qui ont très peur de la raison, parce qu'elle contredit leurs impulsions. Alors ils aiment mieux ne pas l'écouter. Et naturellement, si on prend l'habitude de ne pas écouter la raison, au lieu de se développer elle s'éteint de plus en plus.

Pour développer la raison, il faut le vouloir sincèrement. Si d'une part vous vous dites : « Je veux développer la raison », et que d'autre part vous n'écoutiez pas ce que la raison vous dit de faire, alors vous n'arrivez jamais à rien ; parce que, naturellement, si chaque fois qu'elle vous dit : « Ne fais pas ça ! » ou : « Fais ceci », vous faites le contraire, elle perdra l'habitude de dire quoi que ce soit.

25 mai 1955 - pp. 190-191

Comment utiliser la raison

Ce n'est possible [de ne plus prendre la raison comme référence] que quand vous avez dépassé l'activité mentale. Ce n'est possible que quand vous avez fait un *surrender*, un don de vous-même total. Ce n'est possible que quand vous n'avez plus de désirs. Tant que vous avez des désirs, que vous avez un ego et que vous avez une volonté propre, vous ne pouvez pas abandonner la raison, parce que (...) vous deviendriez tout à fait déséquilibré et peut-être fou. Par conséquent, la raison doit être la maîtresse jusqu'à ce que l'on ait dépassé l'état où elle est utile. Et comme je l'ai dit, tant qu'il y a un ego et tant qu'il y a des désirs, et tant qu'il y a des impulsions et tant qu'il y a des passions et tant qu'il y a des préférences, et tant qu'il y a des attractions et des dégoûts, etc., tant que toutes ces choses sont là, la raison est *tout à fait* utile.

J'ajouterai, en plus, qu'il y a une autre condition tout à fait indispensable pour ne plus avoir recours à la raison, c'est de n'avoir aucune porte, aucun élément ouvert aux suggestions du monde adverse. Parce que si vous n'êtes pas complètement délivré de l'habitude de répondre aux suggestions adverses, si vous abandonnez votre raison, alors vous abandonnez aussi la raison, c'est-à-dire le bon sens. Et vous commencez à agir d'une façon incohérente qui peut finir par être tout à fait déséquilibrée. Eh bien, pour être libre des suggestions et de l'influence adverses, il faut que vous soyez exclusivement sous l'influence du Divin.

Maintenant vous voyez le problème ; il est un petit peu difficile. Ce qui fait que, à moins que vous ne soyez en présence d'un être tout à fait illuminé et transformé, il vaut toujours mieux recommander aux gens d'agir selon leur raison. C'est peut-être une limitation — c'est en effet une grande limitation —, mais c'est aussi un contrôle et cela vous empêche de devenir des demi-fous comme il y en a beaucoup trop dans le monde.

La raison est une personne très respectable. Comme toutes les personnes respectables elle a ses limites et ses partis pris, mais cela ne l'empêche pas d'être d'une grande utilité. Et cela vous empêche, vous, de faire des folies. Il y a beaucoup de choses que l'on ferait si l'on n'avait pas la raison, qui vous mèneraient tout droit à votre perte et pourraient avoir des conséquences tout à fait fâcheuses, parce que votre meilleur moyen de discernement jusqu'à ce que vous ayez atteint les régions supérieures, c'est la raison. Quand on n'écoute plus la raison, on peut être conduit vers toutes sortes d'absurdités. Naturellement, ce n'est ni l'idéal ni le sommet, c'est seulement une sorte de contrôle et un guide pour se conduire dans la vie, qui empêche les extravagances, les excès, les passions désordonnées, et surtout ces actions impulsives qui peuvent vous mener vers l'abîme. Voilà.

Il faut être très sûr de soi, très libéré de l'ego et très parfaitement abandonné à la Volonté divine, pour pouvoir en sécurité se passer de la raison.

28 novembre 1956 - pp. 416-418

RÉALISATIONS MATÉRIELLES ET SPIRITUELLES

Comment faire pour que les désirs et les aspirations spirituelles se réalisent

Si, par exemple, tu as une très forte imagination et que tu bâtisses la réalisation de ton désir, que tu la bâtisses bien avec tous les détails, et tout, et comme une formation admirablement faite qui existe en soi, n'est-ce pas, totalement, eh bien, tu peux être sûre que si tu vis assez longtemps la chose se réalisera. Ça peut se réaliser demain, ça peut se réaliser la minute suivante, ça peut prendre des années, ça peut prendre des siècles. Mais c'est sûr que ça se réalisera. Et alors, si à ce pouvoir imaginatif on ajoute une espèce de puissance vitale créatrice, alors on en fait une force tout à fait vivante ; et comme toutes les forces vivantes tendent vers la manifestation, cela mettra une pression sur les événements terrestres pour pouvoir se réaliser plus tôt, et ça se réalise.

Seulement (...) pour ce qui est des désirs, des circonstances personnelles, on n'est pas très persistant, ni très stable, et au bout d'un certain temps quelque chose qui vous intéressait très fortement ne vous intéresse plus. On pense à autre chose, on a un autre désir, et on fait une autre formation. Et alors la première chose que l'on a imaginée, est très bien formée ; après avoir suivi sa courbe dans l'espace, elle se réalise. Mais alors la personne a commencé une autre construction, parce que pour une raison quelconque la chose ne l'intéresse plus, elle se trouve en présence de la réalisation de son premier désir, tandis qu'elle est déjà embarquée dans le deuxième, le troisième, ou le quatrième ; elle est absolument vexée : « Mais moi, je ne veux plus de ça, pourquoi est-ce que ça vient ? », sans se rendre compte que c'est tout simplement le résultat d'une action précédente. Mais si au lieu d'être des désirs ce sont des aspirations pour des choses spirituelles et qu'on continue sa ligne avec une progression régulière, alors on est absolument sûr d'obtenir un jour ce que l'on a imaginé. Ça peut être un jour un peu distant, s'il y a beaucoup d'obstacles sur le chemin ; par exemple si la formation que vous avez faite est encore très étrangère à l'état de l'atmosphère terrestre, eh bien, cela prend un peu de temps pour préparer les conditions de son avènement. Mais si c'est quelque chose qui a déjà été réalisé plusieurs fois sur la terre et qui ne représente pas une transformation trop catégorique, on peut l'avoir assez vite, pourvu qu'on suive la même ligne avec persistance. Et si on ajoute à cela l'ardeur d'une foi et d'une confiance dans la Grâce divine et cette espèce de don de soi à la Grâce qui fait qu'on attend tout d'Elle, alors ça peut devenir formidable ; on peut voir se réaliser les choses de plus en plus, et les plus étonnantes peuvent se réaliser l'une après l'autre. Mais là, il y a des conditions à remplir.

Il faut avoir une grande pureté et une grande intensité dans ce don de soi, et cette confiance absolue en la sagesse suprême de la Grâce divine qu'elle sait mieux que nous ce qui est bon pour nous, et tout ça. Alors si on lui fait l'offrande de son aspiration, vraiment qu'on la lui donne avec suffisamment d'intensité, les résultats sont merveilleux. Mais il faut savoir les voir, parce que la plupart des gens, quand les choses se réalisent, ils trouvent cela tout à fait naturel, ils ne voient même pas pourquoi et comment c'est arrivé, et ils se disent : « Oui, naturellement ça devait être comme ça. » Alors ils perdent la joie de... la joie de la gratitude, parce que, en dernière analyse, si on peut être rempli de gratitude et de reconnaissance pour la Grâce divine, ça, ça met la dernière touche, et à chaque pas on arrive à voir que les choses sont exactement ce qu'elles devaient être et les meilleures qui puissent être.

13 juillet 1955 - pp. 264-265

Comment avoir les réalisations les plus parfaites possible

Il y a deux choses à considérer : la conscience et les instruments à travers lesquels la conscience se manifeste. Prenons les instruments : il y a l'être mental qui fabrique les pensées, l'être émotif qui fabrique les sentiments, l'être vital qui fabrique le pouvoir d'action et l'être physique qui agit.

Un génie peut se servir de n'importe quoi et faire quelque chose de beau, parce qu'il est génial, mais donnez à ce génie un instrument parfait et il fera quelque chose de merveilleux. Prenez un grand musicien, eh bien, même avec un vilain piano et des notes qui manquent, il fera quelque chose de beau, mais donnez-lui un bon piano bien accordé et il fera quelque chose d'encore plus beau. La conscience est la même dans les deux cas, mais pour s'exprimer elle a besoin d'un bon instrument : un corps avec des capacités mentales, vitales, psychiques et physiques.

Si vous êtes physiquement mal bâti, mal fichu, il vous sera difficile, même avec un bon entraînement, de faire, par exemple, de la gymnastique aussi bien qu'une personne avec un beau corps bien bâti. C'est la même chose pour le mental — celui qui a un mental bien organisé, complexe, complet, raffiné, s'exprimera beaucoup mieux que celui qui a un mental plutôt médiocre ou mal organisé. D'abord il faut éduquer votre conscience, devenir conscient de vous-même, organiser votre conscience selon votre idéal, mais, en même temps, ne négligez pas les instruments qui se trouvent dans votre corps.

Prenons un exemple. Vous êtes dans votre corps avec votre idéal le plus profond, mais vous vous trouvez devant une classe et il faut enseigner quelque chose à des élèves. Eh bien, cette lumière qui est là-haut, cette lumière de conscience... quand il vous faudra expliquer à votre classe la science que vous devez enseigner, est-ce qu'il est plus commode d'avoir un certain fonds de connaissance ou est-ce que l'inspiration sera telle que vous n'aurez pas besoin de ce fonds de connaissance ? Quelle est votre expérience personnelle ? Vous trouvez, n'est-ce pas, qu'il y a des jours où tout va bien — vous êtes éloquent, vos élèves vous écoutent et vous comprennent facilement. Mais il y a d'autres jours où ce que vous avez à enseigner ne vient pas, on ne vous écoute pas — c'est que vous êtes ennuyé et ennuyeux. Cela veut dire que dans le premier cas votre conscience est éveillée et concentrée sur ce que vous faites, tandis que dans le deuxième cas elle est plus ou moins endormie — vous êtes livré à vos moyens tout à fait extérieurs. Mais en ce cas, si vous avez un fonds de connaissance, vous pouvez dire quelque chose à vos élèves ; si vous avez un mental éduqué, préparé, bref un bon instrument qui répond bien quand vous voulez vous servir de lui, et si vous avez aussi réuni toutes les notes, toutes les notions nécessaires, tout marchera très bien. Mais si vous n'avez rien dans la tête et, en plus, que vous n'êtes pas en contact avec votre conscience supérieure, alors vous n'aurez d'autre ressource que de prendre un livre et de lire votre leçon — vous serez obligé de vous servir de la mentalité de quelqu'un d'autre.

Prenons les jeux. Il y a aussi des jours où tout va bien ; vous n'avez rien fait de spécial la veille, mais quand même vous réussissez tout ; mais si vous avez bien travaillé avant, le résultat sera encore plus magnifique. Si vous vous trouvez, par exemple, devant quelqu'un qui s'est entraîné lentement, sérieusement, avec patience et endurance, et qui tout d'un coup a une forte aspiration, eh bien, celui-là vous battra malgré votre aspiration, à moins que votre aspiration ne soit de beaucoup supérieure à celle de votre adversaire. Si vous avez en face de vous quelqu'un qui sait seulement la technique du jeu, mais qui n'a aucune aspiration consciente, et que vous, vous soyez en plein état de conscience, il est évident que c'est vous qui le battrez, parce que la qualité de conscience est supérieure à la qualité technique. Mais l'une ne peut pas remplacer l'autre. Celle qui est supérieure est plus importante, soit, mais il faut aussi avoir des nerfs qui répondent vite, des mouvements spontanés, connaître tous les secrets du jeu pour pouvoir jouer parfaitement. Il faut les deux choses. Ce qui est supérieur, c'est la conscience, qui vous fait faire le mouvement juste au moment juste, mais ce n'est pas exclusif. Quand on cherche la perfection, il ne faut pas négliger l'un sous prétexte que l'on a l'autre.

15 janvier 1951 - pp. 46-48

Comment vivre la réalisation spirituelle selon le Yoga intégral

La réalisation spirituelle — telle qu'elle était conçue autrefois, telle qu'elle est encore conçue généralement —, c'est l'union avec le Suprême, d'une façon quelconque, ou au-dedans de vous ou à travers une forme quelconque ; c'est la fusion de votre être dans le Suprême, dans l'Absolu, presque la disparition de votre individualité dans cette fusion. Et cela dépend absolument de la sincérité et de l'intégralité du don de vous-même, plus que du choix que vous faites de ce à quoi vous voulez vous donner. Parce que la sincérité même de votre aspiration vous fera traverser toutes les limitations et trouver le Suprême puisque vous le portez en vous-même.

Que vous Le cherchiez au-dehors, que vous Le cherchiez au-dedans, que vous Le cherchiez sous une forme ou que vous Le cherchiez sans forme, si votre aspiration est suffisamment sincère et si votre résolution est suffisamment sincère, vous êtes sûr d'arriver au but.

Mais si vous voulez faire le mouvement complémentaire, celui dont Sri Aurobindo a parlé, c'est-à-dire revenir vers la conscience et le monde extérieurs après avoir réalisé cette union en vous-même et transformer cette conscience et ce monde extérieurs, alors dans ce cas-là, vous ne pouvez vous limiter d'aucune façon, parce que, autrement, vous ne pourriez pas accomplir votre œuvre.

Au fond, il faut que vous soyez capable de trouver cette unité avec le Divin sous toutes les formes, sous tous les aspects, dans toutes les manières dont on s'est servi pour arriver à Lui. Et il faut dépasser cela et trouver une manière nouvelle.

Donc, le premier point à éclaircir dans votre pensée (et c'est un point d'une importance capitale) : il ne faut pas confondre le yoga intégral avec les autres réalisations spirituelles, qui peuvent être très hautes, mais qui couvrent un champ très limité puisque c'est un mouvement seulement en profondeur.

Vous pouvez percer un trou, n'est-ce pas, avec votre aspiration, et faire un mouvement en profondeur à travers n'importe quoi. Tout dépend de l'intensité et de la sincérité de votre aspiration (de la sincérité, c'est-à-dire de la mesure dans laquelle le don de vous-même est complet, intégral, absolu). Mais cela ne dépend pas de la forme que vous avez choisie : nécessairement vous serez obligé de passer au travers et d'aller trouver ce qui est derrière.

Mais si vous voulez transformer votre nature et votre être, et si vous voulez participer à la création d'un monde nouveau, alors cette aspiration, cette pointe aiguë et linéaire, ne suffit plus. Il faut tout englober et tout contenir dans sa conscience.

Naturellement, c'est beaucoup plus difficile.

1er août 1956 - pp. 273-275

Comment se préparer à la réalisation intégrale

Il est nécessaire de donner à l'être physique, extérieur, le plein développement, la capacité de maîtriser la matière directement ; alors vous mettez à la disposition de l'Esprit un instrument qui est capable de le manifester. (...)

Votre corps, si vous tirez de lui toutes les possibilités qu'il contient, si vous l'éduquez par les méthodes normales, connues, scientifiques, que vous faites de cet instrument quelque chose d'aussi parfait que possible, alors, quand la Vérité supramentale se manifestera dans ce corps-là, ce sera tout de suite, sans des siècles de préparation, un instrument merveilleux pour exprimer l'Esprit.

C'est pourquoi Sri Aurobindo répétait, et il a toujours dit : « Il faut travailler des deux bouts, ne lâchez pas l'un pour l'autre. » Et certainement, si vous voulez avoir une conscience divine, il ne faut pas lâcher l'aspiration spirituelle, mais si vous voulez devenir un être divin intégral sur la terre, ayez bien soin de ne pas lâcher l'autre bout, et de faire de votre corps le meilleur instrument possible.

C'est une maladie de l'intelligence humaine ordinaire — qui vient d'ailleurs de la séparation, de la division —, qui fait que c'est toujours ou ceci ou cela. Si l'on choisit ceci, on tourne le dos à cela ; si l'on choisit cela, on tourne le dos à ceci.

C'est une pauvreté. Il faut savoir tout prendre, tout combiner, tout synthétiser. Et alors, on a une réalisation intégrale.

24 avril 1957 - pp. 105-106

RÉCEPTIVITÉ

Comment augmenter la réceptivité de notre être

Cela dépend de quelle partie. Le procédé est à peu près analogue pour toutes les parties de l'être. D'abord, première condition : rester aussi tranquille que possible. Vous pouvez remarquer que dans les différentes parties de votre être, quand quelque chose vient et que vous ne le recevez pas, cela produit une crispation — il y a quelque chose qui durcit dans le vital, dans le mental ou dans le physique. On a une crispation et la crispation fait mal, on a l'impression d'une douleur mentale, vitale ou physique. Alors la première chose, c'est, par un effet de la volonté, de relâcher cette crispation, comme lorsqu'on a un nerf qui est crispé ou un muscle qui a une crampe ; il faut apprendre à se détendre, être capable de relâcher la crispation dans n'importe quelle partie de l'être. Le procédé pour relâcher la crispation peut être différent dans le mental, dans le vital ou dans le corps, mais logiquement c'est la même chose. Une fois que vous avez relâché la crispation, vous voyez d'abord si l'effet désagréable cesse, ce qui prouve que c'était une petite résistance momentanée, mais si la douleur continue et s'il est vraiment nécessaire d'augmenter sa réceptivité pour pouvoir recevoir ce qui aide, ce qui est à recevoir, il faut, après avoir relâché cette crispation, commencer à essayer de se répandre — on a l'impression de se répandre. Il y a beaucoup de procédés. Certains trouvent très commode d'imaginer qu'ils flottent sur l'eau avec une planche sous le dos. Alors ils se répandent, se répandent, jusqu'à ce qu'ils deviennent la grande masse liquide. D'autres font un effort pour s'identifier au ciel et aux étoiles, alors ils se répandent, se répandent, en s'identifiant de plus en plus au ciel. Pour d'autres, ces images ne sont pas nécessaires ; ils peuvent être conscients de leur conscience, élargir la conscience de plus en plus jusqu'à ce qu'elle soit illimitée. On peut l'élargir jusqu'à ce qu'elle devienne aussi vaste que la terre et même l'univers. Quand on fait cela, on devient vraiment réceptif. Comme je l'ai dit, c'est une question d'entraînement. En tout cas, du point de vue immédiat, quand quelque chose vient et que l'on sent que c'est trop fort, que cela donne mal à la tête, que l'on ne peut pas le supporter, le procédé est tout à fait le même, il faut agir sur la crispation. On peut agir par la pensée, par une invocation à la paix, à la tranquillité (le sens de la paix enlève beaucoup de la difficulté), comme cela : « Paix, paix, paix... tranquillité... calme. » Beaucoup de malaises, même physiques, comme toutes ces contractions du plexus solaire, qui sont si désagréables et vous donnent parfois la nausée, la sensation que l'on va suffoquer, que l'on ne peut pas reprendre sa respiration, peuvent disparaître ainsi. C'est le centre nerveux qui est affecté, il est affecté très facilement. Dès que l'on a quelque chose qui affecte le plexus solaire, il faut : « Calme... calme... calme », devenir de plus en plus calme, jusqu'à ce que la tension soit détruite.

31 mars 1951 - pp. 293-295

Comment augmenter la réceptivité du mental

Vous lisez quelque chose et vous arrivez à une pensée que vous ne comprenez pas — cela vous dépasse, vous ne comprenez rien et alors, dans votre tête, cela fait comme une brique, et si vous essayez de comprendre, cela devient de plus en plus comme une brique, une crispation, n'est-ce pas, et si vous persistez, cela vous donne mal à la tête. Il n'y a qu'une chose à faire : ne pas lutter contre les mots, rester juste comme cela (*geste étendu, immobile*), créer une détente, simplement élargir, élargir. Et n'essayez pas de comprendre, surtout n'essayez pas de comprendre — laissez-le entrer comme ça, tout doucement, et vous vous détendez, détendez, et en vous détendant votre mal de tête s'en va. Vous ne pensez plus à rien, vous attendez quelques jours, et au bout de quelques jours vous voyez du dedans : « Oh ! que c'est clair ! Je comprends ce que je n'avais pas compris. » C'est aussi facile que cela. Quand vous lisez un livre qui vous dépasse, quand vous vous trouvez en face de phrases que vous ne pouvez pas comprendre — on sent qu'il n'y a pas de correspondance dans la tête —, eh bien, il faut faire cela ; on lit la chose une, deux, trois fois, puis on reste tranquille et on fait le silence dans la tête. Quinze jours après, on reprend le même passage et c'est clair comme le jour. Tout s'est organisé dans la tête, les éléments du cerveau qui manquaient pour comprendre se sont formés, tout s'est fait comme petit à petit et on comprend. J'ai connu quantité de gens, je leur disais quelque chose, on discutait, ils ne comprenaient rien du tout. Ils étaient entrés dans le mental qui ne pouvait pas saisir la pensée, qui la rejetait, la refusait violemment. Vous avez dit, vous n'insistez pas ; vous avez dit, c'est tout ; au besoin vous dites une seconde fois, mais vous n'insistez pas. Une semaine, un mois après, ces mêmes gens viennent vous trouver et ils vous déclarent avec une grande force de conviction : « Mais les choses sont comme ça, vous ne comprenez pas, les choses sont comme ça ! » C'est justement ce que vous leur aviez dit, n'est-ce pas. Mais ils vous disent : « J'ai pensé, maintenant je sais, c'est ça, c'est vraiment ça. » Si vous avez le malheur de leur dire : « Mais c'est justement ce que je vous avais dit », ils font une tête ! et ils ne comprennent plus.

31 mars 1951 - pp. 295-296

Comment utiliser la réceptivité des pierres et des fleurs

Elles [les pierres] ont peut-être même quelque chose qui ressemble à une sensibilité. (...) Les pierres précieuses sont évidemment d'une construction beaucoup plus parfaite que les pierres ordinaires, et avec la perfection la conscience augmente —, mais si vous prenez une pierre précieuse, vous pouvez la charger avec de la conscience et de la force ; vous pouvez mettre dedans, accumuler dedans de la force. Par conséquent, elle est réceptive, autrement elle ne la recevrait pas, elle ne pourrait pas la garder. Vous pouvez la charger. Comme on charge une batterie d'électricité, vous pouvez charger une pierre de force, mettre de la force consciente dans une pierre, elle la garde et peut la transmettre à quelqu'un. Par conséquent cette pierre a une réceptivité. Autrement elle ne pourrait pas faire cela.

Les fleurs sont extrêmement réceptives. Toutes ces fleurs auxquelles j'ai donné une signification, elles reçoivent exactement la force que j'y mets, et elles la transmettent. Les gens ne la reçoivent pas toujours, parce que la plupart du temps ils sont moins réceptifs que la fleur, et ils gaspillent la force qui est mise dedans par leur inconscience et leur manque de réceptivité. Mais la force est là, et la fleur la reçoit merveilleusement.

14 juillet 1954 - pp. 255-257

RÈGLES DE VIE

Comment utiliser les règles de vie pour rester dans le droit chemin

Ce qui aide, jusqu'à ce que l'on ait trouvé la lumière intérieure, c'est de se faire à soi-même un certain nombre de règles, qui naturellement ne doivent pas être tout à fait rigides et fixes, mais qui doivent être assez précises pour s'empêcher de sortir complètement du droit chemin ou de faire des erreurs irréparables — des erreurs dont on subit la conséquence dans toute sa vie.

Pour cela, il est bon d'ériger en soi un certain nombre de principes, mais qui doivent être pour chacun en accord avec sa nature. Si vous adoptez une règle sociale, collective, vous vous mettez immédiatement dans l'esclavage de cette règle sociale, et alors cela vous empêche presque radicalement de faire un effort de transformation.

16 mai 1956 - p. 161

RENAISSANCE SPIRITUELLE

Comment parvenir à la renaissance spirituelle

La renaissance spirituelle suppose un rejet constant de nos anciennes associations, de nos vieilles façons d'agir et des circonstances passées de notre existence, pour vivre comme si chaque moment était vierge, comme si à chaque instant nous commencions une nouvelle vie. C'est cela être libre de ce qu'on appelle le Karma, le courant de nos actions passées ; en d'autres termes, c'est une libération de l'esclavage des activités habituelles de la Nature, de ses causes et ses effets. Lorsque cette rupture avec le passé est victorieusement accomplie dans la conscience, toutes ces fautes, ces faux pas, ces erreurs et ces folies, si vivaces dans notre souvenir et qui s'accrochent à nous comme des sangsues pour boire le sang de notre vie, se détachent de nous et tombent, nous laissant le plus joyeusement libres. Cette liberté n'est pas une simple affaire de pensée ; c'est un fait tout à fait concret, pratique, matériel. Réellement, nous sommes libres ; rien ne nous lie, rien ne nous affecte, il n'y a plus d'obsession de la responsabilité. Si nous voulons neutraliser, annuler notre passé, ou devenir plus grand que lui, ce n'est pas par un simple repentir ni quelque chose de ce genre que nous pouvons y arriver ; il nous faut oublier que le passé non transformé a jamais existé et entrer dans un état de conscience illuminé qui brise toutes les amarres. Renaître signifie avant tout que l'on entre dans la conscience psychique où nous sommes un avec le Divin et éternellement libres des réactions du Karma. Si l'on ne devient pas conscient du psychique, cela est impossible, mais une fois que l'on est solidement conscient de l'âme vraie en nous, toute servitude prend fin. Alors, à chaque instant, c'est une vie nouvelle, alors le passé ne s'accroche plus à nous. Pour vous donner une idée du sommet final de la renaissance spirituelle, je dirai que l'on peut avoir l'expérience constante de l'univers qui disparaît effectivement à chaque instant et qui à chaque instant est créé de nouveau !

1931 - s.d. pp. 199-200

RENONCEMENT

Comment avoir la bonne attitude face à l'idée du renoncement

Dans les livres, on trouve beaucoup de choses écrites sur le renoncement ; il y est dit que vous devez renoncer à toute possession, à tout attachement, à tout désir. Et moi, je vous dis que tant que vous avez à renoncer à quelque chose, vous n'êtes pas encore sur ce chemin. Car, tant que vous n'êtes pas complètement dégoûté des choses telles qu'elles sont et que vous avez à faire un effort pour les rejeter, vous n'êtes pas prêt pour la réalisation supramentale. Si les constructions du Surmental, si le monde qu'il a érigé et l'ordre existant qu'il soutient, vous satisfont encore, vous ne pouvez pas espérer prendre part à la nouvelle réalisation. C'est seulement quand vous trouverez le monde actuel dégoûtant, insupportable et inacceptable que vous serez mûr pour le changement de conscience. C'est pourquoi je ne donne aucune importance à l'idée de renoncement. Si vous renoncez à quelque chose, cela veut dire que vous devez abandonner ce que vous appréciez, que vous devez rejeter ce qui vous paraît digne d'être gardé. Ce que vous devez sentir, au contraire, c'est que ce monde est laid, stupide, brutal et plein d'une souffrance intolérable ; et quand vous sentez de cette manière, toute la conscience physique et matérielle qui ne veut pas qu'il en soit ainsi et travaille pour que cela change, s'écrie : « Je veux quelque chose d'autre, quelque chose qui soit vrai et beau, plein de félicité, de connaissance et de conscience. Ici tout flotte sur un océan de sombre inconscience. » Mais quand vous voulez le Divin de toute votre volonté, toute votre résolution, toute votre aspiration et votre intensité, Il vient sûrement.

1931 - s. d. p. 147

RÉPULSION

Comment dépasser les mouvements de répulsion

Le monde est plein de choses qui ne sont ni plaisantes ni belles, mais ce n'est pas une raison pour vivre dans une constante répugnance pour ces choses. Toutes les sensations de recul, de dégoût, de peur qui troublent et affaiblissent le mental humain, peuvent être maîtrisées. Un yogi doit surmonter ces réactions, car, dès les premiers pas dans le yoga, il est nécessaire de garder une parfaite sérénité en présence de tous les êtres, de toutes les choses, de tous les événements. Toujours, on doit rester calme, impassible et inébranlable ; la force du yogi réside en cela. Ainsi les animaux féroces les plus dangereux ne lui feront aucun mal si, en leur présence, il conserve une paix et une tranquillité entières.

La répulsion est un mouvement d'ignorance. C'est un geste instinctif de défense. Pourtant, ce qui protège le mieux du danger, ce n'est pas un recul irraisonné, mais la connaissance, la connaissance de la nature du danger, et l'emploi conscient des mesures qui l'écarteront ou l'annihileront. L'ignorance, qui est à la source des mouvements irraisonnés, est la condition générale de l'humanité ; mais elle peut être conquise, car nous ne sommes pas forcément liés à la nature humaine grossière qui nous entoure et qui est le point de départ de l'être extérieur.

L'ignorance est abolie par la croissance de la conscience ; ce qui vous est nécessaire, c'est la conscience, toujours plus de conscience, une conscience pure, simple et lumineuse. Dans la lumière de cette conscience parfaite, les choses apparaissent comme elles sont et non comme elles veulent paraître. Elle est comme un écran montrant fidèlement toutes les choses à mesure qu'elles se déroulent. Sur lui, on voit clairement ce qui est lumineux et ce qui est sombre, ce qui est droit et ce qui est tortueux. Quand on est en contemplation, en spectateur seulement, la conscience devient comme un écran ou un miroir ; quand on est actif, elle ressemble à un projecteur. Il suffit alors de la tourner dans la direction choisie pour voir en pleine lumière et examiner de façon pénétrante n'importe quoi, à n'importe quel endroit.

La façon d'obtenir cette conscience parfaite est d'augmenter votre conscience présente, en la faisant sortir de ses ornières et de ses limites actuelles, en l'éduquant, ou en l'ouvrant à la lumière divine afin que celle-ci puisse y travailler pleinement et librement. Mais la lumière ne peut accomplir son œuvre complètement et sans gêne que lorsque vous êtes débarrassé de tout désir et de toute crainte, quand vous n'avez plus de préjugés dans le mental, de préférences dans le vital, d'appréhensions et d'attractions dans le physique, qui puissent vous obscurcir et vous entraver.

La répulsion est un mouvement de faiblesse. Elle survient parce que vous avez éprouvé un contact désagréable ou douloureux, et vous reculez devant ce qui vous a fait mal. L'atmosphère d'un être, d'un homme, d'un animal, ou ses émanations peuvent vous être nuisibles (quoiqu'il puisse ne pas en être de même pour tout le monde) et, dès qu'elles vous touchent, vous vous jetez en arrière pour les éviter. Mais si vous étiez assez fort, vous pourriez arrêter le danger à distance et l'empêcher de vous atteindre et de vous faire du mal. Car vous verriez et sauriez immédiatement qu'il y a là quelque chose de mauvais et vous vous entoureriez d'une barrière défensive ; et même si la chose s'approchait de vous, elle ne pourrait pas vous toucher ; vous demeureriez indemne et inébranlable en sa présence.

30 juin 1929 - pp. 113-115

RÉSISTANCES

Comment traiter les parties en nous qui résistent

Tout ce qu'il [Sri Aurobindo] dit, tout le temps, c'est : complètement, totalement, sincèrement, sans restriction. Parce qu'il y a une partie de l'être qui a une aspiration, il y a une partie de l'être qui se donne, et il y en a d'autres... quelquefois une petite partie, quelquefois une grosse partie, qui se cache bien, tout au fond, et se tient tout à fait tranquille pour qu'on ne la découvre pas, mais qui *résiste* avec *toute* sa force, de façon à ne pas changer.

Et alors on s'étonne que... avec : « Oh, j'avais une si belle aspiration, j'avais tant de bonne volonté, j'avais un si grand désir de changer, et puis, voilà que je ne peux pas ! Pourquoi ? » Alors, naturellement, votre arrogance mentale vient et dit : « Je n'ai pas reçu la réponse que je méritais, la Grâce divine ne m'aide pas, et on me laisse me débrouiller tout seul », etc., etc.

Ce n'est pas ça. C'est qu'il y a, cachée quelque part, une petite chose qui est bien lovée, là, *repliée, tournée* sur elle-même, et bien cachée, bien au fond, comme dans le fond d'une boîte, et qui refuse de bouger. (*Mère parle tout bas*) Alors quand l'effort, l'aspiration s'atténue, se calme, ça jaillit comme cela, doucement, et puis ça veut imposer sa volonté et ça vous fait faire exactement ce que vous ne vouliez pas faire, ce que vous aviez décidé que vous ne feriez pas, et que vous faites, sans savoir ni comment ni pourquoi. Parce que c'était là, et cela a eu son tour — pour des petites choses, pour des grandes choses, pour des détails, même pour la direction de la vie.

Il y a des gens qui voient clair, qui savent si bien ce qu'ils devraient faire, et qui sentent qu'ils ne peuvent pas... Ils ne savent pas pourquoi. Ce n'est pas autre chose que cela. Il y a un petit coin qui ne veut pas et ce petit coin attend son heure. Et le jour où on lui permettra, par relâchement, par fatigue, par somnolence, par un peu d'inertie, on lui permettra de se montrer, lui, il se montrera avec toute une énergie concentrée, accumulée, et il vous fera faire, il vous fera dire, il vous fera sentir, il vous fera agir *exactement* à l'opposé de ce que vous aviez décidé de faire ! Et vous serez là : « Ah ! que c'est décourageant ! » Alors il y a des gens qui disent : « Fatalité ! » Ils pensent que c'est une fatalité. Ce n'est pas une fatalité, c'est eux-mêmes !... C'est qu'ils n'ont pas, ils ne se sont pas servis de la lumière du phare. Ils n'ont pas tourné la lumière du phare dans les petits coins cachés de leur être, ils n'ont pas découvert ce qui était bien caché. Ils l'ont laissé là, et puis ils ont fait comme ça (*Mère détourne la tête*) pour ne pas le voir. Que de fois on sent tout d'un coup qu'on est sur le point d'attraper quelque chose, heup ! Ça fait un peu mal... C'est gênant... Alors on pense à autre chose, et c'est tout. L'occasion est passée. Il faudra attendre une autre fois, faire encore un certain nombre de bêtises, avant de pouvoir avoir l'occasion d'attraper la chose par la queue, comme ça, ou par l'oreille, ou par le nez, et puis de la tenir et de lui dire : « Non ! tu ne te cacheras plus maintenant, je te vois telle que tu es, et tu dois ou t'en aller ou changer ! »

Il faut avoir une poigne solide, et une résolution inébranlable. Comme notre histoire japonaise de l'autre jour, ce soldat qui avait un couteau dans son genou pour être sûr de ne pas dormir... Et quand il sentait qu'il avait bien sommeil, il tournait le couteau de façon à ce que cela fasse encore plus mal. Il faut avoir quelque chose comme ça. Ça, ça c'est de la détermination : savoir ce que l'on veut et le faire. Voilà.

21 juillet 1954 - pp. 271-272

Comment ouvrir à la Force la partie de notre nature qui résiste

Vous pouvez aspirer pour que cette partie s'ouvre — que la partie qui est ouverte aspire à ce que l'autre partie s'ouvre. Cela s'ouvrira au bout d'un certain temps ; il faut continuer, persister ; il n'y a que cela à faire. Il y a quelque chose qui ne veut pas, une résistance aiguë, comme ça, qui ne veut pas. C'est comme un enfant têtu : « Je n'en veux pas, je resterai ce que je suis, je ne bougerai pas »... Il ne dit pas « je suis satisfait de moi », parce qu'il n'ose pas. Mais la vérité est qu'il est très satisfait de soi, il ne bouge pas.

Mais quand on veut aspirer, il faut savoir quelle est cette partie, n'est-ce pas ?

Ah ! oui, mais si on est sincère, on le saura. Si on se regarde sincèrement, on est sûr de savoir. C'est seulement quand on fait l'autruche qu'on ne sait pas : on ferme les yeux, on met la tête de l'autre côté, on ne regarde pas et on dit : « Ça n'existe pas. » Mais si on se regarde bien en face, on sait très bien où c'est — caché quelque part dans un coin, bien comme ça, tourné sur soi-même, concentré, serré. Mais alors, quand vous allez, et puis que vous mettez la lumière comme ça, droit sur ça, oh ! ça fait mal tout d'un coup, hein !

Mère, la réceptivité dépend de quoi ?

Cela dépend d'abord de la sincérité : que vraiment on veuille recevoir, et puis... oui, je crois que les facteurs principaux, c'est sincérité et humilité. Il n'y a rien qui vous ferme plus que la vanité. Quand on est satisfait de soi, on a cette espèce de vanité de ne pas vouloir admettre qu'il vous manque quelque chose, que vous faites des fautes, que vous êtes incomplet, que vous êtes imparfait, que vous êtes... Il y a quelque chose dans la nature, hein, qui se raidit comme ça, qui ne veut pas admettre — c'est cela qui vous empêche de recevoir. Il n'y a qu'à faire l'expérience, d'ailleurs. Si, par un effort de volonté, on arrive à faire admettre, même à une toute petite partie de l'être, que « eh bien, oui, je me trompe, je ne devrais pas être comme ça, et je ne devrais pas faire ça, et je ne devrais pas sentir comme ça, oui, c'est une faute », si vous arrivez à lui faire admettre cela, d'abord, comme je l'ai dit tout à l'heure, ça commence par faire très mal, mais quand on tient ferme comme ça, jusqu'à ce que ça ait admis, immédiatement c'est ouvert — et c'est ouvert, c'est étrange, il y a un flot de lumière qui entre, et alors on se sent si content après, si heureux, qu'on se demande : « Pourquoi, pour quelle stupide raison ai-je résisté si longtemps ? »

Mais quand on est tellement satisfait de soi, est-ce que l'on peut aspirer tout de même ?

On n'est pas d'un seul morceau, n'est-ce pas ! Il y a quelque chose dans l'être qui peut aspirer. Mais il y a toujours dans l'être quelque chose qui est conscient, justement de ce qui ne va pas — quelquefois vaguement, d'une façon imprécise — mais enfin suffisamment conscient aussi, qu'après tout, on n'est pas parfait, n'est-ce pas, ça pourrait être mieux que ce n'est — ça suffit, cette partie-là peut aspirer.

28 avril 1954 - pp. 129-131

Comment persuader les parties récalcitrantes de notre nature de se soumettre

Tâchez de leur faire comprendre, comme l'on fait avec un enfant qui ne comprend pas, par toutes sortes de moyens : des images, des explications, des symboles. Faites-leur comprendre la nécessité de l'union, de l'harmonisation avec les autres parties de l'être ; parlez-leur raison, essayez de les rendre conscientes de leurs actes et de leurs conséquences. Surtout, être très patient, ne jamais se fatiguer de répéter les mêmes choses.

Dans ce travail, le mental peut-il venir en aide ?

Oui, si une partie du mental est pleinement illuminée, si elle est soumise à la lumière psychique et possède le sens de la vérité, le mental peut aider beaucoup, il peut expliquer les choses de la vraie manière.

8 mars 1951 - p. 203

RESPONSABILITÉ

Comment guider aux mieux ceux dont on est responsable

La première chose, c'est d'apprendre à connaître par identité. Ça, c'est indispensable quand on a la responsabilité d'autrui. Pour apprendre à conduire d'autres gens, le premier pas indispensable est de savoir entrer en eux de façon à les connaître — pas projeter sa pensée, s'imaginer ce qu'ils sont : sortir de soi et entrer en eux, savoir ce qui s'y passe. Alors, comme cela, on les connaît parce qu'on est eux. Quand on ne connaît que soi dans les autres, cela veut dire que l'on ne sait rien. On peut se tromper du tout au tout. On s'imagine que c'est ceci ou cela — on juge sur des apparences ; ou bien sur des préférences mentales, sur des idées préconçues, c'est-à-dire que l'on ne sait rien. Mais il y a une condition dans laquelle on n'a même pas besoin de savoir, de chercher à savoir comment est quelqu'un : on ne peut pas faire autrement que de sentir comment il est, parce que c'est une projection de soi. Et à moins que l'on ne sache faire cela, on ne peut jamais faire ce qu'il faut pour les gens — à moins qu'on ne sente comme ils sentent, qu'on ne pense comme ils pensent, qu'on ne soit capable d'entrer en eux comme si l'on était eux-mêmes. C'est la seule manière. Si vous essayez de savoir avec une petite tête qui marche, vous ne saurez jamais rien. Ou bien en regardant les gens et en vous disant : « Tiens, il fait ça comme cela et comme cela, par conséquent il doit être de telle manière. » C'est impossible.

Par conséquent, le premier devoir de ceux qui ont une responsabilité — par exemple, ceux qui ont la charge d'éduquer d'autres enfants, de s'occuper d'autres êtres, depuis les gouvernants jusqu'aux professeurs et aux moniteurs —, leur premier devoir est d'apprendre à s'identifier, à sentir comme les autres. Alors on sait ce que l'on doit faire. On garde sa lumière intérieure, on garde sa conscience à la place où elle doit être — très au-dessus, dans la lumière — et en même temps on s'identifie, et alors on sent comment ils sont, quelles sont leurs réactions, quelles sont leurs pensées, et on garde cela devant la lumière que l'on a : on arrive à penser parfaitement bien ce qu'il faut faire pour eux. On dira à chacun ce qu'il a besoin d'entendre, on agira avec chacun comme il est nécessaire pour lui faire comprendre. Et c'est pour cela que c'est une grâce merveilleuse d'avoir la responsabilité d'un certain nombre de personnes, parce que cela vous met dans l'obligation de faire le progrès le plus essentiel. Et je me hâte de vous dire que, quatre-vingt-dix-neuf fois sur cent, les gens ne le font pas. Mais c'est justement pour cela que les choses vont si mal. Surtout ceux qui ont la responsabilité de gouverner un pays, c'est la dernière chose à laquelle ils pensent ! Ils sont très anxieux, au contraire, de garder leur manière de voir et leur manière de sentir, et ils s'abstiennent férocement de se rendre compte des besoins de ceux qu'ils gouvernent. Mais enfin, on peut voir que le résultat n'est pas fameux ; jusqu'à présent il est évident que l'on ne peut pas dire que les gouvernements aient été des institutions remarquables. C'est la même chose à tous les niveaux : il y a des petits gouvernements, il y a des grands gouvernements. Mais les lois sont les mêmes, pour tous. Et à moins que, quand vous donnez une leçon, vous ne soyez capable, là, comme ça, de prendre l'atmosphère générale, de ramasser les vibrations qui sont autour des gens, de rassembler ça, de le garder devant vous, et de vous rendre compte de ce que vous pouvez faire de cette matière (des vibrations que vous pouvez répandre, des forces que vous pouvez donner, celles qui seront reçues, celles qui seront assimilées), à moins que vous ne fassiez cela, la plupart du temps vous perdez votre temps, vous aussi. Pour pouvoir faire le moindre travail, il faut faire beaucoup de progrès.

7 octobre 1953 - pp. 327-329

RESSENTIMENT

Comment se débarrasser du ressentiment quand on se sent blessé

D'abord, voir à quel point c'est néfaste : c'est tout petit, c'est destructif ; et puis faire un pas de plus, et puis se tourner soi-même en ridicule, voir à quel point on est grotesque. Alors, comme ça, on s'en débarrasse. Mais tant qu'on prend cela au sérieux, tant qu'on légitime le mouvement, tant qu'il y a quelque part dans la pensée l'idée : « Après tout, c'est tout à fait naturel, j'ai été maltraité et je souffre d'avoir été maltraité », alors, c'est fini, ça ne s'en ira jamais. Mais si on commence à comprendre que c'est le signe d'une faiblesse, d'une infériorité — naturellement d'un égoïsme très considérable, d'une étroitesse d'esprit, et surtout d'une petitesse du sentiment, d'une étroitesse du cœur —, si on comprend cela, alors on peut lutter. Mais il faut que la pensée soit d'accord. S'il y a cette attitude : « On m'a fait mal, je souffre, je ferai voir que je souffre », c'est comme ça. Je ne vais pas jusqu'aux gens qui ont un esprit de vengeance plus ou moins caché, et qui disent : « On m'a fait souffrir, je ferai souffrir. » Ça, ça devient assez vilain pour que les gens s'aperçoivent que cela ne doit pas être — quoiqu'il ne soit pas toujours facile d'y résister. C'est l'indication de quelque chose de tout petit dans la nature. Cela peut être très sensible, cela peut être très émotif, cela peut avoir une certaine intensité, mais c'est tout petit, c'est très replié sur soi, et c'est tout petit.

Naturellement, on peut se servir de la raison, si on en a une qui fonctionne. On peut se servir de la raison, et on peut se dire une chose qui est tout à fait vraie : c'est que dans l'être, ce n'est jamais que l'égoïsme qui souffre, et que s'il n'y avait pas d'égoïsme, il n'y aurait pas de souffrance, et que si l'on veut la vie spirituelle, il faut surmonter son égoïsme. Alors, la première chose à faire, c'est de regarder en face cette souffrance, de percevoir à quel point elle est l'expression d'un égoïsme très petit, et puis balayer la place, faire place nette et dire : « Je ne veux pas de cette poussière-là, je vais nettoyer ma chambre intérieure. »

17 novembre 1954 - pp. 447-448

RÊVES

Comment se souvenir de ses rêves

Quelquefois, quand on a eu un réveil assez lent et tranquille, qu'on n'a pas sursauté en se réveillant, qu'on se réveille tout doucement, tout lentement, sans bouger, on a une impression vague de quelque chose qui s'est passé, et qui a laissé une empreinte sur votre conscience : vous avez une façon d'être en vous réveillant... particulière, quelquefois même étrange. Et alors si vous restez bien tranquille et que vous observez attentivement, sans bouger, vous vous apercevez d'une sorte de demi-souvenir d'une activité qui s'est passée dans la nuit, et si vous restez concentré sur ça, encore immobile pour un certain temps, tout à coup ça peut venir comme ça, comme quelque chose qui apparaît de derrière un voile, et vous pouvez tenir la queue d'un rêve. Quand vous tenez la queue — rien qu'un petit événement —, quand vous tenez la queue vous tirez dessus, là, comme ça, tout doucement, et ça vient. Mais il faut être très tranquille et il ne faut pas bouger. Et généralement ces rêves-là sont très intéressants, ce sont des activités qui sont très instructives.

13 avril 1955 - p. 131

✳

Si au moment de te réveiller tu n'es pas pressé, tu n'es pas obligé de sortir de ton lit, au contraire tu peux rester aussi longtemps que tu veux, tu n'as même pas besoin d'ouvrir les yeux : tu laisses la tête exactement à la même place où elle était et tu fais au-dedans de toi comme un miroir tranquille et tu te concentres là-dessus. Tu attrapes un petit bout de la queue du rêve. Tu attrapes cela et tu commences à tirer doucement, toujours sans bouger. Tu commences à tirer tout doucement, et puis une partie vient, après il en vient une autre. On va à reculons. C'est le dernier qui vient le premier. Tout va à reculons, doucement, et tout d'un coup tout le rêve apparaît : « Ah ! voilà, c'était comme ça ! » Surtout ne saute pas, ne bouge pas : tu te répètes le rêve à toi-même plusieurs fois — une fois, deux fois — jusqu'à ce que ce soit clair dans tous les détails. Une fois que ce rêve-là est réglé, tu continues à ne pas bouger, tu essayes d'aller plus loin au-dedans, et tout d'un coup tu attrapes la queue d'une autre chose. Ça, c'est plus lointain, plus vague, mais tu pourras encore l'attraper. Et puis là aussi, tu accroches et tu attrapes et tires, et tu vois que tout change, et tu entres dans un autre monde : tout d'un coup, tu as une aventure extraordinaire — c'est un autre rêve. Tu suis le même procédé. Tu te racontes à toi-même le rêve une fois, deux fois, jusqu'à ce que tu sois certain. Tu restes toujours très tranquille. Puis tu commences à pénétrer encore plus profondément au-dedans de toi, comme si tu entrais très loin, très loin, très loin. Et puis tout d'un coup tu vois une forme vague, tu as une impression, une sensation... comme un courant d'air, une petite brise, un petit souffle ; tu dis : « Tiens, tiens... » Cela prend une forme, cela devient clair — et la troisième catégorie arrive. Il faut beaucoup de temps, beaucoup de patience, il faut être très tranquille dans sa tête et son corps, très tranquille, et on peut arriver à raconter toute sa nuit, depuis la fin jusqu'au commencement.

Même sans faire cet exercice qui est très long et très difficile, pour se rappeler un rêve, que ce soit le dernier ou celui du milieu qui a fait une impression violente sur l'être, il faut faire ce que j'ai dit quand on se réveille : faire bien attention de ne même pas bouger la tête sur l'oreiller, rester absolument tranquille, et laisser le rêve revenir.

6 mai 1953 - pp. 40-41

✸

Le matin, quand vous vous réveillez, il ne faut pas que vous soyez pressé. Si vous voulez... il ne faut pas que vous vous réveilliez juste au moment où il faut vous lever ; il faut avoir du temps devant soi, et il faut faire bien attention, faire une formation avant de s'endormir, et faire bien attention en se réveillant de ne pas faire un mouvement brusque, parce que si vous faites un mouvement brusque, automatiquement le souvenir de vos rêves s'en va. Il faut que vous restiez avec la tête absolument immobile sur l'oreiller, sans bouger, jusqu'à ce que vous puissiez rappeler tranquillement à vous la conscience qui est partie, et la rappeler comme on tire sur quelque chose, très doucement, sans heurt et sans hâte, avec un état d'attention et de concentration. Et alors, à mesure que la conscience rentre en vous, la conscience qui est partie, si vous restez bien immobile, bien tranquille et que vous ne vous remettiez pas à penser à toutes sortes de choses, cela ramènera d'abord l'impression, et puis après le souvenir, quelquefois un souvenir fragmentaire. Mais si vous restez dans ce même état d'immobilité réceptive, alors ça peut devenir de plus en plus un souvenir conscient. Mais pour cela, il faut avoir du temps. S'il y a la moindre impression qu'il faut que vous vous dépêchiez, c'est fini, vous ne pouvez rien faire du tout. Il ne faut même pas, en vous réveillant, vous demander : « Quelle heure est-il ? » C'est tout à fait fini. Si vous faites ça, tout s'en va.

2 mars 1955 - pp. 72-73

Comment interpréter les rêves

Tout d'abord, devenez conscient, conscient de vos rêves. Observez les rapports entre eux et les événements des heures de veille. Si vous vous souvenez de vos nuits, il vous sera très souvent possible d'établir une relation entre votre état de la journée et celui de la nuit. Toujours, durant le sommeil, quelque activité se produit sur le plan mental, vital ou autre ; des choses se passent là, qui gouvernent votre conscience de veille. Par exemple, certains sont très anxieux de se perfectionner et font de grands efforts pendant le jour. Ils vont dormir et, quand ils se réveillent le lendemain, ils ne trouvent plus aucune trace de ce qu'ils avaient gagné par leur effort du jour précédent ; il leur faut de nouveau parcourir le même chemin. Ceci veut dire que l'effort et le résultat obtenu, quels qu'ils aient été, appartenaient aux parties les plus superficielles ou les plus éveillées de l'être ; mais d'autres parties, plus profondes ou plus endormies, n'avaient pas été touchées. Dans le sommeil, on tombe sous l'emprise de ces régions inconscientes qui absorbent et font disparaître tout ce que l'on avait si laborieusement édifié pendant les heures de veille.

Soyez conscient ! Soyez conscient de la nuit aussi bien que du jour. D'abord, il vous faut devenir conscient ; ensuite, vous pourrez avoir le contrôle. Ceux qui se souviennent de leurs rêves connaissent cette expérience de savoir qu'ils rêvent même pendant le rêve ; ils savent qu'ils ont une expérience qui n'appartient pas au monde matériel. Une fois que l'on a cette connaissance, on peut agir là de la même manière que dans le monde matériel ; on ne se sent plus lié par ce qui se passe ; même pendant que l'on rêve, on peut exercer sa volonté consciente et changer tout le cours des événements rêvés.

Et tandis que vous deviendrez de plus en plus conscient, vous commencerez à avoir autant de contrôle de votre être pendant la nuit que durant le jour, peut-être même davantage. En effet, pendant la nuit, vous êtes au moins partiellement libéré de la sujétion au mécanisme du corps. Le contrôle des mouvements de la conscience corporelle est beaucoup plus difficile, car ces mouvements sont plus rigides et moins susceptibles de changement que ne le sont ceux du mental ou du vital.

Pendant la nuit, le mental et le vital (particulièrement le vital) sont très actifs. Le jour, ils sont tenus en échec ; automatiquement la conscience physique met un frein au libre jeu de leur expression. Dans le sommeil, ce frein est retiré, et ils apparaissent avec toute la spontanéité de leurs mouvements naturels.

21 avril 1929 - pp. 17-18

✹

Il y a beaucoup de rêves qui sont simplement des phénomènes du cerveau, c'est-à-dire des choses qui se remettent en activité sous une instigation quelconque et qui redonnent les mêmes images, quelquefois tout à fait identiques, quelquefois avec des associations, des connexions un peu différentes, alors il y a des différences.

Il y a parfois des rêves qui se répètent, n'est-ce pas, souvent des rêves qui sont des leçons ou des indications, des rêves qui vous annoncent quelque chose, ou qui veulent attirer votre attention sur quelque chose, ou vous mettre en garde de quelque chose. Il arrive très souvent qu'ils se reproduisent, à brève échéance ou après un certain temps. Et généralement, cela veut dire que les premières fois l'impression a été très faible, on ne se souvient pas bien. La troisième ou dès la seconde fois on a déjà une impression vague — « Tiens, ce n'est pas la première fois » —, quand on voit ça. Alors la troisième fois, c'est clair, précis, absolu, et on se souvient : « Tiens, j'ai déjà vu ça trois fois ! »

Ça, généralement, ce sont des rêves extrêmement intéressants et qui vous donnent des indications précises : ou sur quelque chose à faire, ou sur quelque chose à ne pas faire, ou sur des précautions à prendre, ou bien sur des relations avec quelqu'un, ce qu'il faut s'attendre à recevoir d'une personne, comment il faut agir avec elle, ou dans certaines circonstances.

Tu vois, c'est un tout petit détail, un tout petit détail qui se reproduit comme ça ; quelquefois ça vient immédiatement : une nuit, la seconde nuit, la troisième nuit ; quelquefois ça prend des semaines pour se reproduire.

13 avril 1955 - pp. 134-135

Comment interpréter un rêve où l'on se voit mort

Cela dépend du contexte. Cela peut vouloir dire qu'on a fait un progrès suffisant pour se débarrasser totalement d'une vieille manière d'être qui n'a plus sa raison d'être. Ça, c'est, je crois, le cas le plus fréquent. Autrement cela dépend absolument du contexte, c'est-à-dire des circonstances qui entourent le rêve.

C'est-à-dire... on se voit mort... Comment est-ce qu'on se voit mort ? Est-ce que simplement on voit le corps inerte, ou bien est-ce qu'il y a une histoire, ou bien est-ce qu'on se voit mourir, ou on se voit déjà mort, ou est-ce qu'on prend pour mort quelque chose qui n'est pas mort ?

N'est-ce pas, si vous laissez votre corps (...), si vous êtes sorti d'une façon suffisamment matérielle, dans un vital très matériel, eh bien, le corps qui est couché sur le lit a l'air absolument mort, mais il n'est pas mort pour ça. Mais si on le regarde ou le voit en étant en dehors et qu'on ne sait pas, il a l'air absolument mort, il est en état cataleptique. Alors si on sait ce qu'il faut, et ce que l'on doit faire, c'est très facile ; mais si on ne sait pas, et que l'imagination part vagabonder, alors on ouvre la porte à la peur, et n'importe quoi peut arriver.

Mais en fait, je ne crois pas qu'une fois sur un million de fois ce soit une chose prémonitoire. Je crois beaucoup plus que c'est un fragment de l'être qui a cessé d'être utile, et qui disparaît ; alors le fragment prend la forme du tout, et on se voit mort, parce que ce fragment a cessé d'exister en vous. Ça c'est le cas le plus fréquent et le plus logique.

Maintenant on peut voir non pas une mort, mais par exemple un accident ou un assassinat, ou des choses comme ça... Alors c'est un rêve très violent, n'est-ce pas, vécu, et ça, ça peut vouloir dire qu'on est attaqué par des forces mauvaises envoyées par quelqu'un pour un but précis. Alors il n'y a qu'à taper dur et réagir violemment.

27 avril 1955 - pp. 145-146

Comment distinguer les rêves symboliques des autres

Pour chacun, c'est différent ; mais c'est une question d'impression que l'on a. Généralement, en le voyant, le rêve symbolique est beaucoup plus clair, précis, plus coordonné, et porte avec lui cette espèce de conscience de quelque chose qui est vrai... je ne sais pas... on s'en souvient mieux, ça ne se déforme pas dans le souvenir.

27 avril 1955 - p. 141

Comment avoir le contrôle de ses rêves

Je pense qu'il y a toute une catégorie de rêves tout à fait vulgaires, inutiles et simplement fatigants, qu'on peut éviter si, avant de s'endormir, on fait un petit effort de concentration, qu'on essaye de se mettre en rapport avec ce que l'on a de meilleur en soi — ou par une aspiration, ou par une prière —, et de ne s'endormir que quand ça, c'est fait... même, si on veut, essayer de méditer et passer tout naturellement de la méditation au sommeil sans même s'en apercevoir... Généralement, il y a toute une catégorie de rêves qui sont inutiles, fatigants, qui vous empêchent de bien vous reposer — tout ça on peut l'éviter. Et alors, si on a vraiment bien réussi sa concentration, il se peut qu'on ait justement, la nuit, pas positivement des rêves mais des expériences dont on devient conscient et qui sont très utiles, des indications, comme je viens de dire, des indications sur des questions que vous vous posiez et pour lesquelles vous n'aviez pas de réponse ; ou bien un ensemble de circonstances où vous devez prendre une décision et vous ne savez pas quelle est la décision à prendre ; ou bien quelque manière d'être de votre propre caractère qui ne vous apparaît pas clairement dans la conscience éveillée — parce que vous en avez tellement l'habitude que vous ne vous en apercevez pas —, mais quelque chose qui nuit à votre développement et qui obscurcit votre conscience, et qui dans un rêve révélateur symbolique vous apparaît, et vous vous rendez compte de la chose clairement, alors vous pouvez agir dessus.

Cela dépend non pas de ce qu'on a été dans la journée, parce que ça n'a pas toujours beaucoup d'effet pour la nuit, mais beaucoup de la manière dont on s'est endormi. Il suffit justement d'avoir au moment de s'endormir une aspiration sincère que la nuit, au lieu d'être un obscurcissement de la conscience, soit une aide pour comprendre quelque chose, pour avoir une expérience ; et alors, ça ne vient pas toujours, mais ça a une chance de venir. (…)

On fait beaucoup, beaucoup de choses la nuit, qu'on ne sait pas, et si on apprend, n'est-ce pas, quand on devient conscient, on peut commencer à avoir le contrôle. Avant d'être conscient, on n'a pas de contrôle du tout. Mais quand on commence à être conscient, on peut commencer aussi à avoir un contrôle. Et alors, si on a le contrôle de ses activités de la nuit, on peut se reposer beaucoup mieux ; parce que le fait que quand on se réveille on est souvent au moins aussi fatigué que quand on s'est endormi, et on a un sentiment de lassitude, c'est parce qu'on fait d'innombrables choses inutiles pendant la nuit : on se fatigue à courir vitalement, ou à marcher mentalement dans une activité effrénée. Alors quand vous vous réveillez, vous vous sentez fatigué.

Eh bien, une fois que vous avez le contrôle, vous pouvez arrêter ça complètement... arrêter avant de s'endormir... faire comme la mer étale, c'est-à-dire qu'elle est tout à fait étendue et plate et immobile... eh bien, vous pouvez rendre votre mental comme ça, vaste, plat, comme une surface plate et immobile, alors votre sommeil est excellent.

Naturellement il est question, là aussi, des gens qui s'en vont dans leur sommeil dans des endroits du vital qui sont très mauvais, et alors, quand ils reviennent, quelquefois ils sont plus que fatigués, des fois ils sont malades, ou ils sont tout à fait épuisés. Ça, c'est parce qu'ils ont été dans de mauvais endroits et qu'ils se sont battus. Mais ça, ça a certainement quelque chose à faire avec l'état de conscience que l'on a pendant la veille. Si, par exemple, vous vous êtes mis en colère dans la journée, n'est-ce pas, il y a beaucoup de chances pour que la nuit vous soyez dans une bataille vitale pendant quelque temps ; ça, ça arrive.

13 avril 1955 - pp. 130-132

Comment changer le cours de ses rêves par la volonté consciente

Si vous êtes au milieu d'un rêve et qu'il se passe quelque chose qui ne vous plaise pas (par exemple, quelqu'un crie qu'il veut vous tuer), vous dites : « Ça ne va pas du tout, je ne veux pas que mon rêve soit comme cela », et vous pouvez changer l'action ou le dénouement. Vous pouvez volontairement organiser votre rêve. On arrange son rêve. Mais pour cela, vous devez être conscient que vous rêvez, il faut savoir qu'on rêve. (...)

Il faut être conscient de ce qui peut arriver. Admettons que vous soyez allé vous promener dans le monde vital ; là vous rencontrez des êtres qui vous attaquent (c'est généralement ce qui se passe), si vous savez que c'est un rêve, vous pouvez très bien rassembler vos forces vitales et vaincre. C'est un fait véritable : vous pouvez avec une certaine attitude, une certaine parole, une certaine manière d'être, faire des choses que vous ne feriez pas si vous rêviez simplement.

29 avril 1953 - p. 27

Comment utiliser le rêve conscient

Il y a des enfants qui savent cela, ils continuent leurs rêves. Tous les soirs quand ils vont se coucher, ils retournent au même endroit et ils continuent leur rêve. (…)

Il n'y a rien de plus intéressant. C'est une occupation pour les nuits, qui est tout à fait agréable. Vous commencez une histoire, puis, quand il est temps de se réveiller, vous mettez un point à la dernière phrase et vous rentrez dans votre corps. Et puis la nuit suivante, vous repartez, vous rouvrez la page et vous recommencez votre histoire pendant tout le temps que vous êtes sorti ; et puis vous arrangez bien les choses — il faut que ce soit bien arrangé, que ce soit bien joli. Et quand c'est le moment de revenir, vous mettez encore un point final et vous dites aux choses : « Restez bien tranquilles jusqu'à ce que je revienne ! » Et vous rentrez dans votre corps. Et vous continuez cela tous les soirs, et vous écrivez un livre de contes de fées merveilleux — à condition que vous vous souveniez quand vous vous réveillez. (…)

Cela dépend de la candeur de l'enfant.

Et de la confiance en ce qui lui arrive, de l'absence de sens critique mental, et d'une simplicité de cœur, et d'une énergie jeune et active — ça dépend de tout cela, d'une sorte de générosité vitale intérieure : il ne faut pas être trop égoïste, il ne faut pas être trop avare, il ne faut pas être trop pratique, trop utilitaire — enfin, il y a toutes sortes de choses qu'il ne faut pas être, comme les enfants. Et puis, il faut avoir un pouvoir d'imagination vivant, parce que (j'ai l'air de vous raconter des bêtises, mais c'est tout à fait vrai) il y a un monde où vous êtes le suprême formateur : c'est votre monde vital à vous. Vous êtes le suprême formateur et vous pouvez faire une merveille de votre monde si vous savez vous en servir. Si vous avez une conscience d'artiste, de poète, si vous aimez l'harmonie, la beauté, vous bâtirez là une chose merveilleuse qui aura tendance à pousser dans la manifestation matérielle.

Quand j'étais petite, c'est ce que j'appelais « se raconter des histoires ». Ce n'est pas du tout se raconter avec des mots, dans sa tête ; c'est s'en aller dans cet endroit, qui est vierge, et… y bâtir une histoire merveilleuse. Et quand vous savez vous raconter une histoire comme cela, qu'elle est vraiment belle, vraiment harmonieuse, vraiment forte et vraiment coordonnée, cette histoire se réalisera dans votre existence — peut-être pas exactement sous la forme où vous l'avez créée, mais comme une expression physique plus ou moins déformée de ce que vous aurez fait.

Cela prendra peut-être des années ; mais votre histoire aura tendance à organiser votre existence.

18 avril 1956 - pp. 132-133

SÂDHÂNÂ

Comment favoriser la sâdhânâ

Si vous voulez faire la sâdhânâ, il est évident qu'il faut avoir, au moins partiellement, une occupation qui ne soit pas égoïste, c'est-à-dire qui ne soit pas faite pour soi-même seul. (...) Il faut faire quelque chose qui soit un peu désintéressé, parce que si vous êtes exclusivement occupé de vous-même, alors vous êtes enfermé dans une sorte de carapace et vous n'êtes pas ouvert aux forces universelles. Un petit mouvement, une petite action désintéressée qui ne soit pas faite dans un but égoïste, ouvre une porte sur quelque chose d'autre que sa petite personne, toute petite.

On est généralement enfermé dans une coquille et on ne s'aperçoit des autres coquilles que quand il y a un choc ou une friction. Mais la conscience de la Force qui circule, de l'interdépendance des êtres, cela, c'est une chose très rare. C'est l'une des étapes indispensables de la sâdhânâ.

2 juin 1954 - p. 171

Comment utiliser la régularité des rythmes individuels pour la sâdhânâ

Tous les mouvements, quand on les observe, on s'aperçoit qu'ils ont un certain rythme : les mouvements de conscience intérieure, par exemple, non seulement au point de vue de la compréhension, mais au point de vue des réactions personnelles, des hauts et des bas dans le progrès, d'un retour assez régulièrement périodique, à la fois de l'avance et des reculs, des difficultés et des aides. Mais si chacun est attentif, il s'aperçoit que son rythme lui est tout à fait particulier ; ce n'est pas le même rythme que celui du voisin. Mais de même que les saisons suivent un certain rythme, assez régulier dans l'ensemble, de même la vie individuelle a ses saisons. Et quand on s'étudie attentivement, on s'aperçoit qu'il y a même certaines répétitions de circonstances analogues, à des intervalles réguliers. Même, des gens très sensitifs s'aperçoivent qu'il est certains jours de la semaine, ou certaines heures du jour, où ils peuvent faire les choses plus facilement. Il y en a qui ont des difficultés particulières à des jours et à des heures particulières ; il y en a au contraire qui ont des inspirations meilleures à des moments particuliers. Mais chacun doit trouver cela en lui-même, en s'observant. Naturellement c'est loin d'être absolu, ce n'est pas rigoureux et, si c'est gênant, cela peut s'éliminer très facilement, simplement avec un petit effort d'une volonté résolue. Mais si ça aide, on peut s'en servir. (…)

Si tu observes en toi une certaine répétition de conditions que, par exemple, à telle heure, à tel moment de la journée, dans telles circonstances, il t'est plus facile de te concentrer, ou de méditer, eh bien, tu te sers de ça, en le faisant à ce moment-là.

Naturellement, il ne faut pas en devenir l'esclave ; on peut s'en servir, mais il ne faut pas que ça devienne une nécessité et que, si on a passé l'heure, on ne puisse plus méditer. Mais si c'est une aide suffisante, on se sert de l'aide ; tout est une question d'observation.

Si on s'étudie, on peut s'apercevoir que dans l'année il y a certains moments, qui sont dus non pas seulement à des conditions personnelles mais à des conditions plus générales — les conditions de la Nature en général —, il y a des moments où l'on rencontre plus de difficultés dans la sâdhanâ ; il y a des moments, au contraire, où on a en soi une plus grande poussée vers l'accroissement de connaissance et de conscience. Cela vous aide dans le sens que si, à un moment donné, vous vous trouvez en présence de difficultés spéciales, ou de quelque chose qui ressemble à un arrêt, au lieu de vous lamenter vous vous dites : « Tiens, c'est ce moment-là ; c'est parce que nous sommes à tel moment de l'année. » Et on attend avec patience que le temps soit passé ; ou en faisant ce que l'on peut, mais sans se décourager en se disant : « Ah ! voilà, je n'avance pas, je ne fais pas de progrès. » Cela vous aide à être raisonnable.

Et naturellement on peut faire un pas de plus, et prendre ses précautions de telle manière… des précautions intérieures pour être indépendant de ces influences extérieures. Mais ça, c'est plus tard ; c'est quand on commence à être le maître conscient de sa sâdhanâ.

19 Octobre 1955 - pp. 368-370

SENS

Comment éduquer nos sens pour qu'ils deviennent un moyen de connaissance

C'est par la sensation que vous apprenez : en voyant, en observant, en entendant. Les classes servent vos sensations, les études servent vos sensations, le mental reçoit les choses à travers les sensations. Par l'éducation des sensations, on favorise son éducation générale ; (...) Si l'on apprend à bien voir d'une façon exacte, précise, si l'on apprend à bien entendre, si l'on apprend avec le contact à connaître la nature des choses, si l'on apprend avec l'odorat à distinguer entre les différentes odeurs, c'est un puissant moyen d'éducation. En fait, on devrait les utiliser pour cela, comme des moyens d'observation, de contrôle et de connaissance. Si on est suffisamment développé, on peut, par la vue, connaître la nature des choses ; par l'odorat, connaître aussi la valeur, la nature différente des choses ; au toucher, on peut reconnaître les choses. C'est une question d'éducation ; c'est-à-dire qu'il faut travailler pour cela.

Par exemple, il y a une différence considérable entre la vision des gens ordinaires et la vision des artistes. Leur façon de voir les choses est beaucoup plus complète et consciente que la façon des gens ordinaires. Quand on n'a pas éduqué sa vision, on voit d'une façon vague, imprécise, et on a plutôt des impressions qu'une vision exacte. Un artiste, quand il voit quelque chose et qu'il a appris à se servir de ses yeux, il voit — par exemple, quand il voit une figure, au lieu de voir simplement une forme, comme ça, n'est-ce pas, une forme, l'ensemble d'une forme, et que, vaguement, il peut dire que cette personne ressemble ou ne ressemble pas tellement à la chose qu'il voit —, il voit l'exacte construction de la figure, la proportion des différentes parties, comment la figure est harmonieuse ou ne l'est pas, et pour quelle raison ; et puis, de quel genre de type, de forme c'est ; toutes sortes de choses, d'un seul coup, n'est-ce pas, avec une seule vision, comme on voit les relations entre les différentes formes.

Quand on a éduqué ses yeux à voir les choses exactement, on peut, c'est un exercice que l'on peut faire assez facilement. Par exemple, vous avez à mettre quelque chose, un objet, ou un nombre de choses, dans une boîte : la personne ordinaire aura besoin de prendre une mesure, et de mesurer la boîte et de trouver exactement ce qu'il faut. Celui qui a éduqué ses yeux, il verra les choses qui sont à mettre, et d'un seul coup il verra que c'est cette boîte-là qu'il faut ; ou bien, si vous avez un liquide à verser, il saura exactement la dimension de la bouteille, parce que son œil a l'habitude de mesurer et il peut, en voyant la chose, savoir exactement quelle est sa dimension. Par exemple, n'est-ce pas, un autre exemple : vous avez à mettre une bague à un doigt de quelqu'un. Les gens ordinaires sont obligés de prendre les bagues et de les essayer l'une après l'autre, jusqu'à ce qu'ils trouvent celle qui est à la vraie mesure. Celui qui aura éduqué ses yeux, il regarde le doigt et il regarde les bagues ; il ne se trompera pas et prendra tout de suite la bague qui va exactement, sans faire de faute. Eh bien, ça, cette sorte d'éducation pour les yeux, on peut la faire pour l'ouïe, pour distinguer les sons et toutes les qualités de son. On peut la faire avec l'odorat, distinguer les odeurs et les différentes qualités des odeurs ; le goût, la même chose.

Et si l'on aborde les choses avec cette idée-là — d'étudier, d'arriver à développer l'exactitude de la perception et la relation des choses entre elles —, alors, au lieu de vivre dans la sensation pour la sensation (c'est-à-dire : oh ! c'est agréable ou c'est désagréable, j'aime ça ou je ne l'aime pas, et tout ce genre de sottises), on connaît la qualité des choses, leur emploi et leurs relations entre elles par cette étude des sens. Cela vous met en rapport avec le monde d'une façon tout à fait consciente. Pour tout, le moindre détail...

Par exemple, vous êtes obligé de faire la cuisine et vous voulez faire un plat qui soit bon. Eh bien, si vous n'avez pas éduqué vos sens, il faudra que vous essayiez un petit peu de ceci, ou un petit peu de cela, et puis que vous goûtiez, et puis que vous corrigiez, vous arrangiez. Si vous avez votre éducation du goût, vous savez très bien — le goût et l'odorat en même temps, ce sont deux choses qui sont très proches et qui doivent se compléter l'une l'autre —, vous savez quel genre de nourriture vous êtes en train de cuire, vous avez l'odeur de la chose que vous êtes en train de cuire, et alors, à cause de cette odeur et de la nature de la chose, vous saurez exactement quelle autre chose vous pouvez mettre avec pour compléter le goût, ce qu'il faut ajouter de ceci, ajouter de cela, toutes sortes d'ingrédients, n'est-ce pas, combiner les choses ; combiner, par exemple, les différents légumes ou les différents goûts des choses, de façon à ce que cela fasse un tout homogène. Et alors, vous aurez un plat sans avoir besoin toutes les trois minutes de goûter pour savoir si vous avez mis assez de sel ou assez de poivre, assez de beurre, ou... vous saurez exactement ce qu'il faut faire et vous le ferez sans une erreur.

C'est la même chose pour l'odorat. Si vous avez cultivé votre odorat, par exemple, vous pouvez mélanger des choses avec une proportion exacte, savoir la nature... la nature d'un parfum par exemple, savoir avec quel autre parfum. Mettez des fleurs, on sent : eh bien, il y a des odeurs qui sont en désharmonie. Si vous les mettez ensemble, cela fait quelque chose qui grince, qui n'a pas de... d'harmonie, d'unité. Mais si vous avez cultivé votre odorat, quand vous aurez cette odeur, vous saurez exactement quels sont les genres d'odeurs qui peuvent harmonieusement aller avec celle-là. Et vous pourrez rapprocher les choses qui sont faites pour aller ensemble.

Les couleurs, c'est la même chose. L'éducation des couleurs, c'est formidable dans le détail et la complexité. Si vous apprenez à distinguer toutes les couleurs, à savoir à quelle famille de couleurs cela appartient, quel genre d'harmonie cela peut faire : vous savez, c'est la même chose. Vous pouvez avoir la mémoire de la couleur comme vous avez la mémoire de la forme. Vous voulez assortir toutes les choses... Par exemple, vous voulez assortir deux choses : vous voulez assortir un manteau avec une jupe, ou une... n'est-ce pas, n'importe quoi... ou bien un genre d'étoffe avec un autre. Généralement, vous êtes obligé d'en prendre un, et puis d'aller, et puis de comparer avec les autres ; et finalement, après beaucoup d'efforts, si vous n'êtes pas trop maladroit, vous finissez par trouver. Mais si vous avez l'éducation de la couleur, vous regardez la couleur une fois, et vous allez tout droit à ce qui va avec, sans hésitation, parce que vous vous souvenez exactement quelle est la nature de cette couleur, et vous allez à une nature de couleur qui peut s'accorder avec cela.

Mais, n'est-ce pas, pour s'éduquer, on peut faire des tas, des tas de... presque des jeux, n'est-ce pas. Vous avez toute une série de choses, prenez n'importe quoi : des bouts d'étoffe, de n'importe quoi, des bouts de ruban, des bouts de papier, beaucoup de couleurs différentes. Et puis alors, vous les arrangez pour avoir une « gamme », et vous voyez dans quel ordre il faut les mettre : à côté de ça, qu'est-ce qui doit aller ? À côté de ça, qu'est-ce qui doit aller ? Et ainsi de suite. Et vous faites une gamme ininterrompue, de façon que rien ne crie et que vous puissiez aller d'un extrême des couleurs à l'autre.

Il y a des occasions innombrables de faire des choses comme ça. On ne les utilise pas. Mais si l'on regarde le problème du point de vue de l'éducation, vous avez constamment l'occasion d'éduquer, constamment. Il paraît que les gens font des fautes de goût terribles ; si vous saviez, au point de vue harmonie artistique, on vit dans un chaos, simplement ! Prenez seulement les relations des couleurs entre elles — il y a bien d'autres choses, il y a la relation des formes qui est encore bien plus compliquée, mais la relation des couleurs : on prend une couleur, puis on la met avec une autre ; et puis il se trouve que ce sont des familles de couleurs qui ne vont pas ensemble. Alors, quand on n'a pas d'éducation, quelquefois on ne s'en aperçoit même pas. Quelquefois, on se dit : « Tiens, ce n'est pas très joli... » Mais on ne sait pas pourquoi, on ne se rend pas compte du tout du pourquoi. Mais quand on est éduqué, quand on a éduqué son œil, d'abord on ne fait jamais une faute comme ça, on ne met jamais ensemble deux choses qui ne vont jamais ensemble ; mais si, par hasard, sur quelqu'un d'autre on voit des choses qui ne sont pas du tout faites pour aller ensemble, on n'a pas cette espèce d'impression vague de dire : « Oh ! ce n'est pas joli, oh ! ce n'est pas bien », une sorte de chose vague... On ne sait pas pourquoi ce n'est pas joli, ce n'est pas agréable. Et c'est exactement parce que cette couleur-là est de cette famille de couleurs, et cette couleur-là est de cette famille de couleurs, et que, si vous mettez ces deux familles différentes ensemble, sans avoir des choses intermédiaires pour les harmoniser, ça hurle. Vous pouvez porter remède immédiatement, parce que vous savez où est la faute.

Eh bien, au point de vue des formes, c'est la même chose, n'est-ce pas. Vous arrangez une chambre. Vous mettez n'importe quoi, à n'importe quel endroit, et alors, quand vous entrez... quelqu'un qui a un sens d'harmonie éprouve un malaise. On a l'impression qu'on entre dans un chaos. Mais si vous avez le sens des formes et des couleurs... il faut ajouter à cela le sens de l'ordre et de l'organisation... mais enfin, même sans avoir ce sens utilitaire de l'ordre et de l'organisation, si vous avez un vrai sens de la forme — des formes qui doivent se compléter et s'harmoniser, et des couleurs qui doivent se compléter et s'harmoniser —, quand vous avez une chambre à arranger, même si vous avez trois meubles, vous les mettez à la bonne place. Mais la plupart des gens ne savent pas, cela ne fait pour eux aucune différence. Ils ne pensent qu'à une chose : « Oh, ce sera plus commode d'avoir ça ici, et plus commode d'avoir ça là » ; et puis quelquefois, ils ne pensent même pas à ça, ils mettent les choses n'importe où.

Mais alors, quand ils entrent dans leur chambre, là où ils doivent vivre pendant plusieurs heures de leur vie, ils entrent dans une confusion et un désordre ; et s'ils ne sont pas sensitifs, ils ne s'en aperçoivent pas, ils n'ont pas de malaise. Mais cela ne contribue pas à les harmoniser intérieurement. Tandis que si l'on a... Vous avez une chambre qui est comme ça ; dans cette chambre qui a cette proportion-là, il faut que vous mettiez un certain nombre donné de meubles, pas plus, pas moins ; et il faut qu'ils soient arrangés dans cet ordre-là. Par exemple, il y a une harmonie des lignes, n'est-ce pas ; et si vous mettez les choses sans considérer cette harmonie des lignes, alors immédiatement vous avez l'impression de quelque chose qui crie. Tandis que si vous savez là où il faut une courbe, là où il faut un angle, là où il faut quelque chose de petit, là où il faut quelque chose de grand, et que vous le mettiez dans un ordre... Même, mettez, quatre meubles : vous pouvez les mettre à la bonne place ou à la mauvaise place ; et il se trouve que si vous avez vraiment du goût et que vous êtes bien éduqué, votre organisation harmonieuse sera aussi la plus pratique. Il y a des gens, n'est-ce pas, qui entassent dans une petite place un nombre considérable de choses, et les mettent d'une façon si maladroite qu'ils ne peuvent même pas bouger sans se cogner quelque part.

J'en connais, des gens comme ça. Ils entrent dans leur chambre, et ils passent leur temps à se cogner ici, à se cogner là ; et alors, il faut qu'ils fassent des détours et toutes sortes de gestes extraordinaires pour pouvoir se servir des choses dont ils ont besoin. Et ils n'y pensent pas, ils n'y pensent pas, c'est arrivé comme ça... La plupart des gens sont tellement inconscients que, quand on leur demande : « Pourquoi c'est comme ça ? » — « C'est arrivé comme ça, ça se trouve comme ça... » Ça s'est trouvé comme ça, voilà, par hasard ! Et ils vivent toute leur vie « par hasard », des choses arrivent comme ça... Eh bien ça, c'est un manque d'éducation des sens. Si vous les éduquez vraiment dans le sens véritable, d'abord vous échappez immédiatement à cette chose insupportable, n'est-ce pas : « C'est agréable, c'est désagréable, ça fait plaisir, c'est un déplaisir... Oh ! quelle sensation désagréable ! » On ne sait pas pourquoi, d'ailleurs, c'est seulement ça. Et puis, tout d'un coup : « Ah ! comme c'est agréable ! »

Et puis alors, on mange de quelque chose... beaucoup trop, parce qu'on l'a trouvé bon, et puis on se rend malade. Ou bien, on ne peut pas prendre un remède parce qu'il n'est pas agréable et alors... on n'a pas même un remède — je dis quelque chose qui fait du bien ! Il m'arrive bien des fois de dire aux gens : « Mais pourquoi est-ce que vous ne prenez pas cela ? » — « Oh, c'est si mauvais ! » Mais si cela fait du bien, cela ne doit pas vous paraître mauvais. Si vous êtes conscient vous devez sentir le bien que ça fait, et ça empêche de sentir le mauvais.

C'est l'ignorance des sens qui vous livre à cette impression. N'est-ce pas, on peut commencer tout petit, tout petit, l'éducation, et on peut faire cela jusqu'à plus de cent ans. Et alors, vraiment, au-dedans de soi, d'abord, on ne devient jamais vieux, parce que c'est toujours intéressant et toujours l'on fait un progrès ; et finalement, au bout d'un certain temps, pas très longtemps, quelque chose comme une vingtaine d'années — ce n'est pas beaucoup —, vous arrivez à vous servir de vos sens d'une façon logique, rationnelle, utile, et cela vous aide à entrer en rapport avec le monde d'une façon consciente. Autrement, vous allez comme des demi-aveugles, à tâtons dans l'obscurité, là, comme ça... (*geste*) à tâcher de trouver votre chemin, et à chaque pas on se cogne quelque part. Ou bien alors, on se trompe de route, et alors il faut recommencer ! On fait une faute, il faut la reprendre. Et je vous dis, c'est comme un petit exercice que vous pouvez faire, que l'on peut faire ,... « Pourquoi c'est comme ça ? Pourquoi avez-vous fait ça ? » — « Je ne sais pas ! » — « Pourquoi avez-vous arrangé cela comme ça ? » — « Je ne sais pas ! » Si vous êtes honnête vis-à-vis de vous-même, vous serez obligez de vous dire cent fois par jour : « Je ne sais pas ! ».

Je ne crois pas qu'il y en ait un sur cent qui fasse les choses consciemment et volontairement, et qui soit en accord avec un principe intérieur du goût ou un sens d'harmonie. Il y en a, mais ils ne sont pas nombreux. Et même ceux-là, qui ont un goût inné (il y a des gens qui ont un goût inné, qui ont des sens raffinés à leur naissance — ils doivent faire une petite action de grâce à leurs parents tous les jours, parce que c'est une chose très rare, et qu'ils doivent être nés sous une bonne étoile), et même ceux-là, ils peuvent arriver alors, par l'éducation, à une perfection extraordinaire. Pour développer le sens de l'observation, on fait maintenant — c'est à la mode —, on fait des exercices pour cela. Je crois que... je ne sais pas, peut-être qu'on vous le fait faire à vous aussi : toutes sortes d'exercices de tous genres, comme par exemple, de mettre sur une table un certain nombre d'objets, comme ça. Et puis alors, on fait entrer les élèves dans la classe — certains objets mis à certains endroits : on les fait entrer, on les garde quelques secondes, et on les fait ressortir. Et puis alors, on demande ce qu'il y avait sur la table. Alors c'est intéressant de voir qui a vu. Ils savent naturellement qu'ils ont à voir quelque chose ; on les prévient, on ne les prend même pas par surprise. On les prévient, on leur dit : « Vous regardez. »

Et alors, ceux qui peuvent dire exactement combien il y avait d'objets, et à quelles places ils étaient, ceux-là ce sont des éléments de première classe. Mais vous pouvez le faire pour vous-même comme exercice, c'est très intéressant. Vous entrez quelque part... Vous entrez chez un ami, et puis vous sortez au bout d'un petit moment et vous vous dites : « À quel endroit étaient les meubles ? Comment étaient-ils arrangés ? Quels objets y avait-il sur la table ? » Vous verrez si vous vous souvenez et si vous avez observé exactement. De quelle couleur étaient les rideaux ?

De quelle couleur étaient les coussins ? Toutes sortes de choses ; c'est un domaine interminable.

31 mars 1954 - pp. 90-98

SILENCE

Comment utiliser le silence intérieur pour dépasser les difficultés

Au point de vue du développement individuel et pour ceux qui sont encore au commencement du chemin, savoir se taire devant ce que l'on ne comprend pas est l'une des choses qui aiderait le plus dans le progrès. Savoir se taire, non seulement extérieurement, ne pas prononcer de paroles, mais savoir se taire au-dedans, que le mental n'affirme pas son ignorance avec outrecuidance comme il le fait toujours, qu'il n'essaye pas de comprendre avec un instrument qui est incapable de comprendre, qu'il sache son infirmité, et qu'il s'ouvre simplement, tranquillement, attendant que le moment soit venu pour lui d'avoir la Lumière, parce que c'est seulement la Lumière, la Lumière vraie, qui peut lui donner la compréhension. Ce n'est pas tout ce qu'il aura appris ni tout ce qu'il a observé ni toute la soi-disant expérience qu'il a de la vie, c'est quelque chose d'autre qui le dépasse complètement. Et avant que ce quelque chose d'autre — qui est l'expression de la Grâce — ne se manifeste en lui, si, très tranquillement, très modestement il se tait et n'essaye ni de comprendre ni surtout de juger, les choses iraient *beaucoup* plus vite.

Le bruit que tous les mots, toutes les idées font dans la tête est un bruit assourdissant qui vous empêche d'entendre la Vérité si elle veut se manifester.

Apprendre à être tranquille et silencieux... Quand on a un problème à résoudre, au lieu de remuer dans sa tête toutes les possibilités, toutes les conséquences, toutes les choses possibles qu'il faut faire ou qu'il ne faut pas faire, si l'on reste tranquille avec, si possible, une aspiration de bonne volonté, un besoin de bonne volonté, très vite la solution vient. Et comme on est silencieux, on est capable de l'entendre.

Quand vous êtes pris dans une difficulté, essayez cette méthode : au lieu de vous agiter, de remuer toutes les idées, de chercher activement des solutions, de vous inquiéter, de vous tourmenter, de courir de-ci de-là dans votre tête — je ne dis pas extérieurement parce que, extérieurement, on a assez de bon sens pour ne pas le faire probablement ! mais intérieurement, dans la tête —, *rester tranquille*. Et suivant votre nature, avec une ardeur ou une paix, une intensité ou un élargissement, ou tout cela à la fois, implorer la lumière et attendre qu'elle vienne. Le chemin serait ainsi considérablement raccourci.

5 novembre 1958 - pp. 473-474

Comment établir un silence stable dans le mental

Il est tout à fait certain que quand on veut faire le silence absolu, c'est de toutes choses la plus difficile ; parce qu'il y avait beaucoup de choses dont on ne s'apercevait pas, qui deviennent énormes ! Il y avait toutes sortes de suggestions, de mouvements, de pensées, de formations qui se passaient comme automatiquement dans la conscience extérieure, presque en dehors de la conscience, à la frontière de la conscience ; et dès que l'on veut être tout à fait silencieux, alors on s'aperçoit de tout ça qui bouge, bouge, bouge, bouge, bouge, et fait un tas de bruits et qui vous empêche d'être silencieux. C'est pour cela qu'il est préférable de rester très tranquille, très calme, et en même temps très attentif à quelque chose qui est au-dessus de vous, et vers quoi vous aspirez. Mais s'il y a du bruit comme ça, qui passe comme ça autour, ne pas faire attention, pas regarder, pas s'occuper de ça. S'il y a des pensées qui passent comme ça, comme ça, comme ça, comme ça, comme ça, qui vont, qui viennent, pas regarder, pas faire attention, se concentrer vers le haut, dans une grande aspiration que l'on peut même formuler — parce que cela aide quelquefois la concentration —, vers la lumière, vers la paix, vers la tranquillité, vers une sorte d'impassibilité intérieure ; que la concentration soit suffisante pour ne pas s'occuper de tout ce qui continue à s'agiter tout autour. Mais si, tout d'un coup, tu dis : « Ah ! voilà du bruit ! Oh ! voilà une pensée, là ! », alors c'est fini. On n'arrivera jamais à être tranquille. Vous n'avez jamais vu des gens qui essayent d'arrêter une querelle en criant encore plus fort que ceux qui se querellent ? Eh bien, c'est quelque chose comme ça !

8 septembre 1954 - pp. 343-344

*

D'abord il faut le vouloir.

Et puis, il faut essayer, et il faut persévérer, continuer à essayer. (…) Tu t'assois tranquille, d'abord ; et puis, au lieu de penser à cinquante choses, tu commences à te dire : « Paix, paix, paix, paix, paix, calme, paix… » Tu imagines la paix et le calme. Tu aspires, tu demandes à ce qu'elle vienne : paix, paix, calme. Et alors, quand quelque chose vient te toucher et agir, tu dis tranquillement, comme ça : « Paix, paix, paix. » Tu ne regardes pas les pensées, tu n'écoutes pas les pensées, n'est-ce pas. Tout ce qui vient, il ne faut pas faire attention. Tu sais, quand quelqu'un vous ennuie beaucoup et qu'on veut se débarrasser de lui, on ne l'écoute pas, hein ? Bon ! On tourne la tête, et on pense à autre chose. Eh bien, il faut faire comme ça : quand les pensées viennent, faut pas les regarder, faut pas écouter, faut pas faire attention du tout, faire comme si elles n'existaient pas, n'est-ce pas. Et puis, tout le temps répéter comme une sorte de... comment dire... comme quand on est idiot et qu'on répète toujours la même chose. Eh bien, il faut faire la même chose ; il faut répéter : « Paix, paix, paix. » Alors tu essayes pendant quelques minutes, et puis tu fais ce que tu as à faire ; et puis, à un autre moment, tu recommences ; tu t'assois encore, et puis tu essayes. Tu fais cela le matin en te levant, tu fais cela le soir en te couchant. Tu peux faire cela... tiens, si tu veux bien digérer ta nourriture, tu peux faire cela quelques minutes avant de manger. Tu ne t'imagines pas comme cela aidera ta digestion ! Avant de commencer à manger, tu restes assis, tranquille, et tu dis : « Paix, paix, paix... » et puis tout deviendra calme. C'est comme si les bruits s'en allaient loin, loin, loin... (*Mère étend les bras des deux côtés*) Et puis il faut continuer ; et il y a un moment où on n'a plus besoin de s'asseoir ; et n'importe ce que l'on fait, n'importe ce que l'on dit, c'est toujours « paix, paix, paix... » Tout reste là, comme ça, cela n'entre pas (*geste sur le devant du front*), cela reste comme ça. Et là, on est toujours dans une paix parfaite... après quelques années.

Mais au commencement, un tout petit commencement, deux ou trois minutes, c'est très simple. Pour une chose compliquée, il faut faire des efforts, et quand on fait des efforts, alors on n'est pas tranquille. C'est difficile de faire des efforts en étant tranquille. Très simple, très simple, il faut être très simple dans ces choses. C'est comme si tu apprenais à appeler un ami : à force de l'appeler, il vient. Eh bien, de la paix et du calme tu fais ton ami, et tu l'appelles ! « Viens, paix, paix, paix, viens... »

8 septembre 1954 - pp. 347- 348

*

Si vous vous ouvrez aux régions supérieures de la conscience, et que la force descende du haut, tout naturellement elle établit un silence dans les régions inférieures, parce qu'elles sont dominées par cette puissance supérieure qui descend. Cela vient des régions supérieures du mental ou d'au-delà, même du Supramental. Alors, quand cette force et cette conscience descendent et entrent dans les consciences d'un plan inférieur, ces consciences deviennent naturellement tranquilles, parce qu'elles sont comme envahies, comme inondées par cette lumière supérieure qui les transforme.

En fait, c'est même la seule façon d'établir un silence constant dans son mental. C'est de s'ouvrir à des régions supérieures et de laisser cette conscience supérieure, cette force, cette lumière, descendre constamment dans le mental plus inférieur et prendre possession de lui. Et là, quand c'est comme cela, ce mental inférieur peut rester constamment tranquille et silencieux, parce que c'est cela qui agit, et qui remplit tout l'être. On peut agir, écrire et parler sans que le mental soit actif, avec cette force venant d'en haut, pénétrant dans le mental et se servant de lui, et le mental lui-même devient simplement un instrument pacifique. Et en fait, c'est la seule façon d'établir le silence ; parce qu'une fois que ça, c'est établi, le silence est établi, le mental ne bouge plus, il agit seulement sous l'impulsion de cette force quand elle se manifeste en lui. C'est comme un champ très tranquille, très silencieux, et quand la force vient, elle met en mouvement et se sert des éléments, et elle s'exprime à travers le mental sans que le mental s'agite. Il reste très tranquille.

22 septembre 1954 - pp. 364-365

SINCÉRITÉ

Comment être parfaitement sincère
La pureté parfaite, c'est être, c'est *être* de plus en plus, dans un devenir qui se perfectionne. Il ne faut jamais prétendre que l'on est : il faut être spontanément.

C'est cela, la sincérité.

12 juin 1957 - p. 134

✱

Il [l'être humain] a la possibilité de se transformer suffisamment pour devenir parfaitement sincère.

Pour commencer, il faut dire que la sincérité est une chose progressive, et à mesure que l'être progresse et se développe, à mesure que l'univers se déroule dans le devenir, la sincérité doit aller en se perfectionnant sans cesse. Tout arrêt dans ce développement change nécessairement la sincérité d'hier en une insincérité de demain.

Pour être parfaitement sincère, il est indispensable de n'avoir aucune préférence, aucun désir, aucune attraction, aucun dégoût, aucune sympathie ni antipathie, aucun attachement, aucune répulsion. Il faut être dans une vision totale, intégrale des choses, où tout est à sa place et où l'on a une attitude similaire vis-à-vis de toutes choses : l'attitude de la vision vraie. Ce programme est évidemment très difficile à réaliser pour un être humain. À moins qu'il n'ait décidé de se diviniser, il paraît presque impossible qu'il puisse être libre de tous ces contraires en lui. Et pourtant, tant qu'on les porte en soi, on ne peut pas être parfaitement sincère. Automatiquement, le fonctionnement mental, vital, et même physique, est faussé. J'insiste sur le physique, parce que même le fonctionnement des sens est faussé : on ne voit pas, on n'entend pas, on ne goûte pas, on ne sent pas les choses telles qu'elles sont dans leur réalité tant que l'on a une préférence. Tant qu'il y a des choses qui vous plaisent et des choses qui vous déplaisent, tant que l'on a une attraction pour certaines choses et une répulsion pour d'autres, on ne peut pas voir les choses dans leur réalité ; on les voit à travers sa réaction, sa préférence ou sa répulsion. Les sens sont des instruments qui se faussent, de la même façon que les sensations se faussent, que les sentiments se faussent et que les pensées se faussent. Par conséquent, pour être sûr de ce que vous voyez, de ce que vous sentez, de ce que vous éprouvez et de ce que vous pensez, il faut que vous ayez un détachement complet ; ce qui n'est évidemment pas une tâche facile. Mais jusqu'à ce moment-là, votre perception ne peut pas être totalement vraie, et par conséquent elle n'est pas sincère.

Naturellement, c'est un maximum. Il y a des insincérités grossières que tout le monde comprend et sur lesquelles, je pense, il n'est pas nécessaire d'insister. Comme, par exemple, de dire une chose et d'en penser une autre, de prétendre que l'on fait une chose et d'en faire une autre, d'exprimer une volonté qui n'est pas votre volonté vraie. Je ne parle même pas du mensonge tout à fait grossier qui consiste à dire autre chose que ce qui est ; mais même cette façon diplomatique d'agir qui consiste à faire une chose avec l'idée d'obtenir un certain résultat, à dire une chose en s'attendant à ce qu'elle produise un certain effet, toute combinaison de ce genre qui vous porte naturellement à vous contredire vous-même, est un genre d'insincérité assez grossière que tout le monde peut reconnaître facilement.

Mais il y en a d'autres plus subtiles, qui sont difficiles à discerner. Par exemple, tant que vous avez en vous des sympathies et des antipathies, tout naturellement et pour ainsi dire spontanément, vous aurez une perception favorable de ce qui vous est sympathique, et une perception défavorable de ce qui vous est antipathique (de ce qui, ou de ceux qui). Et là aussi, le manque de sincérité sera flagrant. Pourtant, vous pouvez vous tromper vous-même et ne pas percevoir que vous êtes insincère. Alors dans ce cas, vous avez pour ainsi dire la collaboration de l'insincérité mentale. Parce qu'il est vrai qu'il y a des insincérités d'un caractère un peu différent suivant les états d'être ou les parties de l'être. Seulement, l'origine de ces insincérités sera toujours un mouvement analogue provenant du désir et de la recherche de fins personnelles — de l'égoïsme, de cette combinaison de toutes les limitations provenant de l'égoïsme et de toutes les déformations provenant du désir.

Au fond, tant que l'ego est là, on ne peut pas dire qu'un être soit parfaitement sincère, même s'il s'efforce de le devenir. Il faut dépasser l'ego, s'abandonner totalement à la Volonté divine, se donner sans réserve et sans calcul... alors on peut être parfaitement sincère, mais pas avant.

Cela ne veut pas dire qu'il ne faille pas faire d'effort pour être plus sincère que l'on n'est, en se disant : « Bien, j'attendrai que mon ego disparaisse pour être sincère », parce qu'on peut renverser les termes et dire que si vous n'essayez pas sincèrement, jamais votre ego ne disparaîtra. Par conséquent, la sincérité est la base de toute réalisation véritable, elle est le moyen, le chemin — et elle est aussi le but. Sans elle, vous êtes sûr de faire d'innombrables faux pas et d'avoir constamment à réparer le mal que vous vous êtes fait à vous-même et aux autres.

Il y a d'ailleurs une joie merveilleuse à être sincère. Chaque acte de sincérité porte en lui-même sa propre récompense : le sentiment de purification, d'élévation, de libération que l'on sent quand on a rejeté ne serait-ce qu'une parcelle du mensonge.

La sincérité, c'est la sauvegarde, c'est la protection, c'est le guide, et finalement c'est la puissance transformatrice.

19 décembre 1956 - pp. 444-446

✶

« Être absolument sincère, c'est n'avoir aucune division, aucune contradiction dans son être. »*

Si vous êtes fait de morceaux, qui sont non seulement différents, mais souvent tout à fait contradictoires, ces morceaux nécessairement créent une division dans votre être. Par exemple, vous avez une partie de vous-même qui aspire à la vie divine, à connaître le Divin, à s'unir à Lui, à Le vivre intégralement, et puis vous avez une autre partie qui a des attachements, des désirs (ce qu'elle appelle des « besoins ») et qui non seulement recherche ces choses, mais est tout à fait bouleversée quand elle ne les a pas. Il y a d'autres contradictions, mais celle-là est la plus flagrante. il y en a d'autres, comme celle-ci, par exemple, de vouloir se soumettre complètement au Divin, s'abandonner totalement à sa Volonté et à sa Direction et, en même temps, quand vient l'expérience (qui est une expérience courante sur le chemin quand on essaye sincèrement de s'abandonner au Divin), la notion qu'on n'est rien, qu'on ne peut rien, qu'on n'existe même pas en dehors du Divin, c'est-à-dire que s'il n'était pas là on n'existerait pas et on ne pourrait rien faire, on ne serait rien du tout... Cette expérience vient naturellement comme une aide sur le chemin du don de soi total, mais il y a une partie de l'être, quand l'expérience vient, qui entre dans une terrible révolte et qui dit : « Mais pardon ! je tiens à être, je tiens à être quelque chose, je tiens à faire les choses moi-même, je veux avoir une personnalité. » Et naturellement, la seconde défait tout ce que la première avait fait.

Ce ne sont pas des cas exceptionnels, c'est très fréquent. Je pourrais vous donner d'innombrables exemples de contradictions comme cela dans l'être : quand l'une essaye de faire un pas en avant, l'autre vient et démolit tout. Alors, on a tout le temps à recommencer, et tout le temps c'est démoli. C'est pour cela qu'il faut faire ce travail de sincérité qui fait que si l'on aperçoit dans son être une partie qui tire de l'autre côté, la prendre soigneusement, l'éduquer comme on éduque un enfant et la mettre en accord avec la partie centrale. Cela, c'est le travail de sincérité qui est indispensable. Et c'est naturellement quand il y a une unité, un accord, une harmonie dans toutes les volontés de l'être, que l'on peut avoir un être simple, candide, et uniforme dans son action et dans sa tendance. C'est seulement quand tout l'être est groupé autour d'un mouvement

---

* Aphorisme de Mère commenté dans l'extrait de cet Entretien

central unique que l'on peut être spontané. Parce que si, au-dedans de vous, il y a quelque chose qui est tourné vers le Divin et qui attend l'inspiration et l'impulsion, et qu'en même temps il y ait une autre partie de l'être qui recherche ses propres fins et qui travaille à réaliser ses désirs, on ne sait plus où l'on en est, et on ne peut pas non plus être sûr de ce qui arrive, parce qu'une partie peut non seulement défaire, mais contredire totalement ce que l'autre veut faire.

Et bien sûr, pour être en accord avec ce qui est dit dans Wu Wei*, après avoir vu très clair ce qui est nécessaire et ce qui doit être fait, il est recommandé de ne mettre ni de violence ni trop d'ardeur dans la réalisation de ce programme, parce qu'un excès d'ardeur est au détriment de la paix et de la tranquillité, et du calme nécessaire pour que la Conscience divine puisse s'exprimer à travers l'individu.

Et cela revient à ceci : l'équilibre est indispensable, le chemin qui évite soigneusement les extrêmes opposés est indispensable, la trop grande hâte est à redouter, l'impatience vous empêche d'avancer ; et en même temps, l'inertie vous met des boulets aux pieds.

Alors pour toutes choses, c'est le chemin du milieu, comme l'appelait le Bouddha, qui est le meilleur.

29 août 1956 - pp. 317-318

Quand vous êtes absolument sincère, vous êtes dans un effort constant pour vivre en harmonie avec l'idéal le plus haut de votre être, la vérité de votre être. À chaque moment, dans tout ce que vous pensez, tout ce que vous sentez et tout ce que vous faites, vous essayez aussi parfaitement que possible, aussi totalement que possible, de vous mettre en accord avec l'idéal le plus haut ou, si vous en êtes conscient, avec la vérité de votre être — alors, vous avez atteint à la vraie sincérité. Et si vous êtes comme cela, si vraiment vous n'agissez pas pour des raisons égoïstes ni pour des raisons personnelles, si vous agissez en étant guidé par votre vérité intérieure, c'est-à-dire si vous êtes parfaitement sincère, il vous est absolument égal que le monde entier vous juge d'une façon ou d'une autre. Dans cet état de sincérité parfaite, vous n'avez pas besoin de paraître bon ni d'être approuvé par les autres, parce que la première chose qui vous arrive, quand vous êtes en accord avec votre conscience vraie, c'est que vous ne vous souciez pas de l'air que vous avez. Si vous avez l'air d'être comme ceci ou comme cela, si vous avez l'air d'être indifférent,

---

* Wu Wei : fiction basée sur la philosophie de Lao Tseu par Henri Borel

froid, lointain, orgueilleux, cela n'a aucune importance ; à condition, je le répète, que vous soyez absolument sincère, c'est-à-dire que vous n'oubliiez jamais que vous vivez pour réaliser votre vérité intérieure et centrale.

30 décembre 1950 - pp. 20-21

*

La sincérité est peut-être de toutes choses la plus difficile, et peut-être est-ce aussi la plus efficace.

Si vous avez une sincérité parfaite, vous êtes sûr de la victoire. C'est infiniment difficile. La sincérité consiste à faire que tous les éléments de l'être, tous les mouvements (que ce soient les mouvements extérieurs ou les mouvements intérieurs), toutes les parties de l'être aient, toutes, une volonté égale d'appartenir au Divin, de ne vivre que pour le Divin, de ne vouloir que ce que le Divin veut, de n'exprimer que la Volonté divine, de n'avoir d'autre source d'énergie que celle du Divin.

Et vous vous apercevez qu'il n'y a pas de jour, pas d'heure, pas de minute où il ne faut intensifier, rectifier votre sincérité — un refus absolu de tromperie du Divin. La première chose est de ne pas se tromper soi-même. On sait que l'on ne peut pas tromper le Divin ; même le plus habile des asuras ne peut pas tromper le Divin. Mais même quand on a compris cela, on voit que bien souvent dans sa vie, dans sa journée, on essaye de se tromper soi-même sans même le savoir, d'une façon spontanée et presque automatique. On donne toujours des explications favorables à tout ce que l'on fait, à ses paroles, à ses actes. C'est ce qui vient d'abord. Je ne parle pas de grosses bêtises comme de se quereller et de dire : « C'est la faute de l'autre », je parle des toutes petites choses de la vie quotidienne.

Je connais un enfant qui s'était cogné contre la porte et qui a donné un bon coup de pied dans la porte ! C'est la même chose. C'est toujours l'autre qui a tort, qui a commis la faute. Même quand on a dépassé le stade de l'enfant, quand on a un peu de raison, on donne encore la plus sotte de toutes les excuses : « S'il n'avait pas fait cela, je n'aurais pas fait ceci. » Mais c'est justement le contraire qui doit se produire !

C'est cela que j'appelle être sincère. Quand vous êtes avec quelqu'un, si vous êtes sincère, instantanément votre façon de réagir doit être de faire la chose vraie, même quand vous êtes en présence d'une personne qui ne la fait pas. Prenez l'exemple le plus commun de celui qui se met en colère. Au lieu de dire des choses qui font souffrir, on ne dit rien, on reste tranquille, calme, on ne subit pas la contagion de la colère. Vous n'avez qu'à regarder vous-même pour voir si c'est facile. C'est une chose tout à fait élémentaire, un tout petit commencement pour savoir si vous êtes sincère. Et je ne parle pas de ceux qui subissent toutes les contagions, même celles des plaisanteries grossières, ni de ceux qui font la même bêtise que les autres.

Je vous dis : si vous vous regardez avec des yeux aigus, vous attraperez en vous des insincérités par centaines, même si dans votre attitude générale vous essayez d'être sincère. Vous verrez comme c'est difficile.

Je vous dis : si vous êtes sincère dans tous les éléments de votre être, jusque dans les cellules de votre corps, et que tout votre être intégralement veuille le Divin, vous êtes sûr de la victoire, mais pas à moins de cela. C'est cela que j'appelle être sincère.

Je ne parle pas de choses grossières comme d'obéir à ses impulsions, à ses caprices et de dire : « Je ne m'appartiens plus, j'appartiens au Divin ; c'est le Divin qui fait tout en moi, qui agit en moi », cela, c'est assez grossier. Je parle de gens plus raffinés, un peu plus nobles, qui mettent un joli manteau pour couvrir leurs désirs.

Combien de choses dans votre journée, combien de pensées, combien de sensations, combien de gestes sont-ils exclusivement tournés vers le Divin dans une aspiration ? Combien ? Je crois que si vous en avez un seul dans votre journée, vous pouvez mettre une croix blanche.

Quand je dis « si vous êtes sincère, vous êtes sûr de la victoire », je veux parler de la vraie sincérité : être constamment la vraie flamme qui brûle comme une offrande. Cette joie intense de n'exister que par le Divin et pour le Divin, et que sans Lui rien n'existe, que la vie n'a plus de sens, que rien n'a de raison d'être, rien n'a de valeur, rien n'a d'intérêt, si ce n'est cet appel, cette aspiration, cette ouverture à la Vérité suprême, à tout ce que nous appelons le Divin (parce qu'il faut se servir d'un mot), la seule raison d'être de l'univers. Enlevez cela et tout disparaît.

25 mars 1953 - pp. 5-7

Comment reconnaître le manque de sincérité

Savez-vous ce que c'est que la sincérité parfaite ?...

Ne jamais essayer de se tromper soi-même, que jamais aucune partie de l'être n'essaye de trouver un moyen de convaincre les autres, ne jamais expliquer d'une façon favorable ce que l'on fait pour avoir une excuse à ce qu'on veut faire, ne jamais fermer les yeux quand quelque chose est désagréable, ne jamais laisser rien passer en se disant : ça n'a pas d'importance, la prochaine fois ce sera mieux.

Oh ! c'est très difficile. Essayez seulement pendant une heure et vous verrez comme c'est difficile ! Seulement une heure à être to-ta-le-ment, ab-so-lu-ment sincère. Ne rien laisser passer. C'est-à-dire que tout ce que l'on fait, tout ce que l'on sent, tout ce que l'on pense, tout ce que l'on veut, soit ex-clu-si-ve-ment le Divin !

« Je ne veux rien que le Divin, je ne pense à rien qu'au Divin, je ne fais rien que ce qui me mènera vers le Divin, je n'aime rien que le Divin. »

Essayez — essayez pour voir, essayez pendant une demi-heure, vous verrez comme c'est difficile ! Et pendant ce temps-là, faites bien attention qu'il n'y ait pas une partie du vital ou une partie du mental ou une partie du physique qui soit bien cachée là, derrière, pour que vous ne la voyiez pas (*Mère cache ses mains derrière son dos*) et que vous ne vous aperceviez pas qu'elle ne collabore pas — qui se tient tranquille pour qu'on ne la déniche pas. Elle ne dit rien, mais elle ne change pas, elle se cache. Combien de parties ! combien de parties se cachent ! On les met dans sa poche, parce qu'on ne veut pas les voir, ou bien elles se mettent dans votre dos, bien cachées, là-dedans, au milieu du dos, pour qu'on ne les voie pas. Quand vous êtes là avec votre torche — torche de sincérité, là — pour dénicher tous les petits coins partout, les petits coins qui ne consentent pas, les choses qui disent non, ou celles qui ne bougent pas : « Je ne bougerai pas ! Je suis collée à ma place, là, et rien ne me fera bouger ! » Vous avez une torche, là, et vous la passez là-dessus, sur tout. Vous verrez qu'il y en a qui sont là, derrière le dos, et qui sont collées.

12 mai 1954 - pp. 148-149

*

Ne pas comprendre sa faute est toujours le signe d'une insincérité quelque part. Et généralement, c'est caché dans le vital. Quand le vital consent à collaborer (ce qui est déjà un grand pas), quand il décide qu'il va aussi travailler, qu'il va donner tout son effort et toute son énergie pour que le travail se fasse, il y a malgré tout en dessous, bien caché quelque part, une sorte de — comment pourrons-nous appeler cela ? —, un espoir que les choses tourneront bien et que le résultat sera favorable. Et ça voile la complète sincérité. Parce que cet espoir est une chose égoïste, personnelle, et ça voile la complète sincérité. Alors on ne sait pas.

Mais si l'on est tout à fait, absolument sincère, dès que ce que l'on fait n'est pas exactement ce qu'il faudrait faire, on le sent d'une façon très précise — pas violente, mais très précise, très exacte : « Non, pas ça. » Et alors, si l'on n'a pas d'attachement, immédiatement cela cesse, instantanément cela cesse.

Seulement on a de l'attachement, même pour une œuvre désintéressée. C'est cela qu'il faut comprendre. Vous avez donné votre vie pour un but qui n'est pas égoïste, mais l'ego est là tout de même. Et vous avez une façon spéciale, personnelle de faire la chose ; et vous avez en vous un espoir (pour ne pas dire un désir) que le résultat sera comme cela, que vous obtiendrez cela, que cela sera fait. Même un travail qui n'est pas fait pour vous mais qui est une œuvre que vous avez entreprise, vous espérez qu'elle réussira, que vous aurez du succès — pas personnellement : pour la chose que vous avez entreprise, l'œuvre que vous êtes en train de faire. Eh bien, cela donne juste un tout petit quelque chose comme ça en dessous, très caché, un tout petit quelque chose qui est un peu... pas très droit, un peu courbe, tordu. Et alors vous ne savez pas. Mais si ce n'était pas là, dès que vous ne faites pas exactement la chose qu'il faut, vous le savez. Vous le savez d'une façon absolument précise. C'est aussi délicat qu'un mouvement qui serait la millième partie d'un millimètre. Oui, il est là, et cela suffit, vous savez : « Je me suis trompé. » Mais il faut avoir cette sincérité absolue qui justement, à tout prix, ne veut pas se tromper soi-même ; qui fera n'importe quoi, qui renoncera à tout, tout, tout, plutôt que de vivre dans une illusion quelconque. Mais c'est très difficile ; cela prend du temps et beaucoup de travail. Quand on fait une chose, toujours les deux, le mental et le vital, sont là qui essayent de tirer un profit quelconque de ce que l'on fait : un profit de satisfaction personnelle, un profit de contentement, un profit de bonne opinion que l'on a de soi. C'est difficile de ne pas se tromper soi-même.

20 mai 1953 – pp. 58-59

Comment développer la sincérité mentale

Quand on commence à voir que l'on a fait une faute, le premier mouvement du mental est de jeter cela en arrière et de mettre un manteau devant, le manteau d'une très bonne petite explication, et puis tant que l'on n'est pas obligé de le montrer, on le cache. Et c'est cela que j'appelle « manquer d'honnêteté mentale ».

D'abord, on se trompe par habitude, mais même quand on commence à ne pas se tromper, il y a instinctivement le mouvement d'essayer de se tromper pour être confortable. Et alors, il faut un pas encore plus grand, une fois que l'on a compris que l'on s'était trompé, pour avouer franchement que « oui, je me suis trompé ».

Toutes ces choses-là sont si habituelles, si automatiques pour ainsi dire, que l'on ne s'en aperçoit même pas ; mais quand on commence à vouloir établir une discipline sur son être, alors on fait des découvertes vraiment formidablement intéressantes. Quand on a découvert cela, on s'aperçoit que l'on vit constamment dans une... le meilleur mot, c'est *self-deception*, un état de tromperie volontaire ; c'est-à-dire que l'on se trompe soi-même spontanément. Ce n'est pas qu'il faille réfléchir : spontanément on met un joli manteau sur ce que l'on a fait pour que cela n'apparaisse pas dans sa vraie couleur... et alors pour des choses qui sont tellement insignifiantes, qui ont si peu d'importance ! N'est-ce pas, on pourrait comprendre que si de reconnaître sa faute avait des conséquences graves pour son existence même, l'instinct de conservation vous fasse faire cela comme une protection, mais il ne s'agit pas de cela, il s'agit de choses qui sont absolument indifférentes, qui n'ont aucune conséquence, excepté celle d'avoir à se dire : « je me suis trompé ! »

C'est-à-dire qu'il faut un effort pour être sincère mentalement. Il faut un effort, il faut une discipline. Je ne parle pas naturellement de ceux qui mentent pour ne pas être pris, parce que cela, tout le monde sait qu'il ne faut pas le faire. (…)

C'est spontané, n'est-ce pas, mais on sait que cela ne se fait pas. Mais l'autre manière de tromperie est encore beaucoup plus spontanée, et elle est tellement habituelle que l'on n'en est pas conscient. Par conséquent, quand on parle d'honnêteté mentale, on parle d'une chose qui s'acquiert par un effort très constant et très soutenu.

On s'attrape, n'est-ce pas, tout d'un coup on s'attrape en train de se donner à soi-même quelque part dans la tête, là comme ça, ou ici (*Mère désigne le cœur*), là c'est plus grave... mais de donner une petite explication très favorable. Et c'est seulement quand on peut se pincer, là, se tenir, et qu'on se regarde bien en face et qu'on dit : « Tu crois que c'est comme ça ? », alors, si l'on est très courageux et que l'on mette une très forte pression, on finit par se dire : « Oui, je sais très bien que ce n'est pas comme ça ! »

Quelquefois cela prend des années. Il faut que le temps ait passé, il faut que l'on ait bien changé au-dedans de soi, il faut que la vision des choses soit différente, il faut que l'on soit dans une condition différente vis-à-vis des circonstances, dans une relation différente, pour voir clairement, complètement, à quel point on se trompait soi-même — et au moment même, on était persuadé que l'on était sincère.

21 mai 1958 - pp. 366-368

Comment traiter les parties de nous qui ne sont pas sincères

Aspirer, insister, mettre dessus la lumière, prier au besoin. Il y a beaucoup de moyens. Quelquefois il faut des opérations chirurgicales, mettre le fer rouge dans la plaie, comme quand il y a un vilain abcès quelque part qui ne veut pas crever.

7 juillet 1954 - p. 235

Comment réussir à guérir et à se purifier grâce à la sincérité

Si sincèrement on veut guérir, si on a une vraie aspiration pour surmonter l'obstacle, pour monter — monter au-dessus de soi-même, pour laisser tomber tout ce qui vous tire en arrière, pour rompre les limites, pour se clarifier, se purifier de tout ce qui est sur le chemin, si, vraiment, on a la volonté *intense* de ne plus retomber dans les erreurs passées, de surgir de l'obscurité et de l'ignorance, de monter dans la lumière, dépouillé de tout ce qui est trop humain, trop petit, trop ignorant — alors ça agit. Ça agit, ça agit fortement. Ça agit parfois d'une façon définitive et totale. Mais il ne faut pas qu'il y ait quelque chose qui s'accroche aux mouvements, qui ne dise rien à ce moment-là, qui se cache, et puis qui après montre son nez et dit : « Oui, oui ! c'est très bien, ton expérience, à mon tour maintenant ! » Alors là, je ne réponds de rien, parce que quelquefois, comme une réaction, ça devient pire. C'est pour cela que je reviens toujours à la même chose, que je dis toujours la même chose :

Il faut être vraiment sincère, vraiment.

Il faut être prêt, s'il y a quelque chose qui est accroché, profondément accroché, à l'arracher complètement, sans que ça laisse de traces. C'est pour cela que quelquefois on fait la même faute et on la répète, jusqu'à ce que la souffrance soit assez grande pour imposer une sincérité totale. Il ne faut pas essayer ce moyen-là, il est mauvais. Il est mauvais parce qu'il détruit beaucoup de choses, il gaspille beaucoup d'énergies, il répand des vibrations mauvaises. Mais si on ne peut pas faire autrement, eh bien, c'est dans l'intensité de la souffrance qu'on peut trouver la volonté de la sincérité parfaite.

Et il y a un moment — dans la vie de chacun il y a un moment où cette nécessité de sincérité parfaite vient comme un choix définitif. Il y a un moment dans la vie individuelle, il y a aussi un moment dans la vie collective quand on fait partie d'un groupe, un moment où le choix *doit* se faire, où la purification *doit* s'accomplir.

26 mai 1954 - pp. 163-164

SOMMEIL

Comment se préparer au sommeil

Une chose que l'on peut faire en toute sécurité, c'est, avant de s'endormir, de se concentrer, de relâcher toute tension dans l'être physique, de tâcher — c'est-à-dire dans le corps — de faire que le corps soit comme un chiffon sur le lit, que ce ne soit plus quelque chose qui soit avec des crispations et des crampes ; le relâcher complètement comme si c'était une espèce de chose comme un chiffon. Et puis le vital : le calmer, le calmer autant que vous pouvez, le rendre aussi tranquille, aussi paisible que possible. Et puis le mental aussi : le mental, tâcher de le garder comme ça, sans activité. Il faut mettre sur le cerveau une force de grande paix, de grande tranquillité, de silence si possible, et puis ne pas suivre activement des idées, ne pas faire d'efforts, rien, rien ; il faut relâcher le mouvement aussi là, mais le relâcher dans une sorte de silence et de tranquillité aussi grands que possible.

Une fois que vous avez fait tout ça, vous pouvez ajouter soit une prière, soit une aspiration, suivant la nature de chacun, pour demander la conscience, la paix, et à être protégé contre toutes les forces adverses pendant tout le sommeil, être dans une concentration d'aspiration tranquille et dans une protection ; demander à la Grâce de veiller sur votre sommeil ; et puis vous vous endormez. Ça, c'est s'endormir dans les meilleures conditions possibles. Ce qui arrive après dépend de vos impulsions intérieures, mais si vous faites cela obstinément, nuit après nuit, nuit après nuit, après quelque temps ça a son effet.

Généralement, n'est-ce pas, on se met sur son lit et on tâche de s'endormir aussi vite que possible, et puis c'est tout, avec un état d'ignorance totale de comment il faut le faire. Mais je viens de vous le dire, si vous faites cela régulièrement, ça aura un effet.

2 mars 1955 - pp. 71-72

✻

Si vous voulez vous reposer tranquillement pendant la nuit, il ne faut pas étudier juste avant de vous endormir. Si vous lisez quelque chose qui exige de la concentration, votre tête continuera à marcher, et alors vous ne vous reposerez pas bien. Quand le mental continue à travailler, on ne se repose pas.

L'idéal, n'est-ce pas, c'est d'entrer dans un repos intégral, c'est-à-dire immobilité dans le corps, paix parfaite dans le vital, silence absolu dans le mental — et la conscience sort de toute activité pour entrer dans le *Satchidânanda*. Si vous pouvez faire cela, alors quand vous vous réveillez, vous vous réveillez avec le sentiment d'une puissance extraordinaire, d'une joie parfaite. Mais ce n'est pas très, très facile à faire. Cela peut se faire ; ça, c'est la condition idéale.

13 avril 1955 - pp. 135-136

✻

Pour bien dormir il faut apprendre à dormir.

Si l'on est très fatigué physiquement, il vaut mieux ne pas s'endormir tout de suite, autrement on tombe dans l'inconscience. Si l'on est très fatigué, il faut s'étendre sur son lit, se délasser, détendre tous les nerfs l'un après l'autre jusqu'à ce que l'on devienne comme un chiffon sur son lit, comme si l'on n'avait ni os ni muscles. Quand on y est arrivé, il faut faire la même chose dans la tête. Se détendre, ne pas se concentrer sur une pensée ou essayer de résoudre un problème ou remâcher des impressions, des sensations ou des émotions que l'on a eues dans sa journée. Tout cela, il faut le laisser tomber tranquillement : on s'abandonne, on est vraiment comme un chiffon. Quand on a réussi cela, il y a toujours une petite flamme, là — cette flamme-là ne s'éteint pas et vous en devenez conscient quand vous avez réussi ce relâchement. Et tout d'un coup, cette petite flamme s'élève lentement dans une aspiration vers la vie divine, la vérité, la conscience du Divin, l'union avec l'être intérieur, elle se surpasse elle-même, elle monte, monte, comme ça, tout doucement. Alors tout se rassemble là, et si, à ce moment-là, vous tombez dans le sommeil, vous avez le meilleur sommeil que vous puissiez avoir. Je réponds que si vous faites cela soigneusement, vous êtes sûr de dormir, et vous êtes sûr aussi qu'au lieu de dormir dans un trou noir, vous dormez dans une lumière, et quand vous vous levez le matin, vous êtes frais, dispos, content, heureux et plein d'énergie pour la journée. (...)

C'est ce que je voulais dire quand je parlais de détente dans le cerveau. Si vous le faites tout à fait bien, votre cerveau entre dans un repos silencieux et cela, c'est admirable ; quand on arrive à cela, cinq minutes de ça, et vous êtes tout frais après, vous pouvez résoudre un tas de problèmes.

23 April 1951 - pp. 388-389

*

La plupart des gens se réveillent très fatigués, plus fatigués que quand ils se sont endormis. Il faut apprendre à calmer la tête, faire comme une neige blanche, et alors quand on se réveille, on se sent rafraîchi. Il faut détendre la tête entière dans le silence tout blanc, alors on a un minimum de rêves.

22 avril 1953 - p. 26

Comment avoir un sommeil conscient

D'abord, la première chose, quand on est conscient de ses nuits, c'est, avant de s'endormir profondément, juste dans l'état où on commence à se détendre, où on détend tous ses nerfs, eh bien, à ce moment-là, il faut détendre avec grand soin toute l'activité mentale, et laisser ça tranquille, aussi tranquille que possible, et ne vous endormir que quand votre mental est bien tranquille. Alors il y a toute une période d'excitation inutile à laquelle vous échappez, et qui est extrêmement fatigante. Si vous pouvez faire que le mental se détende et entre dans une paix complète avant de dormir, votre sommeil sera tout de suite très paisible et très rafraîchissant ; bien entendu, il ne faut pas que votre vital soit en ébullition, parce qu'alors là, il vous amènera dans toutes sortes de domaines et vous fera faire toutes sortes de bêtises, et le résultat sera que vous vous réveillerez encore plus fatigué que [quand] vous vous êtes endormi.

Mais si vous êtes conscient, après avoir calmé votre vital, quand vous commencez à sortir de votre conscience physique et à entrer dans une conscience plus subtile, vous endormez votre vital, vous lui dites : « Repose-toi, tiens-toi bien tranquille », et puis vous entrez dans votre activité mentale, et vous dites au mental : « Repose-toi, reste bien tranquille », et vous l'endormez aussi ; et puis vous sortez du mental dans une région supérieure, et alors là, si ça commence à vous intéresser... par exemple, si ce sont les premières fois que vous y allez, vous pouvez regarder ce qui se passe, avoir votre expérience, apprendre des choses, (quelquefois on apprend des choses très intéressantes) ; et puis, quelquefois aussi, on peut devenir conscient d'un certain état général, avoir des notions sur les autres gens, et sur les autres choses ; c'est intéressant ! Et après, si vous en avez assez, vous dites : « Tiens-toi tranquille, dors, ne bouge pas », et vous endormez cela, et vous vous élevez dans une conscience encore plus haute, et ainsi de suite, jusqu'à ce que vous arriviez dans un état où vous êtes en bordure de la forme (je ne parle pas de la forme physique), en bordure de toute forme, beaucoup plus haut que la forme de pensée, naturellement ; en bordure de toute forme et de toute vibration, dans le silence parfait, ce qu'ici on appelle le Satchidânanda. Et quand vous êtes là, alors tout s'arrête, toutes les vibrations se calment, et si vous restez là seulement trois minutes, vous revenez à votre corps ensuite ab-so-lu-ment reposé, rafraîchi, fortifié, comme si vous aviez dormi pendant des heures ! Ça, c'est une chose qu'on peut apprendre à faire — je ne dis pas du jour au lendemain, il faut un petit peu de travail et puis d'obstination aussi, mais enfin... ça, il faut apprendre à le faire ; et quand vous êtes bien tourmenté, bien fatigué, bien... par exemple, quand vous venez de subir des attaques violentes de forces adverses sous une forme ou sous une autre, et que vous êtes bien fatigué, si vous suivez ce processus consciemment, eh bien, tout cela, en quelques minutes, disparaît complètement. C'est une chose qui vaut la peine d'être apprise. Seulement il faut être très, très, très persévérant.

23 juin 1954 - pp. 207-208

SOMNAMBULISME

Comment se guérir du somnambulisme
Assez simplement, en mettant une volonté sur le corps avant de s'endormir.

19 février 1951 - p. 138

SOUFFRANCE

Comment dépasser la souffrance dans l'âme, le corps et la vie
Rechercher la souffrance et la douleur est une attitude morbide qu'il faut éviter, mais de fuir devant elle, par l'oubli, par un mouvement superficiel, léger, par le divertissement, est une lâcheté. Quand la douleur vient, c'est pour nous apprendre quelque chose. Plus vite nous l'apprenons, plus le besoin de la douleur diminue, et quand nous saurons le secret, il ne sera plus possible de souffrir, car ce secret-là vous révèle la raison, la cause, l'origine de la souffrance, et le moyen de passer au-delà.

Le secret, c'est d'émerger de l'ego, de sortir de sa prison, de nous unir au Divin, de nous fondre en lui, de ne permettre à rien de nous séparer de lui. Alors, une fois que l'on a découvert ce secret et qu'on le réalise dans son être, la douleur a perdu sa raison d'être et la souffrance disparaît. C'est un remède tout-puissant, non seulement dans les parties profondes de l'être, dans l'âme, dans la conscience spirituelle, mais aussi dans la vie et dans le corps.

Il n'y a pas de maladie, il n'y a pas de désordre qui puisse résister à la découverte de ce secret et à sa mise en pratique, non seulement dans les parties supérieures de l'être, mais dans les cellules du corps.

Si l'on sait leur apprendre la splendeur qui est au-dedans d'elles, si l'on sait leur faire comprendre la réalité qui les fait être, qui leur donne l'existence, alors elles aussi, elles entrent dans l'harmonie totale, et le désordre physique qui produit la maladie s'évanouit comme tous les autres désordres de l'être.

Mais pour cela, il ne faut être ni lâche, ni craintif. Quand le désordre physique vient sur vous, il ne faut pas avoir peur ; il ne faut pas le fuir, il faut lui faire face avec courage, tranquillité, confiance, certitude que la maladie est un mensonge et que si l'on se tourne entièrement, en pleine confiance, avec une complète tranquillité vers la Grâce divine, Elle s'installera dans ces cellules comme Elle s'installe dans les profondeurs de l'être, et les cellules elles-mêmes participeront à la Vérité et à la Joie éternelles.

13 février 1957 - pp. 45-46

Comment faire disparaître la majorité des souffrances humaines

La plus grande partie de la misère du monde vient du fait que les choses ne sont pas à leur place. Si la vie était organisée de telle façon que rien ne soit gaspillé et que chaque chose soit à sa place, la plupart des misères n'existeraient plus. Un vieux sage l'a dit :

« Il n'y a rien de mal. Il n'y a que des déséquilibres.

« Il n'y a rien de mauvais. Il n'y a que des choses qui ne sont pas à leur place ».

Si tout était à sa place dans les nations, dans le monde matériel, dans les actions, les pensées, les sentiments des individus, la majorité des souffrances humaines disparaîtraient.

15 janvier 1951 - p. 46

SOUMISSION

Comment faire sa soumission totale au Divin

Vous vous rappelez que nous avions parlé de l'attitude du petit chat et du petit singe*. Si l'on consent à être comme un petit chat docile (...), comme un petit enfant docile, cela peut aller très vite. Notez que c'est très facile de dire : « Choisissez l'attitude du petit chat », mais ce n'est pas si facile à faire. Il ne faut pas croire que d'adopter l'attitude du petit chat, vous dispense de tout effort personnel. Parce que vous n'êtes pas un petit chat, les êtres humains ne sont pas des petits chats ! Il y a en vous d'innombrables éléments qui ont l'habitude de n'avoir confiance qu'en eux-mêmes, qui veulent faire leur propre besogne, et il est beaucoup plus difficile de contrôler tous ces éléments que de se laisser aller en toutes circonstances. C'est très difficile. D'abord, il y a toujours ce merveilleux travail de la pensée qui aime tant observer, critiquer, analyser, douter, essayer de résoudre le problème, dire : « Est-ce bien comme cela ? », « ne serait-ce pas mieux comme ceci ? » et ainsi de suite. Alors ça marche et ça marche, et où est le petit chat ?... Car le petit chat ne pense pas ! Il est libre de tout cela et c'est pour cela que c'est beaucoup plus facile.

---

*   *Shrî Râmakrishna disait que le disciple peut choisir entre deux attitudes : la confiance passive du petit chat qui se laisse porter par la mère (c'est la voie de la soumission, la plus sûre) et l'attitude active du petit singe qui se cramponne à la mère (c'est la voie de l'effort personnel).*

Quel que soit le chemin que vous suiviez, l'effort personnel est toujours nécessaire, jusqu'au moment de l'identification. À ce moment-là, tout effort tombe de vous comme un manteau usé, vous êtes une autre personne ; ce qui vous était impossible devient non seulement possible mais indispensable, vous ne pouvez pas faire autrement.

Il faut être attentif, silencieux, attendre l'inspiration intérieure, ne faire rien par des réactions extérieures, être mis en mouvement par la lumière qui vient d'en haut, constamment, régulièrement, n'agir que sur l'inspiration de cette lumière-là et pas autre chose. Ne jamais penser, ne jamais questionner, ne jamais se demander : « Faut-il faire ceci ou cela ? », mais... savoir, voir, entendre. Agir avec une certitude intérieure sans question et sans doute, parce que la décision ne vient pas de vous, elle vient d'en haut. Eh bien, cela peut venir très vite, ou il faut attendre peut-être longtemps — cela dépend de la préparation antérieure, cela dépend de beaucoup de choses. Jusque-là, il faut vouloir et vouloir avec persistance, et surtout ne jamais perdre patience ni courage. Si nécessaire, il faut répéter la même chose mille fois, en sachant que peut-être la millième fois vous arriverez au résultat.

Vous n'êtes pas fait d'un seul morceau. Votre corps actuel est parfois un accident. Si vous avez au-dedans de vous une âme consciente qui a influencé la formation de votre corps, vous êtes infiniment plus préparé que quelqu'un, une âme, qui tombe la tête la première dans un corps sans savoir où il va ; dans ce cas, il faut beaucoup travailler pour relever la conscience qui est ainsi tombée dans l'obscurité. La préparation intérieure peut venir de vies antérieures ou de la vie actuelle ; ou bien vous êtes arrivé à un tournant de votre développement universel et vous êtes en relation exacte avec les circonstances nécessaires pour faire un dernier pas. Mais cela ne veut pas dire que vous n'ayez pas vécu un millier de fois avant d'arriver à ce tournant.

10 février 1951 - pp. 104-106

Comment distinguer l'offrande et la soumission et comment vivre la vraie soumission

Est-ce que l'offrande et la soumission au Divin ne sont pas la même chose ?

Ce sont deux aspects de la même chose, mais pas tout à fait pareils. L'un est plus actif que l'autre. Ils n'appartiennent pas tout à fait au même plan d'existence.

Par exemple, tu as décidé de faire l'offrande de ta vie au Divin, tu prends cette décision. Mais tout d'un coup, il t'arrive une chose tout à fait désagréable, inattendue, et ton premier mouvement est de réagir et de protester. Tu as pourtant fait l'offrande, tu as dit une fois pour toutes : « Ma vie appartient au Divin », et puis, tout d'un coup, une circonstance extrêmement désagréable arrive (cela peut arriver) et il y a quelque chose en toi qui réagit, qui n'en veut pas. Mais là, si tu veux vraiment être logique avec ton offrande, il faut que tu présentes cette circonstance désagréable, que tu en fasses l'offrande au Divin, en lui disant avec une expression sincère : « Que Ta volonté soit faite ; si Tu décides comme cela, ce sera comme cela. » Et il faut que ce soit une adhésion volontaire et spontanée. Alors c'est très difficile.

Même pour la plus petite chose, quelque chose qui n'est pas en accord avec ce que tu attendais, ce pour quoi tu as travaillé, au lieu que ce soit une réaction opposée qui vienne — spontanément, irrésistiblement, il y a un recul : « Non, pas ça » —, si l'on a fait un surrender complet, une soumission totale, eh bien, ce n'est pas comme cela : on est aussi tranquille, aussi paisible, aussi calme dans un cas comme dans l'autre. Et on a peut-être conçu que ce serait mieux si la chose se faisait d'une certaine manière ; mais si elle se fait autrement, on trouve que c'est aussi bien. On peut, par exemple, avoir travaillé très dur pour faire quelque chose, pour que quelque chose arrive, avoir donné beaucoup de son temps, beaucoup de son énergie, beaucoup de sa volonté, et tout cela non pas pour soi-même, mais, par exemple, pour une œuvre divine (cela, c'est l'offrande), et admets qu'après avoir pris tout ce mal, fait tout ce travail et tous ces efforts, cela tombe juste à l'envers, cela ne réussit pas. Si tu es vraiment soumis, tu dis : « C'est bon, c'est bien, j'ai fait ce que j'ai pu, aussi bien que j'ai pu ; maintenant ce n'est pas ma décision, c'est la décision du Divin, je me soumets entièrement à ce qu'Il décide. » Tandis que si l'on n'a pas cette espèce de soumission profonde et spontanée, on se dit : « Comment ! je me suis donné tant de mal pour faire une chose qui n'est pas une chose égoïste, qui est une chose pour l'Œuvre divine, et voilà le résultat, cela ne réussit pas ! » Quatre-vingt-dix-neuf fois sur cent c'est comme cela.

La vraie soumission est une chose très difficile.

20 mai 1953 - pp. 56-57

Comment vivre la vraie soumission

La soumission la plus importante, c'est la soumission de votre caractère, de votre manière d'être afin qu'elle puisse changer. Si vous ne faites pas la soumission de la nature que vous avez en propre, jamais cette nature ne changera. C'est cela, le point le plus important. Vous avez certaines manières de comprendre, certaines manières de réagir, certaines manières de sentir, presque certaines manières de progresser, et surtout une façon spéciale d'envisager la vie et d'attendre d'elle certaines choses, eh bien, c'est cela que vous devez soumettre. C'est-à-dire que, si vous voulez vraiment recevoir la Lumière divine et vous transformer, c'est toute votre manière d'être qu'il faut offrir — offrir en l'ouvrant, en la rendant aussi réceptive que possible, afin que la Conscience divine, qui voit comment vous devez être, puisse agir directement et changer tous ces mouvements en des mouvements plus vrais, plus conformes à votre vérité propre. C'est infiniment plus important que de soumettre ce que l'on fait. Ce n'est pas ce que l'on fait (ce que l'on fait est très important, c'est bien entendu), mais le plus important, c'est ce que l'on est. Quelle que soit l'activité, ce n'est pas exactement la manière de faire mais l'état de conscience dans lequel on fait, qui est important. Vous pouvez travailler, faire un travail désintéressé sans aucune idée de profit personnel, travailler pour la joie de travailler, mais si vous n'êtes pas prêt, en même temps, à laisser ce travail, à changer de travail ou à changer la manière de travailler, si vous tenez à la façon dont vous faites le travail, votre soumission n'est pas complète. Il faut que vous arriviez au point où toute chose est faite parce que vous sentez en vous, d'une façon très claire, de plus en plus impérieuse, que c'est cela qui doit être fait et de cette manière-là, et que vous ne le faites qu'à cause de cela. Vous ne le faites pour aucune raison d'habitude, d'attachement ou de préférence, ni même de conception, même de préférence pour l'idée que c'est la meilleure chose à faire, sinon votre soumission n'est pas totale. Tant que vous tenez à quelque chose, tant qu'il y a quelque chose en vous qui dit : « Ceci peut changer, cela peut changer, mais ça, ça ne changera pas », tant que vous dites à n'importe quel propos : « Ça ne changera pas » (non pas que cela se refuse à changer, mais parce que vous ne pouvez pas concevoir que cela change), votre soumission n'est pas complète.

Il va sans dire que, si dans votre action, dans votre travail, vous avez le moins du monde ce sentiment : « Je le fais parce que l'on m'a dit de le faire » et qu'il n'y ait pas une adhésion totale de l'être, que vous ne fassiez pas le travail parce que vous sentez qu'il faut le faire, que vous aimez le faire ; si quelque chose se réserve, se tient à part, séparé : « On m'a dit qu'il fallait faire comme cela, alors j'ai fait comme cela », c'est qu'il y a un grand précipice entre vous et la soumission. La vraie soumission est de se sentir vouloir, d'avoir cette adhésion complète intérieure : vous ne pouvez faire que ça, que l'on vous a donné à faire, et tout ce que l'on ne vous a pas donné à faire, vous ne pouvez pas le faire. Mais à un autre moment, ce travail peut changer ; à n'importe quel autre moment, ce peut être autre chose, s'il est décidé que ce soit autre chose. C'est là qu'intervient la plasticité. Cela fait une très grande différence. Il est bien entendu que l'on dit à ceux qui travaillent : « Oui, travaillez, c'est votre manière de faire votre soumission », mais, c'est un commencement. Il faut que cette manière soit progressive. Ce n'est qu'un commencement.

28 April 1951 - pp. 409-411

✶

Par soumission, [nous entendons] un don de soi spontané, le don de votre moi au Divin, à une plus grande conscience dont vous faites partie. La soumission ne vous diminuera pas, mais vous augmentera ; elle ne réduira pas, ni n'affaiblira, ni ne détruira votre personnalité, mais au contraire la fortifiera et l'agrandira. Par soumission, nous voulons dire un don intégral, fait librement, avec toute la félicité que le mouvement comporte ; il n'y a aucun sens de sacrifice en cela. Si vous avez la moindre sensation que vous faites un sacrifice, alors ce n'est plus la vraie soumission ; car cela implique que vous vous réservez ou que vous essayez de vous donner, mais à contrecœur, avec douleur et effort — et ainsi vous n'avez pas la joie du don — ou peut-être même n'avez-vous pas le sentiment de vous donner, mais celui d'être pris de force. Quand vous faites quoi que ce soit avec le sentiment que votre être subit une contrainte, soyez sûr que vous le faites de la mauvaise manière.

La vraie soumission vous élargit, elle augmente votre capacité ; elle vous donne, en qualité et en quantité, une plus grande mesure que celle que vous n'auriez jamais eue par vous-même. Cette plus grande mesure de qualité et de quantité est différente de tout ce que vous auriez pu atteindre autrement ; vous entrez dans un autre monde, dans une ampleur où vous n'auriez jamais pu pénétrer si vous n'aviez fait votre soumission. C'est comparable à une goutte d'eau qui tombe dans la mer ; si elle y gardait son identité séparée, elle ne serait qu'une petite goutte d'eau et rien de plus, une petite goutte écrasée par l'immensité qui l'entoure ; mais en perdant sa forme propre, elle se fond dans la mer, s'unit à elle et participe de sa nature, de son pouvoir et de son immensité. Ainsi en est-il de la vraie soumission. (…)

Tant que vous restez dans votre coin en suivant la vie ordinaire, il ne vous est fait aucun mal ; mais si vous entrez en contact avec le Divin, deux voies seulement sont ouvertes devant vous. Vous vous soumettez et vous vous unissez à lui, et par votre soumission vous êtes grandi et glorifié ; ou vous vous révoltez, et toutes vos possibilités sont détruites, vos pouvoirs de réalisation s'éloignent de vous pour être finalement absorbés en cela que vous essayez de combattre.

Bien des gens considèrent la soumission comme une abdication de la personnalité ; mais c'est une grave erreur. En effet, la raison d'être de chaque individu est de manifester un aspect de la conscience divine, et le caractère de cette manifestation, l'expression de sa nature spéciale constituent la personnalité de chacun. Par conséquent, en prenant l'attitude vraie vis-à-vis du Divin, l'individu ne peut être que purifié de toutes les influences de la nature inférieure qui diminuent et déforment sa personnalité ; celle-ci n'en devient que plus fortement personnelle, plus elle-même, plus complète. La vérité et la puissance de la personnalité ressortent avec d'autant plus de splendeur distinctive ; son caractère est marqué avec beaucoup plus de précision que lorsqu'il était mélangé à toute l'obscurité, toute l'ignorance, toute la saleté et tout l'alliage de la nature inférieure. Le résultat final est l'élévation, la glorification, l'agrandissement des capacités de la personnalité, dont les possibilités se réalisent à leur maximum. (…)

Mais pour obtenir cette sublimation, l'individu doit d'abord abandonner tout ce qui, en déformant, limitant et obscurcissant sa vraie nature, enchaîne, avilit et défigure sa vraie personnalité ; il doit rejeter loin de lui tout ce qui appartient aux ignorants mouvements inférieurs de l'homme ordinaire et de sa vie aveugle et trébuchante. Et avant toute chose, il doit abandonner ses désirs, car, de tous les mouvements de la nature inférieure, le désir est le plus obscur, le plus obscurcissant. Les désirs proviennent de la faiblesse et de l'ignorance, et ils vous gardent enchaîné à votre faiblesse et à votre ignorance. Les hommes ont l'impression que leurs désirs naissent au-dedans d'eux ; ils les sentent émerger des profondeurs de leur être pour s'élancer au-dehors. Mais cette impression est fausse. Les désirs sont des vagues appartenant à la vaste mer de l'obscure nature inférieure et ils circulent d'une personne à l'autre. Les hommes n'engendrent pas les désirs en eux-mêmes, mais sont envahis par ces vagues ; quiconque est ouvert et sans défense, est pris et ballotté par elles.

4 août-1929 - pp. 129-135

Comment intégrer la volonté au chemin de la soumission

Il faut savoir distinguer entre une méthode de développement, ou discipline, et une action voulue. Si vous suivez le chemin de la soumission, vous devez mettre fin à l'effort personnel ; mais cela ne veut pas dire qu'il vous faille aussi abandonner toute volonté dans l'action. Au contraire, vous pouvez hâter la réalisation en adjoignant votre volonté à la Volonté Divine. Ceci aussi est de la soumission, sous une autre forme. Ce qui vous est demandé n'est pas une soumission passive par laquelle vous devenez comme un bloc inerte, mais de mettre votre volonté à la disposition du Divin. (...)

Vous avez une volonté et vous pouvez faire l'offrande de votre volonté. Prenez, par exemple, la question de devenir conscient de vos nuits. Si vous adoptez l'attitude de la soumission passive, vous direz : « Quand ce sera la Volonté du Divin que je devienne conscient, je deviendrai conscient. » Au contraire, si vous offrez votre volonté au Divin, vous prenez une résolution et vous dites : « Je deviendrai conscient de mes nuits. » Vous avez la volonté qu'il en soit ainsi ; vous n'attendez pas sans rien faire, paresseusement. La soumission entre en jeu quand vous prenez l'attitude de dire : « Je donne ma volonté au Divin, mais je n'ai pas la connaissance. Que la Volonté Divine accomplisse cela en moi. » Votre volonté doit continuer à agir régulièrement, non pas dans le choix d'une action particulière, ni pour demander un objet précis, mais comme une ardente aspiration concentrée sur le but à atteindre. Ceci est le premier pas. Si vous êtes vigilant, si votre attention est en éveil, certainement vous recevrez quelque chose sous la forme d'une inspiration de ce qui doit être fait, et vous vous mettrez à le faire immédiatement. Seulement, n'oubliez jamais que la soumission exige d'accepter le résultat de votre action, quel qu'il soit, même s'il est tout à fait différent de ce que vous attendiez. Au contraire, si votre soumission est passive, vous ne voudrez rien ni n'essayerez rien ; vous vous endormirez tout simplement en attendant le miracle.

Pour savoir si votre volonté et votre désir sont ou ne sont pas en accord avec la Volonté du Divin, vous devez observer et voir si vous recevez une réponse ou si vous n'en avez pas, si vous vous sentez soutenu ou contredit, non pas par le mental, le vital ou le corps, mais par ce quelque chose qui est toujours là dans votre être intérieur, tout au fond de votre cœur.

21 avril 1929 - pp. 21-22

Comment savoir si la soumission est totale

Cela ne me paraît pas difficile à savoir. On peut se donner un petit exercice. On peut dire : « Voyons, je fais ma soumission au Divin, je veux que ce soit Lui qui décide tout dans mon existence. » C'est votre point de départ. Petit exercice : le Divin va décider que telle et telle chose arrive, justement quelque chose qui est en contradiction avec votre sentiment ; alors, on se dit : eh bien, et si le Divin me dit « tu vas renoncer à cela », vous verrez tout à fait facilement, immédiatement, quelle est la réaction ; si ça fait un petit « pic » comme ça, au-dedans, vous pouvez vous dire : « La soumission n'est pas parfaite » — ça pique, ça pique...

21 April 1951 - p. 382

Comment rendre la soumission heureuse

Il faut qu'elle soit sincère. Si elle est vraiment sincère, elle devient heureuse. Tant qu'elle n'est pas — vous pouvez retourner la chose —, tant qu'elle n'est pas heureuse, vous pouvez savoir qu'elle n'est pas parfaitement sincère ; parce que si elle est parfaitement sincère, elle est toujours heureuse. Si elle n'est pas heureuse, cela veut dire qu'il y a quelque chose qui se réserve, quelque chose qui voudrait que ce soit autrement, quelque chose qui a une volonté propre, un désir propre, un but propre et qui n'est pas satisfait ; par conséquent, qui n'est pas complètement soumis, qui n'est pas sincère dans la soumission. Mais si on est sincère dans la soumission, on est parfaitement heureux, automatiquement.

7 juillet 1954 - p. 235

SOURIRE

Comment se protéger grâce au sourire

Si, à un moment donné, quelqu'un arrive avec les plus noires intentions, si on lui sourit, il est complètement désarmé, il ne peut plus rien faire. Mais il faut sourire sincèrement. Il ne faut pas faire une grimace et croire que... (rires) Je prends « sourire » dans un sens un peu complet. C'est-à-dire que si l'on peut être assez maître de soi et au-dessus des choses, dans une conscience qui est très supérieure et qui peut regarder d'en haut, même ce qui paraît le plus terrible et le plus dramatique à la conscience humaine vous fait sourire comme un enfantillage. Et alors, si l'on est dans cette conscience où l'on peut sourire de tout (parce qu'on comprend les causes de tout, et on voit aussi les forces travailler en toutes choses), si l'on peut avoir cette conscience et puis sourire à ce qui se passe, immédiatement les choses changent de nature. Seulement ce n'est pas un petit sourire extérieur et mondain : il faut que l'être psychique sourie.

25 novembre 1953 - pp. 406-407

SPIRITUALITÉ

Comment vivre la vraie spiritualité, capable de sauver l'humanité

Au lieu de prendre [les] religions dans leurs formes extérieures, qui sont justement des dogmes et des conceptions intellectuelles, si on les prend dans leur esprit, dans le principe qu'elles représentent, il n'y aucun obstacle à les unifier. Ce sont tout simplement des aspects du progrès humain, qui se complètent parfaitement bien et qui devraient s'unir avec beaucoup d'autres encore pour former un progrès plus total, plus complet, une compréhension plus parfaite de la vie, une approche plus intégrale du Divin. Et même cette unification, qui nécessite déjà un retour vers l'Esprit derrière les choses, ne suffit pas ; il faut y ajouter une vision de l'avenir, le but vers lequel tend l'humanité, la réalisation future du monde, cette dernière « révolution spirituelle » dont [Sri Aurobindo] parle, qui ouvrira l'ère nouvelle, c'est-à-dire la révolution supramentale.

Dans la conscience supramentale, toutes ces choses ne sont plus contradictoires ni exclusives. Elles deviennent toutes complémentaires. C'est seulement la forme mentale qui divise. Ce que cette forme mentale représente devrait s'unir à ce que toutes les autres formes mentales représentent pour former un tout harmonieux. Et c'est cela, la différence essentielle entre une religion et la vraie vie spirituelle.

La religion existe presque exclusivement dans sa forme, dans son culte, dans un certain ensemble d'idées, et elle ne devient grande que par la spiritualité de quelques individus exceptionnels. Tandis que la vie spirituelle vraie, et surtout ce que sera la réalisation supramentale, est indépendante de toute forme intellectuelle précise, de toute forme de vie limitée. Elle embrasse toutes les possibilités et toutes les manifestations et en fait l'expression, le véhicule d'une vérité plus haute et plus universelle.

Une religion nouvelle serait une chose non seulement inutile mais néfaste. C'est une *vie* nouvelle qui doit être créée ; c'est une *conscience* nouvelle qui doit être exprimée. C'est quelque chose qui est au-delà des limites intellectuelles et des formules mentales. C'est une vérité vivante qui doit se manifester.

Il faut que toute chose dans son essence et sa vérité puisse être contenue dans cette réalisation. Il faut que ce soit une expression aussi totale, aussi complète, aussi universelle que possible de la Réalité divine. C'est seulement cela qui est capable de sauver l'humanité et le monde. C'est cela, la grande révolution spirituelle dont Sri Aurobindo parle.

3 avril 1957 - pp. 88-89

SPONTANÉITÉ
Comment être vraiment spontané

Être spontané, cela veut dire ne pas vouloir personnellement combiner, organiser, décider et faire effort pour réaliser.

Je vais vous donner deux exemples pour vous faire comprendre ce qu'est la vraie spontanéité. L'un, vous le connaissez tous sans doute, c'est quand Sri Aurobindo a commencé à écrire l'Ârya*, en 1914. Ce n'était ni une connaissance mentale, ni même une création mentale qu'il transcrivait : il faisait le silence dans sa tête et il se mettait à sa machine à écrire, et d'en haut, des régions supérieures, tout ce qui devait être écrit descendait, tout prêt, et il n'avait qu'à faire mouvoir ses doigts sur la machine, cela se transcrivait. C'est dans cette condition de silence mental, qui laisse passer la connaissance (et même l'expression) d'en haut, qu'il a écrit tout l'Ârya, qui avait soixante-douze pages imprimées par mois. C'est d'ailleurs pour cela qu'il a pu le faire, parce que, si cela avait dû être une œuvre mentale de construction, ç'aurait été tout à fait impossible.

Cela, c'est la vraie spontanéité mentale.

---

* Rappelons que c'est dans la revue Ârya, en l'espace de six années (1914-1920), que Sri Aurobindo a publié la majeure partie de son œuvre écrite : *La Vie Divine, La Synthèse des Yogas, Le Cycle Humain, L'Idéal de l'Unité Humaine, Essai sur la Gîtâ, Le Secret du Véda, La Poésie Future, Les Fondements de la Culture Indienne*, pour ne citer que les œuvres principales.

Et si l'on pousse cela plus loin, on devrait ne jamais penser et combiner à l'avance ce que l'on doit dire ou ce que l'on doit écrire. Il faudrait simplement être capable de faire le silence dans son mental, de le tourner comme un réceptacle vers la Conscience supérieure, et d'exprimer au fur et à mesure, dans le silence mental, ce qui vient d'en haut. Ce serait la vraie spontanéité.

Naturellement ce n'est pas très facile, cela demande une préparation.

Et si l'on descend dans le domaine de l'action, c'est encore plus difficile ; parce que normalement, si l'on veut agir avec quelque logique, généralement il faut penser d'avance à ce que l'on veut faire et le combiner avant de le faire ; autrement, on peut être ballotté par toutes sortes de désirs et d'impulsions qui seraient fort éloignés de l'inspiration dont il est question dans *Wu Weï** ; ce seraient tout simplement les mouvements de la nature inférieure qui vous pousseraient à agir. Par conséquent, à moins que l'on ne soit arrivé à l'état de sagesse et de détachement du sage chinois dont il est question dans cette histoire, il est préférable de ne pas être spontané dans les actions quotidiennes, parce que l'on risquerait d'être le jouet de toutes les impulsions et de toutes les influences les plus désordonnées.

Mais une fois que l'on entre dans le yoga et que l'on veut faire le yoga, il est très nécessaire de ne pas être le jouet de ses propres formations mentales. Si l'on veut pouvoir se fier à ses expériences, il faut faire bien attention de ne pas bâtir au-dedans de soi, par exemple, la notion des expériences que l'on veut avoir, l'idée que l'on s'en fait, la forme que l'on attend ou que l'on espère. Parce que la formation mentale, comme je vous l'ai déjà dit plusieurs fois, est une formation réelle, une création réelle, et qu'avec votre idée vous créez des formes qui sont quelque peu indépendantes de vous et qui vous reviennent comme du dehors, et qui vous donnent l'impression d'être des expériences. Mais ces expériences, qui sont ou voulues ou recherchées ou prévues, ne sont pas des expériences spontanées et risquent d'être des illusions — parfois même de dangereuses illusions.

Par conséquent, quand on suit une discipline mentale, il faut être particulièrement soigneux de ne pas imaginer ou vouloir à l'avance avoir certaines expériences, parce que vous pouvez vous créer ainsi l'illusion

---

* Wu Weï : fiction basée sur la philosophie de Lao Tseu par Henri Borel

de ces expériences. Dans le domaine du yoga, cette très stricte et sévère spontanéité est tout à fait indispensable.

Pour cela, il ne faut naturellement ni ambition ni désir, ni excessive imagination, ni ce que j'appelle « romantisme spirituel », le goût du miraculeux — tout cela doit être éliminé très soigneusement pour être sûr d'avancer sans crainte.

29 août 1956 - pp. 314-316

SPORT

Comment pratiquer le sport pour accomplir l'Œuvre divine

Vous pouvez le faire non pas en vue d'un gain personnel, mais en vue de vous rendre prêt à accomplir l'Œuvre divine. Cela me paraît même assez indispensable si vous voulez profiter pleinement de la circonstance. Si vous gardez le point de vue ordinaire, eh bien, vous vous trouverez toujours dans des conditions qui ne sont pas tout à fait satisfaisantes, et incapable de recevoir toutes les forces que vous pouvez recevoir. (…)

Ce n'est pas pour le plaisir de faire un saut en longueur, c'est pour rendre votre corps plus parfait dans son fonctionnement, et par conséquent un instrument plus apte à recevoir les forces divines et à les manifester. (…)

La Conscience est là, pénétrant toutes choses et essayant de se manifester dans tous les mouvements. Mais si vous, de votre côté, vous vous dites que l'effort que vous faites, le progrès que vous faites, vous le faites afin de vous rendre plus capable de recevoir cette Conscience et de la manifester, le travail, naturellement, se fera beaucoup mieux et beaucoup plus vite.

4 août 1954 - p. 299

SUGGESTIONS

Comment se libérer des suggestions

Quand un être psychique entre dans le corps, c'est comme s'il tombait sur la tête — il est un peu abruti pendant un certain temps. Alors, pendant ce temps, il est soumis à [des suggestions de peur] sans même le savoir. Mais de la minute où il s'éveille, il peut se retirer de là, il n'est pas du tout nécessaire de les accepter. Seulement, il faut savoir que ce sont des suggestions. Il faut être capable de se séparer de la conscience purement humaine, de la conscience corporelle. Et une fois que vous pouvez la regarder d'en haut, vous pouvez vous libérer de ses suggestions, très bien. On peut se libérer de toutes les suggestions, mais pour cela il faut être au-dessus d'elles. Si ce n'était pas possible, il serait impossible de faire un yoga.

Mais vous ne vous en rendez pas compte, c'est une chose constante. Par exemple, il y a cette suggestion collective formidable de la mort. Mais comment se libérer de cette idée-là à moins d'être capable de créer en soi une conscience immortelle ? Une fois que l'on crée en soi la conscience immortelle, alors on peut être libre de la suggestion. Mais autrement ce n'est pas possible. Et vous ne vous en rendez pas compte parce que vous vivez là-dedans d'une façon tout à fait normale — vous êtes rempli de mouvements et d'idées qui appartiennent à la race humaine, qui ne vous sont pas du tout personnels. Vous ne vous en rendez pas compte parce que c'est très intimement lié à votre conscience. Mais du moment où vous pouvez vous libérer de cette conscience humaine, où vous entrez dans un domaine où, par exemple, la vie dans le corps devient presque un accident — ça peut être ici, ça peut être là, ça peut être là —, vous n'êtes plus lié à ça. Vous regardez ça, vous dites : c'est presque comme un accident (ou c'est peut-être un choix, mais enfin la plupart du temps c'est un accident). Alors, à partir de ce moment-là, vous n'êtes plus lié, parce que vous êtes conscient dans un être qui n'est plus purement, exclusivement humain. Mais jusqu'à ce moment-là, vous ne vous rendez même pas compte. Vous n'avez pas le moyen de vous rendre compte. Et si vous en venez au domaine purement mental, il y a des idées qui sont tellement fortes ; par exemple, que l'infini ne peut pas être dans le fini, que ce qui commence aura sûrement une fin — des idées comme cela, qui paraissent merveilleusement lumineuses, et qui sont des sottises. Mais cela appartient à la mentalité humaine collective, et il n'y a rien de plus difficile que de sortir ça de la tête des gens qui se croient très forts... Vous ne vous êtes peut-être pas encore posé ces problèmes-là parce qu'on ne vous a pas encore fait étudier la philosophie, mais quand vous en serez là, vous verrez. Et on vous dira cela comme des vérités immortelles auxquelles on ne peut pas toucher !

14 octobre 1953 - pp. 343-344

SUPRAMENTAL

Comment s'approcher de la vie supramentale

À mesure que se développent, peut-être pas d'une façon très évidente mais d'une façon certaine, les débuts de la vie supramentale qui doit être la réalisation prochaine dans le développement de l'univers, il semble de plus en plus évident que le moyen le plus difficile de s'approcher de cette vie supramentale, c'est l'activité intellectuelle.

On pourrait dire qu'il est beaucoup plus difficile de passer de la vie mentale à la vie supramentale que de passer d'une certaine émotion psychique dans la vie — quelque chose qui est comme une réflexion, une émanation lumineuse de la Présence divine dans la matière — à la conscience supramentale ; il est beaucoup plus facile de passer de cela à la conscience supramentale que de passer de la spéculation intellectuelle la plus haute à toute vibration supramentale. Peut-être est-ce le mot qui nous trompe ! Peut-être est-ce parce que nous appelons cela « supramental » que nous nous attendons à y arriver par une activité mentale intellectuelle supérieure ? Mais le fait est très différent. On semble aller, par cette activité intellectuelle très haute, très pure, très noble, vers une sorte d'abstraction froide et sans pouvoir, une lumière glacée qui est certainement très loin de la vie, et encore plus loin de l'expérience de la réalité supramentale.

Il y a, dans cette nouvelle substance qui se répand et agit dans le monde, une chaleur, une puissance, une joie si intenses que toute activité intellectuelle paraît froide et sèche à côté. Et c'est pourquoi moins on parle de ces choses, mieux cela vaut. Un seul instant, un seul élan d'amour profond et vrai, une seule minute de cette compréhension qui se trouve dans la Grâce divine, vous mène beaucoup plus près du but que toutes les explications possibles.

Même une sorte de sensation raffinée, subtile, claire, lumineuse, aiguë, qui pénètre profondément, vous ouvre plus la porte que les explications les plus subtiles.

Et si nous poussons l'expérience encore un peu plus loin, il semble que lorsqu'on en arrive à ce travail de transformation du corps, quand quelques cellules du corps, plus prêtes que les autres, plus raffinées, plus subtiles, plus plastiques, parviennent à sentir d'une façon concrète la présence de la Grâce divine, de la Volonté divine, du Pouvoir divin, de cette Connaissance qui n'est pas intellectuelle, qui est une connaissance d'identité, quand on sent cela dans les cellules du corps, alors, l'expérience est si totale, si impérative, si vivante, concrète, tangible, réelle, que tout le reste paraît un vain rêve.

Et ainsi, on peut dire que c'est vraiment quand le cercle sera achevé et que les deux extrémités se toucheront, quand le plus haut se manifestera dans le plus matériel, que l'expérience sera vraiment concluante.

Il semble que l'on ne puisse jamais comprendre vraiment que lorsqu'on comprend avec son corps.

14 mai 1958 - pp. 363-364

Comment favoriser la manifestation du Supramental

Son éveil et son apparition en bas seront la réponse à un contact venant d'en haut qui fera surgir l'élément semblable qui se trouve tout au fond de la matière telle qu'elle est. (...)

Le temps que cela prendra est difficilement prévisible. Cela dépendra beaucoup de la bonne volonté et de la réceptivité d'un certain nombre, parce que l'individu avance toujours plus vite que la collectivité et que, par sa nature même, l'humanité est destinée à manifester le Supramental avant le reste de la création.

À la base de cette collaboration, il y a nécessairement la volonté de changer, de ne plus être ce que l'on est, que les choses ne soient plus ce qu'elles sont. Il y a plusieurs moyens d'arriver là, et tous les moyens sont bons quand ils réussissent ! On peut être profondément dégoûté de ce qui est et vouloir avec ardeur sortir de tout cela et atteindre quelque chose d'autre ; on peut, et c'est un moyen plus positif, on peut sentir au-dedans de soi le contact, l'approche de quelque chose de positivement beau et vrai, et laisser tomber tout le reste volontairement pour que rien n'alourdisse la marche vers cette beauté et cette vérité nouvelles.

Ce qui est indispensable, dans tous les cas, c'est l'ardente volonté de progrès, le renoncement volontaire et joyeux de tout ce qui entrave la marche : rejeter loin de soi ce qui vous empêche d'avancer, et s'en aller vers l'inconnu avec la foi ardente que c'est la vérité de demain, *inéluctable* qui se produira nécessairement, que rien, ni personne, aucune mauvaise volonté, même celle de la Nature, ne peut empêcher de devenir la réalité — peut-être pas d'un futur lointain —, une réalité qui s'élabore en ce moment et que ceux qui savent changer, qui savent ne pas être alourdis par les habitudes anciennes, auront sûrement le bonheur non seulement de percevoir, mais de réaliser.

On s'endort, on oublie, on se laisse vivre — on oublie, on oublie tout le temps... Mais si l'on pouvait se souvenir... qu'on est à une heure exceptionnelle, à une époque *unique*, qu'on a cet immense bonheur, ce privilège inestimable d'assister à la naissance d'un monde nouveau, on pourrait facilement se débarrasser de tout ce qui entrave et empêche d'avancer.

Ainsi, le plus important semble de se souvenir de ce fait ; même quand on n'en a pas l'expérience tangible, d'en avoir la certitude et la foi ; se souvenir toujours, se le rappeler constamment, s'endormir avec cette idée, se réveiller avec cette perception ; tout ce que l'on fait, le faire avec, à l'arrière-plan, comme un support constant, cette grande vérité que l'on assiste à la naissance d'un monde nouveau.

Nous pouvons y participer, nous pouvons devenir ce monde nouveau. Et vraiment, quand on a une occasion si merveilleuse, on doit être prêt à tout abandonner pour cela.

24 juillet 1957 - pp. 177-178

Comment réagir à l'action de la Force supramentale

La vraie réaction, la réaction pure, c'est un élan de collaboration, de jouer le jeu avec autant d'énergie, de puissance de volonté dont on peut disposer dans sa conscience, dans l'état où l'on est, avec ce sentiment d'être soutenu, porté par quelque chose d'infiniment plus grand que soi et qui ne se trompe pas, quelque chose qui vous protège et qui en même temps vous donne toute la puissance nécessaire et qui se sert de vous comme de l'instrument le meilleur. Et on sent cela, et on sent qu'on travaille en sécurité, qu'on ne peut plus se tromper, que ce que l'on fait, on le fait avec le maximum de résultat et — dans la joie. Ça, c'est le vrai mouvement : c'est sentir que sa volonté est intensifiée à son maximum par le fait que ce n'est plus une petite personne microscopique dans l'infini, mais une Puissance universelle infinie qui vous fait agir — la Force de la Vérité. C'est la seule réaction véritable.

2 janvier 1957 - pp. 6-7

Comment réaliser une collectivité supramentale

C'est l'un des types les plus courants de collectivité humaine : se grouper, se lier, s'unir autour d'un idéal commun, d'une action commune, d'une réalisation commune, mais d'une façon tout à fait artificielle. À l'encontre de cela, Sri Aurobindo nous a dit qu'une communauté vraie

— ce qu'il appelle une communauté gnostique ou supramentale — ne peut exister que sur la réalisation intérieure de chacun de ses membres, chacun réalisant son unité et son identité réelles, concrètes, avec tous les autres membres de la communauté, c'est-à-dire que chacun ne doit pas se sentir comme un membre uni d'une façon quelconque à tous les autres, mais comme tous en un, en lui-même. Pour chacun, les autres doivent être lui-même autant que son propre corps, et non pas d'une façon mentale et artificielle, mais par un fait de conscience, par une réalisation intérieure.

Cela veut dire qu'avant d'espérer réaliser cette collectivité gnostique, il faudrait que chacun devienne d'abord (ou tout au moins commence à devenir) un être gnostique. C'est évident, le travail individuel doit marcher en avant et le travail collectif suivre ; mais il se trouve que spontanément, sans aucune intervention arbitraire de la volonté, la marche individuelle est pour ainsi dire contrôlée ou enrayée par l'état collectif. Il y a, entre la collectivité et l'individu, une interdépendance dont on ne peut pas se libérer totalement, même si l'on essaye. Et même celui qui, dans son yoga, essayerait de se libérer totalement de l'état de conscience terrestre et humain serait, dans son subconscient tout au moins, lié à l'état de l'ensemble, qui freine, qui tire en arrière. On peut essayer d'aller beaucoup plus vite, on peut essayer de laisser tomber tout le poids des attaches et des responsabilités, mais malgré tout, la réalisation, même de celui qui est tout en haut et le tout premier dans la marche de l'évolution, est dépendante de la réalisation du tout, dépendante de l'état dans lequel se trouve la collectivité terrestre. Et cela, ça tire en arrière, au point qu'il faut parfois attendre des siècles pour que la Terre soit prête, afin de pouvoir réaliser ce qui est à réaliser.

Et c'est pourquoi Sri Aurobindo a dit aussi (...) qu'un double mouvement était nécessaire, et qu'à l'effort de progrès et de réalisation individuels doit s'unir un effort pour essayer de soulever l'ensemble et lui faire faire un progrès indispensable pour permettre le progrès plus grand de l'individu : un progrès de la masse, pourrait-on dire, qui permettrait à l'individu de faire un pas de plus en avant.

Et maintenant, je vous dirai que c'est pour cela que j'avais pensé qu'il était utile d'avoir quelques méditations en commun, pour travailler à la création d'une atmosphère commune un peu plus organisée (...)

Ainsi, le meilleur emploi que l'on puisse faire de ces méditations (...) c'est d'aller trouver au fond de soi, aussi loin que l'on peut aller, l'endroit où l'on peut sentir, percevoir, et peut-être même créer, une atmosphère d'unité dans laquelle une force d'ordre et d'organisation pourra mettre chaque élément à sa place et faire surgir un monde nouveau, coordonné, hors du chaos qui existe en ce moment.

3 juillet 1957 - pp. 158-159

SURHOMME

Comment être un apprenti-surhomme

Tous ceux qui s'efforcent de surmonter la nature ordinaire, tous ceux qui essayent de réaliser matériellement l'expérience profonde qui les a mis en rapport avec la Vérité divine, tous ceux qui, au lieu de tourner le regard vers l'Au-delà ou le Haut, essayent de réaliser physiquement, extérieurement, le changement de conscience qu'ils ont réalisé au-dedans d'eux-mêmes, sont tous des apprentis-surhommes... Et là, il est des différences innombrables dans le succès de leur effort. Chaque fois que nous essayons de ne pas être un homme ordinaire, de ne pas vivre la vie ordinaire, d'exprimer dans nos mouvements, nos actions, nos réactions, la Vérité divine ; quand nous sommes gouvernés par cette Vérité au lieu d'être gouvernés par l'ignorance générale, nous sommes des apprentis-surhommes, et suivant le succès de nos efforts, eh bien, nous sommes des apprentis plus ou moins bons ou plus ou moins avancés sur le chemin. (…)

C'est une course entre la Transformation et la Déchéance. Parce qu'il n'y a que deux choses qui puissent être des points d'arrêt et dire jusqu'à quel point on a réussi : ou le succès, c'est-à-dire devenir un surhomme (alors naturellement on peut dire : maintenant je suis arrivé au résultat) … ou bien la mort. Jusque-là, normalement, on est « en route ».

C'est l'une de ces deux choses — ou le but atteint ou la rupture brusque de la vie — qui met une fin provisoire à la marche en avant. Et sur la route, chacun est plus ou moins loin, mais jusqu'à ce qu'on arrive au bout, on ne pourra pas dire à quel échelon on est. C'est l'échelon final qui comptera. Alors c'est seulement celui qui viendra dans quelques centaines ou quelques milliers d'années et qui regardera en arrière, qui pourra dire : « Il y a eu tel échelon, tel autre échelon, telle réalisation, telle autre réalisation. » C'est de l'Histoire, cela, ce sera une perception historique de l'événement. Jusque-là, nous sommes tous dans le mouvement et dans le travail.

Où en sommes-nous et jusqu'où arriverons-nous ?... Il vaut mieux ne pas trop y penser parce que ça vous coupe les jarrets et on ne peut pas bien courir. Il vaut mieux penser seulement à courir, et pas à autre chose. C'est la seule manière de bien courir. On regarde là où on veut aller et on met tout son effort dans le mouvement pour avancer. Où on en est, ça ne nous regarde pas. Je dis « c'est de l'Histoire », ça viendra après. Les historiens de notre effort nous diront (parce que peut-être nous serons là encore), nous diront ce que nous avons fait, comment nous l'avons fait... Pour le moment, ce qu'il faut, c'est le faire — c'est la seule chose importante.

8 octobre 1958 - pp. 460-462

SYNTHÈSE

Comment faire une synthèse
On peut faire une synthèse de tout si l'on monte assez haut.
28 octobre 1953 - p. 375

Comment faire la synthèse des opposés
Lorsqu'en apparence deux idées ou deux principes semblent se contredire, il faut monter un peu plus haut dans la pensée et trouver le point où les contradictions s'unissent dans une synthèse compréhensive.
29 mai 1957 - p. 118/122

SYSTÈME NERVEUX

Comment avoir des nerfs solides
Le corps sain vous donne des nerfs solides, mais il est encore beaucoup plus important d'avoir la pensée saine pour avoir les nerfs solides — si votre pensée n'est pas saine, si vos sentiments et vos pensées sont de mauvaise qualité si l'on peut dire, vos nerfs deviennent très mauvais, encore pires. Par exemple, ceux qui ont toutes sortes d'imaginations malsaines, ceux qui aiment les lectures malsaines, qui aiment les conversations malsaines (il y en a beaucoup, il y en a énormément), eh bien, ils peuvent perdre tout contrôle de leurs nerfs, ils peuvent devenir extrêmement nerveux, et avoir pourtant un corps qui est en très bon état et très sain. Les conversations malsaines et les lectures malsaines, je pourrais vous dire que c'est ce qu'il y a de pire, et quand vous faites vraiment la sâdhanâ, que vous essayez

vraiment de faire des progrès, vous vous apercevez que, lorsque vous prononcez des mots inutiles, ne serait-ce que très peu, immédiatement il y a un énorme malaise qui vous prend comme ça, on se sent comme si tous les nerfs de la tête étaient tirés, et puis il y a quelque chose qui tourne ici qui vous fait mal, et on sent un grand vide là-dedans et on a mal au cœur, comme si l'on avait mangé quelque chose de très mauvais — seulement pour quelques mots prononcés inutilement. C'est d'ailleurs l'indication sûre, dès que le malaise commence, on sait qu'il faut arrêter : « Maintenant, c'est fini. » Seulement, la plupart des gens sont tellement inconscients qu'ils ne s'en aperçoivent même pas, et avec leur volonté dévoyée, ils obligent leur système à faire ce qu'il ne doit pas faire. Alors le système est plus ou moins docile, obéit et continue à se détériorer lentement, comme ça, sans même donner de réactions visibles.

4 mars 1954 - pp. 84-85

TEMPS

Comment faire de son temps un ami

Cela dépend comment on le regarde. Tout dépend de la relation que tu as avec lui. Si tu le prends comme un ami, il devient un ami. Si tu le considères comme un ennemi, il devient ton ennemi.

Mais ce n'est pas cela que tu demandes. Ce que tu demandes, c'est comment on sent quand il est un ennemi et comment on sent quand il est un ami. Eh bien, quand tu t'impatientes et que tu te dis : « Oh, il faut que j'arrive à faire ça et pourquoi je n'arrive pas à le faire ? » et quand tu n'arrives pas à le faire tout de suite et que tu te désespères, alors c'est ton ennemi. Mais quand tu te dis : « C'est bon, je n'ai pas réussi cette fois-ci, je réussirai la prochaine fois, et je suis sûr qu'un jour ou l'autre je le ferai », alors il devient ton ami.

30 novembre 1955 - p. 419

Comment mieux gérer son temps

Cette question peut se résoudre par deux choses : d'abord, par une organisation éclairée et méthodique de sa vie, puis par l'abolition du gaspillage de temps, que la majorité des humains pratiquent par des activités inutiles — si elles disparaissaient, ce serait une bénédiction pour tout le monde —, et en première ligne, je mets le bavardage, c'est-à-dire parler inutilement, entre camarades, entre collègues... dans toutes les activités. Le temps que l'on peut perdre à parler est formidable ! Quand un mot serait suffisant, on en dit cinquante. Et ce n'est pas la seule perte de temps... Au fond, quand on est à court de temps, c'est que l'on ne sait pas organiser sa vie. Naturellement, il y a ceux qui font trop de choses, mais cela aussi, c'est un manque d'organisation dans la vie.

Une vraie organisation donne place à chaque chose dans la mesure où c'est nécessaire.

10 avril 1957 - pp. 94

Comment gagner du temps grâce à la concentration

Quand tu travailles, si tu arrives à te concentrer, tu peux faire absolument en dix minutes ce qui te prendrait autrement une heure. Si tu veux gagner du temps, apprends à te concentrer. C'est par attention que l'on peut faire les choses vite, et on les fait beaucoup mieux. Si tu as un devoir qui doit te prendre une demi-heure — je ne dis pas s'il te faut écrire pendant une demi-heure, évidemment — mais si tu as à réfléchir et que ton esprit soit flottant, que tu penses non seulement à ce que tu fais, mais aussi à ce que tu as fait et à ce que tu auras à faire et à tes autres phénomènes, tout cela te fait perdre trois fois autant de temps qu'il n'en faut pour faire ton devoir. Quand on a trop de travail, il faut apprendre à se concentrer exclusivement sur ce que l'on fait, avec une intensité d'attention, et vous pouvez faire en dix minutes ce qui autrement vous prendrait une heure. (...)

Si l'on a beaucoup à faire, il faut apprendre à se concentrer beaucoup, d'autant plus, et quand on fait une chose, ne penser qu'à cela et rassembler toute son énergie sur ce que l'on fait. On gagne au moins la moitié du temps. Alors si tu me dis : « J'ai trop de travail », je te réponds : « Tu n'es pas assez concentrée. »

Pour un problème de mathématiques, quelquefois la solution vient vite, quelquefois cela prend trop de temps.

Oui, c'est justement cela : cela dépend du degré de concentration. Si tu t'observes, tu le remarqueras très bien : quand ça ne vient pas, c'est qu'il y a une espèce de flottement dans le cerveau, quelque chose de nuageux, comme un brouillard quelque part, et alors tu es là comme dans un rêve. Tu pousses pour tâcher de trouver, et c'est comme si tu poussais dans du coton, tu n'y vois pas clair. Et alors rien ne vient. Tu peux rester dans cet état-là pendant des heures.

La concentration consiste justement à enlever le nuage. Tu rassembles tous les éléments de ton intelligence, tu les fixes sur un point, et puis tu n'essayes même pas activement de trouver : tout ce que tu fais, c'est de te concentrer de façon à ne voir que le problème — mais pas seulement voir sa surface : le voir dans sa profondeur, ce qu'elle cache. Si tu arrives à rassembler toutes tes énergies mentales, à faire une sorte de pointe qui est fixée sur l'énoncé du problème, et que tu restes là, fixé, comme si tu allais faire un trou dans un mur, tout d'un coup cela viendra. Et c'est la seule manière. Si tu essayes : est-ce ceci, est-ce cela, est-ce ceci, est-ce cela ?... tu ne trouveras jamais rien, ou alors il te faudra des heures. Il faut que tu fasses une pointe des forces mentales, suffisamment forte pour percer les mots et tomber sur la chose qui est derrière. Il y a une chose qui est à trouver — tomber là-dessus.

Et c'est toujours les jours où l'on est un peu flottant que c'est difficile. On est flottant : comme quelque chose qu'on a l'impression d'attraper et qui vous échappe. (…)

Quatre-vingt-dix-neuf fois sur cent, c'est une sorte de demi-inertie mentale qui vous fait trouver que vous avez trop de travail. Si vous vous observez, vous vous apercevrez qu'il y a toujours quelque chose qui tire ici, quelque chose qui tire là, et puis cette espèce de flou, comme si l'on vivait dans du coton, dans des nuages : ce n'est pas clair.

24 juin 1953 - pp. 136-138

Comment faire de son mieux quand on est pressé

Généralement, quand les gens de dépêchent, ils ne font pas complètement ce qu'ils ont à faire ou ils font mal ce qu'ils font. Eh bien, il y a une troisième façon, et c'est d'intensifier sa concentration. Si l'on fait cela, on peut gagner la moitié du temps, même dans un temps très court. Prenons un exemple très ordinaire : prendre son bain et s'habiller ; le temps qu'il faut varie avec les gens, n'est-ce pas, mais disons qu'il faut une demi-heure pour tout faire sans perdre son temps et sans se dépêcher. Alors, si vous êtes pressé, de deux choses l'une : vous vous lavez moins bien ou vous vous habillez mal ! Mais il y a une autre façon — concentrer son attention et son énergie, penser à ce que l'on fait et pas à autre chose, ne pas faire un mouvement de trop, faire le mouvement exact de la façon la plus exacte, et (c'est une expérience vécue, je peux vous en parler avec certitude) vous pouvez faire en quinze minutes ce que vous faisiez avant en une demi-heure, aussi bien, parfois mieux, sans rien oublier, sans rien laisser de côté, simplement par l'intensité de la concentration.

Et c'est la meilleure réponse à tous ceux qui disent : « Oh ! si l'on veut faire les choses bien, il faut du temps. » Ce n'est pas vrai. Pour tout ce que vous faites — étudier, vous amuser, travailler —, il n'y a qu'une solution : augmenter son pouvoir de concentration. Et quand vous arrivez à cette concentration, ce n'est plus fatigant. Naturellement, au début cela produit une tension, mais quand vous en avez pris l'habitude, la tension diminue, et un moment arrive où ce qui vous fatigue, c'est de ne pas faire comme cela, de vous disperser, de vous laisser avaler par toutes sortes de choses et de ne pas vous concentrer sur ce que vous faites. On peut arriver même à faire mieux et plus vite, par le pouvoir de la concentration. Et de cette manière on peut se servir du travail comme d'un moyen de développement ; autrement, on a cette idée vague qu'il faut faire le travail « avec désintéressement », mais il y a là beaucoup de danger, car on a vite fait de confondre le désintéressement avec l'indifférence.

22 février 1951 - pp. 153-154

TRANQUILLITÉ

Comment vivre la véritable tranquillité

La première tranquillité indispensable c'est la tranquillité mentale, parce que généralement c'est celle qui manque le plus. Quand je dis à quelqu'un : « soyez tranquille », je veux dire : « tâchez de ne pas avoir une pensée agitée, excitée, trépidante ; tâchez de calmer votre cerveau et de cesser de tourner en rond dans toutes vos imaginations et vos observations et constructions mentales. » (…)

Qu'est-ce qu'il faut faire pour être tranquille ? La réponse est toujours à peu près la même : il faut d'abord en sentir la nécessité, et le vouloir, et puis aspirer, et puis essayer ! Pour essayer, il y a une quantité innombrable de moyens qui ont été préconisés et tentés par beaucoup de gens. Ce sont des moyens généralement longs, ardus, difficiles ; et beaucoup de personnes se découragent avant d'être arrivées au but, parce que plus elles essayent, plus leurs pensées se mettent à tourbillonner et à s'agiter dans leur cerveau.

Pour chacun le moyen est différent, mais *d'abord* il faut sentir pour une raison quelconque — soit parce qu'on est fatigué, soit parce qu'on est excédé, soit parce qu'on veut vraiment dépasser l'état dans lequel on vit —, il faut d'abord comprendre, sentir la nécessité de cette tranquillité, de cette paix dans le mental. Et après, alors, on peut successivement essayer tous les moyens, connus et nouveaux, pour arriver au résultat.

Maintenant, on s'aperçoit bien vite qu'il y a une autre tranquillité qui est nécessaire, et même très urgente, c'est la tranquillité vitale, c'est-à-dire l'absence de désir. Seulement le vital, quand il n'est pas suffisamment développé, dès qu'on lui dit d'être tranquille, ou il s'endort ou il fait grève ; il dit : « Ah ! non, je ne marche plus ! Si vous ne me donnez pas l'aliment dont j'ai besoin, l'excitation, l'enthousiasme, le désir, même la passion, je préfère ne pas bouger et je ne ferai plus rien. » Alors là, le problème est un petit peu plus délicat et peut-être encore un peu plus difficile ; parce qu'il est certain que de tomber de l'excitation dans l'inertie est fort loin d'être un progrès ! Il ne faut jamais confondre la tranquillité avec l'inertie ou la passivité somnolente.

La tranquillité est un état très positif ; il y a une paix positive qui n'est pas l'opposé du conflit — une paix active, contagieuse, puissante, qui domine et qui calme, qui met en ordre, qui organise. C'est de celle-là dont je parle ; quand je dis à quelqu'un « soyez tranquille », je ne veux pas lui dire : « Allez-vous-en dormir, soyez inerte et passif, et ne vous occupez plus de rien », loin de là !... La vraie tranquillité est une très grande force et une très grande puissance. En fait, on peut dire, en regardant le problème de l'autre côté, que tous ceux qui sont vraiment forts, puissants, sont toujours très tranquilles. Ce sont seulement les faibles qui sont agités ; dès que l'on est vraiment fort, on est paisible, calme, tranquille, et on a la puissance de l'endurance pour faire face aux vagues adverses qui se précipitent du dehors dans l'espoir de vous déranger. Cette vraie tranquillité est toujours un signe de la force. Le calme appartient aux puissants.

Et ceci est vrai même physiquement. Je ne sais pas si vous avez observé des animaux comme les lions, les tigres, les éléphants, mais c'est un fait que, lorsqu'ils ne sont pas dans l'action, ils sont toujours si par-fai-te-ment tranquilles. Un lion assis qui vous regarde a toujours l'air de vous dire : « Oh ! comme tu t'agites ! » Il vous regarde avec un air de sagesse si paisible ! Et toute sa puissance, son énergie, sa force matérielle sont là, rassemblées, réunies, concentrées et — sans l'ombre d'une agitation — prêtes à l'action quand l'ordre est donné.

J'ai vu des gens, beaucoup, qui ne pouvaient pas rester tranquilles une demi-heure assis sans se mettre à frétiller. Il fallait qu'ils bougent un pied, qu'ils bougent une jambe, qu'ils bougent un bras, qu'ils bougent leur tête ; il fallait tout le temps qu'ils s'agitent, parce qu'ils n'avaient pas la puissance ou la force de rester tranquilles.

Cette capacité de rester immobile quand on veut, de rassembler toutes ses énergies et de les dépenser comme on veut, complètement si l'on veut, ou de les doser comme l'on veut dans l'action, avec un calme parfait, même dans l'action — cela, c'est toujours le signe de la force. Ce peut être une force physique, ce peut être une force vitale, ce peut être une force mentale. Mais si vous êtes le moins du monde agité, vous pouvez être sûr qu'il y a quelque part une faiblesse ; et si votre agitation est intégrale, c'est une faiblesse intégrale.

17 octobre 1956 - pp. 366-369

TRANSFORMATION INDIVIDUELLE

Comment transformer notre caractère

On naît avec un bourbier à nettoyer avant de commencer sa vie. Et une fois que l'on est parti d'un bon pas sur le chemin de la transformation intérieure et que l'on descend à la racine subconsciente de l'être — celle qui provient justement des parents, de l'atavisme — eh bien, on en voit des choses ! et toutes, presque toutes les difficultés sont là, il y a très peu de choses que l'on ajoute dans l'existence après les premières années de la vie. Cela arrive à n'importe quel moment ; si vous avez de mauvaises fréquentations ou de mauvaises lectures, le poison peut entrer en vous ; mais il y a toutes les empreintes qui sont comme ancrées dans le subconscient, les sales habitudes que vous avez et contre lesquelles vous luttez. Par exemple, il y a des gens qui ne peuvent pas ouvrir la bouche sans dire des mensonges, et ils ne le font pas toujours exprès (c'est le pire), ou des gens qui ne peuvent pas avoir de rapports avec les autres sans se quereller, toutes sortes de sottises — c'est là dans le subconscient, profondément ancré. Alors, extérieurement, quand vous êtes de bonne volonté, vous faites de votre mieux pour éviter cela, pour le corriger si possible ; vous travaillez, vous luttez ; puis vous vous apercevez que ça monte toujours, ça monte de quelque part qui échappe à votre contrôle. Mais si vous entrez dans ce subconscient, si vous infiltrez votre conscience là-dedans et si vous regardez attentivement, petit à petit, vous découvrirez toutes les sources, toutes les origines de toutes vos difficultés, puis vous commencerez à comprendre comment étaient les pères et les mères, les grands-pères et les grands-mères, et s'il arrive un moment où vous êtes incapable de vous contrôler, vous vous apercevrez : « Je suis comme cela, parce qu'ils étaient comme cela. »

Si vous avez en vous un être psychique suffisamment éveillé pour veiller sur vous, préparer votre chemin, il peut attirer à vous les choses qui vous aident ; attirer les rencontres, les livres, les circonstances, toutes sortes de petites coïncidences qui viennent à vous comme si elles étaient amenées par une volonté bienveillante et qui vous apportent une indication, une aide, un soutien pour prendre les décisions et vous orienter dans la bonne direction. Mais une fois que vous avez pris cette décision, une fois que vous avez décidé que vous trouverez la vérité de votre être, une fois que vous avancez sincèrement sur le chemin, alors tout semble se liguer pour vous aider à avancer, et si vous observez attentivement, vous voyez petit à petit l'origine de vos difficultés : « Ah ! tiens, ce travers-là était dans mon père ; oh ! cette habitude-là était dans ma mère ; oh ! ma grand-mère était comme cela, mon grand-père était comme cela », ou bien c'est la bonne qui vous a porté quand vous étiez petit, les frères et les sœurs qui ont joué avec vous, les petits camarades que vous avez rencontrés, et vous trouverez que tout cela était là, dans celui-ci, celle-là, celle-ci. Mais si vous continuez à être sincère, vous trouvez, vous contrecarrez cela tranquillement, et au bout d'un certain temps vous coupez toutes les amarres avec lesquelles vous étiez né, vous rompez les chaînes et vous allez libre sur le chemin.

Si vous voulez vraiment transformer votre caractère, c'est cela qu'il faut faire. On a toujours dit qu'il était impossible de changer de caractère ; dans tous les livres de philosophie, même de yoga, on vous raconte la même histoire : « Vous ne pouvez pas changer votre caractère, vous êtes né comme cela, vous êtes comme cela. » C'est absolument faux, je garantis que c'est faux ; mais il y a quelque chose de très difficile à faire pour changer votre caractère, parce que ce n'est pas votre caractère qu'il faut changer, c'est le caractère de vos antécédents. En eux, vous ne le changerez pas (parce qu'ils n'en ont pas l'intention), mais c'est en vous qu'il faut le changer. C'est ce qu'ils vous ont donné, tous les petits cadeaux qu'ils vous ont faits à votre naissance — d'aimables cadeaux —, c'est cela qu'il faut changer. Mais si vous arrivez à tenir le fil de ces choses, le vrai fil, puis que vous travailliez dessus avec persévérance et sincérité, un beau jour vous serez libre ; tout cela tombera de vous et vous pourrez partir dans la vie sans fardeau. Alors, vous serez un nouvel homme, vivant une nouvelle vie, presque avec une nouvelle nature. Et si vous regardez en arrière, vous direz : « Ce n'est possible, je n'ai jamais été comme cela ! »

29 mars 1951 - pp. 288-290

Comment transformer l'être extérieur

Si vous voulez que l'être extérieur change, c'est en étant conscient de lui qu'il faut avoir les autres expériences ; et il ne faut pas perdre le contact avec sa conscience extérieure ordinaire si on veut qu'elle profite de l'expérience. Il y a beaucoup de gens... J'ai connu des gens comme ça, qui méditaient pendant des heures, presque tout le temps... Ils passaient leur temps à méditer, et puis quand par hasard... si quelqu'un les dérangeait de leur méditation, qu'ils avaient quelque chose à faire, ils entraient dans des rages, des fureurs, ils injuriaient tout le monde, ils se rendaient plus insupportables que s'ils n'avaient jamais médité, qu'un être ordinaire. Ça, c'était parce qu'ils négligeaient de faire participer leur être extérieur à leur vie profonde. Ils se coupent en deux, alors il y a un morceau au-dedans qui progresse, et un morceau au-dehors qui devient de pire en pire, parce qu'il est tout à fait négligé. (...)

Pour la maîtrise de soi, est-ce que les moyens ascétiques ne sont pas utiles quelquefois ?

Non ! Vous ne guérissez rien. Vous vous donnez seulement l'illusion que vous avez progressé, mais vous ne guérissez rien... La preuve, c'est que si vous arrêtez vos moyens ascétiques, c'est encore plus fort qu'avant, ça revient « avec une vengeance ».

Cela dépend de ce que tu appelles moyens ascétiques. Si c'est de ne pas te complaire à satisfaire tous tes désirs, ça, ce n'est pas de l'ascétisme, c'est du bon sens. C'est autre chose. Les moyens ascétiques, ce sont les jeûnes répétés, de s'obliger à supporter le froid... au fond, à martyriser un peu son corps. Ça, ça vous donne seulement un orgueil spirituel, rien de plus. Cela ne maîtrise rien du tout. C'est infiniment plus facile. Les gens le font parce que c'est très facile, c'est simple. Justement parce que l'orgueil est tout à fait satisfait, que la vanité peut se gonfler, alors cela devient très facile. On fait une grande démonstration de ses vertus ascétiques, et alors on se considère comme un personnage extrêmement important, et cela vous permet de supporter beaucoup de choses.

C'est *beaucoup* plus difficile de tranquillement, posément, maîtriser ses impulsions, et les empêcher de se manifester — *beaucoup* — sans prendre des mesures ascétiques. Il est beaucoup plus difficile de ne pas être attaché aux choses que l'on possède que de ne rien posséder. Ça, c'est une chose qui est reconnue depuis des siècles. Cela demande une vertu beaucoup plus grande de ne pas être attaché aux choses que l'on possède que d'être sans possessions, ou de réduire ses possessions au strict minimum. C'est beaucoup plus difficile. C'est un degré de valeur morale très supérieur. Simplement l'attitude : quand une chose vous vient, la prendre, s'en servir ; quand, pour une raison quelconque elle s'en va, la laisser aller, et ne pas la regretter. Ne pas la refuser quand elle vient, savoir s'adapter, et ne pas la regretter quand elle s'en va.

15 décembre 1954 - pp. 473-474

Comment obtenir une transformation individuelle alors que nous sommes interdépendants avec la collectivité

On peut purifier sa conscience, mais la conquête totale, la transformation matérielle dépend certainement, en grande partie, d'un certain degré de progrès dans la collectivité. Le Bouddha disait avec raison que tant que vous avez en vous une vibration de désir, cette vibration se répandra dans le monde, et tous ceux qui sont prêts à la recevoir la recevront. De même, si vous avez en vous la moindre réceptivité à une vibration de désir, vous serez ouvert à toutes les vibrations de désir qui circulent dans le monde constamment. Et c'est pour cela qu'il concluait : « Sortez de cette illusion, retirez-vous entièrement et vous serez libre. » Je trouve cela relativement très égoïste, mais enfin, c'était la seule façon qu'il avait prévue. Il y en a une autre : s'identifier suffisamment à la Puissance divine pour pouvoir agir d'une façon constante et consciente sur toutes les vibrations qui circulent dans le monde. Alors, les vibrations indésirables n'ont plus d'effet sur vous, mais vous avez de l'effet sur elles, c'est-à-dire qu'une vibration indésirable, au lieu d'entrer en vous sans être perçue et d'y faire son travail, elle est perçue et, dès son arrivée, vous agissez sur elle pour la transformer, et elle repart dans le monde, transformée, pour faire son œuvre bienfaisante et préparer les autres à la même réalisation. C'est justement ce que Sri Aurobindo propose de faire et, plus clairement, ce qu'il vous demande de faire, ce qu'il a l'intention que nous fassions.

Au lieu de s'enfuir, amener en soi le pouvoir qui pourra conquérir.

3 mai 1951 - pp. 420-421

TRANSFORMATION SUPRAMENTALE

Comment se préparer à la transformation supramentale

Il y a des gens qui essayent de transformer leur corps avant même d'avoir transformé leur intelligence, et ça produit un décalage complet, ça les déséquilibre totalement. Il faut d'abord transformer sa pensée, tout son mental, toute son activité mentale, l'organiser avec la connaissance supérieure ; et en même temps il faut transformer son caractère, tous les mouvements du vital, toutes les impulsions, toutes les réactions. Et finalement, quand ces deux choses-là sont faites, en tout cas jusqu'à un certain point, alors on peut commencer à songer à transformer les cellules de son corps ; mais pas commencer par le bout, il faut commencer par le commencement. (…)

Sri Aurobindo dit, n'est-ce pas, qu'on peut tout mener de front, mais il faut que le centre, la partie la plus importante soit d'abord suffisamment transformée avant qu'on ne puisse penser à transformer son corps... comme il y a des gens qui veulent immédiatement, par exemple, changer toute leur nourriture ou même s'arrêter de manger, parce qu'ils disent que finalement, quand le Supramental sera là, on n'aura plus besoin de manger. Alors, avant que le Supramental vienne, ils veulent d'abord commencer par ce qui arrivera ; ils s'arrêtent de manger, ils s'arrêtent de dormir, et le résultat est qu'ils tombent très malades.

Il vaut mieux d'abord commencer par recevoir le Supramental dans son esprit avec une connaissance suffisante, et petit à petit arriver à transformer tout le reste.

15 juin 1955 - pp. 223-224

Comment arriver à la transformation physique

Avant de pouvoir entreprendre ce travail de transformation physique qui de toutes choses est la plus difficile, il faut avoir sa conscience intérieure fermement établie, solidement établie dans la Vérité, de façon que cette transformation soit une ultime expression de la Vérité — « ultime » pour cette fois-ci.

Le point de départ de cette transformation est la réceptivité. (…) C'est la condition indispensable pour pouvoir obtenir la transformation. Puis vient le changement de conscience. On a souvent comparé ce changement de conscience et sa préparation à la formation du poussin dans l'œuf : jusqu'à la dernière seconde l'œuf reste semblable à lui-même, il n'y a aucun changement, et c'est seulement quand le poussin est complètement formé, absolument vivant, qu'il fait lui-même, avec son petit bec, un trou dans l'œuf, et il sort. C'est quelque chose d'analogue qui se produit au moment du changement de la conscience. Pendant longtemps, vous avez l'impression que rien ne se passe, que votre conscience est comme d'habitude, et même, si vous avez une aspiration intense, vous sentez une résistance, comme si vous vous cogniez contre un mur qui ne veut pas céder. Mais quand vous êtes prêts au-dedans, un dernier effort, le coup de bec dans la coquille de l'être, et tout s'ouvre et vous êtes projeté dans une autre conscience.

J'ai dit que c'était une « révolution de l'équilibre de base », c'est-à-dire un renversement total de conscience, comparable à ce qui arrive à la lumière quand elle passe par un prisme. Ou bien c'est comme si vous retourniez une balle du dedans au-dehors, ce qui ne peut se faire que dans la quatrième dimension. On sort de la conscience ordinaire de la troisième dimension pour entrer dans la conscience supérieure de la quatrième dimension, et dans un nombre infini de dimensions. C'est le point de départ indispensable. À moins que votre conscience ne change de dimension, elle restera telle qu'elle est avec la vision superficielle des choses, et toutes les profondeurs vous échapperont.

4 janvier 1951 - pp. 22-23

TRAVAIL

Comment considérer le travail

Si c'est un travail que vous faites pour la collectivité, qui n'est pas pour vous personnellement, quoi que ce soit qui vous arrive, il faut le faire. C'est une discipline élémentaire. Vous avez pris l'engagement de faire ce travail, ou on vous a donné ce travail et vous l'avez pris, par conséquent vous l'avez accepté, et dans ce cas-là il faut le faire. Dans tous les cas, à moins que l'on ne soit absolument malade, au dernier degré de la maladie, que l'on ne puisse pas bouger, il faut le faire. Si l'on est même un peu malade, il faut le faire. Un travail désintéressé vous guérit toujours de vos petites maladies personnelles. Naturellement, si vraiment vous êtes obligé d'être sur votre lit sans pouvoir bouger, avec une fièvre formidable ou une maladie très grave, c'est autre chose. Mais autrement, si vous êtes seulement un petit peu mal à l'aise — « Je ne me sens pas très bien, j'ai un peu mal à la tête, ou j'ai une mauvaise digestion, ou j'ai un fort rhume, je tousse », des choses comme cela — faire son travail, ne pas penser à soi, penser au travail, le faire aussi bien que l'on peut, cela vous remet d'aplomb.

24 juin 1953 - p. 132

Comment utiliser le travail pour cristalliser le pouvoir mental

L'utilité du travail n'est pas autre que celle-là : cristalliser ce pouvoir mental. Parce que, ce que vous apprenez (à moins que vous ne le mettiez en pratique par un travail ou par des études approfondies), la moitié de ce que vous apprenez, au moins, s'enfuira, disparaîtra avec le temps. Mais cela vous aura laissé une chose : la capacité de cristalliser votre pensée, d'en faire quelque chose de clair, précis, exact et organisé. Et c'est cela, la vraie utilité du travail : organiser votre capacité cérébrale. Si vous restez dans le mouvement de flottement, dans cette sorte de fluidité nuageuse, vous pourrez travailler pendant des années, cela ne vous servira à rien ; vous n'en sortirez pas plus intelligents que vous n'y êtes entrés. Tandis que si, même pour une demi-heure, vous arrivez à concentrer votre attention sur des choses qui ont l'air très peu intéressantes, comme une règle de grammaire, par exemple (...), si vous en prenez une et tâchez de la comprendre — pas apprendre par cœur et appliquer d'une façon mécanique ce que vous avez appris par cœur, cela ne vous servira à rien —, mais tâchez de comprendre la pensée qui est derrière les mots : « Pourquoi a-t-on formulé cette règle de cette façon ? » et tâchez de trouver votre propre formule pour la chose ; cela, c'est si intéressant. « Tiens, ce monsieur qui a écrit cette règle, l'a écrite comme cela ; mais moi, j'étudie, je tâche de comprendre pourquoi ; pourquoi a-t-il mis ce mot après celui-ci et ce mot-là après celui-là, et pourquoi a-t-il établi cette règle de cette manière ? C'est qu'il a pensé que c'était la façon la plus complète et la plus claire d'exprimer la chose. » Et alors, c'est cette chose qu'il faut trouver. Et quand vous la trouvez, vous vous dites tout d'un coup : « C'est cela que ça veut dire ! Il faut le voir comme cela, alors c'est très clair. »

Et je vais vous expliquer : quand vous avez compris, cela fait en vous un petit cristal, comme un petit point qui brille. Et quand vous en aurez mis beaucoup, beaucoup, beaucoup, alors vous commencerez à être intelligents. C'est à cela que sert le travail — pas simplement à se bourrer la tête d'un tas de choses qui ne mènent nulle part.

24 juin 1953 - pp. 138-139

Comment travailler sur soi permet d'avoir une action dans le monde

Cet ensemble de substance qui constitue votre corps extérieur et intérieur, l'ensemble de la substance avec laquelle est bâti votre être depuis le dehors jusqu'au dedans — est un champ de travail ; c'est comme si l'on avait soigneusement rassemblé, accumulé un certain nombre de vibrations et qu'on les avait mises à votre disposition pour que vous puissiez travailler totalement là-dessus. C'est comme un champ d'action qui est à votre disposition constamment : nuit et jour, au réveil, dans le sommeil, tout le temps — personne ne peut vous en priver, c'est merveilleux ! Vous pouvez refuser de vous en servir (comme la majorité des gens), mais c'est une masse à transformer qui est là entre vos mains, à votre pleine disposition, et qui vous a été donnée pour que vous appreniez à faire le travail là-dessus. Par conséquent, la chose la plus importante est de commencer par faire cela. Vous ne pouvez rien faire sur les autres à moins que vous ne soyez capable de le faire sur vous-même. Vous ne pouvez jamais donner un bon conseil à quelqu'un à moins que vous ne soyez capable de vous donner le bon conseil à vous-même, d'abord, et de le suivre. Et si vous voyez une difficulté quelque part, la meilleure façon de changer cette difficulté est de la changer en vous-même, d'abord. Si vous voyez un défaut en quelqu'un, vous pouvez être sûr qu'il est en vous, et vous commencez à le changer en vous. Et quand vous l'aurez changé en vous, vous serez très fort pour le changer dans les autres. Et c'est une chose admirable, les gens ne se rendent pas compte que c'est une grâce infinie, que cet univers est arrangé de telle façon qu'il y a une collection de substance, depuis la substance la plus matérielle jusqu'à la spiritualité la plus haute, tout cela rassemblé dans ce qu'on appelle une petite individualité, mais à la disposition d'une Volonté centrale. Ça, c'est à vous, votre champ de travail, personne ne peut vous l'enlever, c'est votre bien propre. Et dans la mesure où vous pourrez travailler là-dessus, vous pourrez avoir une action dans le monde. Mais seulement dans cette mesure-là. Il faut faire plus pour soi-même, d'ailleurs, que l'on ne fait pour les autres.

7 octobre 1953 - pp. 331-332

UNIFICATION

Comment travailler à l'unification de l'être

Avez-vous jamais songé à faire l'unification de votre être ? Avez-vous été gêné, parfois, de voir que tantôt vous êtes une personne et tantôt une autre, tantôt vous voulez faire une chose et tantôt vous ne pouvez pas la faire, que vous vous trouvez en face d'une individualité que vous pouvez appeler "vous-même" et qu'en même temps il y a beaucoup de parties de cette individualité qui vous échappent ?

Je n'ai pas tenté l'unification des différentes personnalités qui peuvent se trouver en moi, mais j'ai essayé de les mettre l'une en face de l'autre, les bonnes en face des mauvaises, et je n'ai jamais trouvé dans les bonnes un dynamisme suffisant pour lutter contre les mauvaises.

Vous n'avez jamais pensé que votre jugement de ce qui est "bon" et "mauvais" était un jugement purement humain ? et que cela ne s'accordait pas forcément avec le jugement de la Présence divine au-dedans de vous ? Les choses "mauvaises" dont vous n'arriviez pas à vous débarrasser, étaient probablement des choses pas à leur place, qui n'étaient pas équilibrées comme il faut, et ce serait très dommage si elles étaient éliminées parce que, probablement, une partie de votre énergie et de votre Présence divine disparaîtrait en même temps. Les gens qui ne font pas le yoga sous la direction d'un guide, se servent des notions morales ordinaires et, parfois, ils se sentent très embarrassés, parce que, dans leur bonne volonté, ils n'arrivent pas au résultat espéré ; c'est parce que généralement ils veulent approuver leur être au lieu de le transformer, et que les notions morales sont très mauvaises. Dans ce travail d'unification de l'être, il faudrait avoir une imagination suffisante pour pouvoir présenter les mouvements que l'on a, les mouvements que l'on désire conserver en soi, les présenter à ce que vous pouvez imaginer de plus approchant de la Présence divine ; naturellement, tout d'abord ce n'est qu'une imagination assez loin de la vérité, mais qui doit aider à vous sortir un peu de l'étroitesse morale et aussi des limitations de votre conscience. Par exemple, vous avez l'idée de présenter ce que vous êtes et ce que vous faites à une conscience qui est à la fois infinie et éternelle. Ces deux mots ne sont peut-être pas très pleins de sens tout d'abord, mais ils vous obligent à briser les limites et à vous mettre en face de quelque chose qui vous dépasse tellement de tous les côtés, que le jugement ne peut pas être le même que celui d'une mentalité humaine. Il faut absolument commencer comme cela. Si vous essayez de vous analyser selon les principes moraux, vous pouvez être sûr d'aller à l'encontre du plan divin. Ce n'est pas que le Divin soit amoral, notez, mais ce n'est pas un genre de moralité que l'humanité comprenne du tout, ce n'est pas la même.

8 février 1951 - pp. 89-90

✱

Gardez votre volonté ferme et traitez les parties récalcitrantes comme des enfants désobéissants. Agissez sur elles constamment, patiemment ; persuadez-les de leur erreur.

Dans les profondeurs de votre conscience, l'être psychique, qui est l'habitacle en vous du Divin, est le centre autour duquel doit se faire l'unification de toutes ces parties divergentes et de tous ces mouvements contradictoires de votre être.

Une fois que vous êtes devenu conscient de l'être psychique et de ses aspirations, toutes les difficultés et tous les doutes peuvent être détruits. Cela prend plus ou moins de temps, mais vous êtes sûr du succès final. Dès que vous vous êtes tourné vers le Divin, lui disant : « Je veux être tien », et que le Divin vous a accepté, le monde tout entier ne peut vous empêcher de le joindre. Quand l'être central a fait sa soumission, la difficulté principale a disparu. L'être extérieur est comme une écorce. Chez les gens ordinaires, l'écorce est si dure et si épaisse qu'ils ne sont point conscients du Divin au-dedans d'eux. Mais si, même pour un moment, l'être intérieur s'est éveillé et a dit : « Je suis ici et je t'appartiens », c'est comme si un pont était construit, et petit à petit, l'écorce s'amincit jusqu'à ce que les deux parties soient complètement jointes et que l'être interne et l'être externe ne fassent plus qu'un.

14 avril 1929 - pp. 7-8

✱

Cela veut dire que tout l'être doit être sous la même influence, même conscience, même tendance, même volonté. Nous sommes formés de toutes sortes de morceaux différents. Ils sont actifs l'un après l'autre. Suivant le morceau qui est actif, on est une toute autre personne, on devient presque une autre personnalité. Par exemple, on avait d'abord une aspiration, on avait l'impression que tout n'existait que pour le Divin, puis quelque chose arrive, quelqu'un vient, on a quelque chose à faire, et tout s'en va. On essaye de se rappeler son expérience, il ne reste même pas le souvenir de l'expérience. On est complètement sous une autre influence, on se demande comment cela a pu arriver. Il y a des exemples de double, triple, quadruple personnalités, absolument inconscientes d'elles-mêmes... Mais ce n'est pas de cela que je parle ; je parle de quelque chose qui vous est arrivé à tous : on a eu une expérience, et pendant quelque temps on a senti, compris, que cette expérience était la seule chose importante, qui ait une valeur absolue — une demi-heure après, vous essayez de vous en rappeler, c'est comme une fumée qui s'échappe. L'expérience a disparu. Et pourtant, une demi-heure avant elle était là et si forte... C'est que l'on est fait de toutes sortes de choses différentes. Le corps est comme un sac avec des cailloux et des perles tout mélangés, et c'est seulement le sac qui réunit tout cela. Ce n'est pas une conscience homogène, uniforme, mais hétérogène.

Vous pouvez être une personne différente à différents moments de votre vie. Je connais des gens qui prenaient des décisions, qui avaient une volonté, qui savaient ce qu'ils voulaient et s'apprêtaient à le faire. Puis il y avait un petit renversement dans l'être ; une autre partie venait à la place et abîmait tout le travail en dix minutes. Ce que l'on avait fait en deux mois, tout est défait. Quand le premier revient, il est consterné, il dit : « Comment !... » Alors il faut recommencer tout le travail, lentement. Donc il est évident qu'il est très important de prendre conscience de l'être psychique, il faut avoir comme un poteau indicateur, ou un miroir où toutes les choses viennent se mirer et se montrer telles qu'elles sont vraiment. Et alors, suivant ce qu'elles sont, on les met à telle place ou à telle autre ; on commence à expliquer, on organise. Cela prend du temps. La même partie revient trois ou quatre fois et chaque partie qui arrive dit : « Mets-moi à la première place ; ce que les autres font n'a pas d'importance, cela n'a aucune importance, c'est moi qui déciderai, parce que je suis la plus importante. » Je suis sûre que si vous vous regardez, vous verrez qu'il n'y en a pas un parmi vous qui n'ait eu cette expérience. Vous voulez être conscient, avoir de la bonne volonté, vous avez compris, votre aspiration brille — tout est brillant, illuminé — mais tout d'un coup quelque chose arrive, une conversation inutile, une lecture malencontreuse, et cela tourne tout. Alors on se dit que c'était une illusion dans laquelle on vivait, que toutes les choses étaient vues sous un certain angle.

C'est la vie. On se casse le nez à la première occasion. On se dit : « Oh ! on ne peut pas être toujours si sérieux », et quand l'autre revient, une autre fois, on se repent amèrement : « J'étais fou, j'ai perdu mon temps, maintenant il faut que je recommence... » Quelquefois, il y a une partie qui est de mauvaise humeur, révoltée, pleine de soucis, et une autre partie qui est progressive, pleine de soumission. Tout cela, l'une après l'autre.

Il n'y a qu'un remède : il faut que ce soit toujours là, le poteau indicateur, un miroir bien planté dans ses sentiments, dans ses impulsions, dans toutes ses sensations. On les voit dans ce miroir. Il y en a qui ne sont pas très belles ni agréables à regarder ; il y en a d'autres qui sont belles, agréables et qui doivent être gardées. On fait cela cent fois par jour s'il le faut. Et c'est très amusant. On fait comme un grand cercle autour du miroir psychique, et on arrange tous les éléments autour. S'il y a quelque chose qui ne va pas, cela fait comme une ombre grise sur le miroir : c'est un élément à déplacer, à organiser. Il faut lui parler, lui faire comprendre, il faut sortir de cette obscurité. Si vous faites cela, vous ne vous ennuyez jamais. Quand les gens ne sont pas gentils, quand on a un rhume de cerveau, quand on ne sait pas ses leçons, et ainsi de suite, on commence à regarder dans ce miroir. C'est très intéressant, on voit le ver rongeur. « Je croyais que j'étais sincère ! » — pas du tout.

Pas une chose n'arrive dans la vie qui ne soit intéressante. Ce miroir est très, très bien fait. Faites cela pendant deux ans, trois ans, quatre ans — il faut le faire quelquefois pendant vingt ans. Puis au bout de quelques années, regardez comme cela, tournez votre regard sur ce que vous étiez trois ans auparavant : « Comme je suis changé !... J'étais comme cela ?... » C'est très amusant. « Je pouvais parler comme cela ? Je pouvais dire comme cela, penser comme cela ?... Mais j'étais très bête ! Comme j'ai changé ! »

1er avril 1953 - pp. 8–11

✶

Si vous avez la volonté ou le soin, ou la capacité de mettre en contact avec cette partie ["la partie de la conscience qui s'est unie au psychique, qui a l'expérience"] tous les problèmes de votre existence et toutes les activités de votre être, tous vos éléments de conscience, alors ils commencent à s'organiser de telle façon que votre être devient une unité — une multiplicité unique, une unité multiple — complexe, mais organisée et centralisée autour d'un point fixe, si bien que la volonté centrale, ou la conscience centrale, ou la vérité centrale, a le pouvoir de gouverner toutes les parties, parce qu'elles sont toutes en ordre, organisées autour de cette Présence centrale.

Il me semble impossible d'échapper à cette nécessité si l'on veut et doit être un instrument conscient de la Force divine. Vous pouvez être mis en mouvement, poussés à l'action et utilisés comme des instruments inconscients par la Force divine, si vous avez un minimum de bonne volonté et de sincérité. Mais pour devenir un instrument conscient, capable d'identification et de mouvements conscients volontaires, il faut que vous ayez cette organisation intérieure ; autrement, vous serez toujours à rencontrer un chaos quelque part, une confusion quelque part ou une obscurité, une inconscience quelque part. Et naturellement, votre action, même exclusivement guidée par le Divin, n'aura pas la perfection d'expression qu'elle a quand on possède une organisation consciente autour de ce Centre divin.

C'est un travail assidu, qui peut se faire à n'importe quel moment et dans n'importe quelle circonstance, parce que vous portez en vous-même tous les éléments du problème. Vous n'avez besoin de rien d'extérieur, d'aucune aide extérieure pour faire ce travail-là. Mais cela demande une grande persévérance, une sorte de ténacité, parce qu'il arrive très souvent qu'il y ait des mauvais plis dans l'être, des habitudes — qui viennent de toutes sortes de raisons, qui peuvent venir de la malformation atavique, mais qui peuvent venir de l'éducation aussi, qui peuvent venir du milieu dans lequel vous avez vécu, qui peuvent venir de beaucoup de raisons. Et ces mauvais plis-là, vous essayez de les aplatir, mais ils se reforment. Et alors, il faut recommencer le travail souvent, beaucoup, beaucoup, beaucoup de fois, sans se décourager, avant que le résultat final soit obtenu. Mais rien ni personne ne peut vous empêcher de le faire, ni aucune circonstance. Parce que vous portez en vous-même le problème et la solution.

6 juin 1956 - pp. 195-197

UNION avec le Divin

Comment réaliser l'union avec la Conscience et la Volonté divines

Ce que vous devriez faire, c'est d'ouvrir toutes grandes au Divin les portes de votre être. À partir du moment où vous cachez quelque chose, vous entrez tout droit dans le Mensonge. La moindre dissimulation de votre part vous tire immédiatement vers le bas, dans l'inconscience. Si vous voulez être pleinement conscient, tenez-vous toujours face à la Vérité ; ouvrez-vous complètement et faites tout votre possible pour la laisser pénétrer profondément en vous, dans tous les coins de votre être. Cela seul amènera en vous la lumière, la conscience et tout ce qu'il y a de plus vrai. Soyez absolument modeste, c'est-à-dire sachez la distance qui sépare ce que vous êtes de ce qui doit être, et ne permettez pas au mental physique grossier de croire qu'il sait alors qu'il ne sait pas, et de croire qu'il peut juger alors qu'il en est incapable. La modestie implique que l'on se donne de tout son cœur au Divin et que l'on demande l'aide ; en se soumettant on parvient à une liberté et à une absence de responsabilité qui donnent au mental un calme absolu. C'est la seule façon d'arriver à l'union avec la Conscience divine et la Volonté divine.

Naturellement, selon la voie par laquelle vous vous approcherez du Divin, c'est l'union avec la Conscience qui viendra la première ou l'union avec la Volonté. Si vous descendez profondément à l'intérieur, c'est évidemment l'union avec la Conscience qui précédera, tandis que si vous prenez votre point d'appui dans le mouvement universel, c'est probablement l'union avec la Volonté qui sera réalisée d'abord. Mais il est difficile de faire des généralisations tranchantes parce que la sâdhanâ est souple et fluide, et aussi parce que la Conscience et la Volonté divines sont très étroitement liées ensemble, ce sont deux aspects d'un seul et même Être. Remarquez, cependant, qu'une simple similarité, dans votre pensée ou vos actions, ne prouve pas que cette union ait été accomplie. Toutes les preuves de ce genre sont superficielles, car l'union réelle signifie un changement intégral, un total renversement dans votre conscience normale. Vous ne pouvez pas obtenir cela dans votre mental ni dans un état de conscience ordinaire. Il vous faut sortir de là complètement — alors, et pas avant, vous pouvez être uni à la Conscience divine. (...)

Il vous faut consentir à un total renversement de votre conscience ! Le signe authentique de l'union, c'est que votre conscience a la même qualité, la même façon de fonctionner que celle du Divin, et qu'elle est issue de la même source supramentale de Connaissance. S'il vous arrive parfois d'agir dans le monde extérieur comme le Divin semble agir, ce n'est peut-être qu'une coïncidence, et démontrer l'union par des comparaisons de ce genre, c'est vouloir prouver une très grande chose par une toute petite ! La véritable preuve, c'est l'expérience directe de la Conscience divine dans tout ce que vous faites. C'est une preuve indiscutable, car elle change votre être tout entier.

Évidemment, vous ne pouvez d'un seul coup être fixé dans la Conscience divine ; mais même avant qu'elle ne s'établisse en vous, vous pouvez de temps à autre en avoir l'expérience. La Conscience divine viendra et se retirera, mais aussi longtemps que l'union durera, vous serez vraiment une autre personne ! L'univers tout entier aura un nouveau visage et vous de même, et toute votre perception, votre vision des choses sera de même métamorphosée. Tant que vous n'avez pas cette expérience, vous avez tendance à chercher des preuves, mais les preuves et les résultats sont secondaires — ce que signifie l'union, fondamentalement, c'est que dans votre conscience vous en savez plus qu'un être humain. (…)

Je comprends que tout cela est pour vous plutôt difficile à imaginer, car l'expérience est à peu près indescriptible. Cependant, il est moins difficile d'imaginer l'union de la volonté avec la Volonté divine, car vous pouvez imaginer une Volonté qui est efficace sans avoir à lutter, et qui se manifeste victorieusement partout. Et si votre volonté tout entière tend à s'unir à cette Volonté, alors vous arrivez à quelque chose qui est proche de l'union. C'est-à-dire que vous commencez à perdre votre volonté égoïste séparée ; spontanément, votre être a soif d'accomplir les ordres du Divin, et, sans même savoir ce qu'est la Volonté suprême, veut exactement ce que souhaite le Divin. Mais ceci signifie une acceptation sans question de la Direction plus haute. L'énergie qui, en vous, s'est déformée dans les désirs vitaux mais qui, originellement, est un élan vers la réalisation, doit s'unir à la Volonté divine de façon que tout votre pouvoir de volition se mélange à la Volonté divine comme une goutte d'eau dans l'océan. Ainsi, plus de faiblesses ni de défaillances, mais toujours plus de cette suprême qualité de la Volonté divine — la Toute-Puissance !

1931 - s. d. pp. 152-155

Comment vivre l'union avec le Divin par l'offrande

Yoga veut dire union avec le Divin, et l'union s'effectue grâce à l'offrande ; elle est fondée sur l'offrande de votre être au Divin. Au début, vous faites cette offrande d'une façon générale, comme une fois pour toutes ; vous dites : « Je suis un serviteur du Divin ; ma vie est entièrement donnée au Divin ; tous mes efforts tendent vers la réalisation de la Vie Divine. » Mais ce n'est que le premier pas, car ce n'est pas suffisant. Quand votre résolution a été prise, quand vous avez décidé que votre vie entière serait consacrée au Divin, il vous reste encore à vous en souvenir à chaque moment, et à le mettre à exécution dans tous les détails de votre existence. Vous devez sentir à chaque pas que vous appartenez au Divin ; vous devez avoir constamment l'expérience que, dans tout ce que vous pensez et faites, c'est toujours la Conscience Divine qui agit à travers vous. Dorénavant, vous n'avez plus rien que vous puissiez appeler vôtre ; vous sentez que toutes choses viennent du Divin, et qu'il vous faut les retourner à leur source. Quand vous êtes à même de comprendre et d'éprouver cela, alors, même la plus petite chose, à laquelle vous n'attachiez auparavant que peu ou pas d'importance et de soin, cesse d'être triviale ou insignifiante ; elle devient pleine de sens et ouvre devant vous un vaste horizon d'observation et d'étude.

Voici comment il faut vous y prendre pour transformer votre offrande d'ensemble en offrande de détail. Vivez constamment dans la présence du Divin ; vivez dans le sentiment que c'est cette présence qui vous fait mouvoir et accomplit toute chose en vous. Offrez-lui tous vos mouvements, non seulement chaque action mentale, chaque pensée, chaque sentiment, mais aussi les activités les plus ordinaires et extérieures, comme celle de manger, par exemple ; quand vous mangez, vous devez sentir que c'est le Divin qui mange en vous. Lorsqu'il vous est possible de rassembler ainsi tous vos mouvements dans la Vie Unique, la division en vous fait place à l'unité. Vous en avez fini avec cet état où une partie de votre nature est donnée au Divin, tandis que le reste persiste dans la voie ordinaire, occupé des choses ordinaires ; votre vie entière a pris une orientation unique ; une transformation complète s'effectue graduellement en vous.

Dans le yoga intégral, la vie intégrale, jusque dans son plus petit détail, doit être transformée, divinisée. Dans cette entreprise, il n'y a rien qui soit insignifiant ou indifférent. Vous ne pouvez pas dire : « Quand je médite, quand je lis de la philosophie ou quand j'écoute ces conversations, je me maintiens dans un état d'aspiration à la Lumière et de réceptivité à la Lumière ; mais quand je sors pour me promener ou voir des amis, je peux me permettre d'oublier tout cela. » Si vous persistez dans cette attitude, vous ne serez jamais transformé et n'aurez jamais la vraie union : vous resterez toujours divisé ; au mieux, vous n'aurez que des lueurs de la vie plus haute. Vous pourrez peut-être obtenir certaines expériences, certaines réalisations dans votre conscience interne pendant votre méditation, mais votre corps et votre vie extérieure demeureront inchangés. Une illumination intérieure, qui ne tient pas compte du corps ni de la vie extérieure, n'est pas d'une grande utilité, car elle laisse le monde tel qu'il est. C'est cela qui s'est passé constamment jusqu'à présent. Même ceux qui avaient une très grande et puissante réalisation se retiraient du monde pour vivre, sans être dérangés, dans une quiétude et une paix intérieures ; le monde était laissé à lui-même, et la misère, la stupidité, la Mort et l'Ignorance gardaient leur souveraineté incontestée sur ce plan matériel d'existence. Pour ceux qui se retirent ainsi, c'est peut-être très agréable d'échapper à la tourmente, de tourner le dos à la difficulté et de trouver ailleurs pour eux-mêmes un état de félicité. Mais ils laissent la vie et le monde non transformés ; leur propre conscience extérieure aussi, ils la laissent inchangée, et leur corps est moins régénéré que jamais. Quand ils reviennent vers le monde physique, ils y sont en général pires que les gens ordinaires eux-mêmes ; car ils ont perdu la maîtrise des choses matérielles, et leur façon d'agir dans la vie a des chances d'être incohérente et impuissante, à la merci de chaque force qui passe.

Un idéal de ce genre peut être bon pour ceux qui le veulent ; mais ce n'est pas notre yoga. Car nous voulons la conquête divine de ce monde et de tous ses mouvements, la réalisation du Divin ici, sur la terre. Mais si nous voulons que le Divin règne ici, nous devons lui donner tout ce que nous avons, tout ce que nous sommes, tout ce que nous faisons. Cela ne ferait pas l'affaire de penser qu'il y a des choses sans importance, ou que la vie extérieure avec ses nécessités ne fait pas partie de la Vie Divine. Si nous pensions ainsi, nous resterions toujours où nous en sommes, sans bouger ; et il n'y aurait pas de conquête du monde matériel ; rien de durable ne pourrait être fait. (…)

Vous perdez le contact parce que votre conscience est encore divisée. Le Divin n'a pas encore fait de votre esprit sa demeure ; vous n'êtes pas encore entièrement consacré à la Vie Divine. (…)

Dans toutes vos recherches, intellectuelles ou autres, votre devise doit être : « Se souvenir et offrir ». Quoi que vous fassiez, faites-le comme une offrande au Divin. Et ce sera aussi une excellente discipline pour vous : cela vous empêchera de faire beaucoup de choses sottes et inutiles.

28 avril 1929 - pp.26-29

UNITÉ

Comment intégrer le sens de "l'Unité dans la multiplicité"

Le théorème spirituel de l'existence peut s'énoncer ainsi : l'Absolu dans les relativités ou l'Unité dans la multiplicité. Mais pour expliquer les "conséquences mentales", il nous faut faire de la philosophie, et je crois que vous êtes assez mal préparés à cela. Et pour vraiment comprendre ce que cela veut dire, on a l'impression que la philosophie est toujours en marge de la vérité, comme une tangente qui s'approche, s'approche, mais ne touche jamais — qu'il y a quelque chose qui échappe. Et ce quelque chose, en vérité, c'est tout.

Pour comprendre ces choses... c'est seulement l'expérience : *vivre* cette vérité — non pas sentir à la manière des sens ordinaires, mais réaliser au-dedans de soi la vérité, l'existence concrète des deux états, simultanée, qui existent en même temps tout en étant des conditions opposées. Tous les mots ne peuvent mener que vers une confusion ; seule l'expérience donne la réalité tangible de la Chose : l'existence simultanée de l'Absolu et des relativités, de l'Unité et de la multiplicité, non pas comme deux états qui se suivent et qui sont produits l'un par l'autre, mais comme un état qui peut se percevoir de deux manières opposées suivant... la position que l'on prend par rapport à la Réalité.

Les mots eux-mêmes trahissent l'expérience. Pour dire des mots, ce n'est pas un pas en arrière qu'il faut faire, mais un pas en dessous, et la vérité essentielle échappe. Il faut s'en servir simplement comme d'un sentier plus ou moins accessible pour arriver à la *Chose* elle-même, qui ne peut pas se formuler. Et de ce point de vue, aucune formulation n'est meilleure qu'une autre ; la meilleure de toutes, c'est celle qui aide chacun à se souvenir, c'est-à-dire la façon dont l'intervention de la Grâce s'est cristallisée dans la pensée.

Il est probable qu'il n'est pas deux façons identiques, que chacun doit trouver la sienne. Mais il ne faut pas s'y méprendre, ce n'est pas "trouver" par le raisonnement, c'est "trouver" par l'aspiration ; ce n'est pas par l'étude et l'analyse, mais par l'intensité de l'aspiration et par la sincérité de l'ouverture intérieure.

Quand on est vraiment et exclusivement orienté vers la Vérité spirituelle, quel que soit le nom qu'on lui donne, quand tout le reste devient secondaire, quand cela seul est impératif et inévitable, alors, il suffit d'*un seul moment* de concentration intense, absolue, totale, pour recevoir la réponse.

L'expérience, dans ce cas, vient d'abord, et c'est seulement après, comme une conséquence et comme un souvenir, que la formulation se précise. Comme cela, on est sûr de ne pas se tromper. La formulation peut être plus ou moins bonne, cela n'a aucune espèce d'importance, à condition que l'on n'en fasse pas un dogme.

Elle est bonne pour vous, c'est tout ce qu'il faut. Si vous voulez l'imposer aux autres, quelle qu'elle soit, même si elle est parfaite en elle-même, elle devient fausse. (...)

Il faut montrer le chemin et ouvrir les portes, mais chacun doit marcher sur le chemin, passer à travers les portes et se diriger vers sa réalisation personnelle.

La seule aide que l'on puisse et doive recevoir est celle de la Grâce, qui se formule en chacun selon son besoin propre.

24 septembre 1958 - pp. 454-457

Comment savoir si l'on perçoit l'Unité

De la minute où vous devenez conscient de l'Unité — l'unité de la Force, l'unité de la Conscience et l'unité de la Volonté —, eh bien, vous n'avez plus cette perception qui fait que vous êtes tout à fait séparé des autres, que vous ne savez pas ce qui se passe en eux, qu'ils vous sont étrangers, que vous êtes enfermé dans votre peau, pour ainsi dire, et que vous n'avez de contact avec les autres que d'une façon tout à fait extérieure et superficielle. Mais cela, c'est parce que justement vous n'avez pas réalisé en vous la perception de cette unité de Conscience, de Force, de Volonté — même de vibration matérielle.

C'est la complexité qui rend la perception difficile ; parce que nos facultés de perception sont très linéaires, très simplistes ; alors si nous voulons comprendre, nous sommes immédiatement assaillis par une quantité innombrable de choses qui sont presque en contradiction les unes avec les autres, et qui se mélangent d'une façon tellement complexe qu'on ne peut plus percevoir les lignes et suivre les choses — on entre tout d'un coup dans un tourbillon.

Mais c'est parce que... Par exemple, la majorité des gens pensent une idée après l'autre, de même qu'ils sont obligés de dire un mot après l'autre — ils ne peuvent pas dire beaucoup de mots en même temps, n'est-ce pas, ou alors ils bredouillent. Eh bien, la majorité des gens pensent comme cela, ils pensent une pensée après l'autre, et alors toute leur conscience marche d'une façon linéaire. Mais on ne commence à percevoir les choses que quand on peut percevoir sphériquement, globalement, penser sphériquement, c'est-à-dire une quantité innombrable de pensées et de perceptions qui sont simultanées.

Naturellement jusqu'à présent, si l'on veut décrire les choses, on est obligé de les décrire l'une après l'autre, parce que l'on ne peut pas dire dix mots en même temps, on dit un mot après l'autre ; et alors, c'est pour cela que tout ce que l'on dit est pratiquement tout à fait incapable d'exprimer la Vérité, tout à fait incapable. Parce que nous sommes obligés de dire une chose après l'autre — de la minute où nous les disons l'une après l'autre, elles ne sont plus vraies. Il faudrait les dire toutes en même temps, de même qu'on peut arriver à les percevoir toutes en même temps, et chacune à sa place.

Alors, quand on commence à voir comme cela (à voir, à percevoir, à sentir, à penser, à vouloir comme cela), on approche de la Vérité.

8 février 1956 - pp. 62-63

VERBE

Comment exprimer le Verbe

Le Verbe, c'est le Mantra. Mais c'est une chose tout à fait exceptionnelle, c'est quand la volonté qui est formulée dans l'Esprit veut descendre dans la Matière et agir directement sur la Matière, alors elle se sert du son — pas seulement du mot mais du son, de la vibration du son — pour agir directement sur la Matière elle-même, dans la Matière. C'est le mouvement opposé. Toi, tu es dans la région de la pensée formulée en mots, puis, de là, tu peux monter au-dessus et avoir une expression de l'idée silencieuse ; puis, de là, tu peux remonter encore plus haut et avoir la Force : la Force, c'est la Conscience qui est l'origine même de cette pensée. Et alors, cela devient une conscience totale au lieu de quelque chose qui est formulé — exprimé et formulé. C'est-à-dire que tu vas et tu remontes jusqu'à l'Origine. De là, une fois que tu possèdes cette lumière en soi, cette connaissance en soi et que tu veux agir sur la Matière pour produire un effet, cette volonté descendra de région en région, et à mesure qu'elle deviendra plus matérielle, elle se précisera en des mots, ou même dans un seul mot, et quand elle touchera la Matière, au lieu que ce soit un mot silencieux, cela deviendra un mot prononcé avec des sons : une vibration qui agira directement sur la Matière. Mais il faut d'abord être monté jusqu'en haut pour pouvoir redescendre. Il faut avoir atteint à la Conscience silencieuse pour pouvoir redescendre et faire cela. Il faut que cela vienne, que l'origine de ce mot soit là-haut, dans aucune région intermédiaire. Ça, c'est le Verbe. Et il faut faire ce que j'ai dit — ce n'est pas chose facile.

Ce que j'ai dit là (*Mère désigne Les Quatre Austérités*), c'est qu'il faut garder l'attitude vraie et être silencieux mentalement. Une attitude qui ne s'exprime pas par des mots ni par des pensées formulées mais par un état de conscience vécu. Une attitude d'aspiration, n'est-ce pas. (…)

Une aspiration vers tout ce qui est essentiellement vrai, réel, parfait. Et c'est une aspiration qui doit être libre de tout mot, simplement une attitude silencieuse, mais d'une intensité extrême, et qui ne vacille pas. Il ne faut laisser à aucun mot le droit d'entrer là et de déranger ça. Il faut que ce soit comme une colonne de vibrations d'aspiration que rien ne peut toucher — et dans un silence total — et là-dedans, si quelque chose descend, ce qui descendra (et se revêtira de mots dans votre mental et de sons dans votre bouche), ce sera le Verbe. Mais pas à moins que cela.

7 avril 1954 - pp. 109-110

VÉRITÉ

Comment collaborer à faire descendre la Vérité

En fait, ici-bas, dans la Nature inférieure, le Divin est voilé par l'ignorance cosmique, et ce qui se passe ne provient pas directement de la connaissance divine. Dire que tout est la volonté de Dieu, sans distinction, est une suggestion très commode des influences hostiles qui voudraient bien enfoncer la création aussi solidement que possible dans la laideur et le désordre auxquels elle se trouve réduite. Alors que faire, demandez-vous ? Eh bien, faites descendre la Lumière, ouvrez-vous au pouvoir de Transformation. D'innombrables fois la paix divine vous a été donnée, mais chaque fois vous l'avez perdue, parce que quelque chose en vous refuse d'abandonner sa petite routine égoïste. Si vous ne restez pas sans cesse vigilant, votre nature reviendra à ses vieilles habitudes non régénérées, même après avoir été remplie de la Vérité qui descend. C'est la lutte entre l'ancien et le nouveau qui forme le centre du yoga, mais si vous êtes décidé à rester fidèle à la Loi et à l'Ordre suprêmes qui vous ont été révélés, les parties de votre être qui appartiennent au domaine du hasard finiront par se convertir et par se laisser diviniser, si lentement que ce soit.

1931 - s.d. pp. 184-185

Comment dépasser les limites de l'Ignorance pour trouver la Vérité

Dès que l'on est convaincu qu'il y a une Vérité vivante et réelle qui cherche à s'exprimer dans un univers objectif, la seule chose qui paraisse avoir de l'importance et de la valeur, c'est de se mettre en rapport avec cette Vérité, de s'identifier à elle aussi parfaitement que possible, et de ne plus être qu'un moyen de l'exprimer, de la rendre de plus en plus vivante et tangible de façon qu'elle soit manifestée de plus en plus parfaitement. Toutes les théories, tous les principes, tous les moyens sont plus ou moins bons suivant leur capacité d'expression de cette Vérité ; et à mesure que l'on avance sur ce chemin, si l'on dépasse toutes les limites de l'Ignorance, on s'aperçoit que c'est la *totalité* de cette manifestation, son ensemble, son intégralité qui est nécessaire à l'expression de cette Vérité, que *rien* ne peut être retranché, et peut-être que rien n'est plus important ou n'est moins important. La seule chose qui paraisse nécessaire, c'est une harmonisation du tout qui fasse que chaque chose soit à sa place dans sa vraie relation avec toutes les autres, afin que l'Unité totale puisse se manifester harmonieusement.

Si l'on descend de ce niveau, pour moi, on ne comprend plus rien et tous les arguments se valent dans une étroitesse et une limitation qui leur enlèvent toute valeur réelle.

Chaque chose à sa place, en harmonie avec tout le reste, et alors on peut commencer à comprendre et à vivre.

On a l'impression qu'un seul mouvement, si petit qu'il soit, si peu important qu'il paraisse, qui est en accord avec cette Vérité, a plus de valeur que les arguments les plus merveilleux.

Qu'une seule goutte de lumière brille en vous, et elle aura plus d'effet pour dissoudre l'obscurité que les plus beaux discours du monde sur ce qu'est la lumière ou ce qu'elle peut faire.

22 janvier 1958 - pp. 288-289

VIE

Comment devenir maître de sa vie
Faites face à la vie telle qu'elle est au lieu de vous enfuir, et appelez à votre aide la force psychique intérieure — c'est ce que dit Sri Aurobindo : « la force intérieure de l'âme », la force psychique intérieure — et à l'aide de cette conscience psychique, élevez-vous au-dessus des circonstances et maîtrisez-les. C'est-à-dire qu'au lieu d'être soumis à tout ce qui arrive et d'en subir toutes les conséquences, on s'élève au-dessus des circonstances et on les laisse passer comme des choses qui ne vous touchent point et qui ne détériorent pas votre conscience.

19 septembre 1956 – pp. 334-335

VIE QUOTIDIENNE

Comment organiser sa vie quotidienne
Si on organisait sa vie d'après un principe supérieur de la conscience, et sans les tâtonnements que l'on fait généralement — c'est-à-dire suivant une indication précise à chaque minute de ce qu'il faut faire, et comment il faut le faire —, je crois qu'on pourrait s'arranger pour que les choses ne soient pas malencontreuses.

D'une façon générale, au lieu de choisir son travail très soigneusement et de prendre exactement ce que l'on peut faire, et de le faire aussi bien que l'on peut, très souvent on prend trop. Et dans ce trop, il y a beaucoup de choses qui sont au moins partiellement inutiles, qu'on pourrait diminuer considérablement, sans nuire au résultat (notez que je n'en fais pas une règle générale, mais c'est seulement une expérience que j'ai) ; et lorsqu'on est très attentif à l'indication intérieure et qu'on se refuse à être ballotté par les vagues qui viennent du dehors — les vagues sont les vagues de toutes sortes de mouvements provenant de la volonté des autres, ou d'une espèce de routine des circonstances, ou d'oppositions venant de forces qui ne sont pas très favorables —, alors au lieu d'être poussé comme ça et mû par ces choses, si on reçoit l'indication intérieure très claire, très précise, et qu'on la suit sans tergiverser, n'est-ce pas, sans hésitation, un peu rigoureusement (...) eh bien, il se trouve qu'on devient en quelque sorte le maître des circonstances, qu'elles s'organisent favorablement, et que vous faites beaucoup plus de travail en beaucoup moins de temps.

Il y a une façon de diminuer le temps nécessaire pour faire les choses en augmentant considérablement la concentration ; il y a des gens qui ne peuvent pas faire ça pendant longtemps, ça les fatigue ; mais ça, c'est comme de porter des poids, n'est-ce pas, on peut s'habituer. Et alors, si on peut arriver à maîtriser ce pouvoir de concentration, et si vous arrivez à rendre votre mental absolument tranquille — parce que ça, c'est la première condition —, et si dans cette tranquillité vous le concentrez, concentrez, concentrez, concentrez sur le point que vous voulez... sur le travail que vous avez à faire, ou sur l'action que vous avez à faire, eh bien, vous pouvez (ça vient comme une sorte de force de propulsion extrêmement tranquille, mais toute-puissante, et vous avancez d'un mouvement, sans hésitation), vous pouvez littéralement faire en un quart d'heure ce qui prendrait une heure autrement. Et alors ça, ça a le grand avantage que ça vous donne du temps, et que, après ça, au lieu de passer d'une activité à une autre, d'une agitation à une autre, vous pouvez vous détendre complètement pendant quelques minutes et avoir un repos total. Ça vous donne le temps de vous reposer ; et dans ce repos, naturellement, comme vous vous détendez, tout ce qui peut avoir été un peu trop tendu se relâche et se remet, et ça vous remet dans une condition pour pouvoir de nouveau faire une autre concentration. Essayez !

13 avril 1955 - pp. 137-139

VIE SPIRITUELLE

Comment savoir si l'on est vraiment entré dans la vie spirituelle

Le nombre d'heures passées en méditation n'est pas un indice du progrès spirituel. Quand vous n'avez plus à faire d'effort pour méditer, vous avez réellement progressé.

Il arrive un moment où l'on a plutôt à faire effort pour mettre fin à la méditation ; il devient difficile de ne pas méditer, difficile de s'arrêter de penser au Divin, difficile de redescendre vers la conscience ordinaire. Vous pouvez être sûr d'avoir accompli un vrai progrès quand la concentration sur le Divin est devenue la nécessité de votre vie, quand vous ne pouvez plus vous en passer, quand elle se poursuit naturellement, depuis le matin jusqu'au soir, quelle que soit votre occupation par ailleurs, que vous vous asseyiez pour méditer, ou que vous bougiez pour agir et travailler. Ce qui est exigé de vous, c'est la conscience ; il n'y a qu'une chose nécessaire : être constamment conscient du Divin. (...)

Une discipline en elle-même n'est pas ce que nous recherchons. Ce que nous voulons, c'est être concentrés sur le Divin dans tout ce que nous faisons, en tout temps, dans tous nos actes, tous nos mouvements. Il y en a quelques-uns ici à qui l'on a dit de méditer ; mais il y en a d'autres aussi à qui l'on n'a jamais demandé de le faire. Et pourtant, il ne faudrait pas croire qu'ils ne progressent pas. Eux aussi suivent une discipline, mais d'une autre nature. Travailler, agir avec dévotion et avec une consécration intérieure, est aussi une discipline spirituelle. Le but final est d'être en union constante avec le Divin, non seulement en méditation, mais dans toutes les circonstances de la vie active.

Certains, quand ils s'assoient pour méditer, entrent dans un état qu'ils pensent très remarquable et délicieux. Ils y demeurent, contents d'eux-mêmes, et oublient le monde ; mais s'ils sont dérangés, ils en sortent furieux et agités, parce que leur méditation a été interrompue. Ceci n'est certes pas un signe de discipline ou de progrès spirituel. Certains autres, qui ont une vie active, semblent penser que leur méditation à heure fixe est une dette qu'il leur faut payer au Divin ; ils sont comme les hommes qui vont à l'église une fois par semaine et croient qu'ainsi ils ont donné à Dieu ce qu'ils lui devaient.

S'il vous faut faire un effort pour entrer en méditation, vous êtes encore très loin de pouvoir mener la vie spirituelle. Quand, au contraire, cela demande un effort pour en sortir, votre méditation peut indiquer que vous êtes dans la vie spirituelle.

Il y a des disciplines, telles que le Hathayoga et le Râjayoga, que l'on peut pratiquer sans avoir rien de commun avec la vie spirituelle ; le premier conduit principalement au contrôle du corps, le second au contrôle du mental. Mais entrer dans la vie spirituelle veut dire plonger dans le Divin comme l'on plonge dans la mer. Et ceci n'est pas la fin, mais seulement le commencement ; car après avoir fait le plongeon, on doit apprendre à vivre dans le Divin. Comment faut-il faire cela ? Vous devez simplement sauter droit dedans, sans penser : « Où vais-je tomber ? Qu'adviendra-t-il de moi ? » C'est l'hésitation peureuse de votre mental et de votre vital qui vous empêche de le faire. Laissez-vous aller tout bonnement. Si vous désirez plonger dans la mer et que vous ne cessiez de penser : « N'y a-t-il pas un rocher ici ou une pierre là ? », vous ne sauterez jamais. (...)

Bien entendu, on doit avoir eu un aperçu de la Réalité Divine, comme il faut voir la mer et la connaître un peu avant de s'y plonger. Cet aperçu vient généralement d'un éveil de la conscience psychique. En tout cas, une réalisation quelconque est nécessaire — que ce soit un fort contact mental ou vital, sinon un profond contact psychique ou même un contact intégral. La Présence Divine doit avoir été perçue fortement au-dedans ou autour de soi ; on doit avoir senti le souffle du monde Divin. Et il faut aussi avoir ressenti le souffle opposé, celui de la vie ordinaire, comme une oppression suffocante, vous contraignant en quelque sorte à faire effort pour sortir de son atmosphère asphyxiante. Si vous avez éprouvé cela, alors il ne vous reste plus qu'à chercher refuge, sans réserve, dans la Divine Réalité, à vivre dans son aide et sa protection, et nulle part ailleurs. Ce mouvement d'abandon, que vous avez peut-être fait partiellement au cours de votre vie ordinaire, dans une ou plusieurs parties de votre être, à certains moments ou en certaines occasions, il vous faut le faire complètement et pour de bon. Tel est le plongeon qu'il faut faire ; et à moins que vous ne le fassiez, vous pouvez pratiquer le yoga pendant des années et pourtant ne rien savoir de la vraie vie spirituelle. Faites ce plongeon totalement et sans restriction, et vous serez libéré de la confusion du monde extérieur, vous aurez la vraie expérience de la vie spirituelle.

21 avril 1929 - pp. 22-25

Comment passer de la perfection morale à la vie spirituelle vraie

Ce que l'on appelle généralement une perfection morale, c'est d'avoir toutes les qualités considérées comme des qualités morales : de ne plus avoir de défauts, de ne jamais se tromper, de ne jamais faire de fautes, d'être toujours ce que l'on conçoit de meilleur, d'avoir toutes les vertus... C'est-à-dire de réaliser la conception mentale la plus élevée : prendre toutes les qualités (il y en a beaucoup, n'est-ce pas), toutes les vertus, tout ce que l'homme a conçu de plus beau, de plus noble, de plus vrai, et puis vivre cela intégralement, que toutes les actions soient guidées par ça, tous les mouvements, toutes les réactions, tous les sentiments, tout... Ça, c'est vivre un idéal moral de perfection. C'est au sommet de l'évolution humaine mentale. (…)

Généralement, c'est cela que les hommes prennent pour la vie spirituelle. Quand on rencontre un être comme cela, on dit : « Oh ! c'est un grand être spirituel. » Ce peut être un grand saint, ce peut être un grand sage, mais ce n'est pas l'être spirituel.

C'est d'ailleurs déjà très bien et très difficile à réaliser ! Et il y a un moment de l'évolution intérieure où il est très nécessaire d'essayer de le réaliser. C'est évidemment infiniment supérieur à celui qui est encore guidé par toutes ses impulsions et ses réactions ignorantes et extérieures. C'est déjà être, en quelque sorte, le maître de sa nature. C'est même une période par laquelle il faut passer, parce que c'est la période où l'on commence à être le maître de son ego, où l'on est prêt à le laisser tomber — il est encore là, mais suffisamment affaibli pour que sa fin soit proche. C'est la dernière étape avant de passer de l'autre côté, et certainement si l'on s'imaginait pouvoir passer de l'autre côté sans avoir traversé cette étape-là, on risquerait fort de se tromper grossièrement... et de prendre la liberté parfaite pour une faiblesse parfaite vis-à-vis de sa nature inférieure.

Il est à peu près impossible de passer de l'être mental (même le plus parfait et le plus remarquable) à la vie spirituelle vraie sans avoir pour un temps, si court soit-il, réalisé cet idéal de perfection morale. Il y en a beaucoup qui essayent de raccourcir le chemin et qui veulent affirmer leur liberté intérieure avant d'avoir surmonté toutes les faiblesses de la nature extérieure — ils courent un grand danger : de se tromper eux-mêmes. La vie spirituelle vraie, la liberté totale, est quelque chose de très supérieur aux réalisations morales les plus hautes, mais il faut se méfier que cette soi-disant liberté ne soit pas une complaisance et un mépris de toutes les règles.

Il faut être plus, toujours plus, plus haut ; pas moins que ce que la plus haute humanité a accompli.

Il faut pouvoir être spontanément tout ce que l'humanité a conçu de plus haut, de plus beau, de plus parfait, de plus désintéressé, de plus compréhensif, de meilleur, avant d'ouvrir les ailes spirituelles et de regarder tout cela d'en haut comme des choses qui appartiennent encore au moi individuel, et pour entrer dans la vraie spiritualité, celle qui n'a plus de limites, qui vit d'une façon intégrale l'Infini et l'Éternité.

1er octobre 1958 - pp. 458-459

Comment réorienter la vie spirituelle pour permettre la réalisation supramentale

[La] conception d'un monde essentiellement mauvais, parce qu'il est le produit du désir et dont il faut s'échapper à tout prix et le plus vite possible, a été la plus grande et la plus sérieuse déformation de toute la vie spirituelle dans l'histoire de l'humanité.

Elle pouvait être utile, peut-être, à un moment donné, car tout est utile dans l'histoire du monde, mais cette utilité est passée, elle est périmée, et il est temps que cette conception soit dépassée et que l'on retourne à une Vérité plus essentielle et plus haute, qu'on remonte vers la Joie d'être, la Joie de l'union et de la manifestation du Divin.

C'est cette nouvelle orientation — je veux dire nouvelle dans sa réalisation terrestre — qui doit remplacer toutes les orientations spirituelles précédentes et ouvrir le chemin à la réalisation nouvelle, qui sera une réalisation supramentale. C'est pour cela que je vous disais (…) que seule la Joie, la Joie divine vraie, peut remporter la Victoire.

Naturellement, il ne faut pas faire de confusion sur ce qu'est cette Joie, et c'est pour cela que, dès le début, Sri Aurobindo nous a mis en garde en nous disant que c'est seulement quand on a dépassé la jouissance que l'on peut entrer dans la béatitude. La béatitude, c'est justement l'état qui provient de la manifestation de cette Joie. Mais elle est tout à fait l'opposé de tout ce que l'on a l'habitude d'appeler joie et plaisir, et il faut avoir complètement abandonné l'un pour pouvoir avoir l'autre.

9 janvier 1957 - p. 9-10

VIES ANTÉRIEURES

Comment connaître la vérité sur nos vies antérieures

En tous, quelque part dans la conscience, il y a un souvenir. Mais ce sujet est dangereux, car le mental humain aime trop les romans. Dès qu'il sait quelque chose de cette vérité de la réincarnation, il veut construire autour d'elle de belles histoires. Beaucoup de gens vous conteront des merveilles sur la façon dont le monde fut construit et sur ce qu'il deviendra dans l'avenir ; ils vous diront où et comment vous êtes né dans le passé et ce que vous serez plus tard, les vies que vous avez vécues et celles qu'il vous reste à vivre. Tout cela n'a rien à voir avec la vie spirituelle. Il se peut que le vrai souvenir des existences passées fasse partie de la connaissance intégrale ; mais ce souvenir ne peut être obtenu au moyen de fantaisies imaginatives. Car, si d'un côté c'est une connaissance objective, de l'autre côté ce souvenir dépend largement de l'expérience subjective, et ceci laisse beaucoup de place à l'invention, la déformation et la construction fausse. Pour atteindre la vérité de ces choses, la conscience qui a l'expérience doit être pure et limpide, libre de toute intervention mentale ou vitale, débarrassée de toute notion et de tout sentiment personnels, délivrée de l'habitude du mental d'interpréter et d'expliquer tout à sa manière. Une expérience de vie passée peut être vraie ; mais entre ce qui a été vu et éprouvé et les explications et les constructions faites à ce sujet par le mental, il y a toujours un abîme. C'est seulement quand on peut s'élever au-dessus des sentiments humains et sortir du mental, que l'on est sûr d'atteindre la vérité.

5 mai 1929 - pp. 46

VIE DIVINE

Comment se consacrer à la vie divine

Si l'on veut se consacrer à la vie divine, il faut le faire vraiment, c'est-à-dire se donner tout entier, ne plus rien faire dans son propre intérêt, dépendre exclusivement de la Puissance divine à laquelle on se remet. Tout change totalement, n'est-ce pas, tout, tout, c'est un renversement. (...)

Il faut prendre soin de ne pas avoir un pied d'un côté et un pied de l'autre, de ne pas être dans deux bateaux différents dont chacun suit son chemin propre. C'est ce que Sri Aurobindo disait : il ne faut pas mener une « double vie ». Il faut abandonner une chose ou abandonner l'autre, on ne peut pas mener les deux.

Cela ne veut pas dire, d'ailleurs, que l'on soit obligé de sortir des conditions de sa vie : c'est l'attitude intérieure qui doit changer totalement. On peut faire ce que l'on a l'habitude de faire, mais le faire avec une attitude tout à fait différente. Je ne dis pas qu'il soit nécessaire d'abandonner toutes les choses de la vie et de s'en aller dans une solitude, dans un Ashram nécessairement, pour faire le yoga. Maintenant, il est vrai que, si l'on fait le yoga dans le monde et dans les circonstances du monde, c'est plus difficile, mais c'est aussi plus complet. Parce que, à chaque minute, on doit faire face à des problèmes qui ne se présentent pas à celui qui a tout quitté et qui s'en va dans la solitude ; pour celui-là, les problèmes sont réduits au minimum. Tandis que dans la vie, on rencontre toutes sortes de difficultés, à commencer par l'incompréhension des gens qui vous entourent et à qui l'on a affaire ; il faut être prêt à cela, être armé de patience — et d'une grande indifférence. Mais dans le yoga, il ne faut plus se soucier ni de ce que pensent ni de ce que disent les gens ; c'est un point de départ absolument indispensable. Il faut être absolument immunisé contre ce que le monde peut dire et peut penser de vous et contre la façon dont il vous traite. La compréhension publique doit être quelque chose de tout à fait indifférent et qui ne vous effleure même pas. C'est pour cela qu'il est généralement beaucoup plus difficile de rester dans son entourage habituel et de faire le yoga que de tout quitter et de s'en aller dans la solitude ; c'est beaucoup plus difficile, mais nous ne sommes pas ici pour faire des choses faciles — les choses faciles, nous les laissons aux gens qui ne songent pas à la transformation.

3 mai 1951 - pp. 415-416

Comment sortir du mensonge pour pouvoir entrer en contact avec la vie divine

Toutes ces notions de bien, de mal, de bon, de mauvais, de supérieur, d'inférieur, ce sont toutes des notions qui appartiennent à l'ignorance du mental humain, et si l'on veut vraiment entrer en contact avec la vie divine, il faut se libérer totalement de cette ignorance, il faut s'élever à une région de conscience où ces choses n'ont *pas* de réalité. Le sentiment de supériorité et d'infériorité disparaît totalement, il est remplacé par quelque chose d'autre, qui est d'une nature très différente... Une sorte de capacité de filtrer les apparences, de passer à travers les masques, de déplacer le point de vue.

Et ce ne sont pas des mots, c'est tout à fait vrai que tout change d'apparence, totalement ; que la vie, les choses sont tout à fait différentes de ce qu'elles paraissent.

Tout ce contact, cette perception ordinaire du monde, perd totalement sa réalité. C'est cela qui paraît irréel, fantastique, illusoire, inexistant. Il y a quelque chose — et quelque chose de très matériel, de très concret, de très physique — qui devient la réalité de l'être, et qui n'a rien de commun avec la façon de voir ordinaire. Quand on a cette perception-là — la perception du travail de la Force divine, du mouvement qui s'élabore derrière l'apparence, dans l'apparence, par l'apparence — on commence à être prêt à vivre quelque chose de plus vrai que le mensonge humain ordinaire. Mais pas avant.

Il n'y a pas de compromis, n'est-ce pas. Ce n'est pas comme une convalescence après une maladie : il faut changer de monde. Tant que votre mental est réel pour vous, tant que votre façon de penser est une chose vraie pour vous, réelle, concrète, cela prouve que vous n'y êtes pas encore. Il faut passer de l'autre côté, d'abord. Après, vous pourrez comprendre ce que je vous dis.

Passez de l'autre côté.

Ce n'est pas vrai que l'on peut comprendre petit à petit, ce n'est pas comme cela. Ce genre de progrès-là n'est pas comme cela. Ce qui est plus vrai, c'est que l'on est enfermé dans une coquille, et que dans la coquille il y a quelque chose qui se passe, comme le poussin dans l'œuf. Il est en train de se préparer là-dedans. Il est là-dedans. On ne le voit pas. Il se passe quelque chose dans la coquille, mais au-dehors on ne voit rien. Et c'est seulement quand on est prêt qu'alors il y a la capacité de percer la coquille et de naître au plein jour.

Ce n'est pas que l'on devienne de plus en plus perceptible, ou visible : on est enfermé — on est enfermé — et même, pour les gens sensibles, il y a cette sensation terrible d'être comprimé, d'essayer de passer au travers comme cela, et puis on est en présence d'un mur. Et alors on cogne, et on cogne, et on cogne, et on ne passe pas.

Et tant qu'on est là, dedans, on est dans le mensonge. Et c'est seulement le jour où, par la Grâce divine, on peut casser la coquille et surgir dans la Lumière, alors on est libre.

Cela peut se faire tout d'un coup, spontanément, d'une façon tout à fait inattendue.

Je ne pense pas que l'on puisse passer au travers progressivement. Je ne pense pas que ce soit quelque chose qui puisse s'user, s'user, s'user jusqu'à ce qu'on puisse voir au travers. Je n'en ai pas eu d'exemple jusqu'à présent. Il y a plutôt une sorte d'accumulation du pouvoir à l'intérieur, une intensification du besoin, et une endurance dans l'effort qui devient libre de toute crainte, de toute anxiété, de tout calcul ; un besoin si impérieux qu'on ne se soucie plus des conséquences.

On est comme un explosif auquel rien ne peut résister, et on jaillit hors de sa prison dans un éblouissement de lumière.

Après cela, on ne peut plus retomber en arrière.

C'est vraiment une nouvelle naissance.

26 juin 1957 - pp. 151- 153

VIE sur TERRE

Comment changer les conditions de la vie sur terre

Si nous devions attendre, pour que les conditions matérielles et les mouvements de la Nature puissent changer, que la masse humaine ait atteint un état d'harmonie, d'unité et d'aspiration assez fort pour faire descendre la Lumière, il y aurait bien peu d'espoir. Mais il est possible pour un individu ou un petit groupe d'un nombre limité d'obtenir cette descente. Ce ne sont pas la quantité ni l'étendue qui importent. Une goutte de la Conscience Divine pénétrant dans sa pureté originelle la conscience de la terre suffirait à tout changer.

C'est le mystère du contact et de la fusion des plans de conscience supérieurs et inférieurs qui est le grand secret, la clef cachée. Ce contact et cette fusion ont toujours une force transformatrice ; dans le cas dont nous parlons, cependant, le résultat serait d'une plus vaste étendue et d'une plus haute portée. Si quelqu'un sur terre est capable d'entrer consciemment en contact avec une région qui ne s'est pas encore manifestée ici-bas, et si, en s'élevant jusqu'à elle en pleine conscience, il peut faire que cette région et le monde matériel se rencontrent et s'harmonisent, alors se produira le grand mouvement décisif de la transformation de la Nature, jusqu'ici irréalisée. Un nouveau pouvoir descendra et changera les conditions de la vie sur la terre.

5 mai 1929 - p. 44

VITAL

Comment considérer la force vitale

C'est la même force qui, absorbée dans l'Ignorance, prend la forme des désirs vitaux et qui, sous sa forme pure, constitue l'élan dynamique vers la transformation. Il faut donc, à la fois, prendre garde de ne pas s'abandonner sans contrainte aux désirs sous prétexte que ce sont des besoins qui doivent être satisfaits, et de ne pas rejeter la force vitale comme une chose absolument mauvaise.

1931 - s. d. p. 152

Comment utiliser le vital

Il est très important que le vital accepte de changer. Il doit apprendre à accepter de se convertir. En soi, le vital n'est pas à mépriser — en fait, toute énergie, tout dynamisme et tout élan viennent de lui ; sans lui, vous pourriez être calme et sage et détaché, mais vous resteriez absolument immobile, sans pouvoir créateur. Le corps serait inerte, exactement comme une pierre, sans la force qui lui est infusée par le vital. Si le vital était écarté, vous seriez incapable de réaliser quoi que ce soit. Mais il peut être récalcitrant, comme un cheval fougueux, et par conséquent il exige une solide maîtrise. Il faut tenir la bride serrée et garder prêt votre fouet pour tenir sous votre contrôle ce puissant animal. Mais bien sûr, à partir du moment où le vital a consenti à se laisser transformer, il n'y a plus besoin ni de serrer la bride ni d'apprêter le fouet : vous avancez sans encombre vers le but, en sautant avec légèreté par-dessus chacun des obstacles de la route. Sinon, le vital trébuchera sur chacune des barrières ou il aura peur de sauter. C'est peine perdue de penser que tout aurait été parfait s'il n'y avait pas eu du tout d'obstacles ni de haies ; ils font partie du jeu et si vous n'y faites pas face, si vous ne sautez pas, en cette vie, sur terre, vous devrez surmonter des obstacles cent fois plus grands, sur d'autres plans de l'existence et en d'autres vies. Le mieux est de vous décider une fois pour toutes et de dresser votre vital à courir la course, ici-bas, pendant que vous êtes dans un corps, et, si possible, de l'entraîner à gagner la course. Vous êtes sûr de gagner, à condition que votre mental physique se réforme et qu'il aide le vital à changer, au lieu de jouer le rôle du voleur qui tient par terre sa victime pendant que le complice fait main basse sur ses biens.

1931 - s. d. p. 163

✶

Il faut transformer [le vital]. J'ai toujours dit que l'on ne pouvait rien faire sans le vital, mais il faut que le vital se convertisse ; c'est-à-dire qu'au lieu d'être un instrument de ces êtres-là [les êtres du vital], il devienne un instrument de la Volonté divine. On ne peut rien faire dans le monde physique sans le vital. C'est justement là l'erreur des ascétiques ; comme ils savent que c'est un pouvoir qui est plein de désirs et justement de besoin de se réaliser, ils l'abolissent, ils l'abrutissent au point qu'il n'existe plus. Toutes les méthodes ascétiques sont faites pour abolir et pour abrutir le vital. Parce que c'est le moyen évidemment le plus commode de couper toute connexion avec la vie matérielle : on devient une espèce d'être pire que végétatif.

Ce qu'il faut, c'est que le vital, au lieu de servir ses propres fins ou d'être un instrument des forces antidivines, devienne un instrument du Divin et mette toute sa puissance au service du Divin. C'est tout à fait possible.

24 juin 1953 - pp. 127-128

Comment convertir et transformer le vital

Le premier pas : la volonté. Deuxièmement, la sincérité et l'aspiration. Mais la volonté et l'aspiration sont à peu près la même chose, l'une suit l'autre. Puis, la persévérance. Oui, il faut de la persévérance dans un procédé, et quel est ce procédé?

D'abord, il faut la capacité d'observer et de discerner ; la capacité de découvrir le vital en soi, autrement vous serez bien embarrassé de dire : « Ceci vient du vital, cela vient du mental, cela vient du corps. » Tout vous paraîtra mélangé et indistinct.

Après une observation très soutenue, vous pourrez faire une distinction entre les différentes parties et reconnaître l'origine d'un mouvement. Il faut assez longtemps pour cela, mais on peut aller assez vite aussi, cela dépend des gens. Mais une fois que vous avez découvert les différentes parties, demandez-vous : qu'y a-t-il de vital là-dedans ? qu'apporte le vital à votre conscience ? de quelle façon change-t-il vos mouvements, qu'est-ce qu'il y ajoute et en retire ? quel phénomène se produit dans votre conscience par l'intervention du vital ? Une fois que vous savez cela, que faites-vous ? Alors, il va falloir regarder, observer cette intervention, savoir dans quel sens elle agit. Par exemple, vous avez la volonté de transformer votre vital. Vous avez même une grande sincérité dans votre aspiration et la résolution d'aller jusqu'au bout, vous avez tout cela. Vous vous mettez à observer et vous voyez que deux choses peuvent se produire (beaucoup de choses peuvent se produire), mais principalement deux.

Premièrement, une sorte d'enthousiasme vous prend. Vous vous mettez à l'ouvrage avec ardeur. Dans cet enthousiasme, vous pensez : « Je vais faire ceci et cela, je vais arriver au but tout de suite, tout va être magnifique ! Il verra, ce vital, comment je vais le traiter s'il n'obéit pas ! » Et si vous regardez attentivement, vous verrez que le vital se dit : « Ah ! enfin, voilà une occasion ! » Il accepte, il se met en mouvement avec toute son ardeur, tout son enthousiasme et... toute son impatience.

La deuxième chose peut être juste le contraire. Une sorte de malaise : « Je ne me porte pas bien, comme la vie est fatigante, comme tout est ennuyeux. Comment vais-je faire tout cela ? Est-ce que j'arriverai au but ? Est-ce que cela vaut la peine de commencer ? Est-ce que c'est seulement possible ? Est-ce que ce n'est pas impossible ? » C'est le vital qui n'est pas très content de ce que l'on va faire pour lui, qui ne veut pas que l'on se mêle de ses affaires, qui n'aime pas beaucoup tout cela. Alors, il suggère une dépression, un découragement, un manque de foi, un doute : « Est-ce que cela vaut la peine ? »

Ce sont les deux extrêmes, et chacun a ses difficultés, ses obstacles.

La dépression, à moins que l'on n'ait une forte volonté, suggère : « Cela ne vaut pas la peine, on peut attendre toute la vie. » L'enthousiasme, lui, s'attend à voir le vital transformé dès le lendemain : « Je ne vais plus avoir aucune difficulté, je vais avancer vite sur le chemin du yoga, je vais à la conquête de la Conscience divine sans difficulté. » Il y a quelques autres difficultés... Il faut un peu de temps, beaucoup de persévérance. Alors le vital, après quelques heures — peut-être quelques jours, peut-être quelques mois — se dit : « Nous ne sommes pas allés très loin avec l'enthousiasme, y a-t-il vraiment quelque chose de fait ? Est-ce que ce mouvement ne nous laisse pas là où nous étions — peut-être pires que nous n'étions, un peu troublés, un peu dérangés ? Les choses ne sont plus ce qu'elles étaient, elles ne sont pas encore ce qu'elles doivent être. C'est bien ennuyeux ce que je fais. » Et alors, si l'on pousse un peu plus, voilà ce monsieur qui dit : « Ah ! non, en voilà assez, laissez-moi tranquille. Je veux bien ne pas bouger, je resterai dans mon coin, je ne vous gênerai pas, mais ne m'embêtez pas ! » Et alors, on n'est pas beaucoup plus avancé qu'avant.

C'est l'un des grands obstacles qu'il faut éviter avec soin. Dès qu'il y a la moindre impression de mécontentement, de désagrément, il faut dire au vital, comme cela : « Mon ami, tu vas te tenir tranquille, tu vas faire ce que l'on te dit, autrement tu auras affaire à moi. » Et à l'autre, l'enthousiaste qui dit : « Il faut que tout soit fait maintenant, tout de suite », votre réponse : « Calme-toi un peu, ton énergie est excellente, mais il ne faut pas la dépenser en cinq minutes. Nous en aurons besoin pendant longtemps, garde cela précieusement et, au fur et à mesure des besoins, je ferai appel à ta bonne volonté. Tu montreras que tu es plein de bonne volonté, tu obéiras, tu ne grogneras pas, tu ne protesteras pas, tu ne te révolteras pas, tu diras oui-oui. Tu feras un petit sacrifice quand on te le demandera, tu diras oui de grand cœur. »

Alors, nous sommes partis sur le chemin. Mais le chemin est très long. Il arrive bien des choses en route. Tout d'un coup, on croit que l'on a surmonté un obstacle ; je dis « croit », parce que l'on a surmonté, mais on n'a pas surmonté avec une sorte de totalité. Je vais prendre un exemple très facile, d'une observation très aisée. Quelqu'un a découvert que son vital est indomptable et indompté, qu'il se met en fureur pour rien et à propos de rien. Il se met au travail pour lui apprendre à ne pas s'emballer, à ne pas se mettre en fureur, à rester tranquille et à supporter les chocs de la vie sans réactions violentes. Si on le fait avec bonne humeur, cela va assez vite (notez bien, c'est très important : quand vous avez affaire à votre vital, ayez soin de garder votre bonne humeur, autrement vous aurez des déboires). On garde sa bonne humeur, c'est-à-dire que, quand on voit que la fureur monte, on se met à rire. Au lieu d'être déprimé et de se dire : « Ah ! malgré tous mes efforts, ça recommence », on se met à rire et on dit : « Tiens, tiens ! on n'est pas encore arrivé au bout. Voyons, tu es ridicule, tu sais bien que tu es ridicule ! Est-ce que cela vaut la peine de se mettre en colère ? » On lui fait la leçon avec bonne humeur. Et voilà, au bout de quelque temps il ne se met plus en colère, il est tranquille — et on relâche son attention. On croit avoir surmonté la difficulté, on croit que l'on est arrivé à un résultat : « Mon vital ne m'embête plus, il ne se met plus en colère, tout va bien. » Et le lendemain, on se met en colère. Alors c'est là qu'il faut faire attention, c'est là qu'il ne faut pas dire : « Voilà, ça ne sert à rien, je n'arriverai jamais à rien, tous mes efforts sont inutiles ; tout cela est une illusion, c'est impossible. » Au contraire, il faut se dire : « J'ai manqué de vigilance. » Il faut attendre longtemps, très longtemps, avant de pouvoir dire : « Ah ! c'est fait et bien fait. » Il faut parfois attendre des années, beaucoup d'années...

Je ne dis pas cela pour vous décourager, mais pour vous donner de la patience et de la persévérance — il y a un moment où cela arrive.

26 mars 1951 - pp. 273-278

✹

Que l'endurance soit votre mot d'ordre. Apprenez à la force vitale en vous, à votre être vital, à ne pas se plaindre mais à accepter toutes les conditions nécessaires à un grand accomplissement. Le corps est un serviteur très endurant, il supporte sans broncher la tension des circonstances, comme une bête de somme. C'est l'être vital qui est toujours à grogner et qui s'agite. L'esclavage auquel il soumet l'être physique et les tourments qu'il lui inflige sont inimaginables. Il faut voir comment il tourne et retourne ce pauvre corps selon ses lubies et ses fantaisies, exigeant sans la moindre raison que tout se plie à ses bizarreries. Mais l'essence même de l'endurance, c'est d'apprendre au vital à abandonner ses goûts et ses dégoûts capricieux et à garder l'équanimité au milieu des situations les plus pénibles. Si vous êtes malmené par quelqu'un ou si vous manquez de quelque chose qui soulagerait votre inconfort, vous devez garder votre bonne humeur sans vous laisser troubler. Que rien ne puisse le moins du monde vous contrarier, et chaque fois que le vital cherche à exposer ses petits griefs avec une exagération solennelle, arrêtez-vous juste un moment pour penser combien vous êtes heureux en comparaison de tant d'autres en ce monde. (…) Cependant, je ne vous demande pas de rechercher les difficultés, je vous demande simplement d'apprendre à endurer les petits ennuis sans importance de votre vie.

Rien de grand ne peut s'accomplir sans endurance. Si vous étudiez la vie des grands hommes, vous verrez comme ils se sont dressés comme de la pierre contre les faiblesses du vital. Et même de nos jours, le véritable sens de notre civilisation, c'est la maîtrise du monde physique par l'endurance du vital. L'esprit sportif et aventureux et l'intrépidité à faire face à des forces plus grandes sont évidents dans tous les domaines de la vie et font partie de cet idéal d'endurance. Dans les sciences elles-mêmes, le progrès dépend des innombrables et difficiles épreuves et des innombrables essais qui précèdent l'accomplissement. (…) Ce qu'il faut faire, c'est donner à votre vital une bonne rossée aussitôt qu'il proteste. Quand il s'agit du physique, on a raison d'être attentif et de prendre des précautions, mais avec le vital, la seule méthode, c'est une bonne taloche. Flanquez une gifle au vital au moment même où il se plaint, car il n'y a pas d'autre moyen de sortir de cette conscience mesquine qui attache tant d'importance à l'aisance matérielle et aux commodités de l'existence au lieu de demander la Lumière et la Vérité.

L'une des exigences les plus communes du vital, c'est celle des louanges. Il déteste être critiqué et traité comme s'il avait peu d'importance. Mais il doit toujours être prêt à recevoir des rebuffades et à les supporter avec un calme absolu. Il ne doit pas non plus faire attention aux compliments ni oublier que tout mouvement de gloriole est une offrande faite aux seigneurs du Mensonge. Les êtres subtils du monde vital, avec lesquels notre vital est en rapport, vivent et se nourrissent de l'adoration de leurs fidèles, et c'est pourquoi ils ne cessent d'inspirer de nouveaux cultes et de nouvelles religions pour que les cérémonies d'adoration et l'adulation ne s'épuisent jamais. Il en va de même avec votre propre être vital ; les forces vitales qui sont derrière se développent — c'est-à-dire engraissent leur ignorance — en absorbant les flatteries des autres. Mais rappelez-vous que les compliments faits par les êtres qui appartiennent au même niveau d'ignorance que soi-même, ne valent absolument rien, ils ont aussi peu de valeur que les critiques qu'ils vous adressent. Peu importe la prétentieuse origine de ces compliments ou de ces critiques : ils sont vides et futiles. Mais malheureusement, le vital est affamé même de la nourriture la plus avariée, et il est si avide qu'il est prêt à accepter des louanges même de ceux qui sont l'incompétence personnifiée. (…)

Ce qui a une valeur authentique, c'est l'opinion de la Vérité. Lorsque quelqu'un est en contact avec la Vérité divine et qu'il peut l'exprimer, alors les opinions qu'il donne ne sont pas de vulgaires compliments ou critiques, c'est ce que le Divin pense de vous, la valeur qu'Il attache à vos qualités, l'infaillible sceau dont Il marque votre effort. Votre seul désir doit être de n'estimer rien que la parole de la Vérité — et pour vous élever ainsi à ce niveau, vous devez maintenir brûlant en vous Agni, la flamme transformatrice. Il vaut d'être remarqué, d'ailleurs, que lorsque Agni s'enflamme, vous commencez aussitôt à être dégoûté des louanges bon marché qui autrefois avaient le don de vous faire tant plaisir, et vous comprenez clairement que votre amour des louanges était un mouvement inférieur de votre nature non transformée. Agni vous fait voir quelle immense perspective d'amélioration possible s'étend devant vous, en vous remplissant d'un sens aigu de votre présente insuffisance. Les éloges qui vous sont prodigués par les autres vous dégoûtent tellement que vous éprouvez presque de l'amertume vis-à-vis de ceux que vous auriez autrefois considérés comme vos amis.

Toutes les critiques, par contre, sont bien accueillies, car elles viennent attiser votre humble aspiration à la Vérité. Vous ne vous sentez plus désormais déprimé ni diminué par l'hostilité des autres. Car, au moins, vous êtes capable de l'ignorer avec la plus grande facilité et au mieux, vous appréciez cette hostilité comme un nouveau témoignage de votre état non régénéré, ce qui vous incite à vous dépasser vous-même en vous soumettant au Divin.

Un autre signe frappant de la conversion de votre vital, c'est que vous pouvez, grâce à l'influence d'Agni, faire face aux difficultés et aux obstacles avec un sourire. Il n'est plus besoin de vous asseoir, couvert d'un sac et de cendres, en vous lamentant de vos erreurs et en vous sentant complètement abattu parce que vous n'êtes pas encore tout à fait à la hauteur. Vous chassez tout simplement ce sentiment de dépression avec un sourire. Mille erreurs n'ont plus d'importance pour vous : avec un sourire vous reconnaissez que vous vous êtes trompé, et avec un sourire vous prenez la résolution de ne plus répéter la sottise à l'avenir. Toute dépression, toute mélancolie est la création des forces hostiles qui ne sont jamais si contentes que si elles peuvent jeter sur vous une humeur sombre. L'humilité est une chose, la dépression est une tout autre chose ; l'une est un mouvement divin et l'autre une forme très grossière des forces de l'ombre. Par conséquent, faites face joyeusement à vos ennuis, opposez une bonne humeur invariable aux obstacles qui se dressent sur la route de la transformation. La meilleure façon de mettre l'ennemi en déroute, c'est de lui rire au nez ! Vous pouvez vous bagarrer et lutter corps à corps pendant des jours et l'ennemi peut faire preuve d'une vigueur intacte, mais moquez-vous de lui une fois seulement, et le tour est joué ! Il prend la fuite. Un rire confiant et plein de foi en le Divin est la force la plus foudroyante qui soit, elle brise le front de l'ennemi, fait des ravages dans ses lignes et vous emporte triomphant vers l'avant.

Le vital converti connaît aussi la joie de la marche vers la réalisation. Toutes les difficultés que comporte cette marche, il les accepte avec entrain, il ne se sent jamais plus heureux que lorsque la Vérité lui est montrée et qu'est mis à nu le jeu du mensonge dans sa nature inférieure. Il ne fait pas le yoga comme s'il portait sur les épaules un fardeau, mais comme si c'était une occupation très agréable. Il est prêt à endurer le pire avec un sourire, si c'est une condition de la transformation. Ne se plaignant ni ne grognant, il endure tout avec joie, parce que c'est pour le Divin qu'il travaille. Il a l'inébranlable conviction que la Victoire sera remportée. Pas un instant il ne vacille dans sa foi que l'immense travail de Transformation assumé par Sri Aurobindo s'achèvera par un succès. (...) Le vital converti a la prescience de la victoire, il garde une volonté de progresser qui jamais ne revient en arrière, il se sent plein d'une énergie née de la certitude du triomphe du Divin, il perçoit toujours en lui le Divin qui fait tout ce qui est nécessaire et lui infuse l'inébranlable pouvoir de résister, et finalement de vaincre ses ennemis. Pourquoi désespérerait-il ou se plaindrait-il ? La transformation se fera : rien ne pourra l'arrêter, rien ne viendra faire échouer ce que le Tout-Puissant a décrété. Rejetez donc tout manque d'assurance, toute faiblesse, et prenez la résolution d'être endurant, bravement, jusqu'à ce que le grand jour arrive où la longue bataille se transformera en une victoire à jamais.

1931 - s.d. pp. 156-160

✱

C'est une besogne difficile, mais on peut. Si l'on ne pouvait pas, alors il n'y aurait pas d'espoir. Mais généralement le mental ne suffit pas. Parce que j'ai connu une quantité considérable de gens qui voyaient très clair, qui comprenaient très bien, qui étaient tout à fait convaincus mentalement, qui pouvaient même vous décrire et vous dire des choses remarquables, qui pourraient très bien donner d'excellentes leçons aux autres, mais dont le vital faisait les quatre cents coups et n'écoutait pas du tout tout cela. Il disait : « Ça m'est bien égal ce que tu peux raconter, moi, je vais mon propre chemin ! »

Il n'y a que si le contact avec le psychique est établi, alors ça, ça peut convertir — n'importe quoi, le pire des criminels — et en un moment. Ce sont de ces illuminations qui vous saisissent et qui vous retournent complètement. Après cela, ça va bien. On peut avoir des petites difficultés d'ajustement, mais enfin ça va bien. Tandis que le mental est très prédicateur, c'est sa nature : il vous fait des discours, des sermons, comme on en fait dans les églises. Alors le vital généralement s'impatiente et lui répond très poliment : « Tu m'embêtes ! C'est très bien pour toi ce que tu dis, mais pour moi, ça ne va pas. » Ou bien, au mieux, quand le mental est doué de capacités spécialement remarquables et que le vital est d'une qualité un peu supérieure, il peut dire : « Oh ! comme c'est beau ce que tu me dis (cela arrive quelquefois), mais vois-tu, moi, je ne peux pas le faire ; c'est très beau, mais c'est en dehors de ma capacité. »

Mais ce vital est un être curieux. C'est un être de passion, d'enthousiasme, naturellement de désir ; mais, par exemple, il est très capable d'être enthousiasmé par quelque chose de beau, d'admirer, de sentir ce qui est plus grand et plus noble que lui. Et si vraiment quelque chose de tout à fait beau se passe dans l'être, s'il y a un mouvement qui ait une valeur exceptionnelle, eh bien, il peut être enthousiasmé et il est capable de se donner avec un dévouement total — avec une générosité que l'on ne trouve pas, par exemple, dans le domaine mental ni dans le domaine physique. Il a cette plénitude dans l'action, qui vient justement de sa capacité de s'enthousiasmer et d'être tout entier sans réserve dans ce qu'il fait. Les héros sont toujours des gens qui ont un vital puissant, et quand le vital s'enthousiasme pour quelque chose, ce n'est pas un être raisonnable mais c'est un guerrier ; il est tout entier dans son action, et il peut faire des choses exceptionnelles parce qu'il ne calcule pas, il ne raisonne pas, il ne se dit pas : il faut prendre des précautions, il ne faut pas faire ceci, il ne faut pas faire cela. Il n'est pas prudent, il s'emballe comme on dit, il se donne tout entier. Alors il peut faire des choses magnifiques s'il est dirigé de la bonne manière.

Un vital converti est un instrument tout-puissant. Et il est converti quelquefois par quelque chose d'exceptionnellement beau, moralement ou matériellement. Quand il assiste, par exemple, à une scène d'abnégation totale, de don de soi sans calcul — une de ces choses qui sont excessivement rares mais qui sont splendidement belles —, il peut s'emballer pour cela, il peut être pris de l'ambition de faire la même chose. Ça commence par une ambition, ça finit par une consécration.

Il n'y a qu'une chose dont le vital ait horreur, c'est de la vie terne, monotone, grise, sans goût et sans valeur. En face de cela, il s'endort, il entre dans l'inertie. Il aime les choses extrêmement violentes, c'est vrai ; il peut être extrêmement méchant, extrêmement cruel, extrêmement généreux, extrêmement bon, et extrêmement héroïque. Il sera toujours extrême, et ce peut être d'un côté ou de l'autre suivant, mon dieu, le courant qui passe.

Et ce vital, si vous le mettez dans un mauvais entourage, il imitera le mauvais entourage et il fera les choses mauvaises avec violence et extrémité. Si vous le mettez en présence de quelque chose de merveilleusement beau, généreux, grand, noble, divin, il pourra s'emballer là aussi, oublier tout le reste et se donner tout entier. Il se donnera plus totalement que n'importe quelle autre partie de l'être, parce qu'il ne calcule pas. Il va selon ses passions et son enthousiasme. Quand il a des désirs, ses désirs sont violents, arbitraires, et il ne calcule pas du tout le bien ou le mauvais des autres, ça lui est tout à fait égal. Mais quand il se donne à quelque chose de beau, il ne calcule pas non plus, il se donnera tout entier sans savoir si ça lui fera du bien ou si ça lui fera du mal. C'est un instrument très précieux.

Mais c'est comme un cheval pur-sang : s'il se laisse guider, alors il gagnera toutes les courses, il arrivera premier partout ; s'il est indompté, il piétinera les gens et il fera des dégâts, et il se cassera lui-même les pattes ou les reins ! C'est comme cela. Le tout est de savoir de quel côté il tournera. Il aime les choses exceptionnelles — exceptionnellement mauvaises ou exceptionnellement bonnes, mais il aime l'exceptionnel. Il n'aime pas la vie ordinaire : il devient terne, il devient à moitié inerte. Et si on l'enferme dans un coin et qu'on lui dise : « Tiens-toi tranquille », alors il restera là et il deviendra de plus en plus comme quelque chose qui s'effrite et qui finit par devenir comme une momie : il n'y a plus de vie dedans, c'est desséché. Et on n'aura plus la force de faire ce que l'on veut faire. On aura de belles idées, on aura d'excellentes intentions, mais on n'aura pas d'énergie pour exécuter.

Alors, ne vous lamentez pas si vous avez un vital puissant, mais il faut avoir des rênes solides et puis les tenir assez fort. Alors ça va.

9 septembre 1953 - pp. 279-281

Comment sortir des crises du vital (découragement, méchanceté)

Les bêtises du découragement vous concernent personnellement, tandis que les bêtises de la méchanceté concernent les autres ; et parfois ces bêtises-là ont une grande gravité. Si vous avez un peu de bonne volonté, il vaut mieux, au moment où ces crises vous prennent, fixer pour règle de ne pas bouger, se dire : « Je ne bouge pas, j'attends que l'orage soit passé », car en quelques instants, on peut détruire ou abîmer des mois d'efforts réguliers.

Mais ici, je vous donne une consolation :

« Ces crises sont moins durables et moins dangereuses chez ceux qui ont suffisamment établi le contact avec leur être psychique pour garder vivantes en eux la flamme de l'aspiration et la conscience de l'idéal à réaliser. À l'aide de cette conscience, ils peuvent agir sur leur vital, comme on agit sur un enfant révolté, patiemment et avec persévérance, lui montrant la vérité et la lumière, tâchant de le convaincre et de réveiller en lui la bonne volonté qui pour un moment a été voilée. »

La Science de Vivre (*Bulletin* de novembre 1950)

Et la dernière consolation : pour ceux qui sont vraiment sincères, vraiment de bonne volonté, on peut changer toutes ces crises en un moyen de progrès. Chaque fois que vous avez une attaque comme cela, une sorte d'orage, vous pouvez changer la crise en un progrès nouveau, un pas de plus vers le but. Si, justement, on a la sincérité nécessaire pour regarder bien en face, au-dedans de soi, la cause de la crise — ce que l'on a fait de mal, ce que l'on a pensé de mal, ce que l'on a senti mal — si l'on voit la faiblesse, la violence ou la vanité (car j'ai oublié de vous dire que le vital est encore plus plein de vanité que le mental), si l'on regarde tout cela bien en face et si l'on reconnaît honnêtement et sincèrement que ce qui est arrivé est de sa faute, alors on peut mettre comme un fer rouge sur le point qui était abîmé. Vous pouvez purifier la faiblesse et la changer en une conscience nouvelle. Et l'on s'aperçoit, après l'orage, que l'on a grandi un petit peu, on a fait vraiment un progrès.

25 janvier 1951 - pp. 59-60

Comment traverser au mieux les désirs et les passions

Un désir, une passion, est une chose très vivante et qui continue à vivre pendant très longtemps, même indépendamment de l'être qui les a... je peux dire « subis » plus que formés, parce que ce sont des choses que l'on subit, qui se précipitent sur vous du dehors comme un orage qui s'empare de votre être et vous emporte, à moins que l'on ne se tienne très tranquille, comme cela, très immobile, très tranquille, comme si l'on s'accrochait à quelque chose de solide et d'immobile dans son être, et on laisse passer l'orage quand ça souffle — ça souffle, il ne faut pas bouger, il ne faut pas se laisser trembler ou secouer ou ébranler ; il faut rester très immobile, et puis savoir que ce sont des orages qui passent. Et quand l'orage est passé, il est passé, il s'en va ; alors on peut respirer profondément et reprendre son équilibre normal ; et il y a eu le minimum de dégâts. Dans ce cas-là, généralement, les choses finissent bien.

Mais ceux qui sont comme un bouchon sur l'eau et qui sont précipités dans toutes les directions et qui n'arrivent pas à se ressaisir et à se garder, n'importe quoi peut arriver. Ils peuvent être pris dans un tourbillon, comme cela, et puis hop ! engloutis. Alors il ne reste rien.

5 août 1953 - p. 225

Comment faire pour que le mental et le vital soient clairs, tranquilles, paisibles

C'est difficile. C'est un grand travail. (...) il faut d'abord comprendre ce que c'est, être clair. Et puis il faut aspirer, et avec persistance ; et chaque fois que quelque chose vient vous obscurcir, l'écarter, le repousser, ne pas l'accepter.

Le mental et le vital ont une très mauvaise habitude : quand on est arrivé par une aspiration à avoir une expérience, être en rapport avec la

Force divine, immédiatement ils se précipitent pour en faire leur propriété (...), comme un chat se jette sur une souris. Et puis ils l'attrapent, ils disent : « C'est pour moi. » Et alors, le mental le change en toutes sortes de spéculations, et d'affirmations, et de constructions, et il s'en fait une grande gloire ; et le vital se sert du pouvoir pour réaliser ses désirs.

Alors, c'est pour éviter cela que l'on dit qu'il faut qu'ils soient clairs, tranquilles, paisibles, et qu'ils ne se précipitent pas sur la Force qui essaye de se manifester pour en faire un outil pour leur usage personnel. Pour que le mental soit clair, il faut qu'il soit silencieux — au moins dans une certaine mesure —, et pour que le vital soit clair, il faut qu'il abandonne ses désirs, qu'il n'ait pas de désirs et d'impulsions, et de passions.

Ça, c'est la condition essentielle. Après, si on entre dans les détails, il faut que ni l'un ni l'autre n'ait une préférence, un attachement, une certaine manière d'être, ou un certain ensemble d'idées.

10 novembre 1954 - p. 438

Comment agir si l'on a l'impression que quelqu'un est une incarnation vitale ou sous influence vitale

Quand, pour une raison quelconque, on ne s'entend pas avec quelqu'un — s'il y a conflit d'intérêts, si l'on s'est disputé — on a tendance à dire de l'autre : « C'est un être vital. » Il faut se méfier de soi, d'abord, et de ce que l'autre dit, ensuite. Il y a un autre cas encore plus intéressant : j'ai connu au moins deux personnes qui étaient, non seulement sous l'influence vitale, mais des incarnations d'êtres du monde vital ; eh bien, c'étaient elles, justement, qui le plus constamment dénonçaient les autres comme étant possédés par des êtres du monde vital ! Alors, il vaut mieux ne rien décider soi-même. Il y a des cas où l'ignorance est mieux qu'une demi-connaissance, car si l'on ne sait pas que l'on a affaire à un être du monde vital, on peut agir comme on agit avec un être humain ordinaire, c'est-à-dire se protéger suffisamment, ne pas se livrer si c'est un ennemi, être sur ses gardes, avoir beaucoup de patience ; et plus tard, on ne fait plus aucune attention à ce que cette personne vous fait ou ne vous fait pas. Seuls ceux qui possèdent la perfection vitale et qui sont complètement désintéressés peuvent vous dire : « Celui-ci ou celle-là est un être dangereux. »

10 mars 1951 - pp. 211-212

Comment faire face aux êtres dans le monde vital

La connaissance des différents espaces-temps peut être d'une grande valeur pratique dans le yoga. Tant d'erreurs viennent de ce que vous êtes incapable d'agir de la manière juste lorsque vous êtes dans votre corps vital et dans votre corps mental. Dans vos rêves, par exemple, souvenez-vous que vous êtes dans l'espace et le temps du monde vital et n'agissez pas comme si vous étiez encore dans votre corps physique. Si vous avez la connaissance nécessaire de l'état des choses sur ces plans, vous pouvez beaucoup plus efficacement venir à bout de ces êtres vitaux qui vous terrifient et vous donnent des cauchemars si déplaisants.

L'une des caractéristiques de l'activité dans l'espace et le temps vital, c'est que les êtres de ces plans sont capables de prendre à volonté des formes gigantesques et de créer une vibration de peur en vous, ce qui est leur moyen le plus puissant de vous envahir et de vous posséder. Il faut se souvenir de leur pouvoir d'illusion terrifiante et rejeter toute peur. À partir du moment où vous leur faites face hardiment, sans fléchir, et où vous les regardez droit dans les yeux, pour ainsi dire, ils perdent les trois quarts de leur pouvoir. Et si vous m'appelez à l'aide, ce dernier quart lui-même disparaît et ils prennent la fuite ou se dissolvent. Un ami à moi qui avait l'habitude de sortir dans son corps vital, se plaignit un jour de se trouver chaque fois face à face avec un tigre gigantesque qui lui faisait passer des nuits épouvantables. Je lui dis de chasser toute peur et de marcher droit sur la bête en la regardant bien en face et en appelant à l'aide, bien sûr, si c'était nécessaire. C'est ce qu'il fit, et voilà que tout d'un coup le tigre se mit à rapetisser jusqu'à devenir un petit chat insignifiant !

Vous n'avez pas idée de l'effet presque magique que peut avoir le simple fait de regarder intrépidement dans les yeux un être vital. Même sur terre, si vous traitez de cette façon toutes ces incarnations des puissances vitales que nous appelons généralement les animaux, vous pouvez être assuré d'une maîtrise facile. Un tigre physique prendra aussi la fuite devant vous si, sans le moindre tremblement, vous le regardez droit dans les yeux. Un serpent sera incapable de vous mordre si vous arrivez à river son regard sur le vôtre sans éprouver la moindre terreur. Fixer le serpent tout en tremblant sur vos jambes ne sert à rien, il ne faut pas qu'il y ait le plus petit trouble en vous ; vous devez être calme et plein de sang-froid quand vous saisissez son regard et qu'il se met à balancer la tête pour vous fasciner et vous remplir d'une peur affreuse. Les animaux perçoivent dans les yeux des hommes une lumière qu'ils sont incapables de supporter, si on la dirige comme il faut sur eux. Le regard de l'homme contient un pouvoir qui les paralyse, pourvu que ce regard soit ferme et sans peur.

Donc, pour résumer, rappelez-vous deux choses : ne soyez jamais, jamais effrayé et en toutes circonstances appelez l'aide juste qui rendra votre force cent fois plus forte.

1931 - s.d. pp. 186-187

Comment se protéger des créatures du monde vital
Elles [les créatures du vital] ont l'habitude de tirer à elles la force de vie des êtres humains ; elles attaquent et capturent le pouvoir vital partout où elles peuvent s'en nourrir. Si elles pénètrent dans votre atmosphère, vous vous sentez soudain déprimé et épuisé ; si vous restez près d'elles quelque temps, vous tombez malade ; si vous vivez avec l'une d'elles, cela peut vous tuer. (…)

Le pouvoir vital incarné dans de tels êtres est d'un genre tout à fait matériel et agit seulement à une très courte distance. D'ordinaire, si vous ne vivez pas dans la même maison qu'eux, ou que vous ne soyez pas en leur compagnie, vous ne risquez guère de tomber sous leur influence. Mais si vous établissez entre eux et vous un chemin de liaison ou de communication, par lettre, par exemple, alors vous rendez possible un échange de forces et vous vous exposez à être influencé par eux, même à grande distance. La méthode la plus sage avec ces êtres est de couper toute relation et de ne rien avoir à faire avec eux — à moins, en vérité, que vous n'ayez une grande connaissance et un fort pouvoir occultes et que vous sachiez comment vous couvrir et vous protéger ; mais, même dans ce cas, il est toujours dangereux de les fréquenter. Espérer les convertir, comme le souhaitent certaines personnes, est une vaine illusion ; car ils ne veulent pas être convertis. Ils n'ont aucune intention de permettre une transformation et tout effort dans ce sens est inutile. (…)

Les êtres du monde vital sont puissants par leur nature même ; quant à leur pouvoir ils ajoutent la connaissance, ils sont doublement dangereux. Il n'y a rien à faire avec ces créatures ; on doit éviter soigneusement tout rapport avec elles, à moins qu'on n'ait le moyen de les écraser et de les détruire. Si vous êtes forcé par les circonstances d'entrer en contact avec l'une d'elles, prenez bien garde au charme qui se dégage d'elle. Les êtres du vital, quand ils se manifestent sur le plan physique, ont toujours un grand pouvoir hypnotique, car le centre de leur conscience est dans le monde vital et non dans le matériel, et ils ne sont pas voilés et rapetissés par la conscience matérielle comme le sont les êtres humains. (…)

L'être humain est chez lui, en sécurité, dans son corps matériel ; le corps est sa protection. Il y a des gens qui sont pleines de dédain pour leur corps et qui pensent que tout deviendra bien meilleur et plus facile après la mort, sans lui. Mais en fait, le corps est leur abri, leur forteresse ; tant qu'ils y sont logés, les forces du monde vital trouvent difficile d'avoir une prise directe sur eux. Savez-vous ce que sont les cauchemars ? Ce sont vos sorties dans le monde vital. Et quelle est la première chose que vous essayez de faire quand vous êtes en proie à un cauchemar ? Vous revenez en grande hâte vers votre corps et vous vous secouez jusqu'à ce que vous ayez repris votre conscience physique normale. Tandis que dans le monde des forces vitales, vous êtes un étranger ; c'est une mer inconnue sur laquelle vous n'avez ni boussole ni gouvernail. Vous ne savez pas comment avancer ni où vous devez aller ; et à chaque pas, vous faites tout juste le contraire de ce qui devrait être fait.

Dès que vous entrez dans une région du monde vital, ses habitants se pressent autour de vous pour vous soustraire tout ce que vous avez, se saisir de ce qu'ils peuvent, comme d'une proie, pour s'en nourrir. Si vous n'avez pas une forte et puissante lumière qui puisse rayonner du dedans de votre être, vous vous trouvez là, sans votre corps, comme si vous n'aviez pas de manteau pour vous protéger contre le froid, ou de maison pour vous abriter, ou même de peau pour couvrir vos nerfs mis à nu et exposés à tous les contacts. Il y a des hommes qui osent dire : « Comme je suis malheureux dans ce corps ! » et qui pensent à la mort comme à une délivrance. Mais après la mort vous avez le même entourage vital et vous courez les mêmes dangers provenant des mêmes forces qui sont causes de vos misères durant cette vie. La dissolution du corps vous projette dans les étendues du monde vital ; et vous n'y avez plus rien pour vous défendre, plus de corps physique dans lequel vous puissiez trouver refuge. (…)

C'est ici, sur terre, dans le corps lui-même, que vous devez acquérir une complète connaissance et apprendre à faire usage d'un plein pouvoir. C'est seulement après avoir acquis cette connaissance et ce pouvoir que vous pouvez librement vous mouvoir dans tous les mondes, en toute sécurité. C'est seulement quand il vous est impossible de ressentir la moindre peur, quand vous restez impassible, même, par exemple, au milieu du pire cauchemar, que vous pouvez affirmer : « Maintenant je suis prêt à entrer dans le monde vital. » Mais ceci veut dire l'acquisition d'un pouvoir et d'une connaissance qui ne viennent que lorsque l'on est parfaitement maître des impulsions et des désirs de la nature vitale. Vous devez être absolument libéré de tout ce qui peut attirer les êtres d'obscurité et leur permettre de vous gouverner. Si vous n'êtes pas libre, prenez garde !

Pas d'attachements, pas de désirs, pas d'impulsions, pas de préférences ; une égalité d'âme parfaite, une paix invariable, une foi absolue en la protection Divine ; avec cela, vous êtes en sûreté, mais sans cela vous êtes en péril. Et tant que votre sécurité n'est pas certaine, il vaut mieux faire comme les petits poussins et trouver un abri sous les ailes maternelles. (…)

Le corps agit comme une protection par sa lourdeur : la chose même dont nous lui faisons un reproche. Il est inerte et insensible, épais, rigide et dur ; il est semblable à une forteresse avec ses murs compacts et forts. Le monde vital, au contraire, est fluidique ; là, toutes choses se meuvent, se mélangent et s'interpénètrent librement ; ce sont comme les vagues de la mer qui coulent, sans cesse, l'une dans l'autre, changent et se mêlent. On est sans défense contre cette fluidité du monde vital, à moins qu'on ne puisse lui opposer du dedans une force et une lumière très puissantes ; sans cela, elle vous pénètre et il n'y a rien qui puisse contrecarrer son influence envahissante. Mais le corps intervient ; il isole du monde vital et agit comme une digue enrayant le flot débordant de ces forces.

12 mai 1929 - pp. 52-54

VOLONTÉ

Comment avoir une volonté ferme

On ne veut pas vraiment. C'est un manque de sincérité. Si on regarde sincèrement, on verra que l'on a décidé que ce serait comme ça, et puis, en dessous il y a quelque chose qui n'a pas décidé du tout, et qui attend la seconde d'hésitation pour se précipiter. Si on est sincère, si on est sincère et qu'on attrape par l'oreille la partie qui juste se cache, attend, ne se montre pas, et sait qu'il y aura une seconde d'indécision dans laquelle cela se précipite, et cela vous fait faire la chose que vous avez décidé de ne pas faire...

Mais si vous voulez *vraiment*, *rien* au monde ne peut vous empêcher de faire ce que vous voulez. C'est parce qu'on ne sait pas vouloir. C'est parce qu'on est divisé dans sa volonté. Si l'on n'est pas divisé dans sa volonté, je dis : rien, personne au monde ne peut vous faire changer de volonté.

Mais on ne sait pas vouloir. En fait, on ne veut même pas. Ce sont des velléités : « Tiens, c'est comme ça... On aimerait bien que ce soit comme ça... Oui, ce serait mieux que ce soit comme ça... Oui, ce serait préférable que ce soit comme ça. » Mais ça, ce n'est pas vouloir. Et toujours, là, derrière, caché quelque part dans un coin du cerveau, il y a quelque chose qui regarde et qui dit : « Oh, pourquoi vouloir ça ? Après tout on peut aussi bien vouloir le contraire. » Et essayer, n'est-ce pas. Pas comme ça, qui attend... Mais on peut toujours trouver mille excuses pour faire le contraire. Et il suffit, juste, hein, un tout petit fléchissement... pftt... ça se précipite, et ça y est. Mais si on *veut*, si on *sait* vraiment que c'est ça, et si on veut vraiment que ce soit ça, si on est soi-même entièrement concentré dans la volonté, je dis : il n'y a rien au monde qui puisse vous empêcher de le faire. De le faire... ou que vous soyez obligé de le faire, cela dépend de ce que c'est.

On veut. Oui, on veut, comme ça (*gestes*), on veut : « Oui, oui, ce serait mieux que ce soit comme ça. Oui, ce serait plus joli aussi, plus élégant... » Mais, après tout, on est un être faible, n'est-ce pas ? Et puis on peut toujours mettre la faute sur autre chose : « C'est l'influence qui vient du dehors, c'est toutes sortes de circonstances. »

Le souffle a passé, n'est-ce pas, on ne sait pas... quelque chose... un moment d'inconscience... « Oh, j'étais inconscient. » On est inconscient parce qu'on n'accepte pas... Et tout ça, c'est parce qu'on ne sait pas vouloir.

Apprendre à vouloir est une chose très importante. Et pour vouloir vraiment, il faut unifier son être. Au fond, pour être un être, il faut d'abord s'unifier. Si l'on est tiré par des tendances absolument contraires, si l'on passe les trois quarts de sa vie à être inconscient de soi-même, et des raisons pour lesquelles on fait les choses, est-ce qu'on est un être ? On n'existe pas. On est une masse d'influences, de mouvements, de forces, d'actions, de réactions. Mais on n'est pas un être. On commence à être un être quand on commence à avoir une volonté. Et l'on ne peut avoir une volonté que si l'on est unifié.

Et quand vous aurez une volonté, alors vous pourrez dire, vous pourrez dire au Divin : « Je veux ce que Tu veux », mais pas avant. Parce que pour vouloir ce que le Divin veut, il faut avoir une volonté, autrement, on ne veut rien du tout. On voudrait. On voudrait bien. On voudrait bien vouloir ce que le Divin veut faire. On n'a pas de volonté à Lui donner à Son service.

29 septembre 1954 - pp. 384-385

Comment fortifier sa volonté

Comme on fortifie ses muscles, par un exercice méthodique. Tu prends un détail, quelque chose que tu veux faire, ou quelque chose que tu ne veux pas faire. Commence par une petite chose, pas une chose très centrale de l'être, un petit détail. Et alors là, si c'est une chose, par exemple, que tu as l'habitude de faire, alors tu insistes avec la même régularité là-dessus, n'est-ce pas, pour ne pas faire — ou pour faire une chose —, tu insistes dessus, et tu t'obliges à le faire comme tu t'obliges à soulever un poids — la même chose. Tu fais le même genre d'effort, mais c'est un effort plus interne. Et c'est après avoir pris, comme ça, des petites choses — les choses qui sont relativement faciles — avoir pris ça et avoir réussi à le faire, qu'alors on peut s'unir à une force plus grande et essayer une expérience plus compliquée. Et petit à petit, si on fait cela régulièrement, on finit par acquérir une volonté indépendante et tout à fait forte.

3 novembre 1954 - p. 432

Comment sentir la «volonté centrale» en soi

Il faut d'abord se rendre compte de ce qu'il y a de plus élevé, de plus vrai, justement de plus universel et de plus éternel dans sa conscience.

Cela s'apprend petit à petit. On apprend à discerner entre ses mouvements ordinaires, extérieurs, et les différentes gradations de ses mouvements de conscience intérieurs. Et si on continue avec une certaine obstination, on s'aperçoit de ce qui met en mouvement cette partie la plus haute de son être, qui représente l'idéal de l'être. Il n'y a pas d'autre moyen. Quelquefois, cela s'éveille par une lecture, quelquefois par une conversation, quelquefois par un événement plus ou moins dramatique, c'est-à-dire inattendu, et qui vous donne un choc, qui vous secoue, qui vous sort de votre petite ornière habituelle. Quelquefois, quand on est dans un très grand danger, tout à coup, on se sent comme au-dessus de soi-même, et au-delà de sa petite infirmité habituelle, contenant quelque chose de supérieur qui peut tenir tête aux circonstances.

Ce sont des occasions qui vous font d'abord entrer en contact avec cela. Après, par une discipline méthodique, on peut rendre le contact continu ; mais cela prend du temps

Cela peut venir avec une très forte émotion, avec un très grand chagrin, avec un très grand enthousiasme. Quand on est appelé à faire une action un peu exceptionnelle, dans des circonstances un peu exceptionnelles, tout d'un coup, on sent quelque chose comme se briser ou s'ouvrir au-dedans de soi, et on sent comme si l'on se dominait soi-même, comme si l'on était monté sur un échelon supérieur et que, de là, on se regardait être avec le sens habituel. Une fois qu'on a eu cela, on n'oublie pas ; même si on l'a eu une fois seulement, on ne l'oublie pas. Et on peut, par une concentration, reproduire l'état à volonté, plus tard. Ça, c'est le premier pas pour le cultiver.

Après, on peut très bien appeler cet état-là chaque fois que l'on a une décision à prendre, et alors, on la prend en toute connaissance de cause et en prévoyant tout ce qui va se passer. Je ne crois pas qu'il y ait un individu au monde qui n'ait pas eu — en tout cas d'individu cultivé —, qui n'ait pas eu, au moins une fois dans sa vie, quelque chose qui se brise et qui s'ouvre... et on comprend. (...)

Quand on l'a eu, on a l'impression qu'on a commencé à vivre, qu'avant on ne savait pas ce que c'était que la vie. Tout d'un coup, on est entré de plain-pied dans la vie. Cela ne s'oublie pas.

8 décembre 1954 - pp. 466-469

Comment faire pour que notre volonté soit l'expression de la volonté divine

D'abord, il faut le vouloir.

Après, il faut avoir une grande aspiration. Et puis il faut continuer à le vouloir, et continuer à avoir une aspiration, et ne pas fléchir au moment où l'on a des difficultés, et continuer jusqu'à ce que l'on réussisse. C'est tout. Et alors, il y a un certain nombre de choses qui sont nécessaires comme, par exemple, de ne pas être égoïste, de ne pas avoir une petite mentalité étroite, de ne pas vivre dans ses préférences, de ne pas avoir de désirs, de ne pas avoir d'opinions mentales — beaucoup de choses. C'est un assez long procédé, parce qu'il faut changer sa nature ordinaire. C'est la première condition.

Briser toutes les limites de son mental, briser tous les désirs de son vital, briser toutes les préférences de son physique. Après cela, on peut espérer être en contact avec la Volonté divine ; et puis après, il faut non seulement être en contact avec elle, mais vivre intégralement cette Volonté, c'est-à-dire être unifié dans tout son être : ne pas avoir un morceau qui va de ce côté-ci, puis un autre morceau qui va de ce côté-là. Il faut qu'on soit tout entier dans une volonté unique.

31 décembre 1954 - p. 512

Comment faire l'offrande de sa volonté au Divin

Peut-être pourriez-vous faire taire d'abord votre volonté et attendre la voix intérieure avant d'agir ! Ce serait plus sage. (...)

Nous avons déjà trouvé beaucoup de manières d'offrir sa volonté au Divin : primo, ne plus vouloir ! Secundo, faire ce que tout le monde veut, sauf soi-même ! Tertio, vouloir n'importe quoi et faire n'importe quoi, puis, après, offrir au Divin ce que l'on a fait !

Mais on peut aussi se formuler à soi-même sa volonté et essayer de la faire passer devant l'écran de son idéal supérieur, et voir quelle figure elle fait en face de cet idéal, si elle fait bonne figure ou non. Si elle vacille, vous pouvez être sûr qu'il y a quelque chose à vérifier là. Si, au contraire, cela passe tout à fait tranquillement et sans protestation, vous pouvez risquer de faire ce que vous avez voulu et voir le résultat. Mais là encore nous sommes devant un problème très difficile... Ceux qui veulent être dans la paix intérieure, disent que tout ce qui se passe est la volonté de Dieu — c'est très commode pour être tranquille, c'est la meilleure façon, il n'y en a pas de meilleure ; s'il y en a une meilleure, elle est beaucoup plus difficile. Donc, si votre volonté est contredite, vous dites que c'est la volonté de Dieu ; vous êtes tranquille, vous avez fait ce que vous avez pu et le résultat est différent de ce que vous attendiez, et vous êtes en paix. (Remarquez que ce n'est pas très facile ; c'est déjà bien, mais ce n'est pas tout.) Mais il se peut très bien aussi que votre volonté ait été contredite par les circonstances, et pourtant elle était vraie. Alors la solution est beaucoup plus difficile. D'abord, comment savoir si elle était vraie ?... Si vous êtes tout à fait impartial, tranquille, paisible et aussi peu égoïste que possible, si vous regardez en face la circonstance qui s'est produite et que vous voyiez une espèce de contradiction, l'impression qu'une lumière a disparu et que vous êtes en présence d'un mensonge, vous restez tout à fait tranquille, mais vous voyez et vous vous rendez compte que votre volonté a été contredite pour une raison inconnue, mais qu'en elle-même elle n'était pas fausse, que ce que vous avez vu était la vérité mais qu'elle ne s'est pas manifestée pour une raison quelconque. Alors il faut partir à l'aventure pour découvrir la raison pour laquelle votre vérité ne s'est pas manifestée. C'est un problème un peu plus difficile... mais si vous élargissez votre vue suffisamment, en largeur et en longueur, vous pouvez tout d'un coup apercevoir les conséquences qu'aurait eues votre volonté si elle s'était réalisée, et les conséquences de ce qui se serait passé ; et si vous vous projetez assez loin, vous pourrez voir que votre volonté, toute vraie qu'elle fût, était une vérité locale — ce n'était pas une vérité collective, générale, et encore moins universelle — et, par conséquent, si cette vérité s'était réalisée sur ce point, elle aurait disloqué un certain ensemble et beaucoup de choses qui font partie de l'Œuvre divine (car tout, en fait, fait partie de l'Œuvre divine, la création tout entière, l'univers entier) : une partie du tout aurait été laissée en arrière. (…)

Il ne faut pas être impatient, il ne faut pas être déçu, déprimé, découragé si la vérité que vous avez perçue n'est pas immédiatement réalisée. Naturellement, il ne s'agit pas d'être déprimé ni désolé ni désespéré si vous avez fait une faute, car toute faute peut être corrigée ; du moment où vous avez perçu que c'est une faute, c'est une occasion de travailler au-dedans de vous, de faire un progrès et d'être très content ! Mais c'est beaucoup plus grave et plus difficile à surmonter quand vous avez vu quelque chose qui était vrai, absolument, essentiellement vrai, et que l'état de l'univers est tel que cette vérité n'était pas encore mûre pour être réalisée. Je ne dis pas que cela arrive à beaucoup de gens, mais enfin cela peut vous arriver, et c'est là qu'il faut s'armer d'une grande patience, d'une grande compréhension, et se dire : « C'était vrai, mais ce n'était pas totalement vrai », c'est-à-dire que ce n'était pas une vérité en accord avec toutes les autres vérités, et surtout pas en accord avec les possibilités présentes ; alors nous avons essayé de réaliser trop vite, et parce que nous avons essayé trop vite, cela a été démenti ; dites que c'était prématuré, c'est tout ce que vous pouvez dire — ce que vous avez vu était vrai, mais c'était prématuré, et il faut, avec beaucoup de patience et de persévérance, garder sa petite vérité intacte pour le moment où il sera possible de la réaliser.

La victoire finale est au plus endurant. (…)

Vous pouvez à chaque minute faire le don de votre volonté dans une aspiration — et une aspiration qui se formule très simplement, pas seulement : « Seigneur, que Ta volonté soit faite », mais : « Permets que je fasse aussi bien que je peux la meilleure chose à faire. » Vous pouvez ne pas savoir à chaque minute quelle est la meilleure chose à faire, ni comment la faire, mais vous pouvez mettre votre volonté à la disposition du Divin pour faire le mieux possible, la meilleure chose possible.

17 février 1951 p. 128-131

VOLONTÉ DIVINE

Comment faire pour connaître la Volonté divine

Il y a quatre conditions pour connaître la Volonté divine :
Première condition essentielle : sincérité absolue.
2. Surmonter vos désirs et vos préférences.
3. Faire le silence dans votre mental et écouter.
4. Obéir immédiatement quand vous recevez l'ordre.

Si vous persistez, vous percevrez de plus en plus clairement la Volonté divine. Mais avant même de savoir ce qu'Elle est, vous pouvez faire l'offrande de votre propre volonté, et vous verrez que toutes les circonstances s'arrangeront exactement pour que vous fassiez la chose qu'il faut. Mais il ne faut pas être comme cette personne que je connaissais, qui disait : « Je vois toujours la Volonté divine dans les autres. » Cela vous mènera n'importe où, c'est ce qu'il y a de plus dangereux, car si vous voyez la Volonté divine dans les autres, vous êtes sûr de faire leur volonté et non la Volonté divine. (…)

Vous connaissez l'histoire de l'éléphant ombrageux, du cornac et de l'homme qui ne voulait pas céder la place à l'éléphant. L'homme au milieu de la route disait au cornac : « La Volonté divine est en moi et la Volonté divine veut que je ne bouge pas. » Le cornac, qui avait de l'esprit, répondit : « Mais la Volonté divine dans l'éléphant veut que vous bougiez ! »

14 mars 1951 - p. 230-231

Comment savoir que c'est la Volonté divine que l'on perçoit

On ne le sait pas, on le sent. Et pour le sentir il faut vouloir avec une telle intensité, une telle sincérité, que toute entrave disparaît. Tant que vous avez en vous une préférence, un désir, une attraction, une affinité, toutes ces choses vous voilent la Vérité. Donc, le premier travail est d'essayer de maîtriser, diriger, corriger tous les mouvements de votre conscience et éliminer ceux qui ne peuvent être changés, jusqu'à ce qu'ils deviennent l'expression parfaite et permanente de la Vérité.

Et vouloir même n'est pas assez, car très souvent on oublie de vouloir. Il faut une aspiration qui brûle dans l'être, comme un feu constant, et chaque fois que vous avez un désir, une préférence, une attraction, il faut le jeter dans le feu. Si vous faites cela d'une façon persistante, vous verrez qu'une petite lueur de conscience vraie commence à naître dans votre conscience ordinaire. D'abord elle sera indistincte, très loin derrière tout le bruit des désirs, des préférences, des attractions et des affinités. Mais il faut passer derrière tout cela et trouver cette conscience vraie, si calme, si tranquille, presque silencieuse.

Ceux qui sont en contact avec la véritable conscience voient toutes les possibilités à la fois, et sont capables de choisir même la plus défavorable si c'est nécessaire. Mais pour en arriver là, il faut parcourir un long chemin.

21 décembre 1950 - p. 2-3

Comment savoir que c'est la volonté divine qui nous fait agir

La volonté du Divin n'est pas difficile à distinguer. On ne peut s'y tromper. Il n'est pas nécessaire d'être très loin sur le sentier pour pouvoir la connaître. Mais pour cela, il faut écouter sa voix, la petite voix tranquille et paisible qui parle dans le silence de votre cœur.

Quand vous avez pris l'habitude d'écouter, si vous faites quoi que ce soit de contraire à la volonté divine, vous éprouvez immédiatement un malaise ; si, en dépit de cela, vous persistez dans la mauvaise voie, un grand trouble s'empare de vous. Vous pourrez cependant donner quelque excuse matérielle à ce trouble, et continuer sur cette route. Alors graduellement, vous perdrez la faculté de perception, et finalement vous pourrez faire toutes sortes de mauvaises actions sans ressentir aucun avertissement. Mais si, au contraire, dès que vous éprouvez le moindre malaise, vous vous arrêtez et vous questionnez votre être intérieur : « Quelle est la cause de ceci ? », vous recevrez la vraie réponse et la chose deviendra tout à fait claire. Quand vous ressentez une petite dépression ou un léger malaise, n'essayez pas de leur donner une explication matérielle. Et lorsque vous vous arrêtez pour chercher la raison de ce qui se passe, soyez absolument droit et sincère. Tout d'abord, votre pensée construira quelque explication plausible et favorable. Ne l'acceptez pas, mais regardez au-delà et demandez-vous : « Qu'y a-t-il derrière ce mouvement ? Pourquoi ai-je fait ceci ? » À la fin, vous découvrirez, caché dans un coin, le faux pli — une légère déviation ou déformation de votre attitude — qui est la cause du trouble.

Une des formes les plus communes de l'ambition est l'idée du service de l'humanité. Tout attachement à cette idée ou à cette œuvre est un signe d'ambition personnelle. (…)

Si vous êtes prêt à suivre l'ordre du Divin, vous devez être capable de vous mettre tranquillement à n'importe quel travail qui vous est donné, même s'il est formidable, et de l'abandonner le jour suivant avec la même tranquillité, sans croire que la responsabilité soit vôtre. Il ne doit y avoir d'attachement à aucun objet ni à aucun mode de vie. Vous devez être absolument libre.

Si vous voulez avoir la véritable attitude yoguique, vous devez être capable d'accepter quoi que ce soit qui vienne du Divin et de le laisser aller sans résistance et sans regret. L'attitude de l'ascète qui dit : « Je ne veux rien », et l'attitude de l'homme de ce monde qui dit : « Je veux cette chose », sont les mêmes. L'un peut être aussi attaché à son renoncement que l'autre à sa possession.

Vous devez accepter toutes les choses — et celles-là seules — qui viennent du Divin. Car certaines peuvent provenir de désirs cachés. Les désirs sont à l'œuvre dans le subconscient et ils attirent vers vous des choses dont il se peut que vous ne reconnaissiez pas l'origine, mais qui vous viennent, non du Divin, mais de désirs déguisés.

Il vous est facile de savoir quand quelque chose vient du Divin. Vous vous sentez libre, vous êtes à l'aise, vous êtes en paix. Par contre, si une chose se présente à vous et que vous vous jetiez sur elle en vous écriant : « Enfin, je l'ai ! » vous pouvez être sûr qu'elle ne provient pas du Divin. L'égalité d'âme est la condition essentielle de l'union et de la communion avec le Divin.

14 avril 1929 - pp. 9-11

✻

Nous avons dit qu'il n'y a qu'une sécurité, ne jamais agir qu'en accord avec la Volonté divine. Reste une question : comment savoir que c'est la Volonté divine qui vous fait agir ? J'ai répondu à la personne qui me posait cette question (quoiqu'elle ne fût pas d'accord) que la voix du Divin n'est pas difficile à distinguer : on ne peut pas se tromper. Il n'est pas nécessaire d'être très loin sur le sentier pour pouvoir la reconnaître ; il faut écouter la petite voix tranquille et paisible qui parle dans le silence de votre cœur.

J'ai oublié une chose : pour l'entendre, il faut être absolument sincère, car si vous n'êtes pas sincère, vous commencerez par vous tromper vous-même et vous n'entendrez rien du tout, sauf la voix de votre ego, et alors vous ferez avec certitude (pensant que c'est la petite voix vraie) les bêtises les plus épouvantables. Mais si l'on est sincère, le moyen est sûr. Ce n'est même pas une voix, ce n'est même pas une sensation, c'est quelque chose d'extrêmement subtil — une petite indication. Quand tout marche bien, c'est-à-dire quand vous ne faites rien qui soit contraire à la Volonté divine, vous n'aurez peut-être pas d'impression très définie, tout vous paraîtra normal. Évidemment, il faut être anxieux de savoir si vous agissez en accord avec la Volonté divine, c'est le premier point, n'est-ce pas, sans lequel vous ne pouvez rien savoir du tout. Mais une fois que vous êtes anxieux et que vous faites attention, tout vous semble normal, naturel, puis, tout d'un coup, vous sentez un petit malaise quelque part, dans la tête, dans le cœur ou même dans l'estomac — généralement, on ne s'en occupe pas ; vous pouvez éprouver cela plusieurs fois pendant la journée, mais vous le rejetez sans y faire attention ; mais ce n'est plus tout à fait comme avant ; alors, à ce moment-là, il faut vous arrêter, quoi que vous fassiez, et regarder, et si vous êtes sincère vous remarquerez une petite tache noire (une petite idée méchante, un petit mouvement faux, une petite décision arbitraire) et c'est là la source du malaise. Vous remarquerez ensuite que la petite tache noire vient de l'ego, qui est plein de préférences ; il fait généralement ce qui lui fait plaisir ; les choses qui lui font plaisir sont jugées bonnes et celles qui ne lui plaisent pas sont jugées mauvaises — cela vous embrouille le jugement. Il est difficile de juger dans ces conditions-là. Si vous voulez vraiment savoir, il faut vous reculer d'un pas et regarder, et vous saurez alors que c'est ce petit mouvement de l'ego qui est la cause du malaise. Vous verrez que c'est une petite chose recroquevillée sur elle-même ; vous aurez l'impression d'être en face de quelque chose de dur, qui résiste, ou qui est noir. Alors, avec patience, du haut de votre conscience, il faut expliquer à cette chose sa faute, et finalement elle disparaîtra. Je ne dis pas que l'on réussisse tout de suite le premier jour, mais si l'on essaye sincèrement, on finit toujours par réussir. Et si vous persévérez, vous vous apercevrez que vous êtes tout d'un coup débarrassé de tout un tas de mesquineries, de laideurs, d'obscurités qui vous empêchaient de vous épanouir dans la lumière. Ce sont ces choses-là qui vous recroquevillent, qui vous empêchent de vous élargir, de vous épanouir dans une lumière où on a l'impression d'être très confortable. Si vous faites cet effort, vous verrez finalement que vous êtes très loin du point où vous aviez commencé, que les choses que vous ne sentiez pas, que vous ne compreniez pas, sont devenues claires. Si l'on est résolu, on est sûr d'arriver.

C'est le premier pas pour unifier votre être, devenir un être conscient qui a une volonté centrale et qui n'agit que selon cette volonté, qui sera une expression constante de la Volonté divine. Cela vaut la peine d'essayer.

Et je puis vous dire, avec mon expérience personnelle, qu'il n'y a rien au monde de plus intéressant. Si vous commencez à faire cet effort, vous vous apercevrez que votre vie est pleine d'intérêt — n'est-ce pas, dans la vie ordinaire des gens, il y a au moins un tiers qui est une espèce de terne ennui (je dis un tiers, mais pour certaines gens deux tiers de la journée sont d'un terne ennui), et tout cela, volatilisé ! Tout devient tellement intéressant, la moindre petite chose, la moindre rencontre, la moindre parole échangée, la moindre chose déplacée — tout est plein de vie et d'intérêt.

8 février 1951 - pp. 97-99

YOGA

Comment suivre la voie du yoga intégral

Sri Aurobindo nous a dit quelque part dans *La Vie Divine* que, pour suivre le chemin de l'expérience spirituelle, il faut avoir en soi un « être spirituel », il faut être ce que l'on appelle « deux-fois-né », parce que, si l'on n'a pas en soi un être spirituel qui soit au moins sur le point de devenir conscient de lui-même, on peut essayer d'imiter ces expériences, mais ce n'est qu'une imitation grossière, ou une hypocrisie, ce n'est pas une réalité.

Par conséquent, pour pouvoir suivre ces quatre voies simultanément [religion, occultisme, philosophie spirituelle, expérience spirituelle] et les pratiquer avec un profit intégral pour l'être, il faut être déjà une individualité complète, capable de vie consciente dans les quatre éléments principaux de la nature humaine et spirituelle.

Naturellement, ce développement intérieur n'est pas toujours apparent et on peut se trouver en présence d'un être qui a en lui une entité spirituelle consciente, prête pour les plus belles expériences, bien que, extérieurement, il semble tout à fait fruste et incomplet.

Il n'est pas nécessaire non plus de suivre cette progression dans l'ordre où elle a été mentionnée, mais si nous voulons que notre réalisation soit intégrale et arriver à une transformation totale de notre être, il faut pouvoir utiliser l'essence de ce que chacun de ces moyens apporte.

La conscience psychique ou spirituelle vous donne la réalisation intérieure profonde, le contact avec le Divin, la libération des entraves extérieures ; mais pour que cette libération soit efficace, pour qu'elle ait une action sur le reste de l'être, il faut que le mental soit suffisamment ouvert pour pouvoir contenir la lumière spirituelle de la Connaissance, il faut que le vital soit assez puissant pour pouvoir manier les forces derrière les apparences et les dominer, et il faut que le physique soit suffisamment discipliné et organisé pour pouvoir, dans les gestes de chaque jour et de chaque moment, exprimer l'expérience profonde, la vivre intégralement.

Si l'une de ces choses manque, le résultat n'est pas complet. On peut faire bon jeu de ceci ou de cela sous prétexte que ce n'est pas la Chose centrale la plus importante — et négliger les choses extérieures ne peut certainement pas vous empêcher d'entrer en communion spirituelle avec le Suprême, mais ce n'est bon que pour la fuite hors de la vie.

Si nous devons être un être total, complet, avoir une réalisation intégrale, nous devons pouvoir traduire mentalement, vitalement et physiquement notre expérience spirituelle. Et plus notre traduction sera parfaite, exécutée par un être complet et parfait, plus notre réalisation sera intégrale et parfaite.

Pour celui qui veut suivre le yoga intégral, il n'y a rien d'inutile et rien qui doive être négligé... Le tout est de savoir mettre chaque chose à sa place, et de donner le gouvernement à ce qui a vraiment le droit de gouverner.

18 juin 1958 - pp. 385-386

Comment savoir si l'on est prêt pour le yoga

Pourquoi désirez-vous le yoga ? Pour acquérir du pouvoir ? Pour atteindre la paix et le calme ? Pour servir l'humanité ?

Aucun de ces motifs ne suffit à prouver que vous êtes prêt pour le sentier. La question à laquelle il vous faut répondre est celle-ci :

Désirez-vous le yoga pour l'amour du Divin ? Le Divin est-il le but suprême de votre vie, à tel point qu'il vous serait totalement impossible de vous en passer ? Croyez-vous que votre véritable raison d'être soit le Divin et que sans lui votre existence serait morne et dépourvue de sens ?

Dans ce cas, et alors seulement, on peut dire que vous êtes prêt pour le sentier.

7 avril 1929 - p. 1

Comment se préparer au yoga

Être conscient d'abord et avant tout.

Nous sommes conscients seulement d'une partie insignifiante de notre être ; pour le reste, nous sommes inconscients. C'est cette inconscience qui nous lie à notre être inférieur et empêche tout changement et toute transformation d'y prendre place. C'est de cette inconscience que les forces antidivines prennent avantage pour s'introduire en nous et nous rendre leurs esclaves.

Vous devez être conscient de vous-même, de votre nature et de vos mouvements. Vous devez savoir comment et pourquoi vous faites les choses, vous les sentez, vous les pensez. Vous devez comprendre vos motifs et vos impulsions, les forces cachées ou apparentes qui vous font mouvoir. Vous devez, en quelque sorte, démonter en petits morceaux le mécanisme de votre être.

C'est seulement lorsque vous êtes conscient que vous pouvez distinguer et trier les choses, que vous pouvez voir quelles sont les forces qui vous tirent vers le bas et celles qui vous poussent en avant. Et quand vous êtes capable de discerner ce qui doit être de ce qu'il faut éviter, le vrai du faux, le Divin de l'antidivin, vous devez agir strictement selon cette connaissance, c'est-à-dire résolument rejeter l'un et accepter l'autre.

La dualité se présentera à vous à chaque pas, et à chaque pas vous aurez à faire votre choix. Vous devrez être patient, persévérant, vigilant, pleinement « éveillé », comme disent les adeptes. Vous devrez toujours refuser de donner une chance, quelle qu'elle soit, à l'antidivin contre le Divin.

7 avril 1929 - p. 2

*

J'ai répondu à celle qui me posait cette question : « Devenir conscient tout d'abord. » Donc, cette personne a essayé de devenir consciente, et quelques mois plus tard, elle est venue me dire : « Oh ! quel mauvais cadeau vous m'avez fait là ! Avant, quand j'étais en relation avec les gens, ils me paraissaient tous très gentils, j'avais de la bonne volonté, ils étaient si gentils avec moi, et maintenant, depuis que je deviens consciente, je vois toutes sortes de choses qui ne sont pas très jolies en moi, et en même temps je vois des choses qui ne sont pas jolies du tout chez les autres ! » Je lui ai répondu : « C'est possible ; si vous vous ne voulez pas d'ennuis, il ne faut pas sortir de votre ignorance. »

Le premier pas est donc de savoir si l'on veut voir et connaître la vérité, ou si l'on veut rester confortablement dans son ignorance.

3 février 1951 - p. 77

Comment avancer sur le sentier du yoga

Voici la première étape : aspiration au Divin.

La seconde étape consiste à renforcer cette aspiration, à la tenir constamment en éveil, à la rendre vivante et puissante. Seule la concentration vous mènera vers ce but — concentration sur le Divin pour obtenir une absolue et intégrale consécration à sa volonté et à ses fins.

Concentrez-vous dans le cœur. Pénétrez-y aussi loin, aussi profondément que possible. Retirez vers vous tous les fils épars de votre conscience dispersée ; rassemblez-les et plongez dans le silence de votre être intérieur.

Une flamme brûle dans la calme profondeur de votre cœur : c'est le Divin en vous — votre être véritable. Écoutez sa voix. Obéissez à ses inspirations.

Il y a d'autres centres de concentration ; par exemple, un au sommet de la tête, et un autre entre les sourcils. Chacun a son efficacité et vous donnera des résultats particuliers. Mais l'être central réside dans le cœur, et c'est dans le cœur que prend naissance tout mouvement dynamique, toute volonté de transformation, tout pouvoir de réalisation.

7 avril 1929 - p. 1-2

❋

En 1951 Mère commente cet Entretien du 7 avril 1929 :

Le premier mouvement de l'aspiration est ainsi : vous avez comme une vague sensation que, derrière l'univers, il y a quelque chose qui vaut la peine d'être connu, qui est probablement (car vous ne le savez pas encore) la seule chose qui vaille de vivre, qui puisse vous mettre en rapport avec la Vérité ; quelque chose dont l'univers dépend, mais qui ne dépend pas de l'univers, quelque chose qui échappe encore à votre compréhension, mais qui vous semble être derrière toutes choses... J'en dis là beaucoup plus que la majorité des gens n'en éprouvent, mais c'est le commencement de la première aspiration — connaître cela, ne pas vivre dans ce mensonge perpétuel où les choses sont tellement fausses et artificielles, voilà qui serait plaisant ; trouver quelque chose qui vaut la peine de vivre.

« La deuxième étape consiste à renforcer cette aspiration, à la tenir constamment en éveil, à la rendre vivante et puissante. »

Au lieu de se dire, une fois de temps en temps : « Oh ! oui, je pense à trouver le Divin », au moment où il y a quelque chose de désagréable, où l'on est un peu dégoûté parce que l'on se sent fatigué — enfin, il y a beaucoup de petites raisons —, tout d'un coup, on se souvient qu'il y a quelque chose comme le yoga, quelque chose comme le Divin à connaître et qui peut vous tirer de cette platitude de la vie.

« Seule la concentration vous mènera à ce but — concentration sur le Divin pour obtenir une absolue et intégrale consécration à Sa volonté et à Ses fins. »

C'est la seconde étape. C'est-à-dire que vous commencez à vouloir trouver, connaître le Divin et le vivre. Il faut que vous sentiez en même temps que la chose est si précieuse, si importante, que toute votre vie n'est pas assez pour l'acquérir. Alors, le premier mouvement est un don de soi, on se dit : « Je ne veux plus m'appartenir à moi-même, pour mes petites satisfactions personnelles, je voudrais appartenir à cette chose merveilleuse qu'il faut trouver, connaître, vivre, et à laquelle j'aspire. »

« Concentrez-vous dans le cœur. Pénétrez-y aussi loin, aussi profondément que possible. Retirez vers vous tous les fils épars de votre conscience dispersée ; rassemblez-les et plongez dans le silence de votre être intérieur. »

Naturellement, en parlant du « cœur », je ne veux pas dire l'organe, le viscère, mais le centre psychologique ou psychique de l'être.

3 février 1951 - pp. 75-77

✳

Deux chemins mènent au yoga : la discipline (tapasyâ) et la soumission.
Le premier est ardu. Là, vous êtes livré à vos propres moyens, vous ne pouvez compter que sur vous-même, vous vous élevez et vous réalisez en proportion de vos forces. Le danger de tomber vous accompagne à chaque pas, et, si vous tombez, vous roulez au fond d'un abîme d'où il est rare que l'on puisse sortir.
L'autre chemin, celui de la soumission, est sûr et certain. C'est ici, cependant, que les gens d'Occident trouvent leur difficulté. On leur

a enseigné à craindre et à éviter tout ce qui pouvait menacer leur indépendance personnelle ; ils ont sucé avec le lait de leur mère le sens de leur individualité. Et la soumission veut dire l'abandon de tout cela.

En d'autres termes, vous pouvez vous conformer, comme dit Râmakrishna, au petit singe ou au petit chat. Le petit singe s'agrippe à sa mère pour qu'elle le transporte, et il doit s'accrocher bien fort, car s'il desserrait son étreinte, il tomberait. À l'encontre du singe, le bébé chat ne se tient pas à sa mère, mais est tenu par elle ; il n'a ni crainte ni responsabilité ; il n'a rien d'autre à faire qu'à se laisser porter en criant : mâ, mâ.

Si vous adoptez en toute sincérité le chemin de la soumission, il n'y a plus de danger ni de difficulté sérieuse. Le tout est d'être sincère.

14 avril 1929 - pp. 4-5

Comment affronter les difficultés sur le chemin

Alors, nous sommes partis sur le chemin. Mais le chemin est très long. Il arrive bien des choses en route. Tout d'un coup, on croit que l'on a surmonté un obstacle ; je dis « croit », parce qu'on l'a surmonté, mais on ne l'a pas surmonté avec une sorte de totalité. Je vais prendre un exemple très facile, d'une observation très aisée. Quelqu'un a découvert que son vital est indomptable et indompté, qu'il se met en fureur pour rien et à propos de rien. Il se met au travail pour lui apprendre à ne pas s'emballer, à ne pas se mettre en fureur, à rester tranquille et à supporter les chocs de la vie sans réactions violentes. Si on le fait avec bonne humeur, cela va assez vite (notez bien, c'est très important : quand vous avez affaire à votre vital, ayez soin de garder votre bonne humeur, autrement vous aurez des déboires). On garde sa bonne humeur, c'est-à-dire que, quand on voit que la fureur monte, on se met à rire. Au lieu d'être déprimé et de se dire : « Ah ! malgré tous mes efforts, ça recommence », on se met à rire et on dit : « tiens, tiens ! on n'est pas encore arrivé au bout. Voyons, tu es ridicule, tu sais bien que tu es ridicule ! Est-ce que cela vaut la peine de se mettre en colère ? » On lui fait la leçon avec bonne humeur. Et voilà, au bout de quelque temps il ne se met plus en colère, il est tranquille — et on relâche son attention. On croit avoir surmonté la difficulté, on croit que l'on est arrivé à un résultat : « Mon vital ne m'embête plus, il ne se met plus en colère, tout va bien. » Et le lendemain, on se met en colère. Alors c'est là qu'il faut faire attention, c'est là qu'il ne faut pas dire : « Voilà, ça ne sert à rien, je n'arriverai jamais à rien, tous mes efforts sont inutiles ; tout cela est une illusion, c'est impossible. » Au contraire, il faut se dire : « J'ai manqué de vigilance. » Il faut attendre longtemps, très longtemps, avant de pouvoir dire : « Ah ! c'est fait et bien fait. » Il faut parfois attendre des années, beaucoup d'années...

Je ne dis pas cela pour vous décourager, mais pour vous donner de la patience et de la persévérance — il y a un moment où cela arrive. Et notez que le vital est une petite partie de votre être — une partie très importante, nous avons dit que c'était le dynamisme, l'énergie réalisatrice, c'est très important —, mais ce n'est qu'une petite partie. Et le mental !...qui va vagabonder, qu'il faut tirer par toutes les ficelles pour qu'il se tienne tranquille ! Vous croyez que cela se fait du jour au lendemain ? Et votre corps ?... Vous avez une faiblesse, une difficulté, parfois une petite maladie chronique, pas grand-chose, mais c'est ennuyeux, n'est-ce pas ? On veut s'en débarrasser. On fait des efforts, on se concentre ; on travaille, on établit l'harmonie, on pense que c'est fini, et puis... Prenez les gens qui ont l'habitude de tousser, par exemple : ils ne peuvent pas se contrôler ou presque pas. Ce n'est pas grave, mais c'est ennuyeux, et il n'y a pas de raison que cela finisse jamais. Eh bien, on se dit : « Je vais contrôler cela. » On fait un effort — un effort yoguique, pas un effort matériel — on fait descendre la conscience, la Force, on arrête la toux. Et on pense : « Le corps a oublié de tousser. » Et c'est la grande chose, quand le corps a oublié, vraiment on peut dire : « Je suis guéri. » Mais malheureusement ce n'est pas toujours vrai, car cela descend dans le subconscient et, un jour, quand l'équilibre des forces n'est pas si bien établi, quand la puissance n'est pas la même, ça recommence. Et on se lamente : « Moi qui croyais que c'était fini ! j'avais réussi et je me disais : c'est vrai que la puissance spirituelle a une action sur le corps, c'est vrai que l'on peut faire quelque chose — et voilà, ce n'est pas vrai. Et pourtant c'était une petite chose, et moi qui veux conquérir l'immortalité ! Comment arriverai-je ?... Pendant des années je me suis guéri d'une petite chose et voilà que cela recommence. » C'est là qu'il faut faire attention.

26 mars 1951 - p. 276-277

✸

Il faut s'armer d'une endurance, d'une patience sans fin. Vous faites la chose une fois, dix fois, cent fois, mille fois s'il le faut, mais vous la faites jusqu'à ce qu'elle soit faite. Et pas seulement ici et là, mais partout et partout à la fois. Voilà le grand problème que l'on se pose. C'est pourquoi, aux gens qui viennent me dire avec une grande légèreté d'esprit : « Je veux faire le yoga », je réponds : « Réfléchissez, on peut faire le yoga pendant de nombreuses années sans s'apercevoir du moindre résultat. Mais si vous voulez le faire, il faut persister et persister avec une volonté telle que vous devez être prêt à le faire pendant dix existences, cent existences s'il le faut, pour arriver au bout. » Je ne dis pas que ce sera comme cela, mais l'attitude doit être comme cela. Il faut que rien ne vous décourage ; parce qu'il y a toutes les difficultés d'ignorance des différents états d'être, auxquelles s'ajoutent la malice sans fin, l'habileté sans mesure des forces hostiles dans le monde... Elles sont là, savez-vous pourquoi ? Elles ont été tolérées, savez-vous pourquoi ? Simplement pour voir combien de temps on peut durer et quelle est la sincérité de l'action. Parce que tout dépend de votre sincérité. Si vous êtes vraiment sincère dans votre volonté, rien ne vous arrêtera, vous irez jusqu'au bout, et s'il faut que vous viviez mille ans pour le faire, vous vivrez mille ans pour le faire.

26 mars 1951 - p. 277-278

✸

Cependant, il est si facile d'éviter toute catastrophe. Devenez comme un enfant. Donnez-vous entièrement à la Mère ; laissez-la vous porter, et il n'y a plus de danger pour vous.

Ceci ne veut pas dire que vous n'ayez à faire face à aucun genre de difficulté, ni à combattre et à vaincre aucun obstacle. La soumission ne garantit pas un progrès égal, uniforme et continu. Et cela, parce que votre être n'est pas encore unifié, ni votre soumission absolue et complète. Une partie seulement de vous se soumet, une aujourd'hui, une autre demain, et ainsi de suite.

La discipline du yoga consiste à rassembler toutes ces parties divergentes de l'être et à les fondre en une unité sans division. Jusquelà, vous ne pouvez espérer être sans difficultés et libre, par exemple, du doute, de l'hésitation, de la dépression. Le monde entier est plein de ce poison ; vous l'absorbez chaque fois que vous respirez. Si vous échangez quelques mots avec un homme indésirable, ou même qu'un tel homme passe seulement près de vous, vous pouvez attraper de lui la contagion. Il suffit de s'approcher d'un endroit où il y a la peste pour être infecté ; il n'est pas besoin pour cela de savoir qu'elle est là. C'est ainsi qu'en quelques minutes vous pouvez perdre ce qu'il a fallu des mois pour acquérir.

Tant que vous appartenez à l'humanité et menez la vie ordinaire, vos relations avec les gens sont de peu d'importance. Mais si vous voulez la vie divine, il vous faut devenir très soigneux en ce qui concerne vos fréquentations et votre entourage.

14 avril 1929 - pp. 6-7

Comment éviter les dangers du yoga

Le yoga devient dangereux si on l'utilise à des fins personnelles ; il n'est pas dangereux, au contraire, c'est le salut et la sécurité même si on vient à lui avec le sentiment de sa sainteté, en se rappelant toujours que le seul but est de trouver le Divin.

Les difficultés et les périls commencent dès qu'on poursuit le yoga non pour l'amour du Divin, mais pour acquérir des pouvoirs, et, sous le couvert du yoga, pour chercher la satisfaction d'ambitions personnelles. Si vous ne pouvez pas rejeter toute ambition, ne touchez pas à la chose : c'est du feu qui brûle.

14 avril 1929 - p. 4

*

Si vous n'êtes pas sincère, n'entreprenez pas le yoga. Si vous vous occupiez d'affaires humaines, vous pourriez, avec quelques chances de succès, avoir recours à la tromperie ; mais il n'y a aucune place pour la tromperie dans vos relations avec le Divin. On ne trompe pas le Divin ! Vous pouvez avancer sur le chemin en toute sécurité si vous êtes candide et ouvert jusque dans les profondeurs de votre être, et si votre unique but est d'atteindre et de réaliser le Divin, d'être guidé par lui seul. (…)

Il y a un autre danger ; il a rapport aux impulsions sexuelles.

Le yoga, dans son œuvre de purification, met à nu et fait monter à la surface les impulsions et les désirs cachés. Vous devez apprendre à ne rien celer ni laisser de côté. Vous devez faire face à ces mouvements d'ignorance, les conquérir, et leur donner une nouvelle forme. Cependant, le premier effet du yoga est la suppression du contrôle mental ; et les appétits qui étaient assoupis, soudainement libérés, se précipitent pour envahir tout l'être. Tant que ce contrôle mental n'est pas remplacé par le contrôle divin, il y a une période de transition pendant laquelle votre sincérité et votre soumission sont mises à l'épreuve.

La force des impulsions, et surtout des impulsions sexuelles, réside dans le fait que les gens y attachent beaucoup trop d'importance. Ils protestent contre elles violemment et essayent de les contrôler par coercition, en les gardant emprisonnées en eux-mêmes. Mais, plus l'on concentre son attention sur une chose en pensant : « Je n'en veux pas, je n'en veux pas », plus on y est lié. Ce que vous devez faire, est de garder la chose éloignée de vous, de vous en dissocier, d'y attacher aussi peu d'importance que possible, et même s'il vous arrive d'y penser, de rester indifférent et détaché.

C'est avec un esprit de détachement et de sérénité qu'il vous faut faire face aux impulsions et aux désirs mis en évidence par la pression du yoga, comme à des choses étrangères à vous-même et appartenant au monde extérieur. Faites-en l'offrande au Divin, afin que le Divin puisse les prendre et les transmuer en vous. (…)

Une fois que vous êtes ouvert au Divin et que le pouvoir du Divin a commencé à descendre en vous, si vous vous obstinez à rester en rapport avec les vieilles forces, vous vous préparez des ennuis, des difficultés sans fin, et des périls de toute sorte. Vous devez être vigilant et ne pas vous servir du Divin comme d'un beau manteau pour couvrir la satisfaction de vos désirs. Il y a beaucoup de soi-disant maîtres, qui se sont proclamés tels, et ne font rien d'autre que cela. Et quand on abandonne le droit chemin, si l'on a peu de connaissance et pas beaucoup de pouvoir, il arrive que l'on devienne la proie d'entités d'un certain type, qui font de vous leur instrument aveugle et finissent par vous dévorer. Il est funeste, sur le sentier, de tâcher de passer pour ce que l'on n'est pas. On ne peut tromper Dieu. Ne venez pas à lui, disant : « Je veux l'union avec toi », et pensant en votre for intérieur : « Je veux des pouvoirs et des jouissances. » Prenez garde ! Vous iriez droit vers le précipice.

14 avril 1929 - pp. 5-6

YOGA-SHAKTI

Comment éveiller la Yoga-Shakti

Je crois qu'elle s'éveille tout à fait naturellement de la minute où l'on prend la résolution de faire le yoga. Si la résolution est sincère et qu'on a une aspiration, elle s'éveille d'elle-même. En fait, c'est peut-être son éveil qui donne l'aspiration pour faire le yoga.

Il se peut que ce soit un effet de la Grâce... ou après une conversation ou une lecture, quelque chose qui a tout d'un coup donné l'idée et l'aspiration de savoir ce que c'est que le yoga et de le pratiquer. Il suffit quelquefois d'une simple conversation avec quelqu'un, ou le passage d'un livre qu'on lit, eh bien, cela éveille cette Yoga-Shakti, et c'est elle qui fait faire votre yoga.

On ne s'en aperçoit pas tout d'abord — excepté qu'il y a quelque chose qui est changé dans notre vie, une décision nouvelle qui est prise, un tournant.

30 mars 1955 - p. 110

✸

Cela dépend de ça : quand on considère que c'est la chose la plus importante de sa vie. C'est tout.

Il y a des gens qui s'assoient en méditation, qui se concentrent à la base de leur colonne vertébrale et qui veulent beaucoup que ça s'éveille, mais ça ne suffit pas. C'est quand c'est vraiment la chose importante de la vie, quand tout le reste paraît n'avoir aucun goût, aucun intérêt, aucune importance, quand on sent en soi qu'on est né pour ça, qu'on est ici sur la terre pour ça, et que c'est la seule chose qui compte vraiment, alors ça suffit.

On peut se concentrer sur les différents centres ; mais quelquefois on se concentre pendant si longtemps, avec tant d'effort, et puis on n'a aucun résultat ; et puis un jour quelque chose vous secoue, on a l'impression qu'on va perdre pied, il faut s'accrocher quelque part : alors on s'accroche au-dedans de soi à l'idée de l'union avec le Divin, l'idée de la Présence divine, l'idée de la transformation de la conscience, et on aspire, on veut, on tâche d'organiser ses sentiments, ses mouvements, ses impulsions autour de ça. Et ça arrive.

Il y a des gens qui ont préconisé toutes sortes de méthodes ; probablement c'étaient les méthodes qui avaient réussi dans leur cas ; mais à dire vrai, on doit trouver sa propre méthode, c'est seulement après avoir fait la chose qu'on sait comment il faut la faire, pas avant.

Si on le sait avant, alors on fait une construction mentale et on risque beaucoup de vivre sa construction mentale, qui est une illusion ; parce que quand le mental bâtit certaines conditions et puis qu'elles se trouvent réalisées, il y a beaucoup de chances pour qu'il y ait une grande majorité de pure construction mentale, qui n'est pas l'expérience elle-même mais son image. Alors pour toutes ces expériences vraiment spirituelles, je crois qu'il est plus sage de les avoir avant de les savoir. Si on les sait, on les imite, on ne les a pas, on imagine les avoir. Tandis que si on ne sait rien — comment sont les choses et comment elles doivent se passer, ce qui doit arriver et comment cela arrivera —, si on ne sait rien de tout ça, alors on peut, en se tenant très tranquille et en faisant une sorte de classement intérieur au-dedans de son être, on peut tout d'un coup avoir l'expérience, et puis après on sait ce que l'on a eu. C'est fini, et on sait comment cela doit se faire quand on l'a fait — après. Comme ça, on est sûr.

On peut évidemment se servir de son imagination, imaginer la Kundalinî et puis tâcher de la tirer vers le haut. Mais on peut se raconter des histoires à soi-même aussi, comme ça.

22 juin 1955 - pp. 231-232

ANNEXE
Liste des textes de Mère et de Sri Aurobindo commentés dans les *ENTRETIENS*

1929-31
La Mère :
Aphorismes et paradoxes, chap. XX (Voir aussi Entretien du 13 mars 1957)

Sri Aurobindo :
Commentaires sur les *Entretiens* 1929

1950-51
La Mère :
Prières et Méditations, 10 novembre 1914
Articles du *Bulletin* :
- Concentration et dispersion, avril 1949
- L'énergie inépuisable, août 1949
- Un jugement correct, novembre 1949
- Tournois, avril 1950
- Transformation, août 1950
- Ce qu'un enfant doit savoir, août 1950
- Ce qu'un enfant doit toujours se rappeler, août 1950
- La Science de Vivre, novembre 1950

Sri Aurobindo :
Lettres sur le Yoga
La Mère : chapitres I, II, III, IV, V, VI

1953
La Mère :
Entretiens de 1929
Quelques Paroles
Éducation, La Science de Vivre

1954
La Mère :
Éducation
Les 4 austérités et les 4 libérations

Sri Aurobindo :
Les Éléments du Yoga

La Mère
Les Bases du Yoga

1955
La Mère :
Le Problème de la Femme, article publié dans le *Bulletin* d'avril 1955
Le Grand Secret : L'Homme d'État, L'Écrivain, Le Savant, L'Inconnu

Sri Aurobindo :
Les Bases of Yoga :
- chapitre III : En difficulté
- chapitre IV : Le désir, la nourriture, le sexe
- chapitre V : La conscience physique, le subconscient, le sommeil et les rêves, la maladie

Le Cycle humain : chapitre XIV : La Beauté suprarationnelle
Lumières sur le Yoga :
- chapitre I : Le But
- chapitre II : Plan et parties de l'être
- chapitre III : Soumission et ouverture
- chapitre IV : Travail

La Synthèse des Yogas :
- chapitre I : Les Quatre Aides
- chapitre II : La Consécration de Soi

1956
Sri Aurobindo :
La Synthèse des Yogas
Aperçus et Pensées : Le But

1957-58
Sri Aurobindo :
Aperçus et Pensées : la Joie d'Être ; L'Homme, le Pourousha ; La Fin ; Les Chaînes ; Pensées
La Manifestation Supramentale sur la Terre : Introduction, chapitres I, II, III, IV, V, VI, VII
L'Évolution Spirituelle (Les six derniers chapitres de *La Vie Divine*, traduits par La Mère)

International Publications

Auroville Architecture
by Franz Fassbender

Auroville Form Style and Design
by Franz Fassbender

Landscapes and Gardens of Auroville
by Franz Fassbender

Inauguration of Auroville
by Franz Fassbender

Auroville in a Nutshell
by Tim Wrey

Death doesn't exist
The Mother on Death, Sri Aurobindo on Rebirth
Compiled by Franz Fassbender

Divine Love
Compiled by Franz Fassbender

Five Dream
by Sri Aurobindo

Vision
Compiled by Franz Fassbender

Passage to More than India
by Dick Batstone

The Mother on Japan
Compiled by Franz Fassbender

Children of Change: A Spiritual Pilgrimage
by Amrit (Howard Shoji Iriyama)

Memories of Auroville - told by early Aurovilians
by Janet Feran

The Journeying Years
by Dianna Bowler

Auroville Reflected
by Bindu Mohanty

Finding the Psychic Being
by Loretta Shartsis

The Teachings of Flowers
The Life and Work of the Mother of the Sri Aurobindo Ashram
by Loretta Shartsis

The Supramental Transformation
by Loretta Shartsis

The Mother's Yoga - 1956-1973 (English & Frech)
Vol. 1, 1956-1967 & Vol. 2, 1968-1973
by Loretta Shartsis

Antithesis of Yoga
by Jocelyn Janaka

Bougainvilleas PROTECTION
by Narad (Richard Eggenberger), Nilisha Mehta

Crossroad The New Humanity
by Paulette Hadnagy

Die Praxis Des Integralen Yoga
By M. P. Pandit

The Way of the Sunlit Path
William Sullivan

Wildlife great and small of India's Coromandel
by Tim Wrey

A New Education With A Soul
Marguerite Smithwhite

Featured Titles

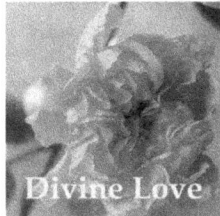

Divine Love

The texts presented in this book are selected from the Mother and Sri Aurobindo.

"Awakened to the meaning of my heart. That to feel love and oneness is to live. And this the magic of our golden change, is all the truth I know or seek, O sage."

Sri Aurobindo, Savitri, Book XII, Epilog

A Vision by the Mother

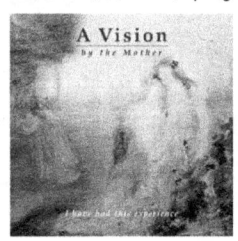

On 28th May 1958, the Mother recounted a vision she once had of a wonderful Being of Love and Consciousness, emanated from the Supreme Origin and projected directly into the Inconscient so that the creation would gradually awaken to the Supramental Consciousness. The Mother's account of this vision was brought out a first time in November 1906, in the Revue Cosmique, a monthly review published in Paris.

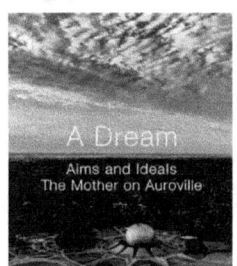

A Dream – Aims and Ideals of Auroville
the Mother on Auroville

50 years of Auroville from 28.02.1968 - 28.02.2018

Today, information about Auroville is abundant. Many people try to make meaning out of Auroville – about its conception, to what direction should we grow towards, and, what are we doing here?

But what was Mother's original Dream and what was her Vision for Auroville back then?

Matrimandir Talks by the Mother

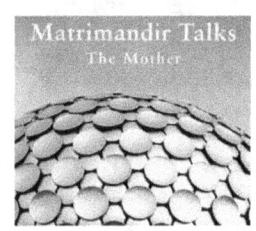

This book presents most of Mother's Matrimandir talks, including how she conceived the idea for this special concentration and meditation building in Auroville.

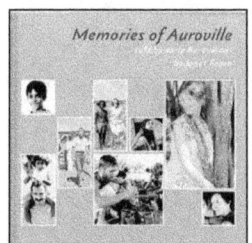

Memories of Auroville - Told by early Aurovilians

Memories of Auroville is a book about the very early days of Auroville based on interviews made in 1997 with Aurovilians who lived here between 1968 and 1973. The interviews presented in this book are part of a history program for newcomers that I had created with my friend, Philip Melville in 1997. The plan was to divide Auroville's history into different eras and then interview Aurovilians according to their area of knowledge. Our first section would cover the years from 1968 till 1973 when the Mother was still in her physical body.

The Way of the Sunlit Path

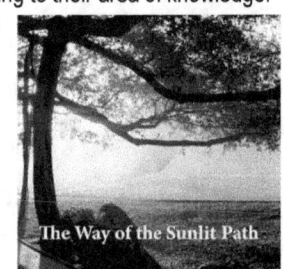

May The Way of the Sunlit Path be a convenient guide for activating this ancient truth as a support for a Conscious Evolution.
May it illumine the transformation offered to us in the Integral Yoga.

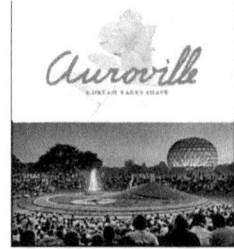

A Dream Takes Shape (in English, French, Hindi)

A comprehensive brochure on the international township of Auroville in, ranging from its Charter and "Why Auroville?" to the plan of the township, the central Matrimandir, the national pavilions and residences, to working groups, the economy, making visits, how to join, its relationship to the Sri Aurobindo Ashram, and its key role in the future of the world. This brochure endeavours to highlight how The Mother envisioned Auroville from its inception, some of the major achievements realised over the years, and some of the difficulties currently faced in implementing the guidelines which she gave.

Mother on Japan

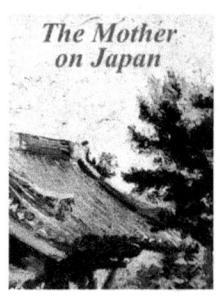

I had everything to learn in Japan. For four years, from an artistic point of view, I lived from wonder to wonder. And everything in this city, in this country, from beginning to end, gives you the impression of impermanence, of the unexpected, the exceptional... ...everything in this city, in this country, from beginning to end, gives you the impression of impermanence, of the unexpected, the exceptional. You always come to things you did not expect; you want to find them again and they are lost – they have made something else which is equally charming.

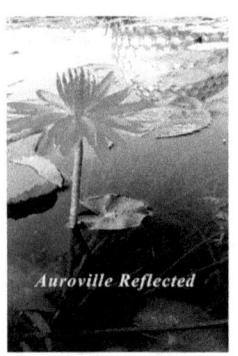

Auroville Reflected

On 28 February 1968, on an impoverished plateau on the Coromandel Coast of South India, about 4,000 people from around the world gathered for a most unusual inauguration. Handfuls of soil from the countries of the world were mixed together as a symbol of human unity. Why did Indira Gandhi, the erstwhile Prime Minister of India, support this development for "a city the earth needs?" Why did UNESCO endorse this project? Why does the Dalai Lama continue to be involved in the project? What led anthropologist Margaret Mead to insist that records must be kept of its progress? Why did both historian William Irwin Thompson and United Nations representative Robert Muller note that this social experiment may be a breakthrough for humanity even as critics commented, "it is an impossible dream"?

A House For the Third Millennium
Essays on Matrimandir

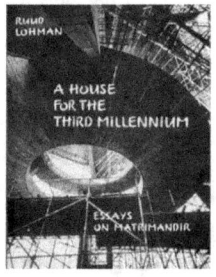

Nightwatch at the Matrimandir...
A cosmic spectacle; the black expanse above, the big black crater of Matrimandir's excavation carved deep into the soil. The four pillars - two of which are completed and the other two nearing completion - are four huge ships coming together from the four corners of the earth to meet at this pro propitious spot...

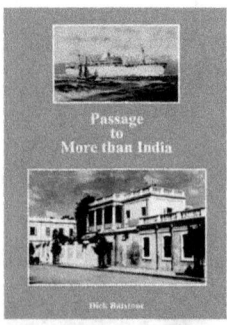

Passage to More than India

This book is a voyage of discovery. In 1959 the author, Dick Batstone, a classically educated bookseller in England, with a Christian background, comes across a life of the great Indian polymath Sri Aurobindo, though a series of apparently fortuitous circumstances. A meeting in Durham, England, leads him to a determination to get to the Sri Aurobindo Ashram in Pondicherry, a former French territory south of Madras.

www.ingramcontent.com/pod-product-compliance
Lightning Source LLC
LaVergne TN
LVHW010305070526
838199LV00065B/5448